急诊医学技术操作流程图解

·第二版·

Atlas of Emergency Medicine Procedures

主　编　［美］拉萨·甘蒂（Latha Ganti）

主　译　郭　伟　徐　玢　张国滨

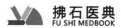

辽宁科学技术出版社
LIAONING SCIENCE AND TECHNOLOGY PUBLISHING HOUSE

拂石医典
FU SHI MEDBOOK

图书在版编目（CIP）数据

急诊医学技术操作流程图解：第二版／（美）拉萨·甘蒂（Latha Ganti）主编；郭伟，徐玢，张国滨主译 . —沈阳：辽宁科学技术出版社，2023.6
ISBN 978 - 7 - 5591 - 3051 - 8

Ⅰ. ①急… Ⅱ. ①拉… ②郭… ③徐… ④张… Ⅲ. ①急诊 - 临床医学 - 技术操作规程 - 图解 Ⅳ. ①R459.7 - 65

中国国家版本馆 CIP 数据核字（2023）第 108080 号

First published in English under the title

Atlas of Emergency Medicine Procedures，edition：2

edited by Latha Ganti

Copyright © Springer Nature Switzerland AG 2016，2022

This edition has been translated and published under licence from Springer Nature Switzerland AG.

著作权号：06 - 2023 - 19

出版发行：辽宁科学技术出版社
　　　　　北京拂石医典图书有限公司
　　　　　地址：北京海淀区车公庄西路华通大厦 B 座 15 层
联系电话：010-57262361/024-23284376
E - mail：fushimedbook@163.com
印　刷　者：汇昌印刷（天津）有限公司
经　销　者：各地新华书店

幅面尺寸：185mm×260mm
字　　数：985 千字　　　　　　　　　　印　张：39.5
出版时间：2023 年 6 月第 1 版　　　　　印刷时间：2023 年 6 月第 1 次印刷

责任编辑：陈　颖　李俊卿　　　　　　　责任校对：梁晓洁
封面设计：潇　潇　　　　　　　　　　　封面制作：潇　潇
版式设计：天地鹏博　　　　　　　　　　责任印制：丁　艾

如有质量问题，请速与印务部联系　联系电话：010-57262361

定　　价：268.00 元

感谢我父亲——Ganti L. Rao 博士

是您给我树立了榜样并成为我人生职业的引导者。如果没有您的悉心指导，就不会有我今天的职业成就。

您给予我无条件的信任，您赋予我成功的信心，您的耐心和慷慨，您卓越的人生成就却又低调的生活态度，都给我树立了良好的榜样。

能成为您的女儿，我很幸运。

翻译委员会名单（按姓氏拼音排序）

主　译　郭　伟　徐　玢　张国滨

副主译　陈娜娜　李建国　刘京铭　闫文貌　真德智

译　者　曹战宇（首都医科大学附属北京天坛医院）

　　　　陈必耀（首都医科大学附属北京天坛医院）

　　　　陈娜娜（首都医科大学附属北京朝阳医院）

　　　　陈玉茹（首都医科大学附属北京天坛医院）

　　　　陈　征（首都医科大学附属北京天坛医院）

　　　　杜函洋（首都医科大学附属北京天坛医院）

　　　　杜万良（首都医科大学附属北京天坛医院）

　　　　顾秀娟（首都医科大学附属北京天坛医院）

　　　　郭　伟（首都医科大学附属北京天坛医院）

　　　　郝　锋（首都医科大学附属北京天坛医院）

　　　　郝亚楠（首都医科大学附属北京天坛医院）

　　　　何泽玲（首都医科大学附属北京天坛医院）

　　　　黄华玮（首都医科大学附属北京天坛医院）

　　　　霍　洁（首都医科大学附属北京天坛医院）

　　　　李加涛（首都医科大学附属北京天坛医院）

　　　　李建国（首都医科大学附属北京天坛医院）

　　　　梁　楠（北京积水潭医院）

　　　　林乐语（首都医科大学附属北京天坛医院）

　　　　刘京铭（首都医科大学附属北京天坛医院）

　　　　刘新农（首都医科大学附属北京天坛医院）

　　　　麻　松（首都医科大学附属北京天坛医院）

牟雪枫（首都医科大学附属北京天坛医院）

穆　洪（首都医科大学附属北京天坛医院）

牛　驰（首都医科大学附属北京天坛医院）

时彦莹（首都医科大学附属北京天坛医院）

宋　辉（首都医科大学附属北京天坛医院）

孙艳辉（首都医科大学附属北京天坛医院）

滕丽华（首都医科大学附属北京天坛医院）

王　博（北京市昌平区医院）

王　静（首都医科大学附属北京天坛医院）

王首洋（首都医科大学附属北京天坛医院）

王汝朋（首都医科大学附属北京天坛医院）

王　霞（首都医科大学附属北京天坛医院）

王伊凡（首都医科大学附属北京天坛医院）

吴国平（海南省三沙市人民医院）

徐　玢（首都医科大学附属北京天坛医院）

徐永明（首都医科大学附属北京天坛医院）

闫文貌（首都医科大学附属北京天坛医院）

袁　靖（首都医科大学附属北京天坛医院）

岳晓艳（首都医科大学附属北京天坛医院）

张初吉（首都医科大学附属北京天坛医院）

张国滨（首都医科大学附属北京天坛医院）

张　彤（首都医科大学附属北京天坛医院）

张文友（北京市顺义区医院）

赵经纬（首都医科大学附属北京天坛医院）

赵佩瑶（首都医科大学附属北京天坛医院）

赵雅萍（首都医科大学附属北京天坛医院）

真德智（首都医科大学附属北京天坛医院）

周启棣（北京大学深圳医院）

周　明（北京急救中心）

原著前言

在《急诊医学技术操作流程图解》第二版中，我们根据读者的建议，在第一版的基础上扩增了几个章节，包括经皮环甲膜切开术、气胸患者猪尾导管置入术、复苏性主动脉腔内球囊阻断术、肺栓塞和心脏负荷的超声评估、脑室－腹腔分流的评估、枕神经阻滞、蝶腭神经节阻滞、电击武器（如泰瑟枪）飞镖的移除、嵌顿指环移除术、远节指骨撕脱性骨折咬骨钳修整术等。总之，大约更新了 25% 的内容。我们非常感谢读者们提供的宝贵建议。

与第一版一样，本书作为一本医生可随身携带的参考书，可以为经验丰富的临床医生提供教学辅助，同时也可用于指导年轻医生开展临床工作。本书各项操作是按人体器官系统排序的，以便于翻阅参考。每个救治流程都按照标准化格式编写，从关键词、定义、适应证和禁忌证开始，接下来是所需的材料和药物，通常还附有具体设备或装置的照片。操作的流程每一步都按数字依次排序，这突出显示了操作流程的顺序。图片都附于相关文字描述的旁边，而不是在结尾，这样更加清晰明了。每个救治流程都列出了可能的并发症。最后，还有一部分内容是经验分享和要点提示，包含了来自专家的集体经验以及传统教学中积累的经验教训。

从本质上讲，急诊医学领域的图书是最适合用有视觉吸引力、文字简短的方式来提供所需的信息。因此，本书第二版的重点仍然是在高质量图像的基础上来描述各种救治技术。本书所有图片（无论是关于操作步骤的照片还是插图）都是由施普林格专业插图团队拍摄或绘制的。

Latha Ganti

Orlando，FL，USA

译者序

急诊医学是一个相对特殊的临床学科，与传统的以器官系统为基础建立的临床学科不同，急诊医学打破了器官系统的界限，面对的是一个完整的人，解决的是突发、甚至可能危及生命的健康问题。也正因为如此，急诊医学理论庞杂，所需要的操作也更为丰富。我国急诊医学已经走过了40余年的风雨历程，从最初的多学科支援且处于边缘位置的状况逐步发展为具有专业化队伍和朝气蓬勃的独立学科，为我国的健康事业和社会的稳定快速发展做出了巨大的贡献。

专业书籍是学科传播、发展、总结、教学、交流等的重要载体，我国急诊医学专业领域的书籍也从最初由多学科专家团队撰写、手工刻印、内部发行，以供教学之用的阶段，发展到了兼顾不同层级、深入不同领域、理论逐步完善的各种公开发行的阶段，可以说是一种质的飞跃。纵观目前国内已发行的急诊医学相关书籍，多以理论或结合临床病例为基础，以文字为载体，以传播知识为主要目的，技术操作部分虽也多有涉及，但往往文字多、配图少且简易，基本操作为主而特殊操作鲜有介绍，与急诊医学的特点不相匹配，不利于急诊规范化技术的教学与传播。《Atlas of Emergency Medicine Procedures》第二版是由 Latha Ganti 主编的一本介绍急诊医学实际技术操作的书籍，该书最大的特点是包含了大量的精美图片，其与简明的文字相互结合，可以将详细规范的操作过程呈献给读者，结合书中操作相关的定义、适应证、禁忌证、所需耗材、要点和难点等信息，不仅可以使读者掌握相关的知识，更可以让读者结合实际的临床实践快速掌握相关的技能。我们引进和翻译该书第二版的主要目的是让我国广大急诊工作者和医学生可以更方便和全面地学习和了解急诊医学的相关操作技能。参与本书翻译的是工作在急诊第一线的急诊专业医生和医学生，一些专科医生也参与了翻译和校对工作，力争可以将原书的文字信息准确地进行呈现。需要特别说明的是，由于国内外实际的工作场景、环境、规范存在一定的差异，书中部分操作的流程与国内现行操作有一定程度的差异，因此相关内容仅作为参考，实际临床操作仍需以我国相关操作流程规定为准。

由于本书涉及不同专业领域的操作以及译者的能力所限，虽然经过多轮校对，但书中仍难免有疏漏之处，敬请各位专业读者指正，以利于今后工作的完善。

郭　伟　徐　玢　张国滨

2023 年 2 月

原著编委会

Michael A. Abraham, **DMD** United States Air Force, Dental Corps, Minot, ND, USA

Abimbola O. Adewumi, **BDS**, **FDSRa** Department of Pediatric Dentistry, University of Florida College of Dentistry, Gainesville, FL, USA

Amish Aghera, **MD** Department of Emergency Medicine, Maimonides Medical Center, Brooklyn, NY, USA

Derek Ailes, **MD** Department of Emergency Medicine, Lincoln Medical and Mental Health Center, New York, NY, USA

Saadia Akhtar, **MD** Department of Emergency Medicine, Mount Sinai Beth Israel, New York, NY, USA

Mortatha Al – Bassam, **MD** Department of Emergency Medicine, University of Central Florida – Ocala Regional Emergency Medicine Residency, Ocala, FL, USA

Ilya Aleksandrovskiy, **MD** Department of Emergency Medicine, Ocala Regional Medical Center, Ocala, FL, USA

Hassan Alnuaimat, **MD** University of Florida Health, Gainesville, FL, USA

Sapnalaxmi Amin, **MD** Department of Family Medicine/Urgent Care, Bayside Urgent Care Center, Clearwater, FL, USA

Michael Anana, **MD** Emergency Department, University Hospital, Rutgers New Jersey Medical School, Newark, NJ, USA

Amir Azari, **DMD** Department of Oral and Maxillofacial Surgery, Oregon Health and Science University, Portland, OR, USA

Paul R. Banerjee, **DO** Department of Emergency Medicine, Mercer School of Medicine, Macon, GA, USA

Lee Barker, **DO** Department of Emergency Medicine, Ocala Regional Medical Center, Ocala, FL, USA

Lars K. Beattie, **MD**, **MS** Department of Emergency Medicine, University of Florida, Gainesville, FL, USA

Deena Bengiamin, **MD** Department of Emergency Medicine, University of San Francisco Fresno, Fresno, CA, USA

Justin Bennett, **MD** Department of Emergency Medicine, Wake Forest University School of Medicine, Winston – Salem, NC, USA

Oliver Michael Berrett, **MD** Department of Emergency Medicine, Lincoln Medical and Mental Health Center, New York, NY, USA

Nicholas D. Caputo, **MD**, **MSc** Emergency Department Critical Care, Lincoln Medical and Mental Health Center, New York, NY, USA

Bharath Chakravarthy, **MD**, **MPH** Department of Emergency Medicine, University of California Irvine, Orange, CA, USA

Justin Chen, **MD**, **MSc** Department of Emergency Medicine, North Shore University Hospital, Manhasset, NY, USA

James Chiang, **MD** UCF/HCA GME Consortium Emergency Medicine Residency of Greater Orlando, Orlando, FL, USA

Christian Coletti, **MD** Department of Emergency Medicine, Christiana Care Health System, Newark, DE, USA

Alexandra Craen, **MD** University of Central Florida, Orlando, FL, USA

Ali H. Dabaja, **DO** Division of Critical Care, Department of Anesthesia, University of Florida Health, Gainesville, FL, USA

Giuliano De Portu, MD Department of Emergency Medicine, University of Florida Health Shands Hospital, Gainesville, FL, USA

Alpa Desai Stony Brook University Hospital, Stony Brook, NY, USA

Bobby K. Desai, **MD** University of Central Florida, Orlando, FL, USA
UCF/HCA Ocala Health Emergency Medicine, Ocala, FL, USA

Rui B. Domingues, **MD** Department of Emergency Medicine, Lincoln Medical and Mental Health Center, New York, NY, USA

Lee Richard Donner, MD Emergency Medicine Department, Lincoln Medical and Mental Health Center, New York, NY, USA

Emily Drone, **MD** Emergency Department, Orlando Health Arnold Palmer Hospital for Children, Orlando, FL, USA

Larissa O. Dub, **MD** Department of Emergency Medicine, Envision Physician Services, Plantation, FL, USA

Tina Dulani Department of Emergency Medicine, New York Methodist Hospital, Brooklyn, NY, USA

Caroline Burmon, **MD** Department of Emergency Medicine, Mount Sinai Beth Israel, New York, NY, USA

Samyr Elbadri, **MD** Ocala Health, Ocala, FL, USA

Kevin D. Ergle, **MD** Department of Internal Medicine, University of Florida Health Shands Hospital, Gainesville, FL, USA

Melinda W. Fernandez, **MD** Department of Emergency Medicine, University of Florida Health, Gainesville, FL, USA

Christian Fromm, **MD** Department of Emergency Medicine, Maimonides Medical Center, SUNY Downstate College of Medicine, New York, NY, USA

Nicholas F. Fusco, DO Department of Emergency Medicine, University of Central Florida, UCF Lake Nona Medical Center, Orlando, FL, USA

Latha Ganti, **MD**, **MS**, **MBA**, **FACEP** College of Medicine, University of Central Florida,

Orlando, FL, USA

Jacob J. Glaser, **MD** Combat Casualty Care Directorate, Naval Medical Research Unit, San Antonio, TX, USA

Sanjiv Gray, **MD** Department of Surgery, University of Central Florida College of Medicine, Orlando, FL, USA

Jordana J. Haber, **MD** Department of Emergency Medicine, University of Nevada Las Vegas, Las Vegas, NV, USA

Jeffrey Joseph Harroch, **MD** Department of Emergency Medicine, University of Miami Miller School of Medicine, University of Miami Hospital, Miami, FL, USA

Tatiana Havryliuk, **MD** Department of Emergency Medicine, University of Colorado Denver, Denver, CO, USA

Braden Hexom, **MD** Department of Emergency Medicine, Rush Medical College, Rush University, Chicago, IL, USA

Karlene Hosford, **MD** Department of Emergency Medicine, Lincoln Medical and Mental Health Center, New York, NY, USA

Jessica Houck, **DO** University of Kentucky, Lexington, KY, USA

Kristin Hughes, **MD**, **FACEP** Department of Emergency Medicine, Franciscan Health, Chicago, IL, USA

Stephanie Iken, **MD** University of Central Florida, Orlando, FL, USA
UCF/HCA Ocala Health Emergency Medicine, Ocala, FL, USA

Rajnish Jaiswal, **MD** Department of Emergency Medicine, New York Medical College, Metropolitan Hospital Center, New York, NY, USA

Katrina John, **MBBS** Emergency Department, Tri – City Medical Center, Oceanside, CA, USA

Jason Jones, **MD** Department of Emergency Medicine, University of Florida Health Shands Hospital, Gainesville, FL, USA

Kevin M. Jones, **MD** Trauma and Surgical Critical Care, R. Adams Cowley Shock Trauma Center, University of Maryland Medical Center, Baltimore, MD, USA

Elaine B. Josephson, **MD** Department of Emergency Medicine, Lincoln Medical and Mental Health Center, Weill Cornell Medical College of Cornell University, Bronx, NY, USA

Raza A. Kazmi, **MD** University of Central Florida, Orlando, FL, USA
UCF/HCA Ocala Health Emergency Medicine, Ocala, FL, USA

Jeffrey Kile, **MBBS**, **PhD**, **MPH** Emergency Department, Sharp Coronado Hospital, Coronado, CA, USA

Bharat Kothakota Department of Emergency Medicine, Lincoln Medical and Mental Health Center, New York, NY, USA

Zachary B. Kramer, **MD** Department of Emergency Medicine, University of Florida College of Medicine, University of Florida Health Shands Hospital, Gainesville, FL, USA

David Lebowitz, **MD**, **FACEP** Department of Emergency Medicine, University of Central Florida/HCA Emergency Medicine Residency Program of Greater Orlando, Osceola Regional Medical Center, Kissimmee, FL, USA

Leoh Léon, **MD** Department of Emergency Medicine, Osceola Regional Medical Center, Kissimmee, FL, USA

Nathaniel Lisenbee, **MD** U. S. Air Force Medical Center Keesler, Biloxi, MI, USA

Judith K. Lucas, **MD** Department of Emergency Medicine, University of Florida College of Medicine, University of Florida Health Shands Hospital, Gainesville, FL, USA

Tracy MacIntosh, **MD** UCF/HCA Emergency Medicine Residency of Greater Orlando, Osceola Regional Medical Center, Kissimmee, FL, USA
University of Central Florida College of Medicine, Orlando, FL, USA

Benjamin M. Mahon, **MD** Poinciana Medical Center, Kissimmee, FL, USA

Clint Masterson, **MD** Department of Emergency Medicine, Mayo Clinic Health System in Fairmont, Fairmont, MN, USA

Lucas McArthur, **MD** Department of Emergency Medicine, Maimonides Medical Center, New York, NY, USA

Jay Menaker, **MD** Departments of Surgery and Emergency Medicine, R. Adams Cowley Shock Trauma Center, University of Maryland Medical Center, Baltimore, MD, USA

Edgar J. Miranda, **MD HCA** Healthcare/The University of South Florida College of Medicine/ Oakhill Hospital Emergency Medicine Residency Program, Nashville, TN, USA

Umarfarook Mirza, **DO** Department of Emergency Medicine, Baylor University Medical Center, Dallas, TX, USA

Deylin I. Negron Smida, **MD** Department of Emergency Medicine, University of Pittsburgh Medical Center, Saint Margaret Hospital, Pittsburgh, PA, USA

David P. Nguyen, **DO** Department of Emergency Medicine, Rush – Copley Medical Center, Aurora, IL, USA

Katrina Skoog Nguyen, **DO** Northwest Community Hospital, Arlington Heights, IL, USA

Thomas T. Nguyen Department of Emergency Medicine, Mount Sinai Beth Israel, New York, NY, USA

L. Connor Nickels, **MD**, **RDMS** Department of Emergency Medicine, University of Florida Health Shands Hospital, Gainesville, FL, USA

Eric S. Papierniak, **DO** Department of Medicine, Division of Pulmonary, Critical Care, and Sleep Medicine, University of Florida, Gainesville, FL, USA

Ram A. Parekh, **MD** Department of Emergency Medicine, Icahn School of Medicine at Mount Sinai, Elmhurst Hospital Center, Elmhurst, NY, USA

Sohan Parekh, **MD** Department of Emergency Medicine, University of Texas at Austin, Dell Medical School, Austin, TX, USA

Thomas Parry, **MD** Department of Emergency Medicine, Lincoln Hospital and Mental Health Center, New York, NY, USA

Pratik S. Patel, **MD** Pulmonology, Critical Care Medicine, Newark Beth Israel Medical Center, Newark, NJ, USA

Rohit Pravin Patel, **MD** Department of Emergency Medicine, University of Florida Health Shands Hospital, Gainesville, FL, USA

Shalu S. Patel, **MD** Department of Emergency Medicine, Florida Hospital Tampa, Florida Hospital Carrollwood, Tampa, FL, USA

Jeffrey Pepin, **MD** Department of Emergency Medicine, University of Minnesota Medical Center Fairview, Minneapolis, MN, USA

Joshua Perry, **DMD** Department of Prosthodontics, University of Florida College of Dentistry, University of Florida Health Shands Hospital, Gainesville, FL, USA

Susana Perry, **DMD** Department of Pediatric Dentistry, University of Florida College of Dentistry, University of Florida Health Shands Hospital, Gainesville, FL, USA

Cherian Plamoottil, **DO** Department of Emergency Medicine, University of Central Florida, UCF Lake Nona Medical Center, Orlando, FL, USA

Maritza A. Plaza – Verduin, **MD** Department of Emergency Medicine, Arnold Palmer Hospital for Children, Orlando, FL, USA

Joseph Rabinovich, **MD** Department of Emergency Medicine, Mount Sinai School of Medicine, Elmhurst Hospital Center, Elmhurst, NY, USA

Nauman W. Rashid, **MD** Department of Emergency Medicine, WellStar Kennestone Hospital, Marietta, GA, USA

Rosalia Rey, **DDS** Department of Restorative Dental Sciences, University of Florida College of Dentistry, University of Florida Health Shands Hospital, Gainesville, FL, USA

Nour Rifai, **MBCHB** Department of Emergency Medicine, Christiana Care Health System, Newark, DE, USA

Carlos J. Rodriguez, **DO** Division of Trauma Surgery, Surgical Critical Care, Walter Reed National Military Medical Center, Bethesda, MD, USA

Joseph Romano, **MD** Department of Emergency Medicine, Virginia Commonwealth University, VCU Medical Center, Richmond, VA, USA

Javier Rosario, **MD** Department of Emergency Medicine, Osceola Regional Medical Center, Kissimmee, FL, USA

José A. Rubero, **MD** University of Central Florida, College of Medicine, Orlando, FL, USA

Mary T. Ryan, **MD** Department of Emergency Medicine, Lincoln Medical and Mental Health Center, New York, NY, USA

Weston Seipp, **MD** Department of Emergency Medicine, University of California Irvine Medical Center, Orange, CA, USA

Sapan Shah Albany Medical College, Albany, NY, USA

Christopher Shields, **MD** Department of Emergency Medicine, NYC Health and Hospitals – Coney Island, Lincoln Hospital and Mental Health Center, Bronx, NY, USA

David N. Smith, **MD** Department of Pediatric Emergency Care, Palms West Hospital, Loxahatchee, FL, USA

Christopher J. Spencer, **DDS** Department of Diagnostic Sciences, Orofacial Pain Specialty, LSU Health Sciences Center, New Orleans, New Orleans, LA, USA

Christopher H. Stahmer, **MD** Department of Emergency Medicine, Lincoln Medical and Mental Health Center, New York, NY, USA

Franci Stavropoulos, **DDS** Department of Dental Specialties – Oral and Maxillofacial Surgery, Gundersen Health System, La Crosse, WI, USA

Thor Stead, **MD** Department of Emergency Medicine, Alpert Medical School of Brown University, Providence, RI, USA

Deborah M. Stein, **MD** Zuckerberg San Francisco General Hospital and Trauma Center, San Francisco, CA, USA

Kevin Tench, **MD** Department of Emergency Medicine, Banner Boswell Medical Center, Sun City, AZ, USA

Ronald Tesoriero, **MD** Department of Surgical Critical Care, University of Maryland School of Medicine, R. Adams Cowley Shock Trauma Center, Baltimore, MD, USA

Coben Thorn, **MD** Department of Emergency Medicine, Bon Secours St. Francis Health System, Greenville, SC, USA

Tracy A. Timmons, **MD** PeaceHealth Medical Group – Vancouver, PHMG – Trauma Surgery, Vancouver, WA, USA

Alfredo Tirado, **MD** HCA Healthcare/The University of South Florida College of Medicine/Oak Hill Hospital Emergency Medicine Residency Program, Brooksville, FL, USA

Shannon Toohey, **MD** Department of Emergency Medicine, University of California Irvine Medical Center, Orange, CA, USA

Joshua Tsau, **MD** UT Health San Antonio, San Antonio, TX, USA

Laura Tucker, **DDS** Department of Pediatric Dentistry, University of Florida Health Shands Hospital, Gainesville, FL, USA

Joseph A. Tyndall, **MD**, **MPH** Department of Emergency Medicine, University of Florida Health, Gainesville, FL, USA

Aaron J. Umansky, **MD** University of Central Florida, Orlando, FL, USA
UCF/HCA Ocala Health Emergency Medicine, Ocala, FL, USA

Ariel E. Vera, **MD** Department of Emergency Medicine, University of Central Florida College of Medicine, UCF/HCA Emergency Medicine Residency Program of Greater Orlando, Osceola Regional Medical Center, Orlando, FL, USA

Ayanna Walker, **MD** Envision Physician Services, Orlando, FL, USA

Muhammad Waseem, **MD** Department of Emergency Medicine, Lincoln Medical and Mental Health Center, New York, NY, USA

Amanda Webb, **MD** Department of Emergency Medicine, HCA Florida Brandon Hospital, Graduate Medical Education, Brandon, FL, USA

Geraldine Weinstein, **DDS**, **MPH** Department of Restorative Dentistry, Temple University Kornberg School of Dentistry, Philadelphia, PA, USA

Jennifer Westcott, **DMD** Private Practice, Palm Beach Gardens, FL, USA

Stephanie Nguyen, **MD** Department of Emergency Medicine, University of Rochester – Thompson Hospital, Canandaigua, NY, USA

Anton A. Wray, **MD** Department of Emergency Medicine, The Brooklyn Hospital Center, New York, NY, USA

Henry Young II, **MD** Department of Emergency Medicine, University of Florida Health, Gainesville, FL, USA

目　录

第 1 篇

血管通路技术

第 1 章
动脉置管（股动脉与桡动脉）

Jeffrey Kile，Katrina John，and Amish Aghera

适应证

- 急症或重大手术需持续血压监测。
- 复苏时动脉血的连续采样。
- 无法应用无创血压监测（如烧伤、病态肥胖）。
- 持续输注血管活性药物（如逆转麻醉时应用酚妥拉明）。
- 动脉造影。
- 血管介入栓塞。
- 复苏性主动脉球囊阻断术（REBOA）。
- 体外膜肺氧合技术（ECMO）。

禁忌证

- 绝对禁忌证
  - 四肢循环衰竭。
  - 四肢Ⅲ°烧伤。

J. Kile (✉)
Emergency Department, Sharp Coronado Hospital, Coronado, CA, USA

K. John
Emergency Department, Tri – City Medical Center, Oceanside, CA, USA

A. Aghera
Department of Emergency Medicine, Maimonides Medical Center, Brooklyn, NY, USA

  - 雷诺综合征。
  - 血栓闭塞性脉管炎。
- 相对禁忌证
  - 近期四肢手术。
  - 局部皮肤感染。
  - 凝血功能异常。
  - 侧支循环不足。
  - 四肢Ⅰ°或Ⅱ°烧伤。
  - 动脉硬化。

材料和药物

- 桡动脉穿刺置管（图 1.1）。
  - 消毒剂。
  - 无菌手套。
  - 局部麻醉剂（1% ~2% 不含肾上腺素的利多卡因）。
  - 25 号针或 27 号穿刺针。
  - 5ml 注射器 2 个。
  - 10cm × 10cm 纱布。
  - 置管标准组件。
- 桡动脉置管所需的附加材料。
  - 含导丝的针式导管组件。
- 股动脉置管所需的附加材料。

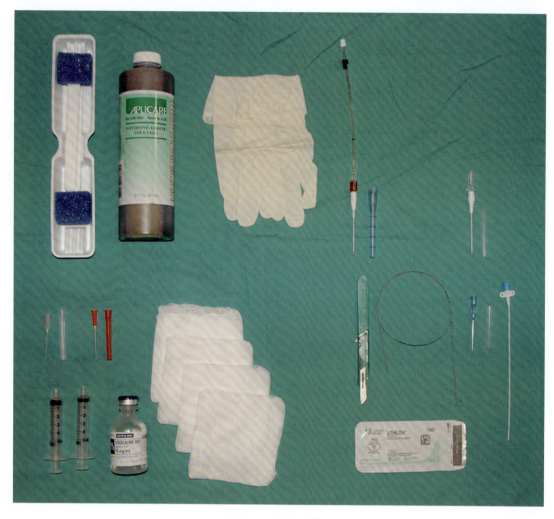

图 1.1 材料和药物

- 导丝。
- 手术刀。
- 扩张器。
- 动脉导管。

步骤

桡动脉置管标准流程

1. 进行艾伦试验（见下文详情），以确保所选肢体有足够的侧支血液流量。
2. 用小毛巾卷将手腕背屈约 45°，并将四个手指固定在手臂板或其他平面上（图 1.2）。

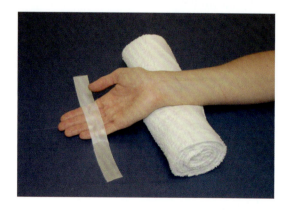

图 1.2 置管前的正确体位

- 手腕的转动可能会使动脉偏离正常的解剖位置，增加置管难度。

3. 定位血管：用戴着手套的非主利手的第二、三指触诊桡动脉搏动，确定穿刺部位。

4. 消毒穿刺部位的皮肤。

5. 用 25 号或 27 号针抽取麻醉剂在穿刺部位打一个小皮丘（直径 0.5cm），对表皮进行浸润麻醉。

- 皮下组织的局部浸润麻醉可以减少动脉穿刺时的血管痉挛。
- 将局部麻醉剂注入血管内可能会导致心律失常，在注射麻醉剂之前，要回抽注射器观察是否有回血，以确保针尖不在血管内。
- 麻醉剂注射过多、皮丘过大可能会影响动脉的触诊。

6. 检查针头是否能顺利通过鞘管以确定套管针组件完好。

7. 将套管针连接在去除活塞的 5ml 注射器上。

- 套管针连接注射器可使置管过程更可控。

8. 以握笔方式持连接套管针的注射器，针尖斜面朝上。

9. 于触及动脉搏动的位置与皮肤呈 30°角进针，穿过麻醉皮丘继续缓慢进针至针尖进入动脉管腔，套管针及注射器内可见回血（图 1.3）。

- 穿刺针尖与食指之间保持足够的距离以避免针刺伤。

10. 下压针尾以减小针与皮肤之间的角度，针尖前推 2mm，以确保鞘管尖端（位于针头后方约 2mm）已进入管腔。

- 看到回血后，将针尖前推过多（或无法减小针与皮肤之间的角度），可能导致刺穿动脉，回血停止；如果发生这种情况，缓慢撤回针尖，直至再次出现回血。

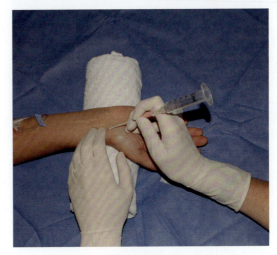

图 1.3　经桡动脉穿刺标准套管针组件

11. 固定穿刺针同时前推鞘管进入动脉，直到鞘管柄触及皮肤；此时管芯有回血表明动脉穿刺置管成功。

- 如果前推鞘管遇到困难，可轻轻旋转套管，以便于推进。

12. 撤出针头，套管留置于动脉内。

13. 用手从动脉的近侧端施压从而阻断套管内的血液流动。

14. 将所需的延长管、注射帽和旋塞阀与套管连接。

15. 使用（2.0）丝线或（4.0）尼龙缝线将套管柄固定到皮肤上：缝合针穿过套管柄下 0.5cm 的皮肤，在套管上打结，不要挤压皮肤，然后在套管柄周围再固定一针。如果导管组件包含一个缝合固定翼，用缝合针穿过翼下 0.5cm 的皮肤，穿过翼上的缝线穿孔，打结将翼固定在皮肤上。如果缝合翼有两个穿孔，重复此过程以将翼的另一半固定到皮肤上。（图 1.4）

16. 以合适的无菌敷料覆盖导管。

- 覆盖敷料前在穿刺部位少量涂抹抗生素软膏可减少皮肤伤口感染概率。

17. 用纱布、胶带或其他无菌敷料固定连接到留置导管上的管路。

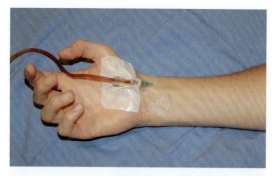

图 1.4　桡动脉置管的固定

18. 确保导管所有接口连接紧密且牢固，以免意外断开导致快速失血。

使用含导丝的针式导管技术（Arrow 牌或其他品牌）行桡动脉置管的流程

操作步骤 1～5 同"桡动脉置管标准流程"，后续操作如下：

6. 从套管针上拆下保护盖，前后推拉导丝后部的操纵杆，检查导丝在穿刺针内能否顺利滑动前进及后退。

7. 使用操纵杆尽可能向后收缩导丝，以最大限度地提高穿刺导管内动脉回血的可视性。

操作步骤 8～10 同"桡动脉置管标准流程"，后续操作如下（图 1.5）：

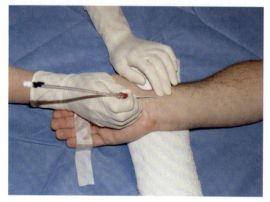

图 1.5　使用含导丝的针式导管技术行桡动脉置管

11. 持针并缓慢前推操纵杆，将导丝尽可能地送入动脉。

　　● 如果在送入导丝时遇到阻力，应停止操作，并将导管整体由动脉内拔出，以避免导丝或血管壁受损。

12. 将穿刺针进一步推进血管内 1～2mm，以确保鞘管尖端（位于针尖后面约 2mm 处）已进入动脉。

13. 固定穿刺针位置，并沿导丝将鞘管向前推进动脉中，直到鞘管柄触及皮肤。

　　● 如果前推鞘管遇到困难，可轻轻旋转鞘管，以便于推进。

14. 固定导管，将穿刺针、导丝和鞘管作为一个整体抽出；此时管芯的回血表明动脉置管成功。

操作步骤 15～18 同"桡动脉置管标准流程"。

桡动脉置管——艾伦试验

1. 用拇指同时压闭手腕两侧的桡动脉和尺动脉。

2. 保持上述动作时嘱病人反复用力握拳。

3. 在不释放动脉压力的情况下，嘱患者伸展手指并观察手掌表面，确认皮肤变白。

4. 放松尺动脉，观察手掌表面是否有再灌注（图 1.6）。

　　● 如果 5～10 秒内手部没有再灌注，说明尺动脉血流受限，则不应尝试桡动脉置管。如果再灌注很快，重复步骤 1～3 放松桡动脉，观察手掌表面再灌注。如果再灌注时间超过 5～10 秒，则不应进行桡动脉穿刺。

应用 Seldinger 技术的股动脉置管流程

1. 患者仰卧位，髋关节轻度外旋。

2. 定位血管：用戴着手套的非主利手的第二、三指触诊股动脉搏动，位于耻骨联合和髂前上棘连线的中点。

3. 必须注意，要在腹股沟韧带以下穿刺，以便控制出血和避免出血进入骨盆。

操作步骤 4、5 同"桡动脉置管标准流程"（图 1.7），后续操作如下：

6. 将可容纳导丝通过的穿刺针与 5ml 注射器连接。

7. 以握笔方式持连接穿刺针的注射器，针尖斜面朝上。

8. 于腹股沟韧带远端与皮肤呈 45° 角进针，穿过麻醉皮丘，指向触诊动脉搏动方向，继续缓慢进针至针尖进入动脉管腔，套管针及注射器内可见回血。

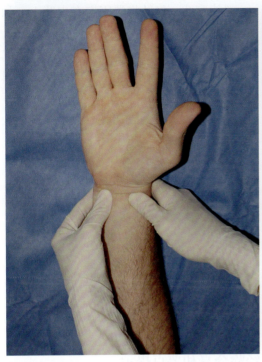
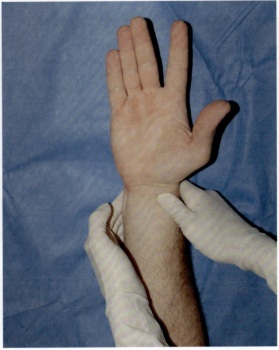

图 1.6　艾伦试验

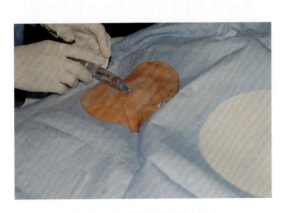

图 1.7　股动脉置管局部麻醉

- 穿刺针尖与食指之间保持足够的距离以避免针刺伤。
- 注意避免损伤股动脉周围的股神经和股静脉。

9. 固定穿刺针，取下注射器，注意不要移动针头在管腔内的位置。

- 观察到回血后，将针尖前推过多，可能会导致刺穿动脉，回血停止；如果发生这种情况，缓慢撤回针尖，直至再次出现回血。

10. 用戴手套的手指暂时封闭针芯，以防止不必要的失血和空气栓塞。

11. 将柔性导丝的钝端穿入穿刺针内，轻柔送入动脉，直到至少四分之一的导丝在血管内（图 1.8）。

- 如果送入导丝时遇到阻力，撤出导丝，重新连接注射器，回抽根据回血情况确定针尖位置；如果撤出导丝时遇到阻力，将导丝和穿刺针整体从动脉撤出，以防止导丝在血管内折断。

12. 固定导丝，撤出穿刺针。
13. 用手术刀，在导丝置入处做一个小切口（大约是导管的宽度）。
    - 手术刀的锋利边缘应背向导丝，以避免切断导丝。

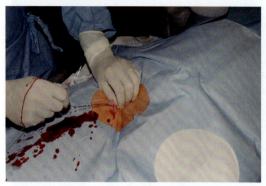

图 1.8　将导丝置入股动脉

14. 固定导丝，将扩张器由导丝的远端置入，直至其尖端距离皮肤约 2.5cm。
15. 抓住从扩张器尾端伸出的导丝游离端。
    - 如果导丝没有从扩张器尾端伸出，应回撤导丝至其游离端位于扩张器尾端外；随后在将扩张器穿入动脉的过程中，导丝游离端必须全程位于扩张器尾端外。
16. 在近尖端处握住扩张器，沿导丝扭转扩张皮肤，至其到达动脉。
    - 应只扩张皮肤，扩张至动脉可能导致血管损伤和/或出血。
17. 固定导丝，撤出扩张器。
18. 固定导丝，将导管由导丝的远端置入，直至其尖端接近皮肤。
19. 抓住导管尾端伸出的导丝，将导管沿导丝置入合适的长度。
20. 固定导管位置，缓慢撤出导丝。
    - 如果在撤出导丝时遇到阻力，将导丝和导管作为一个整体从动脉撤出，以防止导丝在血管内折断。
21. 使用（2.0）丝线或（4.0）尼龙缝线

将导管固定到皮肤上：缝合针穿过导管下 0.5cm 的皮肤，打结固定导管。如果导管组件包含一个缝合固定翼，用缝合针穿过翼下 0.5cm 的皮肤，穿过翼上的缝线穿孔，打结将翼固定在皮肤上。如果没有固定装置，用缝合针穿过皮肤，打结，注意不要挤压皮肤，利用缝合线的松散端部，绑在导管上用以固定，但不收缩管腔。

并发症

- 出血。
- 血肿（穿刺部位）。
- 感染（局部或全身）。
- 血栓形成。
- 动静脉瘘。
- 假性动脉瘤形成。
- 失血（继发于导管脱出）。
- 脑血管意外（卒中），继发于空气栓塞。

经验分享和要点提示

- 连接到动脉导管的用于血压监测的塑料管路越短越硬，其频率响应越高，测量的准确性越高。
- 超声有助于定位和置管。
- 穿刺腹股沟韧带近端或远端分叉为股浅动脉和股深动脉的股动脉可能会导致大量出血，因为这些区域的血管可压缩性较差；应该在腹股沟韧带的远端置管，如果必要的话，可以很容易地在股骨头上压迫止血。
- 如果在将导管送入血管时遇到困难，可将含有 5ml 无菌生理盐水的 10ml 注射器连接到导管上，回抽 1ml 或 2ml 血液，以确认导管尖端的位置，然后在轻轻推注生理盐水 - 血液混合物的同时推送导管；推注的液体可瞬间扩张管腔，有助于导管的推进。

- 针对不能完全推送导管的另一种方法是使用导丝，通过回血确认导管位置后，轻轻插入导丝，沿导管进入动脉。然后，导管继续沿着导丝至完全推进。所用的导丝必须尖端钝而灵活，以减少血管壁损伤的可能性。
- 动脉置管的两个潜在并发症是继发的血管内血栓形成和出血（后者是最常见的并发症）。因此选择穿刺部位至关重要。桡动脉和股动脉是最常用的置管动脉，主要是由于其具有大量的侧支循环以及易于压迫止血。
- 置管失败后反复穿刺会增加继发于血管壁损伤和血栓形成的动脉闭塞的风险。
- 尽管二次置管动脉穿刺会对血管壁造成额外的损伤，但结果显示并发症并未增加。
- 绝对不要将导管返折在针上，因为这样会折断导管，并导致导管栓塞。

- 对于针的任何一次重新定位，必须先退到真皮层，然后再进针。

推荐阅读

▶ Anderson JS. Arterial cannulation：how to do it. Br J Hosp Med. 1997；57：497 – 9.

▶ Gilchrist IC. Reducing collateral damage of the radial artery from catheterization. Catheter Cardiovasc Interv. 2010；76：677 – 8.

▶ Lemaster CH, Agrawal AT, Hou P, Schuur JD. Systematic review of emergency department central venous and arterial catheter infection. Int J Emerg Med. 2010；3：409 – 23.

▶ Mitchell JD, Welsby IJ. Techniques of arterial access. Surgery. 2004；22：3 – 4.

▶ Wilson SR, Grunstein I, Hirvela ER, Price DD. Ultrasound – guided radial artery catheterization and the modified Allen's test. J Emerg Med. 2010；38：354 – 8.

第 2 章
超声引导下建立静脉通路

Javier Rosario

适应证

- 应用传统方法（如解剖学、触诊）进行外周静脉置管失败。
- 多次尝试未成功。
- 患者存在解剖学变异。
- 患者存在某些慢性疾病（如肾功能衰竭、化疗、镰状细胞病等）导致置管失败。

禁忌证

- 超声检查发现预穿刺静脉存在血栓。
- 淋巴水肿。
- 肢体缺血。
- 穿刺静脉的近心端损伤。
- 存在血管间腔症状或体征。

材料

- 超声仪。
- 高频（13～16MHz）线性探头或类似探头（图2.1）。
- 至少1英寸长的穿刺针（最好是1.5英寸以上）。

- 一次性使用的超声凝胶（或一次性使用的润滑液）。
- 探头盖或类似的保护套（孔径＜30nm）。
- 静脉穿刺包。

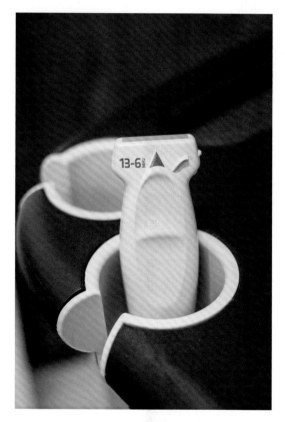

图2.1 高频（13～16MHz）线性探头，探头标记明显

J. Rosario (✉)
Department of Emergency Medicine, Osceola Regional Medical Center, Kissimmee, FL, USA
e-mail: Javier. Rosario@ucf. edu

步骤

1. 选择：扫描选定区域，寻找进行穿刺置管的外周静脉为目标静脉。

   - 贵要静脉（图 2.2），上臂正中的贵要静脉和上臂外侧的头静脉是首选的浅表静脉，不用超声显示也清晰可见。
   - 肱静脉也是一种选择，但需要格外小心，因为它与肱动脉伴行且与神经相邻，所以并发血管和神经损伤的风险较大（图 2.3）。
   - 前臂正中静脉和肘正中静脉是在贵要静脉和头静脉穿刺失败情况下的另一种选择（图 2.4）。

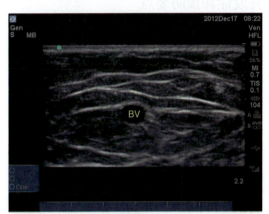

图 2.2　位于内侧的贵要静脉（BV），超声探头从肘窝向近心端扫描

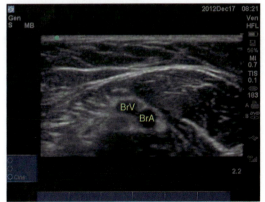

图 2.3　肱动脉（BrA）和肱静脉（BrV）。左边椭圆形可被压闭的无回声结构是静脉，右边圆形不可被压闭的无回声结构是动脉

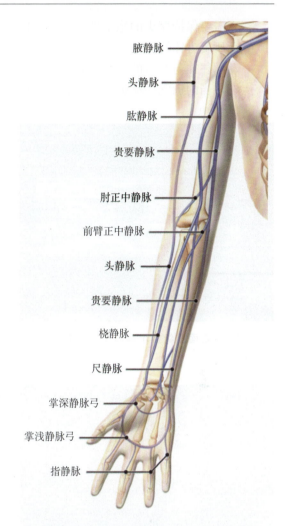

腋静脉
头静脉
肱静脉
贵要静脉
肘正中静脉
前臂正中静脉
头静脉
贵要静脉
桡静脉
尺静脉
掌深静脉弓
掌浅静脉弓
指静脉

图 2.4　上肢静脉血管的解剖（来自 Moureau[1]，经许可）

2. 准备工作：选定的静脉注射部位应进行消毒，最好用洗必泰或聚维酮碘进行消毒。应选择适当规格的穿刺针，并将静脉穿刺器具放在方便使用的位置，以便在穿刺时使用。不建议用太短的穿刺针，因为无法到达较深的血管。

3. 扫描。超声探头应放置在血管横切面（图 2.5），以更好地观察周围结构和静脉情况。另外，超声探头也可以纵向放置（图 2.6）以更好地显示穿刺针的深度和斜度。

   - 值得注意的是，在血管纵轴切面扫描

时需要保持探头的稳定性，以清晰显示所要进针的平面。

- 动脉往往与对应的静脉伴行，如果没有适当的训练，穿刺针很容易进入动脉。

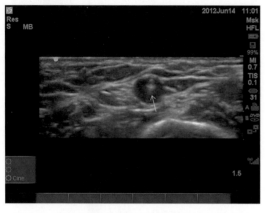

图2.5 横切面图像显示静脉中的穿刺针针尖（箭头）。

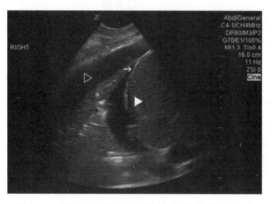

图2.6 纵切面图像显示静脉中的穿刺针针尖（箭头）。

4. 技术。在进行超声扫描时，推荐将超声探头的标记置于操作者左侧，使屏幕上的图像与病人的解剖学部位保持一致。探头和穿刺针的配合操作简便易行：把穿刺针置于左侧，操作者向左侧移动即可，反之亦然。

- 扫描时应始终观察到针尖所处的位置。根据勾股定理的概念以保证准确性：与皮肤成45°角进针，与探头的距离等于血管的垂直深度。深度通常

显示在屏幕上右侧，以厘米为单位。

- 当穿刺针穿透皮肤后，应将针头显现在超声探头的平面内，以确定针尖的位置。然后，针头应缓慢前进，始终保持针尖在视野内。当针尖到达静脉壁时，应该略用力将针插入静脉。

- 减小穿刺针与皮肤之间角度，使穿刺针尽量平行于静脉纵轴，同时保持针尖在静脉中心。在保持针尖在静脉中心的情况下，将针头继续推进几厘米，以确保导管在静脉中心位置，避免刺破静脉壁。

并发症和预防要点

- 不慎刺破动脉。静脉应该是薄壁、管腔可压闭、无脉动。

- 无法通过导管。这种情况多数是由于操作不熟练造成的。理想情况下，在尝试置入导管之前，应先将针头缓慢推进到静脉中。

- 手臂内侧的静脉是超声引导下穿刺的目标静脉。贵要静脉是首选。

- 理想情况下，超声探头应与所选静脉保持同一轴线。操作者可以通过在手臂的近端或远端移动将静脉保持在屏幕的中心。

经验分享和要点提示

- 将穿刺针的体部误认为是针尖。如果发生这种情况，针尖的实际位置要比预期的更深。当针与超声波束交会，无论是针尖还是针的其他部位，其在屏幕上显示的均为一个高回声的"点"。针的不同部位显示并无视觉差异，因此可能导致误差。

- 穿刺针和探头缓慢移动对于确保针尖在视野中是很重要的。一旦确定针尖位置，

应将探头稍稍向外呈现出扇形视野（远离操作者），然后将针推进，直到针尖再次进入视野。重复这一步骤，直到针头安全地穿入静脉。

探头清洁和消毒

- 应尽可能地保护探头不受血液或其他体液污染。超声引导下的外周静脉穿刺不要求绝对无菌，但应采取适当的保护措施，以防止病人之间的交叉污染。
- 低级别消毒（肥皂和水、氨水喷雾、湿巾）即可杀灭大多数细菌、病毒和真菌。
- 高级别消毒能够杀灭除细菌孢子以外的所有微生物。例如化学消毒剂或杀菌剂（如 Cidex®）或物理消毒（如 trophon®）。
- 与体液（如血液或脓液）接触的探头应被视为受到污染，应进行高级别消毒。
- 使用防止污染的探头套，其孔径应小于 30nm，如用于中心静脉置管的无菌探头套。
- 遵循各自机构的探头消毒和感染控制制度。

致谢 感谢 Coben Thorn 和 L. Connor Nickels 博士，对本章第一版做出的贡献。

参考文献

［1］ Moureau NL. Ultrasound anatomy of peripheral veins and ultrasound – guided venipuncture. In：Sandrucci S，Mussa B，editors. Peripherally inserted central venous catheters. New York：Springer；2014. p. 54.

推荐阅读

► American College of Emergency Physicians. ACEP policy statement. Guideline for ultrasound transducer cleaning and disinfection. 2018. https：//www. acep. org/globalassets/new – pdfs/policy – statements/ guideline – for – ultrasound – transducer – cleaning – and – disinfection. pdf.

► American Institute of Ultrasound in Medicine. Guidelines for cleaning and preparing external – and internal – use ultrasound probes between patients，safe handling，and use of ultrasound coupling gel. 2018. https：//www. aium. org/official-Statements/57.

► Costantino TG，Parikh AK，Satz WA，Fojtik JP. Ultrasonography – guided peripheral intravenous access versus traditional approaches in patients with difficult intravenous access. Ann Emerg Med. 2005；46：456 – 61.

► Ma OJ，Mateer JR，Reardon RF，Joing SA. Ma and Mateer's emergency ultrasound. 3rd edVNew York：McGraw – Hill Education；2014.

► Saul T，Del Rios RM，Lewiss R. Ultrasound image quality. ACEP Now. 2011；4：24 – 5. https：//www. acepnow. com/article/ ultrasound – image – quality/.

第 3 章

中心静脉置管（颈内静脉、锁骨下静脉与股静脉）

Kevin D. Ergle，Zachary B. Kramer，Jason Jones，and Rohit Pravin Patel

K. D. Ergle
Department of Internal Medicine, University of Florida
HealthShands Hospital, Gainesville, FL, USA

Z. B. Kramer
Department of Emergency Medicine, University of Florida
Collegeof Medicine, University of Florida Health Shands Hos-
pital, Gainesville, FL, USA

J. Jones · R. P. Patel (⊠)
Department of Emergency Medicine, University of Florida
HealthShands Hospital, Gainesville, FL, USA
e–mail：rohitpatel@ufl.edu

适应证

- 液体复苏。
- 紧急建立静脉通路。
- 需应用刺激性药物：升压药、氯化钙、高渗盐水、高浓度钾。
- 留置透析管路（血液透析/滤过）。
- 营养支持（全胃肠外营养）。
- 长期应用抗生素。
- 化疗。
- 血浆置换。
- 需频繁或持续采血或静脉输液治疗，但因水肿或其他原因无法建立外周静脉通路。
- 颈内静脉和锁骨下静脉：监测中心静脉压、置入起搏器线、置入肺动脉导管。

禁忌证

- 绝对禁忌证
  - 置入部位局部感染。
  - 解剖结构/标志物变形（术前、放疗或置管静脉血栓病史）。
  - 仅锁骨下静脉：同侧锁骨、肋骨前段、锁骨下或上腔静脉血管损伤。
- 相对禁忌证
  - 病态肥胖。
  - 慢性阻塞性肺病。
  - 2 岁以下儿童（并发症发生率较高）。
    - 凝血障碍（尽管超声引导的经颈内静脉置管可以在这种情况下完成）。
  - 患者躁动，不能配合。
  - 仅颈静脉：同侧锁骨、肋骨前段、锁骨下或上腔静脉血管损伤。
  - 颈静脉和锁骨下静脉：无法耐受同侧潜在气胸风险的患者。
    - 对侧胸腔气胸或血胸。
    - 接受高呼气末正压机械通气的患者（可暂时耐受压力降低）。
  - 仅股静脉：腹腔内（或腹膜后）出血。

材料和药物

- 中心静脉导管包：单/双/三/四腔，血透管路，大口径导引器（用于临时起搏置入或肺动脉导管置入）。

- 无菌手套。
- 无菌单或无菌治疗巾。
- 无菌手术衣。
- 手术帽和带护目镜的面罩。
- 消毒液（如氯己定）。
- 无菌注射器（1 个 30ml 注射器或 3 个 10ml 注射器）及生理盐水。
- 1% 利多卡因。
- 无菌纱布。
- 手术刀（带 11 号刀片）。
- 无菌防水透明敷料或带胶带的无菌 4×4 纱布。
- 无菌补片。
- 持针器及缝线（必要时）。
- 转换线（可选）。
- 无菌超声探头罩（如果使用超声引导）。

步骤

颈内静脉置管步骤

1. 除非紧急情况，否则须事先获得知情同意。
2. 准备手术间及手术用物，确保在术者穿上手术衣和开始操作之前，所需用品齐备。如果使用超声，需准备一个无菌超声探头罩。
3. 将手术台/床升至合适高度。
4. 患者取仰卧头低位（Trendelenburg 位，双脚抬高 10°～15°，可以使上腔静脉充盈，降低空气栓塞的风险），面向穿刺点对侧（如果使用超声引导，也可以选择其他体位）。
5. 确定解剖部位：颈内静脉位于在锁骨、胸锁乳突肌的锁骨头和胸骨头形成的三角区的顶点（图 3.1）。如果使用超声，则更容易定位。
6. 术前常规刷手，遵循无菌原则穿戴手术

帽、口罩、手术衣及手套。

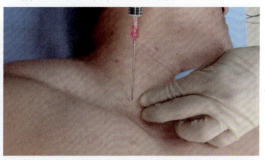

图 3.1　颈内静脉盲穿入路；在超声引导时，也在此位置放置探头

7. 消毒范围包含锁骨以上区域，上至耳后、正中至气管，待消毒剂（氯己定或碘制剂）自然干透。
8. 铺无菌单或治疗巾，多数中心静脉导管（CVL）包内包含无菌单及治疗巾，确保铺巾范围覆盖整个操作区域/床。
9. 超声探头套无菌罩。可以由术者独自完成，也可以请助手帮助。
10. 拆开中心静脉导管包，检查导丝，并用生理盐水冲洗导管。
11. 使用 25 号针抽取 1% 利多卡因进行局部麻醉，进针位置在胸锁乳突肌和锁骨形成的三角区顶端，在注射部位皮下打一个皮丘，推麻醉剂前回抽确认针头不在血管内。
12. 首选的方法是经超声引导（见步骤 13～17 和 3.6 节对超声引导的描述）。如果没有超声引导，触诊颈动脉，在胸锁乳突肌和锁骨形成的三角区顶端以 30°～45°角进针，针尖指向同侧乳头（图 3.1）。见回血后转到步骤 18。
13. 在麻醉进针部位涂抹无菌超声凝胶。利用超声识别血管，包括颈内静脉和颈动脉。探头加压，静脉可被压闭，而颈动脉不可压闭（图 3.2）。
14. 准备穿刺针和注射器（如果导管包内含有长针和短针，首选短针穿刺，以减

少刺穿静脉的风险），在穿刺前，确认　　　　注射器完好备用。

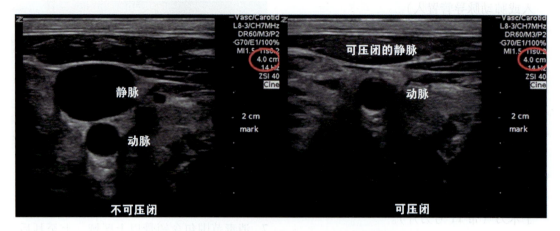

图 3.2　超声显示的静息状态及加压后的颈内静脉和颈动脉

15. 再次使用超声探头确认患者的血管位置。

16. 超声探头可选择横向放置或纵向放置（图 3.3）。对经验不足的术者来说横向放置更容易显示动脉和静脉，但如果针尖显示不清，刺穿静脉的风险更高。可以先横向放置，发现静脉后，顺时针转动探头 90°即转换为纵向。从这个角度看，穿刺针更清晰，刺穿静脉风险也更低，但对术者技术的要求更高。对于短颈患者，因为操作空间有限，很难在纵向放置探头的同时穿刺。

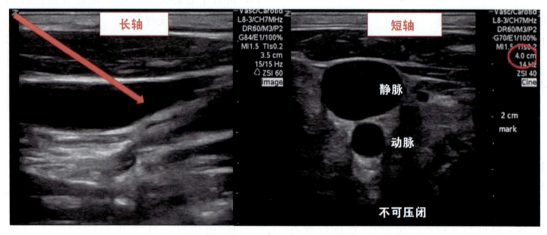

图 3.3　纵切与横切放置超声探头所显示的颈内静脉

17. 使用超声引导穿刺，最好使用动态方式（参见后文"超声引导中心静脉置管"）。穿刺针进入皮下后带负压，进入静脉后注射器内会有回血。整个过程中，针尖均应在超声视野内。

　　● 如果用超声静态显示（参见后文

"超声引导中心静脉置管"），由颈动脉搏动外侧进针，因为这是静脉的解剖位置。标准方法进针深度取决于超声下可见血管的深度（例如，如果在皮下 2cm 探及静脉，则针头应以 45°角穿入探头下 2cm 处）。

- 如果进针 3cm 后仍未能穿入颈内静脉，带负压回撤穿刺针至皮下停止，避免拔出针尖。必要时重新定位，再次尝试穿刺，直到注射器内有回血。通常静脉穿刺会在针尖回撤的过程中出现回血。

18. 用非主利手固定针头，取下注射器，这个过程中不要移动针头。术者可以将手靠于患者胸壁上使固定的手在这个过程中更稳定。堵塞针头的中心，防止空气栓塞。

19. 可以通过连接流体柱转换压力来确认针尖位置在静脉中。流体柱中液体会很容易流入静脉。

    - 如果回抽出的血液可见液面搏动且液面向上移动，说明误穿颈动脉，应立即拔出穿刺针，按压穿刺部位 10 ~ 20 分钟，非紧急情况下可恢复患者正常体位。

20. 确认针尖在静脉中后，将导丝的 J 端插入针芯，送入静脉。J 形导丝尖端加压后可以调整曲度（图 3.4）。在整个操作过程中时刻保证有一只手固定导丝，直到操作完成撤除导丝。当导丝送入右心房时，可能出现心律失常。

    - 如果导丝送入过程中遇到阻力，拔出导丝并重新连接注射器，回抽确认针尖位置是否在血管中。
    - 如果出现心律失常，慢慢回撤导丝，直到患者恢复正常节律。
    - 大多数中心静脉导管包中的鞘管或注射器可辅助引导导丝的放置。鞘管（图 3.5）操作步骤同上，当有回血后，将鞘管送入静脉，然后将导丝送入鞘管。这对有自主活动或躁动的患者、因低血容量而静脉塌陷的患者以及解剖结构异常或针尖刚刚入血管后血管走行角度异常的患者尤其适用。

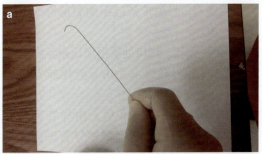
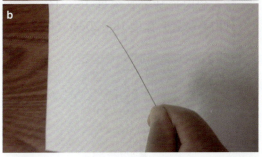

图 3.4　（a，b）加压后导丝 J 段曲度变化

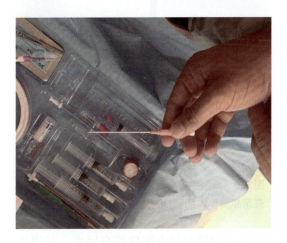

图 3.5　用于穿刺困难患者的鞘管

21. 一手固定导丝，一手拔出穿刺针，始终保持导丝在术者手中。

22. 用（11 号）直刀在导丝穿入皮肤的位置做一小切口，手术刀刀片朝上（远离导丝）。

23. 一手固定导丝，一手由导丝尾端穿入扩张器扭转扩皮。

    - 送入扩张器的深度只需稍超出患者颈静脉的预期深度。不要将扩张器整体送入，避免扩张过深撕裂静脉引起出血。

24. 取出扩张器，切口处适当加压避免渗血。

25. 一手固定导丝，一手由导丝尾端穿入导管，送入静脉。

26. 导管送入 10 ~ 12cm 后，由导管远端端口撤出导丝，并适当调整导管深度。通常右颈内静脉置管深度 15 ~ 16cm，左颈内静脉置管深度 18 ~ 20cm（图 3.6）。

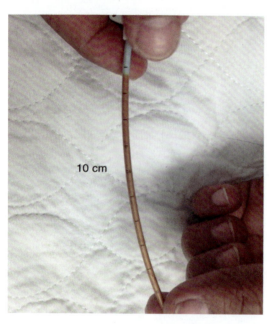

图 3.6　典型中心静脉导管上的长度标记；数字表示距离尖端的长度，单位为 cm

27. 确认导管的每个端口均有回血，并用生理盐水冲洗管腔。如果出现回抽阻力或冲洗困难，有可能是导管贴壁造成的。可以稍微调整导管深度或旋转导管，并再次回抽及冲洗管腔。

28. 穿刺部位涂抹抗生素软膏或贴抑菌贴。这一步骤取决于当地医疗机构制定的指导意见。

29. 缝线固定导管。

30. 胸锁乳突肌三角区用无菌防水透明敷料覆盖。

31. 完善胸片确认置管位置。导管尖端应位于上腔静脉并进入右心房前的下 1/3 处。

锁骨下静脉置管步骤

1. 非紧急情况，需事先获得知情同意。

2. 将手术台/床升至合适高度。

3. 患者取仰卧位，头部贴近床头位置。

4. 在患者能够耐受的情况下尽量取仰卧头低足高位（Trendelenburg 位，双脚抬高 10° ~ 15°，可以使上腔静脉充盈，降低空气栓塞的风险），有研究显示这种体位可以拉伸锁骨下静脉。不要将垫巾放在肩胛骨之间（抬高肩背部），因为这已被研究证实会缩短静脉直径，影响穿刺的准确性。

5. 消毒剂（氯己定或碘制剂）消毒范围包含颈前、锁骨及乳头以上的前胸部。

6. 拆开中心静脉导管包，将操作所需用品置于术者手边以便随时取用。根据临床需要选择导管的直径：
    - 大口径导管用于液体复苏大量输液。
    - 三腔导管用于输注/泵入升压药物。
    - 置入肺动脉导管或静脉起搏器需选择相对应的导管。

7. 术前常规刷手，遵循无菌原则穿戴手术帽、口罩、手术衣及手套。铺无菌单或治疗巾，确保铺巾范围覆盖整个操作区域/床。

8. 打开中心静脉导管包，术者可提前将导丝的 J 端收回至环形护套中以利于送入导丝时操作方便。术者还需打开导管的各腔管夹及远端接口，使用注射器注入 3 ~ 5ml 生理盐水检查导管有无破损，主腔保持开放状态，夹闭侧腔管夹。

9. 二次消毒：氯己定制剂消毒前颈部、锁骨和单侧乳头以上的前胸部。

10. 铺无菌洞巾，暴露手术区域。

11. 进针位置：
    - 锁骨中部外 1/3 处下方 1cm。
    - 锁骨中线外侧，垂直于锁骨下外侧。

● 距锁骨角外侧一指宽。

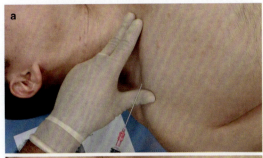

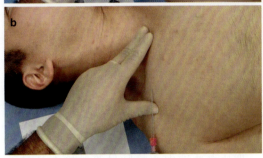

图 3.7　锁骨下静脉置入术：穿刺时的错误的角度（a）和正确的角度（b）

12. 用 1% 利多卡因 5 ~ 10ml 于穿刺部位局部麻醉（推注麻药前回抽注射器确定针尖不在血管中）。
    ● 禁止将操作器械设备等放在患者身上。
13. 选择长针，连接注射器，穿刺前回抽注射器，确认注射器完好备用。
14. 将患者的头转向对侧，并将同侧肩膀及上臂内收（必要时可以提前约束于躯干部），有利于暴露锁骨下静脉。
15. 于穿刺点进针，针尖指向胸骨上切迹，穿刺角度 10° ~ 15°，同时轻轻取出注射器的活塞。保持针尖斜面、注射器的刻度线向上，沿针尖斜面推送导丝沿着静脉向左心房移动。
16. 术者的非主利手可置于胸骨上切迹，以利于指引针尖方向（图 3.7）。
17. 因增加气胸风险，进针角度切勿大于 15°。

18. 继续进针，针尖沿着锁骨下缘推进，确保针头与胸壁在同一水平。仍指向胸骨上切迹，先贴近锁骨，然后沿锁骨背侧进针。
19. 针尖位于锁骨背侧后，水平继续进针约 2 ~ 3cm，直到注射器内可见回抽的静脉血。
20. 回抽静脉血顺利，将注射器与针断开，一手堵塞针尾管腔，防止空气栓塞，一手送入导丝。如果未能穿入静脉，拔出穿刺针，冲洗，再次尝试。穿刺三次不成功，更换穿刺部位。
21. 倚靠患者的胸壁，持针手固定穿刺针，避免穿刺针移位。
22. 将导丝 J 端穿过针尾送入静脉。
    ● 如果回血颜色鲜红有搏动，说明误穿动脉。
    ● 如果回抽出气泡，说明发生了气胸。
23. 推送导丝至其大部分已置入静脉中，若在心电监护仪上监测到心律失常，将导丝退出 3 ~ 4cm。
24. 如果导丝送入过程中遇到阻力，拔出导丝并重新连接注射器，回抽确认针尖位置仍在血管中后可再次尝试送入导丝。J 形导丝尖端加压后可以调整曲度（图 3.4）。
    ● 大多数中心静脉导管包中的鞘管（图 3.5）或注射器可辅助引导导丝的放置。鞘管操作步骤同上，当有回血后，将鞘管送入静脉，然后将导丝送入鞘管。这对有自主活动或躁动的患者、因低血容量而静脉塌陷的患者以及解剖结构异常或针尖刚刚入血管后血管走行角度异常的患者尤其适用。
25. 用手术刀的尖端在置入扩张器和导管的进针位置上做一个小切口。
26. 一手固定导丝，一手拔出穿刺针。
27. 一手固定导丝，一手由导丝尾端穿入扩张器扭转扩皮。如果放置大口径导引器，扩张器/导引器一同置入，固定导丝后拆下扩张器。

28. 如果送入扩张器困难，可能是因为皮肤切口太浅或太小。扩大切口有助于避免扩张器卡在表皮或结缔组织上。

29. 因为扩张皮下组织和静脉后，沿导丝会有出血，术者可一手固定导丝，一手使用无菌纱布加压止血。

30. 由导丝尾端穿入导管，导管尖端接近皮肤时，后撤导丝至其尾端由导管主腔中伸出，一手握住导丝，一手送入导管至合适深度。通常右锁骨下静脉置管深度15～16cm，左锁骨下静脉置管深度18～20cm。

31. 固定导管，撤出导丝，封闭导管主腔。

32. 将注射器连接到导管上回抽，留取所需的血样后，用盐水冲管。在其他管腔重复此步骤。

33. 导管与皮肤接触处贴抑菌贴。

34. 缝线固定导管。

35. 胸锁乳突肌三角区用无菌防水透明敷料覆盖。

36. 完善胸片确认置管位置。导管尖端应位于上腔静脉并入右心房前的下 1/3 处（尖端位于右支气管气管角至支气管气管角以下 2.5cm 处）。

    - 或者也可以在超声引导下进行锁骨下静脉置管，但目前关于这种技术的研究有限。

锁骨下静脉置管的要点与难点

- 标志物识别不足：术前，术者需仔细触诊解剖标志物。
- 插入位置不当。
- 骨膜损伤。
    - 术者操作时不应加大进针角度以避免触及锁骨（可能导致气胸）。
    - 术者应下压针尾，针尖到达锁骨背侧时应平送，而不改变进针的角度。

- 进针过浅。
- 针尖指向过高（对准胸锁关节）。
- 送导丝前/时，未将穿刺针固定：应将持针的手倚靠于患者胸壁便于固定。

股静脉置管步骤

1. 沿患者腹股沟韧带触诊股动脉，搏动点常位于髂前上棘（ASIS）和耻骨联合的中点。

2. 必要时手术区域备皮。

3. 如果需要借助超声，则可使用血管超声探头（与颈内静脉相同），在上述区域探查股静脉。加压后股静脉很容易被压闭，而股动脉可见搏动且不可被压闭（图3.2）。

4. 手术区域消毒。

5. 遵循无菌原则穿戴手术帽、面罩、手术衣及手套。打开中心静脉导管包，用生理盐水冲洗中心静脉导管，检查其是否存在破损。

6. 铺无菌单或治疗巾，确保铺巾范围覆盖整个操作区域/床。铺完后使用氯己定或碘剂消毒穿刺部位。

7. 利多卡因局部麻醉。

8. 如果需要超声引导，请助手持血管超声探头，术者用戴着手套的手隔着无菌超声探头罩，抓住超声探头的顶部。在不破坏无菌原则的情况下，拉下无菌探头罩罩住探头和线缆。详见后文"超声引导中心静脉置管"。

9. 在股动脉搏动点内侧 1cm 处以 45°角进针，针尖斜面向下，指向上方，针尖进入皮下后带负压。

10. 缓慢进针，直到注射器中出现回血后停止进针。如果未能穿入股静脉，退回穿刺针至皮下调整进针方向后再次尝试穿刺。

11. 以拇指及示指固定穿刺针柄，取下注射器。如果回血颜色鲜红有搏动，说明误穿动脉，拔出穿刺针，按压穿刺点 5～10 分钟。

    - 将手掌放置于患者腿上可以稳定术者

的手，避免出现由于固定的手不稳定而导致针移位。

12. 如果回血为深色静脉血，拆下注射器后呈连续滴流，说明穿刺针已进入股静脉，由穿刺针尾端送入导丝。始终保持两只手指握住导丝。推进导丝，外留约 15cm。

- 依靠适当的技术，使导丝始终保持在术者掌控中。

13. 如果导丝送入过程遇到阻力，撤出导丝并重新确定针尖位置位于静脉内。如有必要，可以将 J 形导丝尖端加压后调整曲度（图 3.4）。

- 大多数中心静脉导管包中的鞘管（图 3.5）或注射器可辅助引导导丝的放置。鞘管操作步骤同上，当有回血后，将鞘管送入静脉，然后将导丝送入鞘管。这对有自主活动或躁动的患者、因低血容量而静脉塌陷的患者以及解剖结构异常或针尖刚刚入血管后血管走行角度异常的患者尤其适用。

14. 用手术刀在穿刺部位做一个 0.5cm 的切口，以便送入扩张器。

- 拔出穿刺针前或后都可以进行上述操作，但许多新手可能因为撤出穿刺针后局部积血而难以确定正确的切口位置。

15. 固定导丝，撤出穿刺针，由导丝尾端穿入扩张器，适当加压扭转扩皮。

16. 用 4×4 的无菌纱布于穿刺部位按压止血，撤出扩张器，固定导丝。将中心静脉导管沿导丝送入股静脉，至其尾端贴紧皮肤，撤出导丝。使用导管上的标记（图 3.6）来确定放置的长度（通常在腹股沟区连接导管）。

17. 确认导管的每个端口均有回血，并用生理盐水冲洗管腔。如果出现回抽阻力或冲洗困难，有可能是导管贴壁造成的。可以稍微调整导管深度或旋转导管，并再次回抽及冲洗管腔。夹闭各管腔。

- 如果不立即使用，及时封闭各管腔，以避免感染及空气栓塞。

18. 缝线固定导管。

19. 穿刺部位涂抹抗生素软膏或贴抑菌贴。

20. 无菌防水透明敷料覆盖穿刺部位。

股静脉置管的难点与要点

- 股静脉不能准确地传导中心静脉压力，因此不适合用于监测中心静脉压。
- 要求患者做 Valsalva 动作已被证实可以使股静脉宽度增加 1/3。
- NAVEL（神经/动脉/静脉/空腔/淋巴管）有助于记忆腹股沟区由外至内解剖结构的顺序。
- 传统上，股静脉管继发感染的概率被认为是高于锁骨下静脉管或颈内静脉管的，但近期的一些研究提出了不同的观点。
  - 肥胖是腹股沟区感染的一个更重要的危险因素。

并发症

颈内静脉与锁骨下静脉置管的并发症

- 气胸/血胸。
  - 预防：在进针前暂时撤下患者的呼吸机，穿刺部位尽量选择右侧而不是左侧，且尽可能避免多次穿刺。
  - 处理：术后完善胸片检查；如果发生气胸/血胸，根据情况行胸腔闭式引流。
- 导管栓塞。
  - 预防：不要让导管划过针尖，因为这样可能会使导管断裂。
  - 处理方法：对患者进行胸片检查，并联系可以移除栓塞导管的专科。
- 误穿动脉：如果发生这种情况，拔出穿刺针，局部压迫。
- 血肿：通常只需动态监测即可。
- 血栓形成：这种并发症可能导致肺栓塞。
- 局部或全身感染：最大限度严格无菌预

防措施已被证实可明显降低感染率。

- 空气栓塞：
  - 由于胸腔负压，患者吸气时，空气由开放的中心静脉进入。
  - 预防：确保导管各管腔时刻处于夹闭状态；将患者置于头低脚高位可降低风险。
  - 处理：将患者置于头低脚高位，左侧卧位，这样可以防止空气进入右心室从而进一步进入左心。应予吸入纯氧来加速空气的吸收。如果导管位于心脏内，应尝试回抽空气。
- 心律失常：由于导丝或导管尖端刺激心脏导致的。通常可以通过回撤导丝或导管至上腔静脉而终止心律失常。放置中心静脉导管时应同时进行心电监护。
- 导丝丢失：如果术者操作不当可能使导丝进入静脉中。此时情况紧急，需要立即通过介入科或外科手术取出。
- 导管置入过深：术后完善胸片，观察导管尖端如果在心脏轮廓中，将导管后撤。
- 导管在错误的血管内：术后完善胸片了解有无并发症；取出导管，再次尝试穿刺置管。
- 误穿动脉（仅锁骨下）：锁骨下动脉无法压迫止血；因此，应用抗凝药物的患者应避免锁骨下入路。

股静脉置管的并发症

- 误穿动脉：如果发生这种情况，拔出穿刺针，局部压迫。
- 血肿：通常只需动态监测即可。
- 血栓形成：这种并发症可能导致肺栓塞。
- 导管栓塞。
  - 预防：不要让导管划过针尖，因为这样可能会使导管断裂。
  - 处理方法：对患者进行胸片检查，并联系可以移除栓塞导管的专科。
- 导丝丢失：如果术者操作不当可能使导丝进入静脉中。此时情况紧急，需要立即通过介入科或外科手术取出。
- 局部或全身感染：最大限度严格无菌预防措施已被证实可明显降低感染率。

超声引导中心静脉置管

- 使用高频（5~10MHz）线性探头可以更好地观察静脉解剖结构。频率越高，穿透力越低，但分辨率越高。
- 可以术前使用超声来识别血管位置，术中利用外部标志（静态视图），也可以在术中使用超声来动态监测置管情况（动态视图）。
- 静态视图的优势在于超声探头不需要在术中进入无菌区，缺点是无法在术中直接观察血管和引导置管。
- 动态视图（首选）在术中可直接做到全程可视化，但技术要求更高，并且超声探头需要进入手术的无菌区。
- 动态视图可用于短轴（横向放置探头）或长轴视图（纵向放置探头）（图3.3）。
- 长轴视图下穿刺针可全程完全可视化，更易于调整针的位置和深度。短轴视图定位更困难，技术难度更大。
  - 应用这一方法的关键是，一旦获得了一个好的静脉段显影，不要移动探头来寻找穿刺针而是通过略微调整探头角度并将针头移动到超声视图中。
- 短轴视图可以看到局部横向的变化，但在整个过程中深度显示不佳，因为在横截面上仅能看到呈点状的穿刺针很容易刺穿静脉。
- 使用短轴视图时，固定超声探头，使超声平面固定于预期穿刺针穿入血管（颈内静脉、锁骨下静脉、股静脉）的位置。只有当针尖与超声波平面相交时，才能在屏幕上显示出来。
- 使用长轴视图时，可以沿着超声探头的

整个长度看到血管的最大直径。在术中固定超声探头，将针以一定角度穿入血管内时，术者可以看到针的全长。

中心静脉导管的移除

1. 将患者置于仰卧位，头高脚低（可以减少拔出导管造成的出血）。
2. 拆除缝合线和敷料。
3. 颈内静脉和锁骨下静脉：请患者深呼气，并在呼气时拔出导管。
   - 呼气会增加胸腔内压力，降低空气栓塞的风险。
4. 于穿刺点压迫止血，约 1 分钟。
5. 覆盖无菌敷料。
6. 如果怀疑存在导管相关感染，用无菌剪刀剪下导管尖端送检培养。

推荐阅读

Internal Jugular Vein Access

▶ McGee DC, Gould MK. Preventing complications of central venous catheterization. N Engl J Med. 2003; 348: 1123 – 33.

▶ Mimoz O, Villeminey S, Ragot S, Dahyot – Fizelier C, Laksiri L, Petitpas F, Debaene B. Chlorhexidine – based antiseptic solution vs alcohol – based povidone – iodine for central venous catheter care. Arch Intern Med. 2007; 167: 2066 – 72.

▶ Noble VE, Nelson B, Sutingco AN. Manual of emergency and critical care ultrasound. Cambridge: Cambridge University Press; 2007. p. 196 – 204.

▶ Parry G. Trendelenburg position, head elevation and a midline position optimize right internal jugular vein diameter. Can J Anaesth. 2004; 51: 379 – 81.

▶ Vesely TM. Central venous catheter tip position: a continuing controversy. J Vasc Interv Radiol. 2003; 14: 527 – 34.

Subclavian Vein Access

▶ Elliott TS, Faroqui MH, Armstrong RF, Hanson GC. Guidelines for good practice in central venous catheterization. Hospital Infection Society and the Research Unit of the Royal College of Physicians. J Hosp Infect. 1994; 28: 163 – 76.

▶ Fortune JB, Feustel P. Effect of patient position on size and location of the subclavian vein for percutaneous puncture. Arch Surg. 2003; 138: 996 – 1000; discussion 1001.

▶ Fragou M, Gravvanis A, Dimitriou V, Papalois A, Kouraklis G, Karabinis A, et al. Real – time ultrasound – guided subclavian vein cannulation versus the landmark method in critical care patients: a prospective randomized study. Crit Care Med. 2011; 39: 1607 – 12.

▶ Kilbourne MJ, Bochicchio GV, Scalea T, Xiao Y. Avoiding common technical errors in subclavian central venous catheter placement. J Am Coll Surg. 2009; 208: 104 – 9.

▶ McGee DC, Gould MK. Preventing complications of central venous catheterization. N Engl J Med. 2003; 348: 1123 – 33.

Femoral Vein Access

▶ Dailey RH. Femoral vein cannulation: a review. J Emerg Med. 1985; 2: 367 – 72.

▶ Lim T, Ryu HG, Jung CW, Jeon Y, Bahk JH. Effect of the bevel direction of puncture needle on success rate and complications during internal jugular vein catheterization. Crit Care Med. 2012; 40: 491 – 4.

▶ McGee DC, Gould MK. Preventing complications of central venous catheterization. N Engl J Med. 2003; 348: 1123 – 33.

▶ Marik PE, Flemmer M, Harrison W. The risk of catheter – related bloodstream infection with femoral venous catheters as compared to subclavian and internal jugular venous catheters: a systemic review of the literature and meta – analysis. Crit Care Med. 2012; 40: 2479 – 85.

▶ Swanson RS, Uhlig PN, Gross PL, McCabe CJ. Emergency intravenous access through the femoral vein. Ann Emerg Med. 1984; 13: 244 – 7.

第 4 章

肺动脉导管置入术

Raza A. Kazmi and Bobby K. Desai

用途

- 连续监测心输出量。
- 监测中心温度。
- 测量混合静脉饱和度。
- 监测肺动脉压力。
- 评估左心舒张期充盈状况。

适应证

- 肺动脉高压。
- 右心衰竭。
- 心源性休克。
- 混合休克状态。
- 心脏手术后。
- 心脏压塞。
- ST 段抬高型心肌梗死（STEMI）的机械性并发症，如右心室梗死、室间隔破裂、乳头肌断裂。
- 心脏移植评估。

禁忌证

- 绝对禁忌证
  - 右心心内膜炎。

R. A. Kazmi · B. K. Desai (✉)
University of Central Florida, Orlando, FL, USA
UCF/HCA Ocala Health Emergency Medicine, Ocala, FL, USA

  - 右心肿块（例如黏液瘤）或血栓。
- 相对禁忌证
  - 严重凝血障碍。
  - 严重的血小板减少症。
- 谨慎使用（建议配合透视使用）
  - 三尖瓣反流（导管通过困难）。
  - 左束支传导阻滞（导管通过可能诱发完全性心脏传导阻滞）

材料和药物

- 洗必泰或其他外科皮肤准备。
- 无菌单和无菌巾。
- 手术帽。
- 无菌手套。
- 手术口罩。
- 无菌衣。
- 纱布。
- 冲洗用无菌生理盐水。
- 带注射器的 25 号针头。
- 1% 利多卡因。
- 带注射器的 18 号针头（图 4.1）。
- 导丝。
- 带 11 号刀片的手术刀。
- 带内部闭孔器的导管鞘。
- 缝线。
- 持针器。
- 剪刀。
- 敷料。

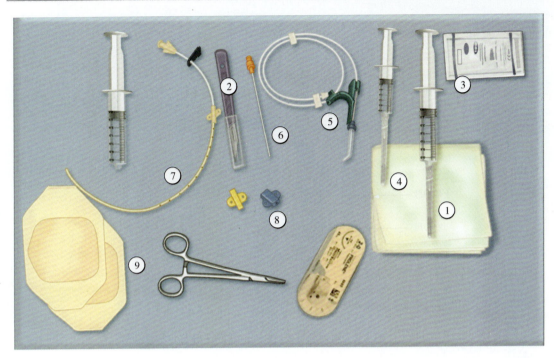

图 4.1　用于放置肺动脉导管的大部分设备与中心静脉套件相同，当然三腔导管除外！数字表示典型用法的顺序：**1.** 局部麻醉剂注射器。**2.** 手术刀，以防需要切开静脉。**3.** 超声引导用无菌凝胶。**4.** 带生理盐水的注射器和穿刺针（此处为 18G），用于检测静脉穿刺时的血液回流。**5.** 导丝。**6.** 组织扩张器。**7.** 留置导管（此处为 16G）。**8.** 附加紧固件和相应的手术螺纹管。**9.** 辅料

- 超声设备和探头。
- 无菌套管。
- 无菌凝胶。
- 肺动脉导管（Swan – Ganz 导管），包括多个管腔（图 4.2 和 4.3）。
  - 蓝色：近端注射端口。终止于右心房，一般为 30cm，导管尖端位于右心房内。该端口可以监测右心房（RA）压力（RAP/CVP）并抽取血样，也可用于灌注输液和药物。
  - 红色/白色连接器：热敏电阻端口，包括一根温度敏感线，该线距导管尖端 4cm 处。当导管尖端正确定位时，导线的末端部分（称为热敏电阻珠）位于肺动脉主干。将热敏电阻端口连接到心输出量（CO）监视器可以使用热稀释法确定心输出量。
  - 白色：近端输液管腔，终止于右心房，一般为 31cm，用于输液和输注药物。
  - 黄色：肺动脉（PA）管腔，远端端口，用于测量 PA 压力和混合静脉血氧饱和度（SO₂）。不得通过该管腔注入腐蚀性的或高渗溶液。
  - 红色：气囊充气/放气端口。
- 导管塑料套管。
- 电子压力监控器。
- 复苏设备（以防放置期间发生心律失常）。
- 起搏器发生器（左束支传导阻滞患者可能发生完全性心脏传导阻滞）。
- 经静脉起搏器（以防发生完全性心脏传导阻滞）。

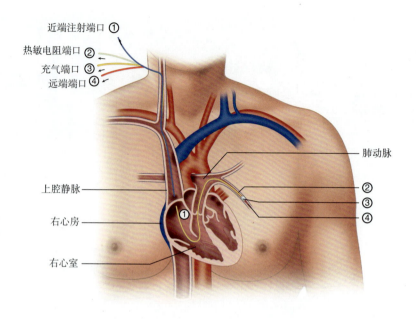

近端注射端口 ①
热敏电阻端口 ②
充气端口 ③
远端端口 ④

肺动脉
②
③
④

上腔静脉
右心房
右心室

图 4.2　肺动脉导管（Swan‑Ganz 导管）

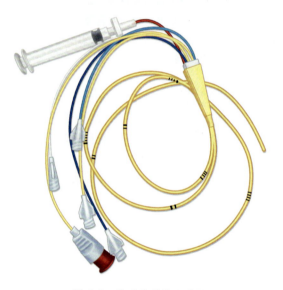

图 4.3　肺动脉导管示意图

- 铅围裙（如果使用透视）。
- 铅脖套（如果使用透视）。

步骤

1. 需要知情同意。
2. 患者取仰卧位。
3. 使用超声检查找到右侧颈内静脉或左侧锁骨下静脉（图 4.4）。这些是肺动脉导管插入术的理想位置，因为肺动脉导管的曲率有利于进入心脏。通过左颈内静脉、右锁骨下静脉或股静脉可能更具挑战性，通常需要透视引导。
4. 用洗必泰或其他外科皮肤消毒剂准备消毒穿刺部位。
5. 彻底洗手后穿上无菌衣、手套、帽子和口罩，以达到无菌准备。
6. 给患者铺无菌单和洞巾，确保操作区无菌。
7. 用无菌罩套住超声探头。

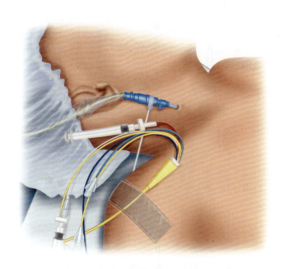

图 4.4　放置肺导管的患者

8. 用无菌盐水冲洗护套和肺动脉导管上的端口，确保功能正常。

9. 给导管尖端的气囊充气，确保没有漏气。

10. 将塑料套管套在端口上方的导管上。

11. 使用 25 号针头用利多卡因做局部麻醉。

12. 使用改良的 Seldinger 技术穿刺静脉：
    - 穿刺进入静脉。
    - 将导丝穿过针头。
    - 在导丝上引入保护套。

13. 向静脉推进 18 号针头，同时对注射器施加负压（如果通过颈内静脉或股静脉入路插管，请使用超声引导针头）。

14. 一旦吸出暗红色、非搏动性血液，从针头上取下注射器，然后插入导丝。

15. 使用手术刀切开针头附近的皮肤，小心取出针头，同时将导丝留在原位。

16. 在稳定导丝以确保其可触及且不会栓塞的同时，在导丝上插入保护套和闭塞器，直到导丝从护套后端露出。

17. 移除导丝和闭塞器，只留下保护套。

18. 使用无菌生理盐水冲洗测试端口以查看是否有足够的血液回流。

19. 让助手将肺动脉导管连接到压力监测器。

20. 在保持肺动脉导管与患者心脏在同一水平的同时，指示助手将压力读数设置为零。

21. 定向导管，使其曲率遵循血管的预期路径，并将导管插入保护套。

22. 将导管插入大约 15cm，使其尖端位于保护套外；然后给气囊充气。

23. 继续推进导管，直到显示右心房波形（图 4.5）。注意构成整个心房波形的 a、c、v 分量。平均心房压正常值通常为 0 ～6mmHg。

24. 将导管再推进 5 ～10cm，直到显示右心室波形（图 4.5）。记录正确的收缩压和舒张压。右室收缩压的正常值范围通常为 15 ～30mmHg，舒张压的正常值范围为 5 ～15mmHg。

25. 将导管再推进 5 ～10cm，直到出现肺动脉波形（图 4.5）。注意在肺动脉舒张初期波形的初始下降而不是倾斜，这有助于区分肺动脉波形和右心室波形。肺动脉的舒张压一般高于右心室舒张压，这种"舒张压增高"一般认为是导管从右心室成功进入肺动脉的证据。记录收缩压、舒张压和平均肺动脉压。收缩压的正常值通常小于 25mmHg，舒张压的正常值通常小于 10mmHg。

26. 继续推进导管，直到显示肺动脉楔压波形（图 4.5）。请注意，此波形类似于右心房波形，只是随呼吸变化可能更大。记录呼气末的平均压力。正常值应在2 ～12mmHg 之间。

27. 现在将气囊放气，直到肺动脉波形重新出现。

28. 从远端端口抽吸血液以测量混合静脉血氧饱和度。

29. 通过将热敏电阻连接到监测设备并推注盐水，注入右心房来测量心输出量。在温度与时间的关系图中，曲线下的面积与心输出量成反比。

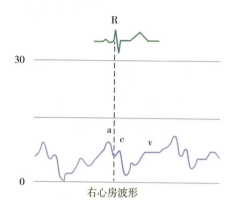
右心房波形

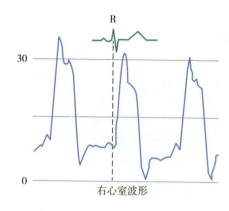
右心室波形

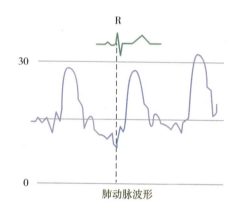
肺动脉波形

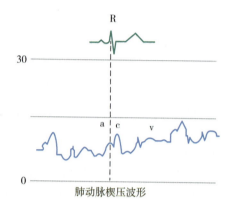
肺动脉楔压波形

图 4.5　注意肺动脉导管不同部位的不同波形。

30. 将塑料套管固定在保护套上并固定导管。将保护套缝合到皮肤上，并在伤口上覆盖粘性敷料。

31. 进行床旁胸部 X 线检查以确保放置位置正确并排除气胸。导管尖端不应超过中线 4~5cm。

32. 导管就位后，可以连续监测右心房和肺动脉压力。气囊可以定期重新充气以重新评估肺动脉楔压，但之后必须放气。

并发症

- 如果无法获得右心室波形，则导管可能盘绕在右心房或通过腔静脉退出。
- 如果存在三尖瓣反流，心房波形上会显示出大 V 波，代表逆行心房充盈。

- 如果无法获得肺动脉波形，则导管可能盘绕在右心室中。
  - 在每种情况下，导管气囊都应放气并将导管抽出几厘米，然后重新给气囊充气，导管可以重新推进。
  - 透视下操作可能有助于预防或克服这些并发症。
- 室性心律失常。
- 右束支传导阻滞。
- 完全心脏传导阻滞。
- 导丝栓塞。
- 感染。
- 出血。
- 导管打结，妨碍撤管。
- 空气栓塞，常表现为呼吸困难、胸痛、心动过速、低血压和右心压力急剧升高。

－治疗包括将患者置于头低脚高位并提供高流量吸氧，这可能会降低血液中的氮含量并促进空气的重吸收。

－严重时，必须高压氧治疗。

● 肺动脉穿孔。年龄较大的患者、球囊充气时间延长、肺动脉高压和全身抗凝治疗会增加风险。典型表现包括咯血、低氧血症和休克。

－措施包括球囊充气、双腔气管插管。

－将患者置于侧卧位，患侧朝下。

－必须立即咨询胸外科医生或介入放射科医生。

● 晚期并发症包括血栓形成、导管相关感染和肺梗塞。

致谢　非常感谢 Rohit Pravin Patel 和 Marie – Carmelle Elie 两位博士对本章第一版所做的贡献。

推荐阅读

▶ Kelly CR，Rabbani LE. Pulmonary – artery catheterization. N Engl J Med. 013；369：e35. https：//www. nejm. org/doi/full/10. 1056/ NEJMvcm 1212416

▶ Nickson C. Pulmonary artery catheter. LITFL Critical Care Compendium 2019. https：//lifeinthefastlane. com/ccc/pulmonary – artery – catheters/.

▶ Roberts JR. Roberts and Hedges´clinical procedures in emergency medicine and acute care. 7th e-d. Philadelphia：Elsevier；2019.

第5章
外周静脉切开置管术

JeffreyKile，Katrina John，and Amish Aghera

适应证

- 静脉通路周围部位解剖异常。
- 无可用于置管的静脉（如低血容量、烧伤、创伤、血管硬化等）。
- 需建立紧急静脉通路输液/输血。
- 无法进行中心静脉置管、骨髓腔通路或其他以微创方法建立静脉通路。

禁忌证

- 绝对禁忌证
  - 有微创或更迅速建立静脉通路的方法。
  - 在切开位置严重感染、创伤、烧伤等。
  - 在切开位置附近有创伤性损伤。
- 相对禁忌证
  - 凝血功能障碍。

J. Kile (✉)
Emergency Department, Sharp Coronado Hospital, Coronado, CA, USA

K. John
Department of Emergency Medicine, Tri–City Medical Center, Oceanside, CA, USA

A. Aghera
Department of Emergency Medicine, Maimonides Medical Center, Brooklyn, NY, USA

材料和药物（图5.1）

- 无菌手套。
- 消毒剂。
- 4×4纱布。
- 局部麻醉药（1%利多卡因5ml）。
- 5ml注射器。
- 平头针头。
- 25或27号针头。
- 手术刀。
- 静脉拉钩。
- 外周静脉导管。
- 弯止血钳。
- 2.0丝线或4.0尼龙缝线。
- 虹膜剪。
- 静脉输液管。
- 胶带。

常用于切开置管的静脉

- 大隐静脉：该血管是体内最长的静脉，主要走行于皮下，于踝关节内侧暴露于浅表。
- 贵要静脉：该血管走行于肱骨内上髁外侧1~2cm处，通常可在肘窝附近置管，其内径宽，即使在低血压患者中也相对容易定位。
- 头静脉：该血管从腕关节桡侧向近端延伸至肘窝，因其浅表及直径较大，最易于肘窝远端屈肌折痕处置管。

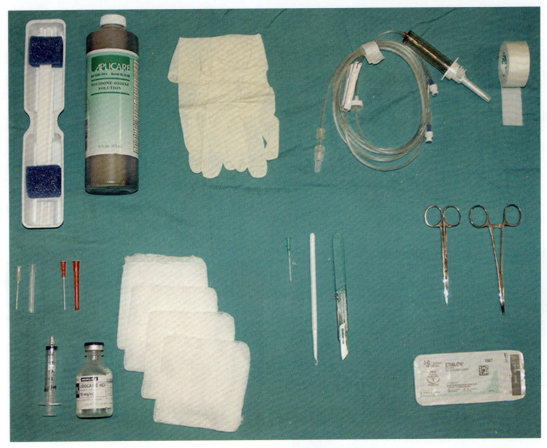

图 5.1　材料和药物

步骤

标准静脉切开置管术

1. 消毒切口周围皮肤。

2. 铺巾，建立无菌区域。

3. 术区近端扎止血带，充分暴露待置管静脉。

4. 局部麻醉：用 25 或 27 号针于皮下打一个小的（0.5cm）皮丘，然后将针尖穿过皮丘至动脉上方，注入约 4ml 局麻药局部浸润麻醉。

   - 局麻药入血可能会导致心律失常，因此在推局麻药前，应回抽以确保针头不在血管内。

5. 手术刀切开表皮、真皮层至看到皮下脂肪，切口与静脉走行垂直（图 5.2）。

- 有些术者喜欢使用纵向切口来降低神经血管横断的风险，但这不易充分暴露静脉。

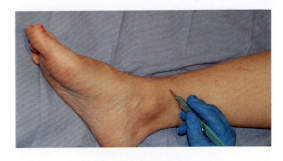

图 5.2　切开皮肤

6. 使用弯血管钳或戴手套的手指，钝性分离皮下组织，游离 2～3cm 的静脉（图 5.3）。

- 在这一步骤中，可以使用一个小的扩皮器或拉钩充分暴露术野，从而提高静脉的可视性。

7. 使用止血钳将缝线从待置管静脉的远端下方穿过，固定静脉并打结（图5.4）。

8. 在静脉近端穿入第二根缝合线（图5.5）。

- 这一步可以增加术野的可视性和血管的可控性，在出血时也更便于止血。
- 将两条缝合线的末端留长，以便于操作。

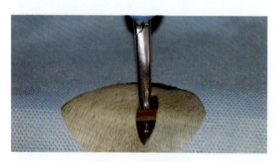

图5.3　游离静脉

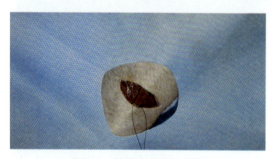

图5.4　静脉远端穿入缝线

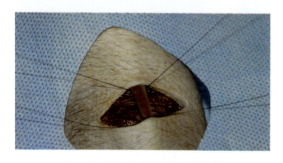

图5.5　近端与远端的缝线位置

9. 使用手术刀或虹膜剪将静脉切开，切口

长度约为静脉直径的 1/3～1/2，手术刀或虹膜剪与血管呈45°角（图5.6）。

10. 用止血钳勾住切口的近端边缘反向牵引（向远端方向），将导管尖端插入静脉切口（图5.7）。

- 如果推送导管有阻力，不要强行推送导管。
- 导管可直接通过皮肤切口或皮肤切口附近的皮肤穿刺穿入。
- 如果导管没有锥形尖端，可以45°角切割套管远端，形成斜角尖端。

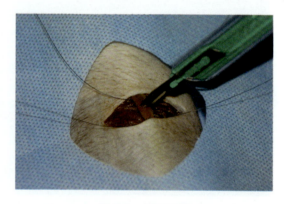

图5.6　切开静脉

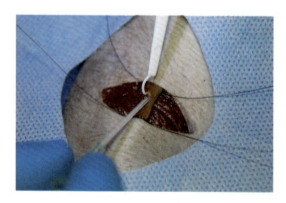

图5.7　导管尖端穿入静脉

11. 将导管送入静脉（图5.8）。

12. 回抽出置管过程中可能进入导管的空气。

13. 将导管连接至静脉输液管路上。

14. 将静脉切口近端的缝合线系在静脉周围

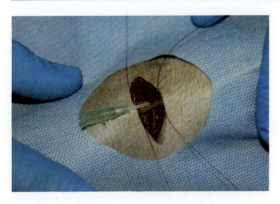

图 5.8　导管置入静脉内

以环绕固定静脉和腔内导管。

15. 撤去止血带。

16. 使用 4.0 尼龙缝线将导管柄固定到皮肤上：用缝合针穿过导管柄下 0.5cm 的皮肤，打结，不要过度牵拉皮肤，然后在导管柄周围再打一组结。

17. 用 4.0 尼龙缝合线缝合切口。

18. 无菌敷料覆盖切口，胶带固定。

微创静脉切开置管术

操作步骤 1 ~ 6 同标准静脉切开置管术流程，后续操作如下：

1. 用标准套管针穿刺静脉。
   - 套管针可直接通过皮肤切口或皮肤切口附近的皮肤穿入。
2. 将套管送入静脉。
3. 抽出穿刺针，丢入利器盒，保留套管。
4. 回抽出置管过程中可能进入套管的空气。
5. 将套管与静脉输液管路连接。

后续操作同标准静脉切开置管术步骤 15 ~ 18。

改良静脉切开置管术（含导丝）

操作步骤 1 ~ 6 同标准静脉切开置管术流程，后续操作如下：

1. 将导丝的钝端插入游离的静脉。
2. 固定导丝，将扩张器及鞘管由导丝的游离端穿入，直至其尖端距离皮肤约

2.5cm。

3. 握紧由扩张器及鞘管尾端穿出的导丝的游离端。
   - 如果导丝没有从扩张器尾端伸出，应回撤导丝至其游离端位于扩张器尾端外；随后在将扩张器穿入血管的过程中，导丝游离端必须全程位于扩张器尾端外。
   - 在此步骤中，切勿松开导丝，因为送入扩张器和鞘管时可能会将导丝完全送入静脉。
4. 固定导丝，将扩张器及鞘管沿导丝旋转送入血管内。
5. 将鞘管牢牢固定在静脉中，取出并丢弃扩张器和导丝。
6. 回抽出置管过程中可能进入套管的空气。
7. 将鞘管与静脉输液管路连接。
8. 撤去止血带。
9. 将鞘管固定在皮肤上。
10. 用 4.0 尼龙缝线缝合切口。
11. 无菌敷料覆盖切口，胶带固定。

并发症

- 血肿。
- 感染。
- 脓毒症。
- 静脉炎。
- 栓塞。
- 伤口裂开。

经验分享和要点提示

- 导管越短、直径越大，液体输注速度越快。
- 如果因静脉用药需缓慢输注而置管，则导管管径应选择相对较小的。
- 对于成人和较大的儿童，静脉塑料管、小口径儿科喂养管和硅胶导管均可作为输液管路使用。

- 将 10 号静脉导管直接置入静脉切口，可获得高流速。
- 如果在将导管穿入静脉切口时遇到困难，首先确定使用的管路尺寸适当，并需确认导管位置位于血管管腔内，避免穿入假腔中。
- 与标准静脉切开置管术相比，微创静脉切开置管术更容易保留静脉置管，必要时可重复置管。
- 与标准静脉切开置管术相比，改良静脉切开置管术（含导丝）减少了手术时间，增加了血管横断时挽救静脉的可能性。

推荐阅读

▶ Chappell S, Vilke GM, Chan TC, Harrigan RA, Ufberg JW. Peripheral venous cutdown. J Emerg Med. 2006；31：411 –6.

▶ Klofas E. A quicker saphenous vein cutdown and a better way to teach it. J Trauma. 1997；43：985 – 7.

▶ McIntosh BB, Dulchavsky SA. Peripheral vascular cutdown. Crit Care Clin. 1992；8：807 –18.

▶ Nocito A, Wildi S, Rufibach K, Clavien PA, Weber M. Randomized clinical trial comparing venous cutdown with the Seldinger technique for placement of implantable venous access ports. Br J Surg. 2009；96：1129 –34.

▶ Shockley LW, Butzier DJ. A modified wire – guided technique for venous cutdown access. Ann Emerg Med. 1990；19：393 –5.

第 2 篇

人工气道建立技术

第 2 篇

人工干预建立技术

第 6 章
球囊面罩通气技术

Braden Hexom and Tatiana Havryliuk

适应证

- 缺氧。
- 通气不足/窒息。
- 插管失败的补救措施。

禁忌证

- 绝对禁忌证
  - 由于密闭性不佳而无法通气（胡须浓密、面部受伤变形）。
  - 完全性上气道梗阻继发的通气障碍。
  - 自主呼吸主动且充分。
- 相对禁忌证
  - 胃充盈（误吸风险）。
  - 快速顺序诱导插管过程中出现呼吸肌麻痹（误吸风险）。
  - 皮下气肿的存在：在球囊面罩通气期间气道内的气体压力会扩张颈部软组织，影响随后的通气或插管尝试。

B. Hexom, MD (✉)
Department of Emergency Medicine, Mount Sinai Hospital, New York, NY, USA
e-mail: braden. hexom@mssm. edu

T. Havryliuk, MD
Department of Emergency Medicine, University of Colorado Denver, Denver, CO, USA
e-mail: tatiana. havryliuk@ucdenver. edu

材料（图6.1）

- 带储气囊的球囊面罩（BVM）。
- 氧气连接管。
- 鼻咽通气道/口咽通气道。
- 润滑凝胶。

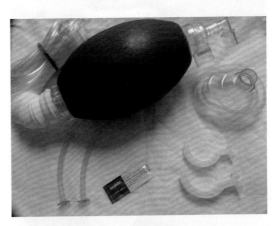

图6.1 球囊面罩（BVM）包括：球囊、面罩、口咽通气道、鼻咽通气道、润滑凝胶

步骤

1. 使患者采取"嗅花位"，上颈部后仰，下颈部伸展。这种体位可以通过在病人的颈部或枕骨下方放置一个卷枕帮助达成。
2. 使用仰头抬颏法或托颌法开放气道。
3. 使用辅助气道工具保持气道开放：无意识病人使用口咽通气道（图6.2），半清醒病人使用鼻咽通气道（图6.3）。

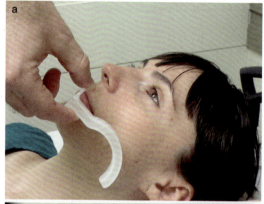

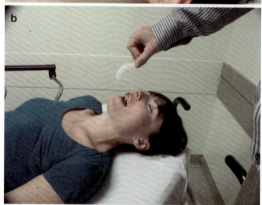

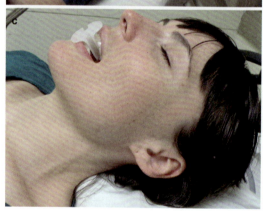

图 6.2（a～c）　口咽通气道放置方法

4. 吸氧管连接高流量氧源（15L/min）。
5. 将合适大小的面罩扣于患者面部，覆盖鼻和口。
   - 单手方法（图 6.4），将非主利手的拇指和食指摆出"C"的形状置于面罩上，用剩余手指摆出"E"的形状抬起下颌骨（E－C 手法）。用主利手操作球囊通气。

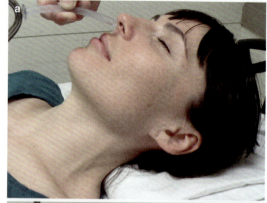

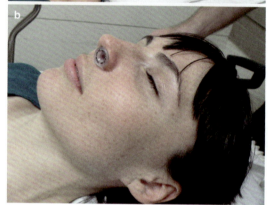

图 6.3（a，b）　鼻咽通气道放置方法

   - 双人双手方法（推荐）（图 6.5），把两手的食指和拇指摆出半圆手势置于面罩上方，用剩下的手指抬起下颌。
6. 考虑采用 Sellick 手法（环状软骨加压）将食管压向颈椎，防止胃内容物误吸。
7. 给病人通气时采用小潮气量（500ml），呼吸频率 10～12 次/分。
8. 每次轻柔地给予通气超过 1～1.5 秒，可避免峰压过高，也可避免胃内容物反流误吸。
9. 根据临床情况为建立最终的人工气道做好准备。

并发症

- 胃充盈导致呕吐和误吸。

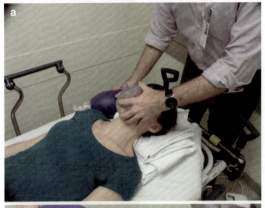

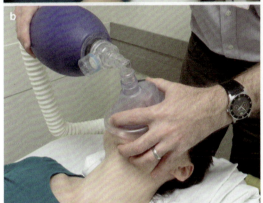

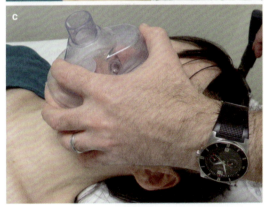

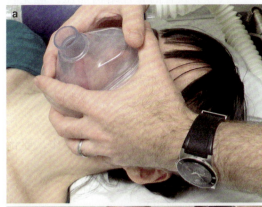

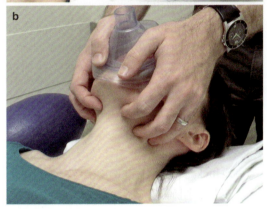

图6.5 双手密闭技术：（a）两个半圆形密闭法；（b）替代拇指密闭法

并发症

- 移动颈部外伤患者的颈椎可能导致损伤加重。

经验分享和要点提示

- 经验分享
  - 可疑颈椎损伤的患者采用托颌法开放气道。
  - 有条件时应使用辅助气道工具，尤其对于需长时间球囊面罩通气的病人。
  - 放置鼻咽通气道时使用润滑凝胶；严重面部创伤者禁止放置。
  - 应先将面罩扣于病人面部，再连接储氧囊。

图6.4（a~c） 单手（E–C）密闭技术

- 胸内压增加导致前负荷下降，心输出量减少和/或低血压。
- 通气不足（残气量 O_2 不足，气道未闭合，或者面罩密闭）。

– 只对下颌骨的骨性结构加压，避免软组织损伤或压迫呼吸道。

– 提供刚好足够看到胸廓起伏的潮气量，每次通气维持应 >1～1.5 秒，以防止胃内容物反流误吸。

– 保证密闭性良好：

· 选择适当大小的面罩。

· 如条件允许选择应双手操作，要优于单手操作。

· 如假牙固定良好，可保持原位（插管之前取出）。

· 朝面罩的方向抬下颌（与将面罩加压扣于面部的力量方向相反）。

· 在面部调节面罩位置直至无任何漏气。

· 在胡须上应用 K－Y 凝胶或水胶体贴膜来提高密闭性。

● 要点提示

– Sellick 手法施压过度会导致环状软骨受压，阻碍通气。

– 环状软骨加压（Sellick 手法）不适用于心肺复苏病人。

– 不要将面罩向下压在面部存在潜在不稳定骨折患者的脸上。

– 球囊面罩通气困难（MOANS）

· 面罩漏气。

· 肥胖/气道梗阻。

· 年龄大。

· 没有牙齿。

· 僵硬。

推荐阅读

▶ Berg RA, Hemphill R, Abella BS, Aufderheide TP, Cave DM, et al. Adult basic life support：American Heart Association guidelines for cardiopulmonary resuscitation and emergency cardiovascular care. Circulation. 2010；122：S685－705.

▶ Haut ER, Kalish BT, Efron DT, Haider AH, Stevens KA, Kieninger AN, et al. Spine immobilization in penetrating trauma：more harm than good？J Trauma. 2010；68：115－20；discussion 120－1.

▶ Joffe AM, Hetzel S, Liew EC. A two－handed jaw－thrust technique is superior to the one－handed "EC－clamp" technique for mask ventilation in the apneic unconscious person. Anesthesiology. 2010；113：873－9.

▶ Krausz AA, El－Naaj IA, Barak M. Maxillofacial trauma patient：coping with the difficult airway. World J Emerg Surg. 2009；4：21.

▶ Roberts JR, Hedges JR. Clinical procedures in emergency medicine. Philadelphia：Saunders Elsevier；2010.

▶ Walls RM, Murphy MF. Manual of emergency airway management. 3rd ed. Philadelphia：Lippincott Williams & Wilkins；2008.

第 7 章
清醒状态下的气管插管

Benjamin M. Mahon, Justin Bennett, and Lars K. Beattie

适应证

- 以下需即刻但是非紧急气管内插管的患者：
  - 清醒。
  - 正处于气道保护下。
  - 不适合建立声门上人工气道（喉罩，LMA）。
  - 其他条件：
    · 被判断可能存在困难气道。
    · 气道结构异常。
    · 不能耐受长时间窒息。
    · 可能会失去开放气道通畅（过敏反应、神经源性水肿、气道创伤）。
- 需要即刻但非紧急气管内插管且禁忌应用肌松药的病人（如过敏、肌无力危象）。

B. M. Mahon
Poinciana Medical Center, Kissimmee, FL, USA

J. Bennett
Department of Emergency Medicine, Wake Forest University
School of Medicine, Winston-Salem, NC, USA

L. K. Beattie (✉)
Department of Emergency Medicine, University of Florida,
Gainesville, FL, USA
e-mail: lars. beattie@ufl. edu

禁忌证

- 绝对禁忌证
  - 外科气道手术指征。
  - 急性气道粉碎性损伤者。
  - 反应迟钝的病人。
  - 对插管时必须应用的药物过敏者（利多卡因，格隆溴铵）。
- 相对禁忌证
  - 不能保持气道通畅或不能耐受分泌物。

材料和药物

- 负压吸引设备。
- 静脉通路设备，心电监护仪，脉氧仪，血压计。
- 4% 利多卡因溶液。
- 2% 利多卡因凝胶。
- 雾化器。
- 黏膜雾化装置。
- 10cm × 10cm 纱布。
- 压舌板。
- 格隆溴铵/阿托品。
- 镇静药：氯胺酮，丙泊酚，咪达唑仑，芬太尼。
- 插管设备。
- 紧急气道状况的备用设备。
- 球囊面罩。
- 喉镜、纤支镜、口咽通气道等。

越远越好（图 7.3，7.4 和 7.5）。

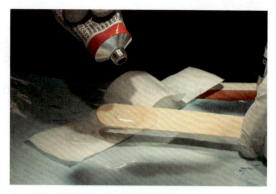

图 7.2　利多卡因棒棒糖

步骤

1. 准备工作：
   - 建立静脉通路。
   - 连接心电监护、脉氧监护。
   - 将备用的应对紧急气道的药物和设备置于床旁。
   - 患者体位：适当的坐立位或略微倾斜位，保持舒适的姿势。

2. 气管插管开始前 15 分钟，静脉注射0.2 ~ 0.4mg 格隆溴铵［或小剂量（0.5 ~ 1mg）阿托品以减少气道分泌物］。

3. 将 4% 利多卡因 2ml 与氧气混合以 5L/min 的速度雾化吸入麻醉后咽部（图 7.1）。

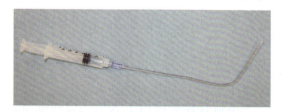

图 7.3　连接于注射器的黏膜喷雾器

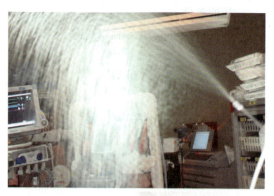

图 7.4　推动注射器形成利多卡因喷雾

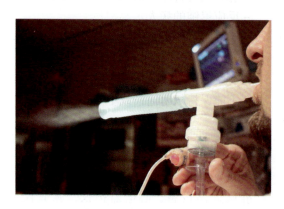

图 7.1　4% 利多卡因雾化

4. 用负压吸引器（在病人的配合下）尽可能清理干净口腔分泌物，用纱布擦拭舌苔也很有帮助。

5. 持续预氧合。

6. 雾化吸入之后，立即给予病人"利多卡因棒棒糖"（图 7.2）。
   - 2ml 2% 的利多卡因凝胶涂于压舌板末端，然后放到患者嘴中（就像一个棒棒糖）。
   - 病人充分含漱后，咽下利多卡因凝胶。

7. 使用黏膜喷雾器将 2ml 4% 的利多卡因喷于咽后壁，并且朝向会厌的方向，喷射

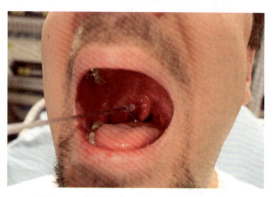

图 7.5　将利多卡因喷雾应用于咽后壁

8. 镇静
   - 在清醒但配合的患者身上，可不镇静直接插管。
   - 镇静剂的选择可以根据科室习惯，主要有以下选择：
     - 咪达唑仑 2mg 静脉注射
     - 氯胺酮 1mg/kg 静脉注射
     - 丙泊酚 1mg/kg 静脉注射
     - Kotofel（氯胺酮和丙泊酚以 10mg/ml 的浓度各 5ml 混合于 10ml 的注射器中）以 1～3ml 滴定。
   - 气管内插管之前可以较多应用雾化吸入利多卡因，但是一定要注意患者应用利多卡因的上限。
   - 直接触诊无气道反射确认达到充分麻醉（图 7.6）。
9. 可通过直接插入、诱导或喉镜直视下放入气管插管（图 7.7）。

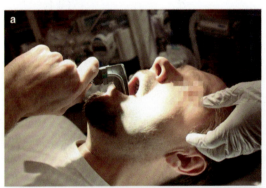

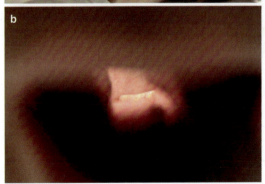

图 7.6 （a，b）　充分麻醉下清醒的患者，通过喉镜看到会厌

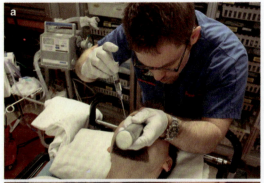

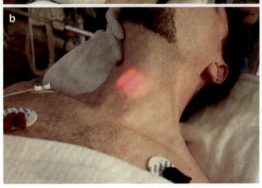

图 7.7　（a）最终用利多卡因雾化麻醉深部组织和气管；（b）用发光的导丝进行插管

- 诱导（如果之前没有镇静）和麻醉剂应该放在触手可及的地方，以便插管完成后立即应用。
- 关于气管插管的完整方法可在本书的其他章节中找到。

经验分享和要点提示

- 经验分享
  - 3～7 步应该做得越快越好，因为利多卡因半衰期很短。
  - 通过氧气雾化面罩使用 4% 利多卡因喷雾可使预氧合和麻醉同时进行。
  - 如果患者已被镇静，适当的约束可防止患者无意识地拔管或移动插管设备。
  - 经鼻气管插管可在简单使用利多卡因凝胶和/或雾化利多卡因来麻醉鼻腔后进行气管插管。使用较小尺寸的导管

（6.5 或 7.0 号），并使用光纤镜帮助插入气管。

- 要点提示
  - 没有把准备的东西都放在触手可及的地方可能使操作时间延长而超过利多卡因半衰期。
  - 利多卡因中毒剂量是 300mg 或 3 ~ 5mg/kg。上述剂量是指对一个体重 70kg 的病人总剂量不超过 270mg（4mg/kg）。在体重小的个体中，相应的剂量应该降低。

推荐阅读

▶ Agrò F, Hung OR, Cataldo R, Carassiti M, Gherardi S. Lightwand intubation using the Trachlight. : a brief review of current knowledge. Can J Anaesth. 2001; 48: 592 – 9.

▶ Rhee KY, Lee JR, Kim J, Park S, Kwon WK, Han S. A comparison of lighted stylet (Surch – Lite.) and direct laryngoscopic intubation in patients with high Mallampati scores. Anesth Analg. 2009; 108: 1215 – 9.

▶ Walls RM, Murphy MF. Manual of emergency airway management. 3rd ed. Philadelphia: Lippincott Williams & Wilkins; 2007.

第 8 章

快速－顺序气管插管

Ram A. Parekh and Joshua Tsau

适应证

- 气道保护和保持。
- 呼吸衰竭（高碳酸血症或低氧）、减少呼吸功（WOB）和预估临床病情恶化。
- 减少耗氧量，优化氧供（如脓毒症）。
- 疼痛刺激无反应，GCS > 8 或创伤时 GCS 评分迅速降低。
- 维持体温，控制抽搐和疼痛。
- 转运途中、操作前或预估临床病情恶化时的保护措施。

R. A. Parekh
Department of Emergency Medicine, Icahn School of Medicine at Mount Sinai, Elmhurst Hospital Center, Elmhurst, NY, USA

J. Tsau (✉)
UT Health San Antonio, San Antonio, TX, USA

- 考虑进行"清醒状态"下插管。
- 考虑应用气道工具（如声门上设备、可视喉镜、喉罩）。
- 当下临床环境中与诱导和麻醉相关的特殊禁忌证：
  - 警惕：在低血压患者中，诱导药物可能会降低血压。
  - 警惕：琥珀酰胆碱在高钾血症患者中的应用。
- 气道创伤：
  窒息、呼吸骤停和心脏骤停前后。

禁忌证

- 绝对禁忌证
  - 完全性上气道梗阻。
  - 明显的面部或气道创伤致经口气管插管的解剖定位不明确。
- 相对禁忌证
  - 预计插管困难：
    - 这并不是绝对的禁忌证。
    - 需要根据病人情况仔细进行插管前的评估和计划。

材料和药物

- 备有合适尺寸喉镜片的喉镜（根据操作者的习惯和病人的解剖来选择）（图 8.1）。

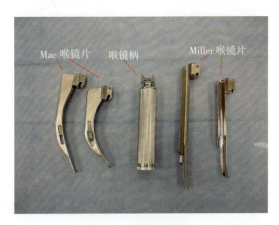

图 8.1 喉镜和喉镜片

- 插管导丝。
- 气管导管。
- 10ml 注射器（用来充盈插管的气囊）。
- 润滑剂。
- 负压吸引管。
- 口咽或鼻咽通气管（图 8.2）。
- 与氧源连接的储氧囊和面罩。
- 诱导、预处理和麻醉药品。
- 床旁备用的气道管理设备：导丝、声门上气道装置、可视喉镜装置、外科环甲膜切开术手术包。
- 气管插管位置确认装置：呼气末 CO_2 定性和定量测定装置。

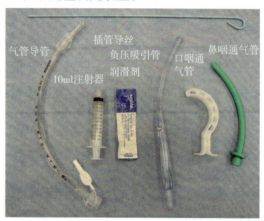

图 8.2　口咽、鼻咽通气管

步骤

1. 准备工作
   - 全面评估病人是否存在困难气道，运用"LEMON"口诀：
     - L = 外观（面部外伤、胡须、舌头大）
     - E = 评估 3 - 3 - 2 法则（张口宽度 < 3 横指，颏至下颌舌骨处 < 3 横指，下颌舌骨至甲状软骨上窝处 < 2 横指）
     - M = Mallampati 分级（马氏分级）≥3 级（图 8.3）
     - O = 堵塞（存在任何有可能导致气道堵塞的情况）
     - N = 颈部活动度受限
   - 制定好针对插管失败的补救方案。
   - 建立至少一条（更建议两条）安全的静脉输液通路。
   - 给病人佩戴好心电监护、指脉氧、血压监测，以及持续进行二氧化碳测定。
   - 将负压吸引设备连接好，并打开吸引开关。
   - 准备好药品并贴上标识。

| Ⅰ级 | Ⅱ级 | Ⅲ级 | Ⅳ级 |

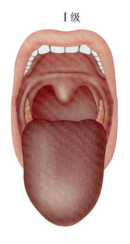 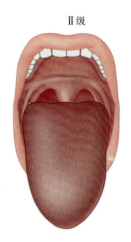 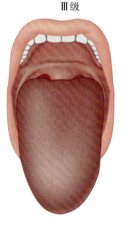 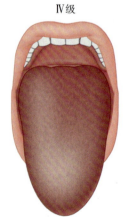

图 8.3　病人气道评估（马氏分级）

- 测试喉镜及喉镜片，确保光源功能良好。
  - 成人使用 Mac 3 或 4。
- 选择合适型号的气管导管，准备开始插管：
  - 多数成人使用 7.5 号导管，体型较小的女性使用 7.0 号导管，体型较大的男性使用 8.0 号导管。
  - 用一个 10ml 注射器进行气囊充气测试；抽出气体，并将注射器保持连接。
  - 置入导丝（尖端位于气管导管腔内）。
  - 依照操作者偏好给气管导管适当塑形（曲棍球棒形状：邻近气囊处弯折或弯曲约 30° 角）。
- 将补救方案所需的气道设备放在手边。

2. 预氧合

- 给予高流量吸氧 3 ~ 5 分钟（图 8.4）：
  - 将肺功能残气量中的氮气交换成氧气。
  - 在肺脏，以及血液和组织中建立氧储存库（也被称为"去氮给氧"）。
- 可借助以下设备完成
  - 如果预后不是困难气道，使用非重复呼吸面罩（给予 65% ~ 70% 的氧气）。
  - 合适大小的球囊面罩（无正压通气）——给予浓度超过 80% 的氧气。
  - 无创正压通气（MPPV）——给予纯氧。对有轻到中度解剖分流风险的病人考虑使用无创正压通气。

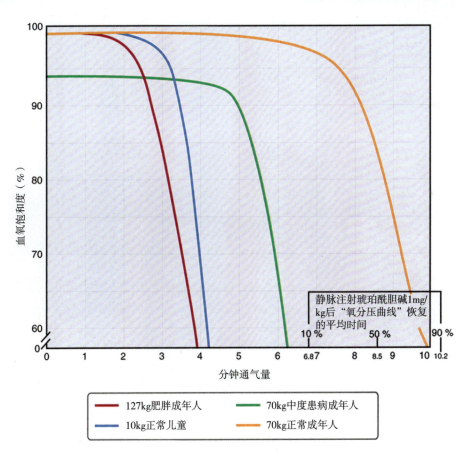

图 8.4　肺泡氧分压，动脉血氧饱和度，分钟通气量

3. 预处理
- 通过给药减轻插管、诱导、麻醉带来的不良影响，但是在一些特定临床情况下无法达到理想状态（表8.1）。

4. 诱导和麻醉
- 静脉推注快速诱导药物使意识迅速丧失（表8.2）。
- 诱导之后，立即静脉推注神经肌肉阻断药（表8.3）。

5. 体位
- 如果没有颈椎创伤，将病人摆放于"嗅花位"（图8.6）：
  - 屈颈。
  - 抬头。
- 理想状态下，病人的耳廓与胸骨齐平。
- 创伤时如果可能存在脊椎损伤，在操作过程中先摘除颈托，改由助手保持中轴固定。将对头和颈部的操作减至最少，一旦确认插管位置后立即戴回颈托。

6. 置入喉镜（参看第9章）

7. 确定插管位置
- 直视下看到气管导管通过声门。
- 通过呼气末 CO_2 测定来确定插管位置（图8.7）

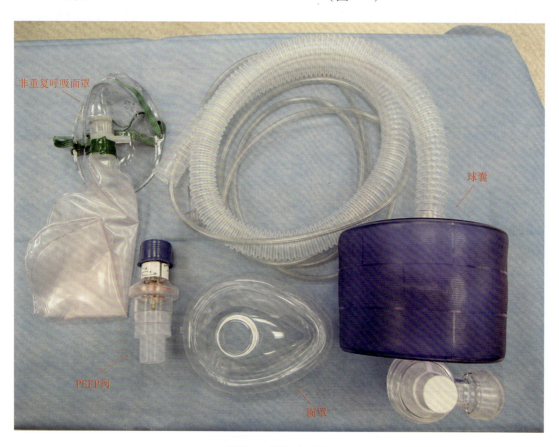

图8.5 预氧合用品

PEEP阀：呼气末正压阀

表8.1 预处理：通过给药减轻插管、诱导、麻醉带来的不良影响

药品	剂量（静脉应用）	说明
利多卡因	1.5mg/kg，快速静推	可减轻喉镜操作或插管引起的颅内压增高；可减轻支气管痉挛反应
芬太尼	1～3μg/kg，缓慢静推	可减轻喉镜操作引起的脑、心、血管的交感反射

表8.2 诱导：快速诱导药物使意识迅速丧失

药品	剂量（静脉应用）（mg/kg）	起效时间（s）	持续时间（min）
咪达唑仑	0.2～0.3	60～80	15～30
依托咪酯	0.3	15～45	3～12
硫喷妥钠	3	<30	5～10
氯胺酮	1.5～2.0	45～60	10～20
丙泊酚	1.5	15～45	5～10

表8.3 肌松：麻醉诱导之后，立即静脉给予神经肌肉阻断药

药品	剂量（静脉应用）	起效时间（s）	持续时间（min）
琥珀酰胆碱	1.5mg/kg	45	6～10
罗库溴铵	1.0mg/kg	60～75	40～60
维库溴铵	起始0.01mg/kg，然后0.15mg/kg	75～80	60～75

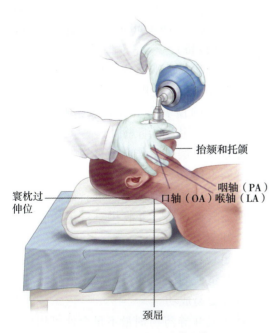

抬颏和托颌

寰枕过伸位

口轴（OA）喉轴（LA）

咽轴（PA）

颈屈

图8.6 病人采取"嗅花位"

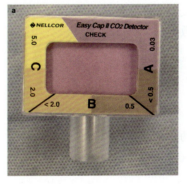

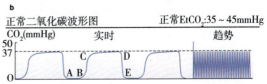

图8.7 EtCO$_2$呼气末二氧化碳浓度：a. 量化监测仪——EZ帽；b. 量化监测仪上持续的二氧化碳波形监测

- 听诊肺部呼吸音：
  - 两侧肺野对称。
  - 上腹部（确定胃部无气过水声）。

8. 插管后处理
- 固定插管（图 8.8）。

- 开始机械通气。
- 插管后镇静和镇痛。
- 插管后拍胸部 X 线片。
- 对于将长期带管的病人，考虑置入尿管和/或鼻胃管。

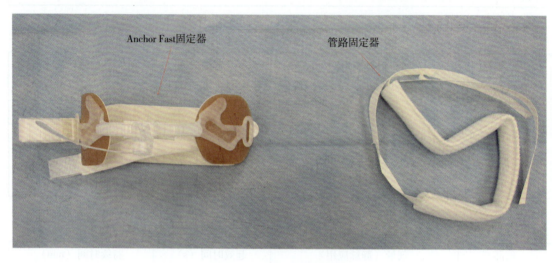

图 8.8　气管插管固定装置

并发症

- 插入食管。
- 插入右主支气管。
- 喉部损伤致气胸。
- 误吸。
- 口腔损伤。
- 声带损伤。
- 低血压：
  - 诱导用药。
  - 正压通气使回心血量下降。
  - 气胸。
- 高钾血症（给轻度高钾血症的患者应用琥珀酰胆碱）。
- 医源性气道梗阻。
- 插管失败。

经验分享和要点提示

- 可借助口诀来帮助准备操作，以减轻在

紧张或时间不足时的急救知识遗忘：
  - 评估困难气道：LEMON 和 3 - 3 - 2 法则。
  - SOAPME：Suction（负压吸引）；Oxygen（氧源），Airway（气道），Preoxygenate（预氧合），meditations（药品），equipment（设备）

- 使用口咽或鼻咽通气管可以明显简化预氧合或再氧合过程。
- 不充分的预氧合会导致氧饱和不完全，使插管可用时间缩短。
- 患者体位摆放不佳会使可视喉镜下声带暴露不佳。
- 一定要在插管前在床旁准备好补救方案所需气道设备，并将困难气道插管方案告知全团队。
- 对于具有困难气道特征的患者，首次插管尝试使用发光探条比使用气管导管及导丝更易成功。
- 诱导或麻醉药物剂量不足会使可用的操

作时间减少，并且造成患者不适。

- 喉镜片尺寸选择不当导致难度加大：
  - 太小——很难移动舌头，并且会厌会挡住声门的视野。
  - 太大——很容易过深超过声带进入食管。
- 环状软骨加压（Sellick 手法）过度会影响喉镜下视野，并且使气管插管难以通过：
  - 喉镜下视野被影响：用主利手重新调整喉部位置以暴露声门。
  - 气管插管难以通过：减小对环状软骨所施加的压力以使气管插管通过。
- 插管前镇静和麻醉不当，尤其是用长效麻醉药时。
- 酸性胃内容物会使 CO_2 量化监测仪读数变成黄色，错误提示气管插管的位置。

推荐阅读

▶ Driver B, Dodd K, Klein LR, Buckley R, Robinson A, McGill JW, et al. The bougie and first - pass success in the emergency department. Ann Emerg Med. 2017；70：473 - 8.

▶ Stept WJ, Safar P. Rapid induction - intubation for prevention of gastric - content aspiration. Anesth Analg. 1970；49：633 - 6.

▶ Walls RM, Murphy MF. Manual of emergency airway management. 3rd ed. Philadelphia：Lippincott Williams & Wilkins；2007.

▶ Weingart SD. Preoxygenation, reoxygenation, and delayed sequence intubation in the emergency department. J Emerg Med. 2011；40：661 - 7.

第 9 章

喉镜检查

Bharath Chakravarthy and Weston Seipp

适应证

- 经口气管插管：
  - 维持通气和氧合。
  - 气道保护。
- 观察喉部解剖结构。
- 取出异物。

禁忌证

- 绝对禁忌证
  - 无。
- 相对禁忌证
  - 预测为困难气道。
    - 解剖局限性：
      ①张口度小（小于病人 3 指宽）。
      ②小下颌（舌颏距小于病人 3 指宽）。
      ③舌骨 - 甲状软骨距离短（小于 2 指宽）。
    - 临床局限性：

①病人颈椎不稳定。
②病人存在面部和颈部多发伤。
③病人存在气管狭窄、放疗术后、气管肿物史或外科手术史。

材料和药物（图 9.1）

- 喉镜柄。
- 有光源的喉镜片：
  - Macintosh 喉镜片（"Mac 喉镜"或弯镜片）。
  - Miller 镜片（直镜片）。
- 连接纯氧源的球囊面罩。
- 气管导管。
- 10ml 注射器。
- 负压吸引器。
- 呼气末 CO_2 检测仪（比色定量法或量化法）。
- McGill 镊子（用于体外异物取出）。
- 插管后拍胸片。

步骤

1. 检查喉镜片和喉镜柄，确保光源正常。
2. 根据病人体形选用合适尺寸的喉镜片：
   - Macintosh 和 Miller 3 号适用于大多数成年人，4 号一般用于体形较大的成年人。

B. Chakravarthy (✉)
Department of Emergency Medicine, University of California Irvine, Orange, CA, USA
e-mail: bchakrav@uci.edu

W. Seipp
Department of Emergency Medicine, University of California Irvine Medical Center, Orange, CA, USA

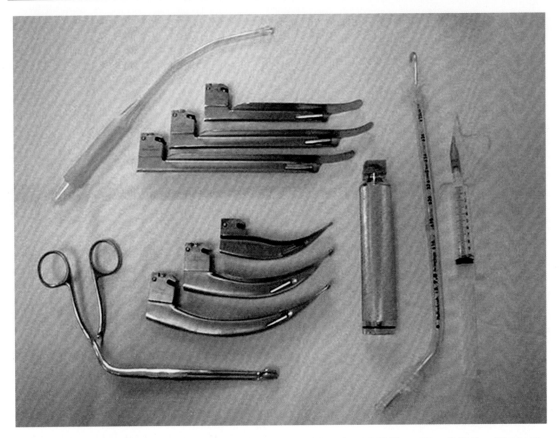

图 9.1　基本的喉镜设备。 从左上开始沿顺时针方向分别为：负压吸引器，**Miller** 喉镜片，经口气管导管，**10ml** 注射器，喉镜柄，**Macintosh** 喉镜片，**McGill** 镊子

- Macintosh 喉镜片多用于成年人，因为可以增加气管插管通过的空间[1]。
- Miller 喉镜片多用于张口度小的病人（垂直高度较小），或者气道较软的病人（如婴儿或儿童）[1]。

3. 病人体位（图 9.2）
- 抬高床头，使病人张口的平面在操作者剑突水平。
- 理想的喉镜视野是在颈过屈、抬头或嗅花位时获得的。为了达到这一点，可在患者枕部垫一毛巾使其抬高 6～9cm。
- 确认外耳道到胸骨切迹的正确位置：外耳道和胸骨切迹位于同一水平线上，且与天花板平行。
- 如果病人的颈椎需要保护措施，必须

有一个助手护住其颈椎使其在喉镜通过时保持中轴线水平固定不动；此时不可垫高枕部。

4. 插入喉镜之前应通过面罩用纯氧进行预氧合。

5. 确定充分的麻醉和神经肌肉阻断后（如果是使用喉镜进行气管插管），用右手大拇指和中指通过剪刀手法使病人张开口。

6. Macintosh 喉镜片置入
- 用左手把喉镜放入病人嘴中，从右侧开始放入，缓慢前进靠近咽部，利用喉镜片的垂直边缘将舌头拨至左侧，使其远离开放的声门。
- 顺着舌体朝向舌根部放入喉镜片，直至看到会厌和咽后壁。

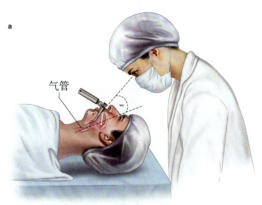

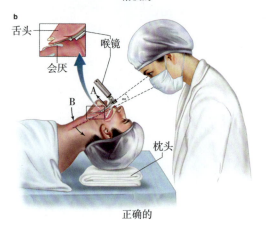

图9.2 视轴和嗅花位：（a）患者枕部没有抬高，颈部未屈曲，因此视轴比较陡；（b）患者枕部抬高 6～9cm，使病人保持嗅花位，从而使视轴与气道平行

- 为了暴露声门，将 Macintosh 镜片放入会厌谷，其位于会厌前部舌根后部。这可以作为一个支点挑起会厌，并暴露声门。
- 为进一步暴露声门，向外上 45°角用力（图9.3）。不要撬动喉镜，否则会损伤牙齿。

7. Miller 喉镜片置入
- 把喉镜片放入病人右口角，顺着舌体朝向舌根部缓慢放入喉镜片。Miller 喉镜片并没有一个垂直边缘可拨动舌体，所以对于舌体肥大的患者更适合选用 Macintosh 喉镜片。

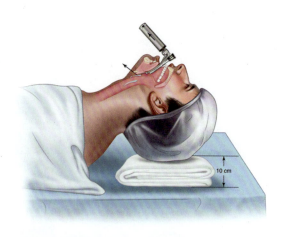

图9.3 Macintosh 喉镜片的置入。喉镜片插入会厌谷，以挑起会厌，暴露开放的声门

- 顺着舌体右侧放入喉镜片直至看到声门和咽后壁。
- 与 Macintosh 喉镜片相比，Miller 喉镜片主要用于直接挑起会厌、暴露声门。用 Miller 喉镜片的尖端向上挑起会厌，即可暴露声门。
- 与 Macintosh 喉镜片一样，向患者外上 45°角用力，以进一步暴露声门（图9.4）。不要"撬动"喉镜，否则会损伤牙齿。

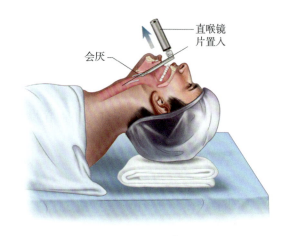

图9.4 Miller 喉镜片的置入。喉镜片用于直接挑起会厌，暴露声门

8. 评估声门视野
   - 不管会厌是直接还是间接被挑起暴露声门，均可采用 Cormack – Lehane 咽视野分级。
     - Ⅰ级——可以看到整个喉部开放，包括声门。

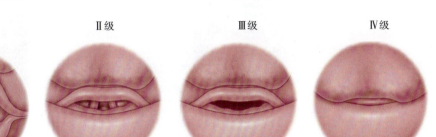

Ⅰ级　　　　　　Ⅱ级　　　　　　Ⅲ级　　　　　　Ⅳ级

图 9.5　Cormack – Lehane 喉镜视野分级

     - Ⅱ级——可以看到咽后壁软骨。
     - Ⅲ级——只能看到会厌。
     - Ⅳ级——看不到任何咽部结构。
   - 视野分级低（视野更好）预示插管更易成功[3]。
   - 视野分级高预示操作者需要气道工具辅助，比如发光探条。
9. 改善声门视野[4~6]。
   - 左手持喉镜片，同时显示声门结构，可以通过右手移动患者枕部来改善声门视野：通常轻微抬高一点会进一步使外耳道与胸骨切迹平齐。
   - 使喉镜保持在理想位置，用你的右手对甲状软骨施加反向压力（双手操作喉镜）；然后让助手将甲状软骨固定在便于观察的最佳位置（图 9.6）。
10. 插入气管插管（图 9.7）
    - 获得声门的最佳视野后，从右嘴角将气管导管插入声门，直到气囊远端刚超过声带的深度（通常距下切牙的距离为女性 21cm，男性 23cm）。
    - 用 5ml 的空气使气管插管球囊充盈，直至插管外球囊摸起来是坚硬的。
11. 完成插管或者喉镜检查后，缓慢地将喉镜片移出口腔，避免损伤牙齿和嘴唇。
12. 将二氧化碳波形监测仪连接至气管插管末端，以获得呼气末二氧化碳值（图 8.7）。
    - 当检测到二氧化碳时，比色法监测仪的颜色会从紫色变成黄色。
    - 量化监测仪将会获得二氧化碳波形图。
13. 将气管插管连接到呼吸机或球囊面罩以获得氧源。
14. 听诊双肺呼吸音，并确保上腹部无气过水声（有则提示可能插入食管）。
15. 拍一张插管后胸片以确保没有插入右主支气管，没有造成气胸。

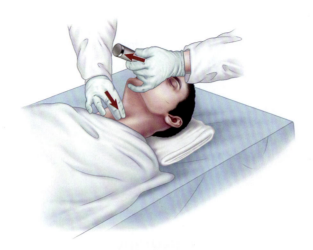

a

b

舌骨会厌皱襞
（中间和侧面）

会厌

声带（真声带）

前庭皱襞（假声带）

杓会厌皱襞

梨状窝

咽后壁软骨

杓间区

食管

图9.6 （a）双手操作喉镜。压迫颈部的力量与向上提喉镜的力量方向相反。（b）喉镜视野。

并发症[3,7]

- 常见（1% ~4%）：
  - 误入食管——若未及时发现可致死。
  - 误入主支气管。
  - 心动过速。
  - 误吸。
  - 低血压。
- 不常见（<1%）：
  - 牙齿/口腔损伤。
  - 口咽部水肿或出血。
  - 喉痉挛。
  - 心律失常。
  - 气胸。

  - 心脏骤停。

经验分享和要点提示

- 经验分享
  - 体位是至关重要的——所有颈椎稳定的病人都应摆至嗅花位使视野暴露最大化。
  - 使自己处于最佳的位置：
    你的双眼与病人的头部之间的距离应在30~45cm左右。距离太近会使你观察周围环境的视野变窄；当视野合适以后，你伸手去取吸引器或气管导管时也不要把视线离开目标。

你的左手手臂应弯曲约 90°，手持住
喉镜并贴近你的身体，这种姿势更
便于控制，且能对于向天花板方向
上提喉镜片提供机械优势，应尽可
能地向下握住喉镜手柄。

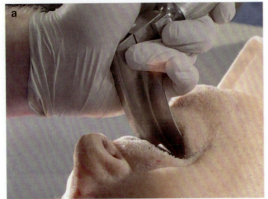

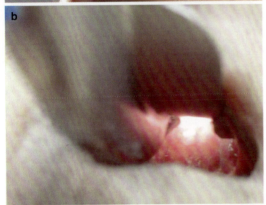

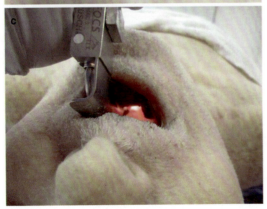

图 9.7　（a）将喉镜放入嘴中；（b）将舌体拨
至左侧；（c）继续放入喉镜，直至看到会厌，将
喉镜片放入会厌根部，暴露声门。当使用 **Miller**
喉镜片时，持续放入喉镜片直至看到会厌。将喉
镜片放入会厌之下并将其挑起暴露声门

– 病人肥胖且颈椎稳定时，可考虑"斜
坡"体位——抬高头和肩，使多余的
组织下沉，以改善声门视野。
– 将负压吸引器置于触手可及的地方，以
便及时清除血液、呕吐物和黏液。
– 弯曲气管导管和导丝至合适形状：呈直
线状，在气囊处弯折 30°。将视线视为
一条直线，直线形状的导管可沿此轨
迹。弯折处可帮助导管向前越过杓状软
骨间切迹；通过旋转导管来进一步精细
地纵向控制尖端。
– 如果解剖结构不清楚，要缓慢退出喉
镜，因为在这种情况下很容易把喉镜片
置入过深。

　·为了防止插入右主支气管，一旦看到
气囊通过声带就停止推进气管导管。
同样的，在导管被牢牢固定住之前不
要松开导管。
　·若在导管通过声带过程中遇到阻力，
可以通过顺时针（向右）旋转导管
来使它的前缘降低。
　·始终将气道辅助设备放在手边，包括
探条、声门上气道装置和外科环甲膜
切开（"Cric"）套装。考虑备用一个
气道套装。

● 要点提示
– 向外上方用力提起喉镜而不是撬动喉
镜，否则会导致口腔创伤。
– 没有察觉到插管误入食管。
– 没有完善插管后胸片拍摄。

参考文献

[1] Hagberg CA. Benumof's airway management.
Maryland Heights：Mosby；2007. p. 363–5.

[2] Park SH, Park HP, Jeon YT, Hwang JW, Kim
JH, Bahk JH. A comparison of direct laryngoscop-
ic views depending on pillow height. J Anesth.
2010；24：526–30.

[3] Martin LD, Mhyre JM, Shanks AM, Tremper

KK, Kheterpal S. 3, 423 emergency tracheal intubations at a university hospital: airway outcomes and complications. Anesthesiology. 2011; 114: 42 – 8.

[4] Levitan RM, Kinkle WC, Levin WJ, Everett WW. Laryngeal view during laryngoscopy: a randomized trial comparing cricoid pressure, backward – upward – rightward pressure, and bimanual laryngoscopy. Ann Emerg Med. 2006; 47: 548 – 55.

[5] Levitan RM, Mechem CC, Ochroch EA, Shofer FS, Hollander JE. Head – elevated laryngoscopy position: improving laryngeal exposure during laryngoscopy by increasing head elevation. Ann Emerg Med. 2003; 41: 322 – 30.

[6] Schmitt HJ, Mang H. Head and neck elevation beyond the sniffing position improves laryngeal view in cases of difficult direct laryngoscopy. J Clin Anesth. 2002; 14: 335 – 8.

[7] Walls RM, Brown CA 3rd, Bair AE, Pallin DJ, NEAR II Investigators. Emergency airway management: a multi – center report of 8937 emergency department intubations. J Emerg Med. 2011; 41: 347 – 54.

[8] Levitan RM, Pisaturo JT, Kinkle WC, Butler K, Everett WW. Stylet bend angles and tracheal tube passage using a straight – to – cuff shape. Acad Emerg Med. 2006; 13: 1255 – 8.

第 10 章

喉罩通气

Sohan Parekh

适应证

- 插管失败时的补救。
- 困难气道的初始选择。
- 经口气管插管或气管切开之前的过渡。
- 在资源有限或困难的环境下需要快速气道通气（如在医院外，在心脏骤停持续按压时）。

禁忌证

- 绝对禁忌证
  - 张口度不足。
- 相对禁忌证
  - 颈部外伤、损伤、放疗术后。
  - 误吸高风险者。

材料和药物

- 大小合适的喉罩（表 10.1）和相应的注射器。图 10.1 为不同种类喉罩。
  - 单纯型喉罩。
  - 经典型喉罩。
  - 插管型喉罩。

- 润滑油。
- 球囊面罩。
- 连续的呼气末二氧化碳浓度监测仪或比色法二氧化碳浓度检测仪。
- 8mm 或更小口径的经口气管导管。

表 10.1 喉罩通气的型号选择

型号	病人体重（kg）	球囊最大膨胀容积（ml）	可用的喉罩类型
1	<5	4	单纯型喉罩
$1^{1/2}$	5~10	7	单纯型喉罩
2	10~20	10	单纯型喉罩
$2^{1/2}$	20~30	14	单纯型喉罩
3	30~50	20	单纯型喉罩，经典型喉罩，插管型喉罩
4	50~70	30	单纯型喉罩，经典型喉罩，插管型喉罩
5	70~100	40	单纯型喉罩，经典型喉罩，插管型喉罩
6	>100	50	单纯型喉罩

S. Parekh (✉)
Department of Emergency Medicine, University of Texas at Austin, Dell Medical School, Austin, TX, USA

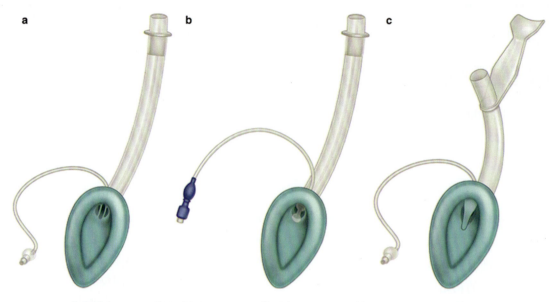

图 10.1   喉罩种类：（a）单纯型喉罩；（b）经典型喉罩；（c）插管型喉罩

步骤

单纯型喉罩或经典型喉罩

1. 如果采用可重复使用的经典型喉罩，需确保其无菌，并检查是否有破损。
2. 使用注射器将其气囊完全放气，将其塑成勺子形（图 10.2）。
3. 用无菌润滑液将喉罩后端的表面润滑。
4. 与使用直视喉镜时相同，站在病人的头侧后方。
5. 使病人的头保持嗅花位，并确保合适的诱导和麻醉。

6. 用主利手的拇指和食指握住喉罩管子和气囊的连接处（图 10.3）。
7. 用非主利手打开病人的嘴巴，并放入喉罩。

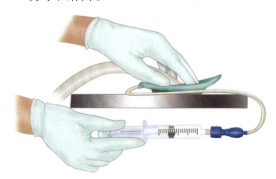

图 10.2   用注射器抽出喉罩气囊的气体

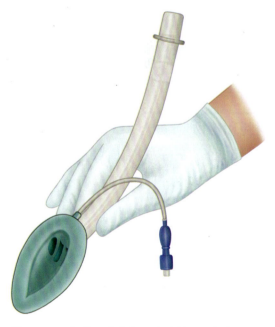

图 10.3   用拇指和食指握住喉罩管子和气囊连接处

- 确保喉罩的末端在放入过程中没有打折。

8. 顺着硬腭和软腭的弯曲度向前送入喉罩。

9. 向下咽部持续推进喉罩,直至感受到阻力。

10. 用非主利手固定管子,将主利手的示指从喉罩上移开。

11. 用注射器充盈喉罩前端气囊,注入最大容积一半的气体量。

12. 通过持续的呼气末二氧化碳监测仪或比色法二氧化碳检测仪来确保喉罩位置及恰当的气体交换。

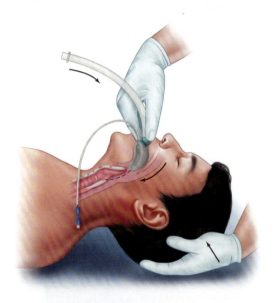

图 10.4 顺着硬腭和软腭的弯曲度,用食指送入喉罩

插管型喉罩

1. 如果用可重复使用的插管型喉罩,确保其无菌,并且检查是否有破损。

2. 使用注射器将其气囊完全放气,将其塑成勺子形。

3. 用无菌润滑液将喉罩后端的表面润滑。

4. 插管型喉罩可以从任何一个方向插入病人口中。

5. 使病人的头保持中立位,不要使头过伸。

6. 用非主利手打开病人的嘴巴。

7. 握住插管型喉罩的柄,将其放入口中。

- 均匀涂抹润滑油以使其更容易被置入。
- 确保喉罩的末端在放入过程中没有打折。

8. 利用手柄,将插管型喉罩缓慢送入口咽部,直至导管的弯曲部分碰到病人的下颌(图 10.5)。

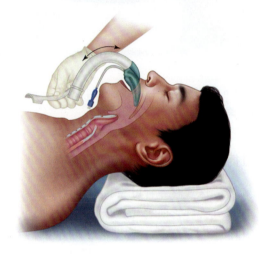

图 10.5 使用手柄,放入插管型喉罩,以便于其后部接触上腭

9. 这时,利用手柄将喉罩旋转前推,使其顺着上腭和咽喉壁的自然弧度到达口咽部(图 10.6)。

- 在导管碰到病人下颌之前,不要做任何旋转。

10. 一旦感到阻力,用注射器充盈喉罩前端气囊,注入最大容积一半的气体量。

- 当已经恰当置入喉罩后,确定管路护理到位。
- 通过持续的呼气末二氧化碳监测仪或比色法二氧化碳检测仪来确保喉罩位置正确及气体交换充分。

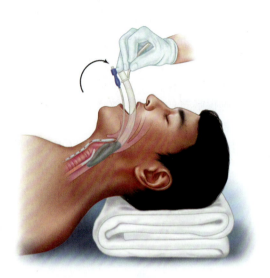

图 10.6   一旦导管碰到病人下颌，利用手柄使喉罩旋转前进，使其到达口咽部

通过插管型喉罩进行经口气管插管

1. 首先确保气管导管可顺利通过喉罩。
2. 润滑气管导管前端气囊。
3. 用非主利手握住插管型喉罩的手柄，并且将气管导管插入 15cm（图 10.7），此时气管导管的尖端到达插管型喉罩的末端位置。
   - 这时确保气管插管深度不超过 15cm。
4. 通过插管型喉罩的手柄将喉罩取出，以使气管导管通过喉部（图 10.8）。
   - 采取向上抬起的动作而不是撬起的杠杆动作。
5. 缓慢地向前置入经口气管导管，如果没有感到阻力，继续插入气管导管（图 10.9）。
6. 通过持续的呼气末二氧化碳监测仪或比色法二氧化碳检测仪来确保插管位置正确及气体交换充分。
7. 一旦确定经口气管插管成功，立即抽净插管型喉罩气囊的气体。

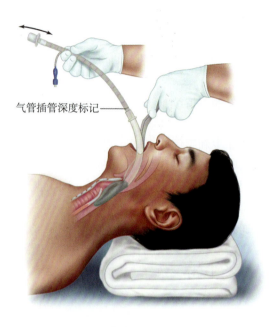

气管插管深度标记——

图 10.7   握住插管型喉罩的手柄，并且将气管插管插入至 15cm 标记处

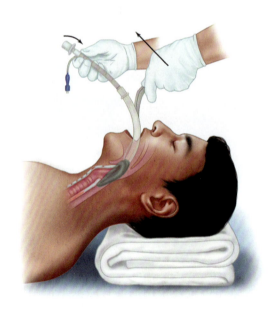

图 10.8   向外上提起手柄为气管插管打开声门

经口气管插管成功后移除插管型喉罩

1. 插管型喉罩不需要被立刻移除，但是如果需要的话，确保病人获得充分氧供，

再将病人的吸氧管路断开。

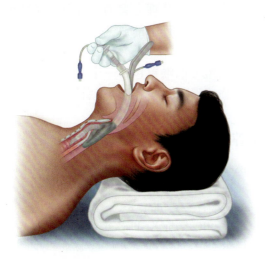

图 10.9 如果在气管插管的过程中没有感到阻力，再进一步插入

2. 从气管插管末端移除气道连接器。

3. 确保插管型喉罩末端气囊已完全放气。

4. 用非主利手固定气管插管，用主利手缓慢地旋转插管型喉罩的手柄将其旋出。（图 10.10）

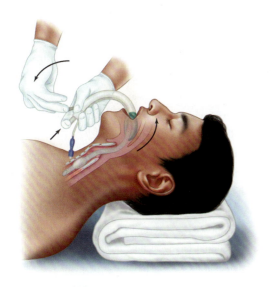

图 10.10 缓慢旋转喉罩手柄，将其从咽喉部移除

5. 一旦插管型喉罩达到气管插管的远端，

一边用固定棒保持气管插管的位置，一边使用手柄逐渐移出喉罩（图 10.11）。

6. 当插管型喉罩末端的气囊被完全移出口腔后，移除固定棒，用非主利手抓住气管插管的末端以固定插管（图 10.12）。

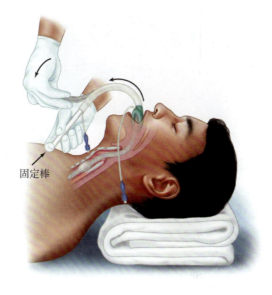

固定棒

图 10.11 使用固定棒进一步移除插管型喉罩

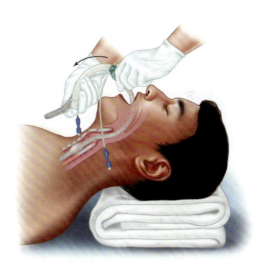

图 10.12 一旦喉罩末端的气囊被移出口腔，握住气管插管的远端，并且完全移除喉罩

7. 持续缓慢地把插管型喉罩移出，确保气管插管末端气囊通过喉罩（图 10.13）。

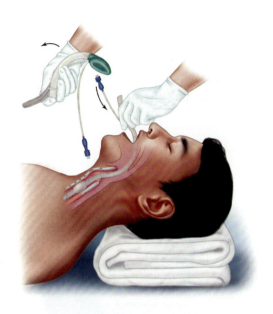

图 10.13 移除喉罩时，使气管插管末端气囊缓慢地通过喉罩

- 注意不要让插管末端的气囊破裂。
8. 重新将气管插管的末端与管路连接器相连，并且将病人重新连接至吸氧设备。

并发症

- 反流误吸导致肺炎。
- 气闭性不好导致通气不足。
- 位置不良，脱位，喉痉挛，上呼吸道损伤。
- 胃胀气。
- 咳嗽、呛咳或呼吸暂停。
  - 确保病人充分镇静。

经验分享和要点提示

- 环状软骨加压会使喉罩末端远离食管，使其不能达到合适的位置。
- 喉罩通气能在现场提供快速的气道保护，并且在技术上比气管插管更容易插入。在

心脏骤停期间，选择声门上气道作为初始高级气道管理方案的一部分，能减少胸外按压过程中的通气中断，尤其是在院前急救时。
- 某些型号的喉罩包含一个胃管接口，在呕血或误吸时可以进行吸引。

推荐阅读

▶ Barata I. The laryngeal mask airway：prehospital and emergency department use. Emerg Med Clin North Am. 2008；24：1069 – 83.

▶ Benger JR，Kirby K，Black S，Brett SJ，Clout M，Lazaroo MJ，et al. Effect of a strategy of a supraglottic airway device vs tracheal intubation during out – of – hospital cardiac arrest on functional outcome：the AIRWAYS – 2 randomized clinical trial. JAMA. 2018；320：779 – 91.

▶ LMA Classic. instructions for use. Research Triangle Park：Teleflex Medical；2015. http：//www. lmaco – ifu. com/sites/default/files/node/166/ifu/revision/ 4367/ifu – lma – classic – paa2100000buk. pdf.

▶ LMA Fastrach. Single Use instructions for use. Research Triangle Park：Teleflex Medical；2015. http：//lmacoifu. wpengine. com/sites/default/files/node/903/ifu/revision/3683/ifu – lma – fastrachtt – combo – pms2100006aus. pdf.

▶ Pollack CV. The laryngeal mask airway：a comprehensive review for the emergency physician. J Emerg Med. 2001；20：53 – 66.

▶ Walls RW，Murphy MF，editors. Manual of emergency airway management. 3rd ed. Philadelphia：Lippincott Williams & Wilkins；2008.

▶ Wang HE，Schmicker RH，Daya MR，Stephens SW，Idris AH，Carlson JN，et al. Effect of a strategy of initial laryngeal tube insertion vs endotracheal intubation on 72 – hour survival in adults with out – of – hospital cardiac arrest：a randomized clinical trial. JAMA. 2018；320：769 – 78.

第 11 章
食管 - 气管联合导管置入术

Clint Materson

适应证

- 无意识、无应答或麻醉状态下的病人需要提供通气及改善氧合。
- 插管失败时的补救气道。
- 任何情况下如果看不到声带时。

禁忌证

- 绝对禁忌证
  - 清醒、有应答的病人。
  - 吞咽反射良好。
  - 已知有食管病变。
  - 吞入腐蚀性物质。
  - 已知存在食管疾病（如癌症、食管静脉曲张、硬皮病）。
  - 患者身高矮于 152cm（除非使用小号的 Combitube SA 型联合导管，它适合身高 120cm 左右的患者）。
  - 16 岁以下儿童，除非其身高高于 152cm（身高 120cm 适合用 Combitube SA 型联合导管）。
- 相对禁忌证
  - 需要应用苯海拉明或纳洛酮的病人。
  - 面部外伤。

C. Masterson（✉）Department of Emergency Medicine, Mayo Clinic Health System in Fairmont, Fairmont, MN, USA

材料

- 根据病人身高选择合适型号的联合导管（图 11.1）：
  - > 5 英尺（152.4cm）——41 号（气囊充气量分别为 15ml 和 100ml）。

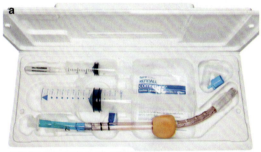

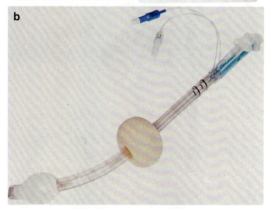

图 11.1 联合导管设备

a. 盒装联合导管；b. 气囊充气后

– 4 ~ 5.5 英尺（121.9 ~ 167.6cm）——
37 号（气囊充气量分别为 11ml 和
85ml）。

步骤

1. 像检查经口气管插管一样检查两个气囊
   是否漏气。
2. 开放气道。
   （a）使用喉镜拨开舌体，打开口咽。
   （b）用左手抬起下颌、舌体和咽部组织。
3. 将联合导管插入口咽，直至牙齿位于联
   合导管的两条黑线中间（图 11.2）。
4. 充盈蓝色气囊直至达到了要求的压力。
   （a）37 号的联合导管充入 85ml 气体。
   （b）41 号的联合导管充入 100ml 气体。
5. 给远端白色的气囊充气，直到达到制造
   商推荐的压力：
   （a）37 号的联合导管充气 12ml。
   （b）41 号的联合导管充气 15ml。
6. 确定位置，接入氧源。
   （a）通过 1 号导管（蓝色的）通气。
   （b）听诊腹部和肺。

（ⅰ）如果听到呼吸音，则联合导
       管位于食管中（常见位置）。
（ⅱ）将 1 号导管接到球囊面罩或
       氧气管道上。
（c）只有在用 1 号导管通气时听到腹部
       有气过水声时：
       （ⅰ）通过 2 号导管（白色）通气。
       （ⅱ）如果听到呼吸音，则联合导管
             位于气管（不太常见的位置）。
       （ⅲ）将 2 号导管接到球囊面罩或氧
             气管道上。

7. 如果都没有听到呼吸音：
   （a）考虑梗阻——联合导管可能梗阻在
       声门或者因为气囊过度膨胀导致气
       管塌陷。
       （ⅰ）抽出气囊内的气体。
       （ⅱ）将联合导管向外拔出 3cm。
       （ⅲ）重新充盈气囊，并从第 4 步开
             始重新操作。
   （b）考虑设备问题。
       （ⅰ）检查气囊完整性。
   （c）考虑重新插管。

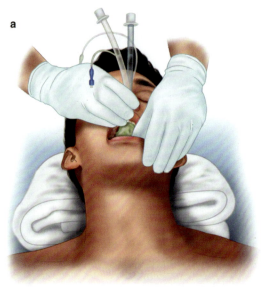 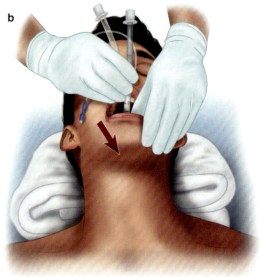

图 11.2 （a）插入联合导管；（b）牙齿应该位于联合导管末端的两条黑线中间

8. 通过二氧化碳描记图和脉氧仪确定插管位置。

9. 固定联合导管（图 11.3）。

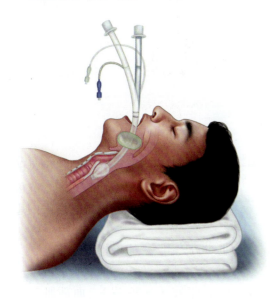

图 11.3 固定联合导管

经验分享和要点提示

- 经验分享
  - 在插入食管，可通过 1 号导管放入负压吸引器行胃肠减压。
  - 有 L 形部件的联合导管，可以连接到 2 号导管的末端，以免胃内容物污染操作者。
- 要点提示
  - 置入联合导管后，如果可能的话，应建立可靠的气道。
    - 即使放入了联合导管，胃内容物也可能被误吸。
    - 联合导管应被视为一种过渡气道。
  - 联合导管对血流动力学的影响比气管插管和喉罩都要明显。
  - 气囊过度充气可导致食管破裂（很少见）。
  - 联合导管比气管插管和喉罩更容易出现咽痛、吞咽困难、上气道出血。
  - 可能导致梨状窝穿孔。

推荐阅读

▶ Agro F，Frass M，Beunmof JL，Krafft P. Current status of the Combitube：a review of the literature. J Clin Anesth. 2002；14：307 – 14.

▶ Laurin E，Bair A. Devices for difficult airway management in adults. www. uptodate. com. Accessed 14 Mar 2014.

▶ Liem EB. Combitube insertion. University of Florida Department of Anesthesiology，Center for Simulation，Advanced Learning and Technology，Virtual Anesthesia Machine Web site；2006. http：// vam. anest. ufl. edu/airwaydevice/combitube/ index. html. Accessed 14 Mar 2014.

▶ Walls R，Murphy M. Manual of emergency airway management. Philadelphia：Lippincott Williams & Wilkins；2008.

第 12 章

困难气道评估

Melinda W. Fernandez and Lars K. Beattie

适应证

- 病情允许时，应该对所有需要建立气道的病人进行评估。
- 呼吸窘迫。
- 气道保护。

材料和药物

- 无。

步骤

1. 评估急诊室病人困难气道是避免非预期气道手术的第一步。
2. 应用以下两个策略可快速、方便地评估困难气道：MOANS 和 LEMON。

评估球囊面罩通气的困难程度

1. 用容易记忆的 MOANS 法评估球囊面罩通气的困难程度。

M. W. Fernandez (✉)
Department of Emergency Medicine, University of Florida Health, Gainesville, FL, USA
e-mail: mindyfernandez@ufl.edu

L. K. Beattie
Department of Emergency Medicine, University of Florida, Gainesville, FL, USA

M—Mask seal，面罩密闭性。评估困难的指征包括：毛发浓密比如胡须，或因老年、消瘦致面部肌肉张力消失的患者。

O—Obesity，肥胖。体重指数（BMI）> 30。

A—Age，年龄（>55 岁）。面部肌肉张力降低可使球囊通气困难。

N—No teeth，无牙齿。牙齿缺失会使插管更容易，但是会使球囊通气困难。

S—Stiff lungs，肺部顺应性低。急性或慢性肺部疾病会使面罩通气困难。在创伤的情况下，肺部挫伤或直接肺损伤可能增加球囊面罩通气难度。

喉镜检查评估困难气道

1. 应该对每位患者进行困难气道的评估。评估为困难气道并不意味着不能使用直接喉镜检查，可以考虑备用方案，并且将备用的补救设备放在触手可及的地方。

2. LEMON 法评估困难喉镜检查。

L—Look，看。快速看病人一眼可以得到很多信息：面部创伤，面部异常，肥胖，颈粗短，小口或小下颌。

E—Evalute，评估。用 3-3-2 法则快速评估困难喉镜检查的几个指标（图 12.1）。

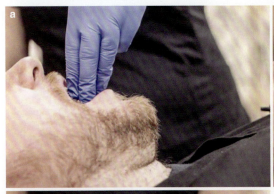
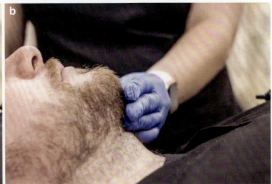
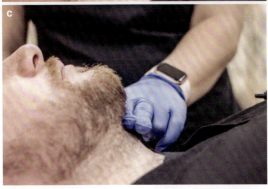

图 12.1 用 3 – 3 – 2 法则快速评估困难喉镜检查的几个指标

- 3：让病人张口，张口度应达 3 指宽。
- 3：下颌到舌骨的距离应达 3 指宽，过长或过短都会使插管困难。
- 2：舌骨到甲状软骨的距离理想情况下应该达 2 指宽。

M—Mallampati classification，马氏分级（图 12.2）。病情允许的话，让病人张大嘴，伸出舌头，发"啊"的音，通过观察到的解剖结构评估。

- Ⅰ级：可以看到扁桃体和整个悬雍垂。
- Ⅱ级：可以看到悬雍垂根部之外，但是看不到扁桃体。
- Ⅲ级：只能看到悬雍垂根部。
- Ⅳ级：看不到悬雍垂和软腭，只能看到硬腭。

- 马氏分级与喉镜下 C – L 分级系统相关。在 99% 的情况下，马氏Ⅰ级与 C – L Ⅰ级相关，马氏Ⅳ级与 C – L Ⅲ或Ⅳ级相关，这时候应想好补救措施，且备用设备应一直放在触手可及的地方[1,2]。

O—Obstruction，梗阻。观察有无任何东西挡住了气管插管的路径（如舌头、假牙、血、呕吐物、异物、黏液、多余的组织）。

N—Neck nobility，颈部活动度。如果病情允许，让病人屈颈、伸颈以评估颈部活动度。急诊科的很多病人颈部活动度是受限的，如创伤患者颈部制动或者患者患有退行性关节炎或类风湿性关节炎。

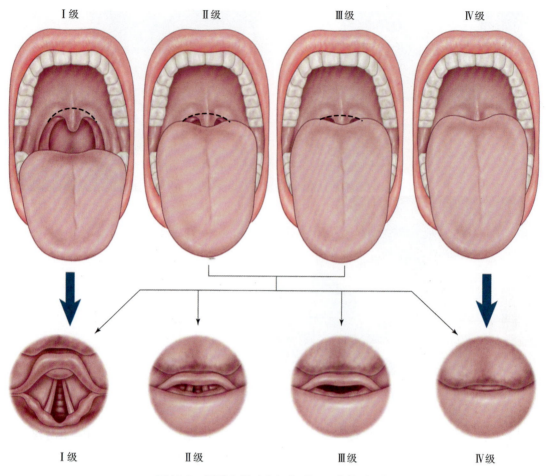

Ⅰ级　　Ⅱ级　　Ⅲ级　　Ⅳ级

Ⅰ级　　Ⅱ级　　Ⅲ级　　Ⅳ级

图 12.2　马氏分级（上）和 C‑L 分级（下）

3. "6‑D" 法是另一种评估困难喉镜插管的方法。这种方法的名称来源于几种困难插管情况的首字母都是 D。

Disproportion，不成比例

- 相对于咽喉大小而言，舌体体积过大。
- 气道水肿或创伤。

Distortion，变形

- 颈部肿块、血肿、脓肿、气道手术术后、颈部关节炎改变。

Decreased thyromental distance，甲颏距过短

- 咽喉前置使下颌空间减小。
- 下颌后置，或颏至舌骨的距离大于 3 指宽。

Decreased inter‑incisor gap，上下切牙间距减小

- 张口度减小。
- 病人张口的垂直距离小于 2 或 3 指宽。

Decreased range of motion in any joints of the airway，气道活动度下降

- 伸颈受限。
- 颈部放疗术后或手术后。
- 颈部挛缩。

Dental overbite，牙齿咬合过度

- 牙齿过大，或牙齿角度异常使正常气道轴线被打断。
- 会减小切牙间距。

肥胖病人最优化喉镜检查

- 急诊医师很有必要掌握为肥胖病人成功插管的技能。
- 适当的评估和正确的插管体位会增加插管的成功率：
  - 目标是将患者头部抬高置于喉镜检查体位，使口咽 – 咽部 – 喉部连成一线。
  - 病人保持"斜坡"位，使其外耳道和胸骨柄处于一条水平线上。
  - 通过在患者背部垫毯子来抬高颈和头，创造斜坡位（图 12.3）。

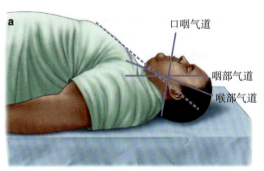

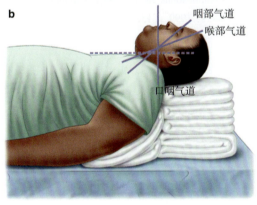

图 12.3　（a，b）使肥胖病人保持斜坡位，从而使气道轴在一条水平线，便于操作者在床头操纵喉镜时获得一个好的视野

- 当病人保持斜坡位时，通过调整外部支持物使头部仰伸最小化，从而保持嗅花位。
  - 因为床头被抬高，所以可能需要一个踏板来保证操作者在床头尽可能充分

看到气道视野。

其他困难因素

- 除了病人的解剖因素外，其他因素也可能导致难以建立一个稳定的气道：
  - 病人最后一次进食是什么时候？胃充盈会增加胃反流、呕吐和误吸的风险。
  - 对于有呕血、咯血或气道外伤的患者，血液可能会降低声门的能见度。
  - 患者的安全呼吸暂停时间可能会非常短。应考虑到下列导致插管不安全或可能导致快速恶化的生理因素：
    · 低血压：插管前或快速诱导插管（RSI）使用的药物可能会导致低血压。
    · 氧合：肥胖的患者没有适当预氧合可能会导致氧气储备不足和迅速去饱和。
    · pH 值：糖尿病酮症酸中毒（DKA）患者和其他严重酸中毒患者在代偿性高通气改善后，可能会出现心动过缓或心跳骤停。

经验分享和要点提示

- 鉴于急诊科的病人多处于争分夺秒的情形，急诊科医师通常不会对每一位病人做充分的气道评估。
- 对任何一个气道，在给药之前，问一下自己：
  - 我能对这个病人进行机械通气吗？
  - 我能对这个病人插管成功吗？
  - 如果遇到困难气道，我应对的方案是什么？
  - 如果需要的话，我要进行气道切开吗？
- 给药之前一定要确定你有完善的备用计划（A、B 和 C）。
  - 在床旁、复苏室或伸手可及的范围内配备备用气道设备。
  - 这些设备包括但不限于替换用喉镜片、

视频镜、喉罩（LMA）或其他声门上装置、探条和外科环甲膜切开（cric）套件。

- 尽早打电话寻求帮助。如果你在干预一个特别困难的气道时感到棘手且时间允许，请一名更有经验的医师留在床旁，如一名更高年资的医师，可以做光纤镜的麻醉医师/耳鼻喉科医生，或可以做环膜切开术的外科医生。

参考文献

[1] Lee A, Fan LT, Gin T, Karmakar MK, Ngan Kee WD. A systematic review (meta - analysis) of the accuracy of the Mallampati tests to predict the difficult airway. Anesth Analg. 2006; 102: 1867 - 78.

[2] Boschert S. Think L - E - M - O - N when assessing a difficult airway. ACEP News. Nov 2007.

推荐阅读

▶ Henderson JJ, Popat MT, Latto IP, Pearce AC, Difficult Airway Society. Difficult Airway Society guidelines for management of the unanticipated difficult intubation. Anaesthesia. 2004; 59: 675 - 94.

▶ Murphy M. Bringing the larynx into view: a piece of the puzzle. Ann Emerg Med. 2003; 41: 338 - 41.

▶ Rich JM. Recognition and management of the difficult airway with special emphasis on the intubating LMA - Fastrach/whistle technique: a brief review with case reports. Proc (Bayl Univ Med Cent). 2005; 18: 220 - 7.

▶ Roberts J, Hedges J. Clinical procedures in emergency medicine. 5th ed. Philadelphia: WB Saunders; 2009. p. 60 - 2.

▶ Weingart S. The HOP mnemonic and AirwayWorld.com next week. EMCrit Blog. 2012. https://emcrit.org/emcrit/hop - mnemonic/. Accessed 23 May 2019.

▶ Wilson W. Difficult intubation. In: Atlee J, editor. Complications in anesthesia. Philadelphia: WB Saunders; 1999. p. 138 - 47.

第 13 章
可视喉镜引导下气管插管

Sohan Parekh

适应证

- 初始评估可能为困难气道。
- 作为颈椎固定的创伤患者初始气管插管选择装置。
- 插管失败的挽救措施。

禁忌证

- 绝对禁忌证
  - 张口不充分。
- 相对禁忌证
  - 血、呕吐物或其他分泌物会包裹或阻挡镜头。

材料和药物

- 有连接线的可视喉镜显示仪（可视喉镜系统）（图 13.1）或合适尺寸的视频手柄（图 13.2）。
- 合适大小可重复使用的可视喉镜或一次性喉镜片（表 13.1）。
- 气管插管。
- 可塑形导丝或硬导丝。

S. Parekh (✉)
Department of Emergency Medicine, University of Texas at Austin, Dell Medical School, Austin, TX, USA

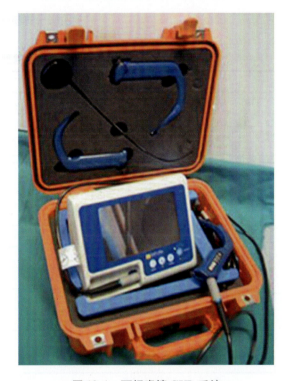

图 13.1　可视喉镜 GVL 系统

- 10ml 注射器。
- 呼气末 CO_2 波形图或比色法测量仪。

步骤

1. 将视频连接线（GVL 系统）或视频手柄（Cobalt 系统）接入可视喉镜的显示仪上（图 13.3）。
2. 如果使用 GVL 系统，将连接线远端的接口插入可重复使用的喉镜手柄中（图 13.4）。

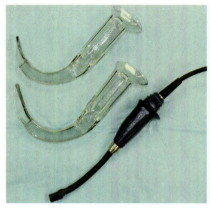
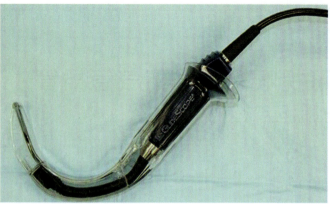

图 13.2　可视喉镜 Cobalt 系统

表 13.1　可视喉镜型号和 GVL 接口尺寸

GVL1	GVL2	GVL3	GVL4	可视手柄 1~2			可视手柄 3~4	
				Stat 1	Stat 2	Stat 3	Stat 4	
1.8~10kg	10kg——成年人	40kg——病态肥胖	40kg——病态肥胖	<1.5kg	1.5~3.6kg	1.8~10kg	10kg——成年人	40kg——病态肥胖

可 GLV 规格与可视手柄型号		
GLV 规格	可视手柄型号	推荐患者体重/体型
GLV0	Stat 1-2	<1.5kg（3.3Ib）
GLV1	Stat 1-2	1.5~3.8kg（3.3~8.4Ib）
GLV2	Stat 1-2	1.8~10kg（4~22Ib）
GLV2.5	Stat 1-2	10~28kg（22~61.7Ib）
GLV3	Stat 3-4	10kg 以上/成人（22Ib）
	Stat 2.0 大（3-4）	
GLV4	Stat 3-4	40kg 以上/成人大体型（88Ib）
	Stat 2.0 大（3-4）	

＊体重区间为估算值，实际临床应用需要结合病人实际情况。

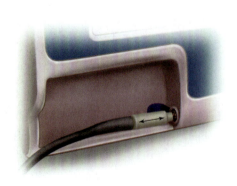

图 13.3　将连接线接入显示仪

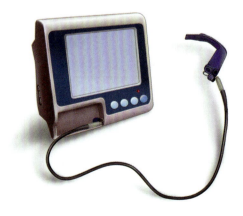

图13.4　将连接线远端的接口插入喉镜手柄中

3. 如果使用 Cobalt 系统，将可视手柄插入一次性喉镜片（GVL 接口）（图 13.5）。
   （a）使可视手柄的标志与一次性喉镜片的标志位于一侧。
   （b）缓慢滑动可视手柄使其进入卡槽。
4. 在全面打开防雾系统之前，应打开可视喉镜 30～120 秒。
5. 在气管插管内放入导丝。如果使用可塑形导丝，使其远端的弯曲度保持 60°，与喉镜片的弯曲角度一致。
6. 左手握稳喉镜柄，以确保在显示仪上可清楚地看到图像。

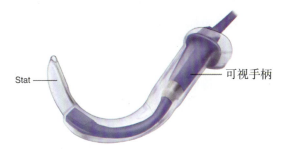

Stat ——　　　　—— 可视手柄

图 13.5　在 Cobalt 系统中，将可视手柄插入到 GVL 接口上

7. 确保充分的镇静和麻醉后，使病人张开口，在口正中压住舌体，放入喉镜片。（图 13.6）。

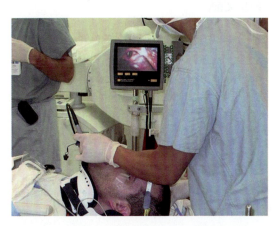

图 13.6　在病人口正中压住舌体，放入喉镜片

8. 注视显示仪，向口咽方向放入喉镜片，以获得会厌视野。
   （a）不要直接注视口咽。
   （b）根据显示仪成像做出移动和调整。
9. 将喉镜片置于会厌谷，轻微向后倾斜用力以显露声门。
10. 如果不能获得理想的声门视野，应将喉镜片向前移动，像使用 Miller 镜片一样挑起会厌。
11. 将与喉镜片调整成同一角度的气管导管插入。
12. 根据喉镜末端的引导插入气管导管，直到气管导管的末端出现在显示仪上。
13. 注视显示仪，将气管导管继续插入声门，通过旋转或改变角度使导管通过声门。
    （a）如果气管导管的末端在杓状软骨后面：
       （ⅰ）向上提拉气管导管，使其旋转至杓状软骨之上，小心用力旋转导管使其位于会厌之上。
       （ⅱ）在声门上方操作。
       （ⅲ）向后撤离喉镜片，减少喉轴的倾斜，并使开始时弯曲的角度减小。
    （b）如果气管插管邻近假性声带，一边抽出导丝，一边顺时针旋转气管导管。
14. 使用拇指，先将导丝后退几厘米（图 13.7）。
    （a）插管的远端应该没有导丝。
    （b）这个过程可由助手操作，以使操作者对气管插管的掌控更好，更具有稳定性。
15. 将气管插管插入至合适深度。
16. 完全拔除导丝，用注射器充盈插管远端气囊，通过呼气末 CO_2 波形图或比色仪检测仪确定插管位置。

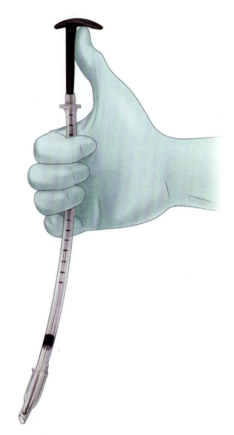

图13.7　插管通过声门时，将导丝撤出几厘米

并发症

- 牙齿损伤。
- 气道创伤。

经验分享和要点提示

- 与传统喉镜插管不同，没有必要强行将舌体推向左侧。
- 某些情况下，插入可视喉镜时手柄会被患者胸部阻挡，此时可以旋转90°进入口腔后，逐步旋转摆正至中线，类似于口咽通气道（OPA）插入的方法。
- 使用可视喉镜插管时最大的挑战是气管插管通过声门的策略。相比传统喉镜，可选择的方法有：

- 将气管插管弯曲90°后，水平插入，并使其尖端朝向右腮部。一旦导管超过喉镜的边缘，将其顺时针旋转，这时候它就会处于声门上，再轻柔地将其旋转通过声门。
- 可以考虑将喉镜放入中线左侧，为气管插管的进一步置入留出更大空间。
- 插管到一定位置进入困难时可以用拇指将导丝适当顶出（约1cm），或让助手固定，这样插管前端的角度会发生改变。
- 如果在气道中有血液，插入可视喉镜前需要吸引清理，否则可能遮挡可视喉镜摄像头。
- 当把喉镜插入后，对其向上用力不要过度。通常用很小的力量就可以获得比较理想的声门视野。
- 可视喉镜叶片弯曲角度较大，有利于自然仰卧位插管，如果对颈椎活动受限患者插管，也可以考虑应用Glide镜插管。
- 比起常规嗅花位插管，可视喉镜前端曲度更大，需要应用可塑性的插管和导丝，以方便为可视喉镜叶片的曲度形态塑型。
- 可以使用视频显示器上的菜单按钮来调节可视喉镜显示设置。

参考文献

[1] Noppens RR, Werner C, Piepho T. Indirekte laryngoskopie. Der Anaesthesist. 2010；59：149 – 61.

[2] Jones PM, Turkstra TP, Armstrong KP, Armstrong PM, Harle CC. Comparison of a single – use GlideScope Cobalt videolaryngoscope with a conventional GlideScope for orotracheal intubation. Can J Anaesth. 2010；57：18 – 23.

[3] GlideScope GVL and Cobalt user's manual & quick reference guide. Bothell, WA：Verathon Inc.；2009 – 2011.

[4] Osborn IP, Kleinberger AJ, Gurudutt VV. Airway emergencies and the difficult airway. In：Levine

AI，Govindaraj S，DeMaria S，editors. Anesthesiology and otolaryngology. New York：Springer；2013.

推荐阅读

▶ Cho JE，Kil HK. A maneuver to facilitate endotracheal intubation using the GlideScope. Can J Anaesth. 2008；55：56 – 7.

▶ Kramer DC，Osborn IP. More maneuvers to facilitate tracheal intubation with the GlideScope. Can J Anaesth. 2006；53：737.

▶ Lim HC. Utilization of a GlideScope videolaryngoscope for orotracheal intubations in different emergency airway management settings. Eur J Emerg Med. 2009；16：68 – 73.

▶ Walls RM，Murphy MF. Manual of emergency airway management. 3rd ed. Philadelphia：Lippincott Williams & Wilkins；2007.

第 14 章
气管插管引导探条引导下气管插管

Joseph Rabinovich

适应证

- 气管插管过程中，在喉镜下只能看到会厌或部分声门。
- 在颈部活动受限导致声门暴露不充分时（比如在颈椎固定的情况下）尤其适用。
- 由于病理性原因（烧伤、外伤、肿瘤或其他解剖结构变异）导致声门开放受限。
- 直视下发现气道狭窄，同时伴有张口受限或舌体肥大。在这些情况下，气管插管过程中操作者的视野受限。

禁忌证

- 建立人工气道失败（三次气管插管未成功或不能获得充分的氧合）。
- 存在气道手术指征（如上气道梗阻阻碍经口气管插管的置入）。

材料和药物

- 气管插管引导探条（图 14.1）。
- 水溶性润滑剂。

J. Rabinovich (✉)
Department of Emergency Medicine, Mount Sinai School of Medicine, Elmhurst Hospital Center, Elmhurst, NY, USA

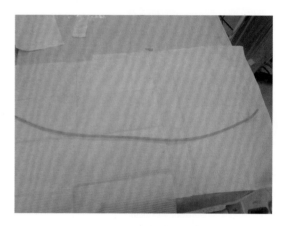

图 14.1 气管插管引导探条

- 润滑过的直径 6mm 的气管插管或更大号的插管，不需要导丝（儿科有与小号气管插管相配套的引导探条）。
- 标准的经口气管插管直视喉镜（Miller 或 Macintosh 喉镜片）或可视喉镜。

步骤

1. 操作者首先优化气道视野（图 14.2）（引导探条不是技术差的替代品）。
2. 保持住气道视野，操作者可让助手将引导探条递过来。
3. 操作者直接将引导探条置入会厌下方（图 14.3）。

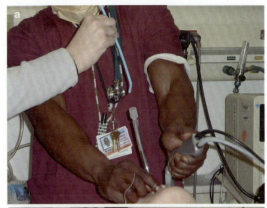

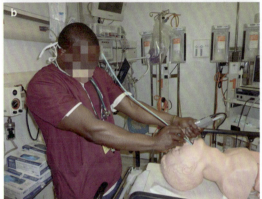

图 14.2　（a）操作者保持注视目标视野，助手递来探条。（b）沿与视线平行的方向置入探条至会厌下

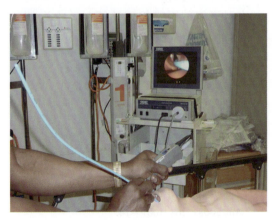

图 14.3　探条可通过直视喉镜或可视喉镜置入

4. 可通过直视或触觉确定探条位置：
   （a）当探条被置入气道、在软骨环上滑动时，可有齿轮样感觉。
   （b）将探条继续向深处放置时，若探条进入支气管，操作者会感到探条在旋转，

或者操作者会感到探条被卡住，这是判断探条位于气管内最可靠的指征[1]（被卡住的感觉一般发生在探条遇到终末支气管时，尤其是插入深度约35cm时，此时停止探条进一步置入[2]）。

5. 一旦确定探条的位置，向外撤探条到25cm处。
   （a）某些品牌的探条会有一条明显的黑色指示线。
   （b）探条应留出足够的长度，需超过气管插管的远端。

6. 操作者将探条放置好后，助手将气管插管套入探条上（图14.4）。

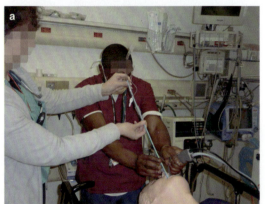

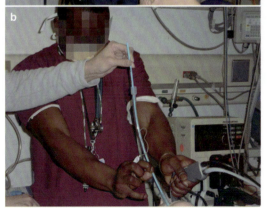

图 14.4　（a）助手将气管插管套在探条上，操作者向外撤出探条直至探条尾端位于气管插管之外。（b）助手固定探条外露部分，操作者将气管导管插入气道。操作者持续用喉镜片扶住软组织，这会对插管置入起辅助作用

7. 操作者用右手持气管插管，顺着探条置入。

8. 同时，助手固定探条的近端。

9. 气管插管插入深度一般为男性23cm，女性21cm。操作者固定气管插管，助手移除探条（图14.5）。

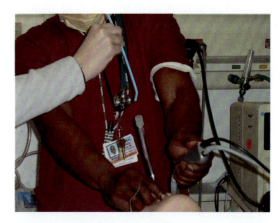

图14.5　操作者固定气管插管，由助手移除探条

10. 操作者固定气管插管，助手将气囊充气并移出探条。

11. 用传统方法确定气管插管的位置（呼气末 CO_2 波形或听诊呼吸音）。

并发症

- 食管、喉头、气管、支气管损伤，甚至穿孔[3-5]。
- 整体来说，并发症是很少见的。

经验分享和要点提示

- 置入探条时，视线应尽可能与探条保持平行，可以使手眼协调性更好。这也可使探条的置入更加准确。
- 当助手递来探条时，应保持气道视野暴露充分。
- 当顺着探条气管插管时，应持续用喉镜片固定住软组织，这对插管置入起到辅助作用。

- 如果操作过程中遇到阻力，将气管插管撤出大约2cm，逆时针旋转90°，再次尝试
  - 气管插管可能贴在咽后壁上，这样可改变气管插管前端的位置。
  - 通过旋转气管插管，气管插管的上端位于最前方，这样不容易贴在杓状软骨或喉部其他结构上。
- 如果气管插管时遇到阻力，尝试松开对环状软骨的压迫（如果正在加压）。
- 注意使探条上的标志与提示保持一致，如果探条的方向和末端位置不确定，使用标记来确定位置。
- 如果应用像Glide喉镜这样弯曲角度更大的叶片，需要将导丝根据叶片形状进行塑型，以利于向前送入气管插管。
- 将气管插管中插入导丝，再弯曲塑型导丝后从入口插入。
- 如果在合适的方向上将导丝弯曲接近90°，可能将气管插管送入一侧主支气管，这种技术在大咯血患者进行单肺通气时可以用到。
- 在对可能的困难气道插管时，永远都要有备用导丝及相关配件，以备不时之需。

参考文献

［1］Kidd JF, Dyson A, Latto IP. Successful difficult intubation. Use of the gum elastic bougie. Anaesthesia. 1988；43：437－8.

［2］Murphy MF, Hung OR, Law JA. Tracheal intubation：tricks of the trade. Emerg Med Clin North Am. 2008；26：1001－14.

［3］Kadry M, Popat M. Pharyngeal wall perforation－an unusual complication of blind intubation with a gum－elastic bougie. Anaesthesia. 1999；54：404－5.

［4］Smith BL. Haemopneumothorax following bougie－assisted tracheal intubation. Anaesthesia. 1994；49：91.

[5] Driver BE, Prekker ME, Klein LR, Reardon RF, Miner JR, Fagerstrom ET, et al. Effect of use of a bougie vs endotracheal tube and stylet on first - attempt intubation success among patients with difficult airways undergoing emergency intubation: a randomized clinical trial. JAMA. 2018; 319: 2179 - 89.

第 15 章

发光导丝引导下气管插管

Benjamin M. Mahon and Lars K. Beattie

适应证

- 直视喉镜插管困难或不可能时[1,2]：
  - 先天气道发育异常。
  - 马氏分级级别高[3]。
  - 存在口腔矫正器。
- 直视喉镜下插管失败。

禁忌证

- 绝对禁忌证
  - 病态肥胖。
  - 气道异物。
  - 颈部肿块。
- 相对禁忌证
  - 气道解剖异常。
  - 可使口咽部解剖结构改变的气道损伤（脓肿、肿块、会厌炎）。
  - 需要在光线充足的房间进行急救复苏时。
  - 对操作流程不熟悉或缺乏经验。
  - 不能保持氧合、不能维持有效通气的情况。

B. M. Mahon
Poinciana Medical Center, Kissimmee, FL, USA

L. K. Beattie (✉)
Department of Emergency Medicine, University of Florida,
Gainesville, FL, USA
e-mail：lars. beattie@ufl. edu

材料和药物

- 静脉通路、氧气、监护仪。
- 简易呼吸器。
- 负压吸引设备。
- 发光导丝。
- 2.5mm 或更大号的气管导管，10ml 注射器。
- 润滑剂。
- 插管用药（过程与清醒病人插管或快速诱导插管是一样的）。

步骤

1. 预氧合。
2. 体位：
   （a）嗅花位，耳廓与胸骨柄平齐（图 15.1）。

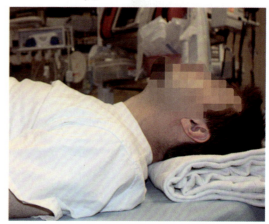

图 15.1 嗅花位，耳廓与胸骨柄平齐

（b）脊柱伤患者不要采取嗅花位。

3. 准备好发光导丝 – 气管插管组合。

　　（a）将设备接入电源。

　　（b）检查导丝的光源。

　　（c）用 K – Y 胶润滑发光导丝。

　　（d）使发光导丝的远端插入 Murphy 眼。

　　（e）在标有"此处弯曲"处，将导丝掰弯，以便更好地应用。

4. 给予插管药物。

5. 助手对环状软骨加压。

6. 操作者用拇指、示指、中指抬起患者下巴，同时抬起患者舌头和会厌。

7. 用另一只手将发光导丝 – 气管导管插入口咽部，并进一步置入（图 15.2）。

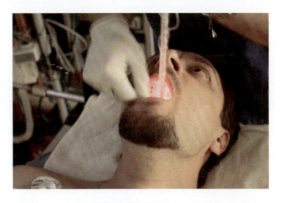

图 15.2　操作者用拇指、示指、中指抬起患者下巴，同时抬起患者舌头和会厌。用另一只手将发光导丝 – 气管导管插入口咽部，并进一步置入

8. 通过颈部中间的发光处来指导发光导丝 – 气管导管的置入（图 15.3）。

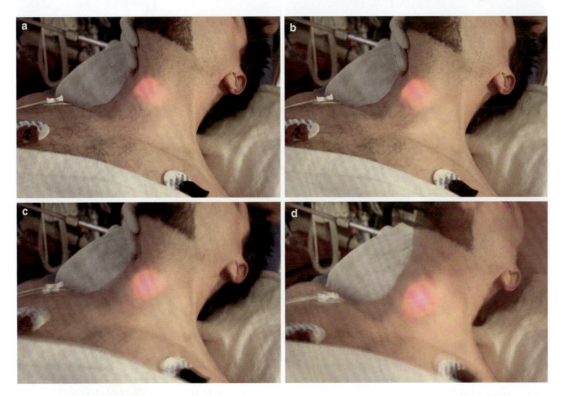

图 15.3　（a ~ c）通过颈部中间的发光处来指导导丝 – 气管导管的置入。（d）亮光位于甲状软骨突出处之下提示气管插管置入位置正确

9. 亮光位于甲状软骨突出处的下方提示气管插管置入位置正确。

10. 光线暗或模糊，或者位于甲状软骨突出处提示置入位置不正确（图 15.4）。

11. 如果透光变暗、远离中心部位或者看不见了，需考虑误入食管。

 （a）将发光导丝 – 气管导管向后撤 2 ~ 5cm。

 （b）重新摆放患者头部和颈部位置。

 （c）按 5 ~ 8 步重新放置发光导丝 – 气管插管。

12. 插入气管导管（图 15.5）。

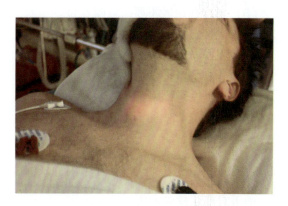

图 15.4　光线暗或模糊，或者位于甲状软骨突出处提示置入位置不正确

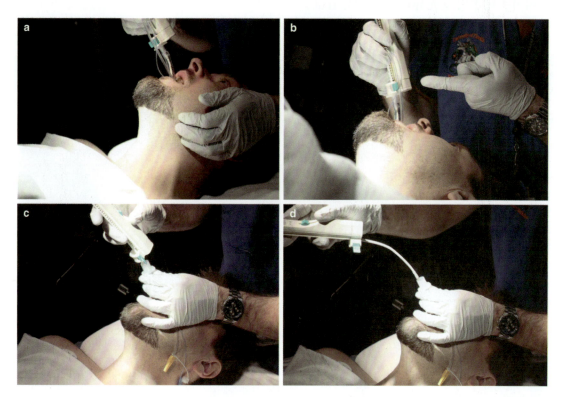

图 15.5　（a）用一只手牢牢握住发光导丝 – 气管导管。（b）检查气管插管深度并调整。（c）固定好气管导管并撤回发光导丝。（d）使气管导管保持原位，缓慢将发光导丝从气管导管内滑动移除

（a）用一只手牢牢握住发光导丝 – 气管导管。

（b）检查气管插管深度并调整。

（c）固定好气管导管并撤回发光导丝。

（d）使气管导管保持原位，缓慢将发光导丝从气管导管内滑动移除。

（e）将气管插管气囊充气。

13. 确定气管插管位置（持续的呼气末 CO_2 波形，CO_2 比色检测仪）。

14. 固定经口气管插管。

经验分享和要点提示

- 发光导丝－气管插管组合——通常推荐弯曲 90°角成"曲棍球球棍"形状[2]。
- 将屋内光线调暗有利于增加透光度。
- 将导丝从发光导丝－气管插管中拔出将会使其更易弯曲，可能会帮助置入气管或移除。
- 有些发光导丝可能会在 30 秒后开始闪烁，以避免灯泡过热。
- 发光导丝可用于经鼻气管插管，通过喉罩或传统喉镜来增加成功率。
- 发光导丝不能由不熟练的操作者用于紧急情况下的气道建立。
  - 与困难气道插管的其他方法相比较，它在技术上更复杂且更具有挑战性。
  - 一项研究比较了困难气道时使用的四种气道补救方法。在遇到困难气道时，作为补救措施，初学者使用发光导丝首次尝试的成功率只有 20%[4]。
  - 对于很瘦的病人，即使发光导丝－气管插管置入食管中也可能有很好的透光度。
  - 当插入食管时，通常透光区域比较弥散。
  - 当插入气管时，透光区域很集中。
- 对于肥胖病人或颈粗病人，即使正确插入气道中，光线也可能比较暗。

参考文献

[1] Agro F, Hung OR, Cataldo R, Carassiti M, Gherardi S. Lightwand intubation using the Trachlight: a brief review of current knowledge. Can J Anaesth. 2001; 48: 592 - 9.

[2] Davis L, Cook - Sather SD, Schreiner MS. Lighted stylet tracheal intubation: a review. Anesth Analg. 2000; 90: 745 - 56.

[3] Rhee KY, Lee JR, Kim J, Park S, Kwon WK, Han S. A comparison of lighted stylet (Surch - Lite) and direct laryngoscopic intubation in patients with high Mallampati scores. Anesth Analg. 2009; 108: 1215 - 9. 2.

[4] Aikins NL, Ganesh R, Springmann KE, Lunn JJ, Solis - Keus J. Diffi cult airway management and the novice physician. J Emerg Trauma Shock. 2010; 3: 9 - 12.

推荐阅读

▶ Langeron O, Birenbaum A, Amour J. Airway management in trauma. Minerva Anestesiol. 2009; 75: 307 - 11.

▶ Walls RM, Murphy MF. Manual of emergency airway management. 3rd ed. Philadelphia: Lippincott Williams & Wilkins; 2008. Chap. 11.

第 16 章

光纤导丝引导下气管插管（硬质和半硬质）

Joseph Rabinovich

适应证

- 常规应用和评估为困难气道的患者。
- 与纤维支气管镜相似，有以下优势：
  - 较短的准备时间。
  - 较短的操作时间。
  - 可作为常规插管应用（容易积累经验）。
  - 足够坚硬可以挑起会厌。
  - 容易操作。
  - 不易被血液和分泌物模糊。
  - 更耐用，便于清洗，价格低。
- 对清醒病人插管更有优势，因为可以减少组织接触，对病人气道的刺激减少，耐受性更好。
- 这种插管方法可被用于通过声门上气道的插管，如喉罩。

禁忌证

- 上气道完全梗阻，有外科手术指征者。
- 口咽部肿胀，需要经鼻气管插管或外科干预者。

J. Rabinovich (✉)

Department of Emergency Medicine, Mount Sinai School of Medicine, Elmhurst Hospital Center, Elmhurst, NY, USA

- 建立人工气道失败，不能保持充分氧合者。

相对禁忌证

- 大量血液和分泌物可能模糊气道和声门视野者。
- 对于严重扭曲的气道，与纤维支气管镜相比，这一设备不易操作。

材料和药物

- 内径 5.5mm 或更大的气管导管（图 16.1）（新生儿型号的也可以）。
- 水溶性润滑剂。
- 去雾剂。
- 可选：旋转接头、吸痰器。

步骤

1. 实施快速顺序诱导插管患者或清醒患者插管标准准备步骤。
2. 把气管导管套在光纤导丝上。
   - （a）气管导管应该被缓慢轻柔地套在光纤导丝上。
   - （b）如果使用可塑形光纤导丝：
     - （ⅰ）没有喉镜时：弯曲至大约 70°[1]。
     - （ⅱ）有喉镜时：弯曲至 35°[1]。

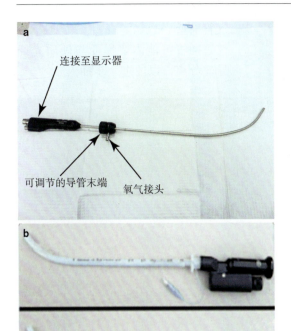

图 16.1 （a）Bonfils 硬质光纤导丝；（b）Levitan FPS 可塑形光纤导丝（上）与喉镜配合使用时的构造；（下）单独使用时的构造

（c）润滑气管插管前端。

3. 根据可获得的镜下视野，将氧源接至接口上。

  （a）可使镜头不被分泌物模糊，又可提供一定的氧源。

  （b）保证氧流量不 <6L/min[2]。

4. 预防镜头起雾。

  （a）用手捂热镜头，或者将镜头浸于温盐水中。

  （b）使用去雾剂。

  （c）作为替代品，氯己定是一种很有效的去雾剂。

5. 插入光纤导管。

  （a）用非主利手前推下巴，同时固定住舌头。

    （i）对于清醒病人，让其伸出舌头，操作者用 4×4 的纱布将其抓住（另外，也可以使用 Macintosh 喉镜片）。

    （ii）目的是使舌体远离咽后壁。

  （b）从病人的右口角开始进入，视野水平方向。

  （c）一旦镜头到达口咽部，调整镜头方向至垂直视野（图 16.2a）。

  （d）镜头前端应该在中间部位，或磨牙后的位置。

  （e）调整视野，使气管插管前端位于悬雍垂之前。

  （f）用眼睛直视或者看显示屏来明确是否获得悬雍垂的清晰视野（图 16.2b）。

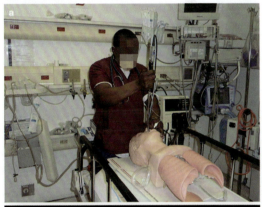

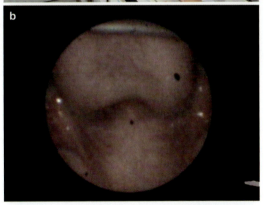

图 16.2 （a）直视视野下镜头的最初放置位置；（b）镜头前端放在悬雍垂之前

（g）缓慢向前推进镜头，保证始终能看到标志性结构，避免触碰到组织（图16.3）。

气管前壁。

（c）气管插管可能需要提前与硬质光纤导丝分离，以便进一步插入。

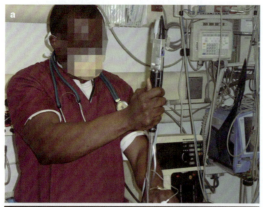

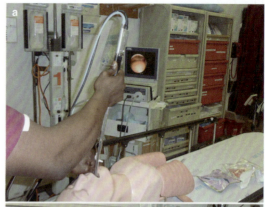

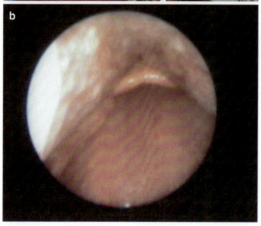

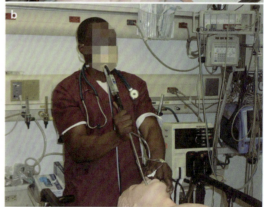

图16.3　（a）使用显示器或者直视下，操作者向前移动镜头至下一个解剖标志；（b）会厌

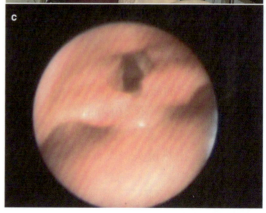

6. 一旦看到会厌：
   （a）继续缓慢向前移动。
   （b）为了到达会厌下部，需要向后移动镜头前端（通过缓慢向前倾斜操作者的手）（图16.4）。
7. 一旦到达会厌下，向后弯曲镜头，使其直接进入气道。
   （a）确保声门位于视野的中心，以便于下一步置入（图16.5）。
   （b）如果感觉到阻力，操作者可能需要顺时针旋转镜头，或缓慢向前移动镜头，以防止气管插管进入邻近的

图16.4　（a）操作者在镜头前进的过程中使其位于会厌下；（b）一旦位于会厌下，视野需要向后倾斜再前进，使声门打开；（c）操作者应使打开的声门位于视野中央

8. 移走镜头：
  （a）顺时针弯曲气管插管远端。
  （b）用非主利手固定气管插管。
  （c）用主利手顺着弯曲方向拔出镜头（图 16.6）。

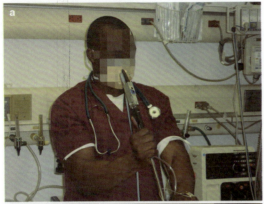

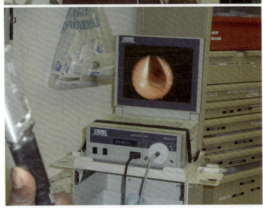

图 16.5 （a）操作者在向前推进视野；（b）通过声门时，使其位于视野中央

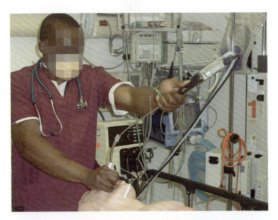

图 16.6 移除光纤导管时，操作者需要向前拉出同时固定好气管插管

（d）这一步可能需要助手帮助。

经验分享和要点提示

- 当操作者找不到合适的清晰的视野时，向后撤出镜头，直至可以观察到解剖标志，再继续向前移动。
- 操作者可通过连接旋转接头和吸痰器进行吸痰（图 16.7）[3]。

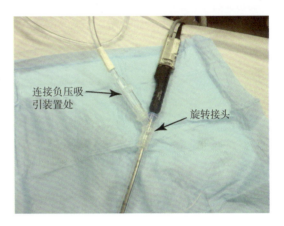

连接负压吸引装置处

旋转接头

图 16.7 将设备连接至带橡皮瓣的旋转接头，然后再连接至负压吸引装置，这样操作者可进行内镜下吸痰

- 如果镜头前移太快，可能会失去定位。
- 组织结构离镜头太近会变得模糊而难以分辨。
- 如果镜头前方贴近咽部组织，视野会变模糊。
- 氧流量高于 6L/min 可能会引起皮下气肿（个案报道）。

参考文献

[1] Levitan RM. Design rationale and intended use of a short optical stylet for routine fiberoptic augmentation of emergency laryngoscopy. Am J Emerg Med. 2006；24：490 - 5.

[2] Hemmerling TM, Bracco D. Subcutaneous cervical and facial emphysema with the use of the Bonfils fiberscope and high - flow oxygen insuffla-

tion. Anesth Analg. 2008; 106: 260 – 2.

[3] Weingart SD, Bhagwan SD. A novel set – up to allow suctioning during direct endotracheal and fi-berscope intubation. J Clin Anesth. 2011; 23: 518 – 9.

第 17 章
可视喉镜引导下气管插管

Joseph Rabinovich

适应证

- 气管插管时常规应用或用于预估为困难气道者。
- 为初学者进行直接喉镜插管教学。
- 计划外的困难气道，不能获得充分的直视视野时。
- 对于需要脊柱固定者是一个很好的工具：因为通过喉镜片尖端的镜头来获取气道的图像，因此需要较少的操作就可以获得理想的声门视野。

禁忌证

- 绝对禁忌证：
  - 当经口气管插管存在禁忌时，如大面积面部损伤，完全性上气道梗阻妨碍经口建立人工气道。
  - 建立人工气道失败（尝试三次均未成功，且无法维持足够的氧合）。
- 相对禁忌证：
  - 血液或过多的分泌物可能会使视野受到影响，但并不会妨碍使用这一设备。

J. Rabinovich (✉)
Department of Emergency Medicine, Mount Sinai School of Medicine, Elmhurst Hospital Center, Elmhurst, NY, USA

材料和药物（图 17.1）

- 标准气管插管所需的材料和药物。操作者应准备一个备用喉镜以防器械出现问题。

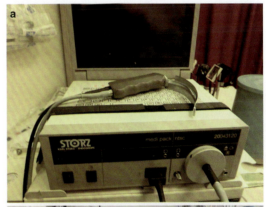

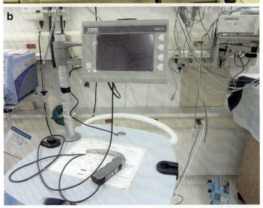

图 17.1　（a）Storz 可视喉镜（老式）；（b）Storz C – Mac（新式）

- 有导丝或无导丝的气管导管。
- 水溶性润滑剂。
- 防雾剂（C-Mac 不需要）。

步骤

1. 实施气管插管的标准准备工作。如果颈椎没有禁忌，则使耳廓与胸骨柄成一直线。

2. 在镜片上涂防雾剂，或用手握住镜片使其温度接近体温（老式 V-Mac 型号）（图 17.2a）。

3. 因为镜片的型号与标准喉镜是一样的，所以其置入方式与使用 Macintosh 镜片的标准喉镜是完全一样的（图 17.2b）。

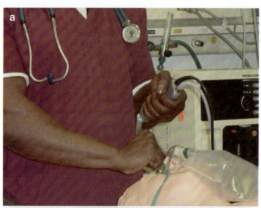

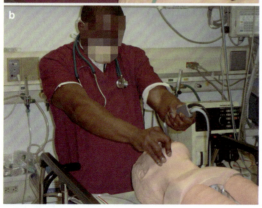

图 17.2　（a）操作者暖好镜片防止起雾；（b）用标准的直接喉镜技术将喉镜片插入。操作者一边观察一边调整喉镜片的位置以获得最佳视野

4. 尽可能取得最佳视野。

5. 向后-上-右侧施力。

6. 气道操作可由操作者实施或助手通过观察屏幕同时按操作者的反馈来实施（图 17.3）。

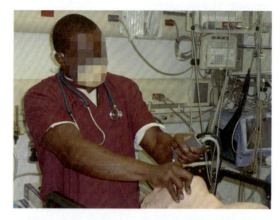

图 17.3　操作者可选择用直接视野（尤其初学者喜欢使用）或间接通过显示器观察声门

7. 操作者可以选择在视野暴露充分时直接插管或在暴露不充分时间接插管。

8. 如果视野暴露不充分，考虑应用经口气管插管引导探条（参见第 14 章）。

9. 在直视下或间接视野下插入气管插管（用或不用导丝）。如果使用导丝，将其远端弯曲大约 35°，以便插管（图 17.4）。

10. 移走导丝，将气囊充气，通过呼气末 CO_2 波形、CO_2 比色法确定气管插管的位置。

并发症

- 牙齿创伤。
- 口咽部创伤。
- 声带损伤。

经验分享和要点提示

- 喉镜片和气管插管的起始置入可在直视下进行，以减少喉部组织损伤。

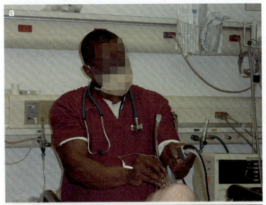

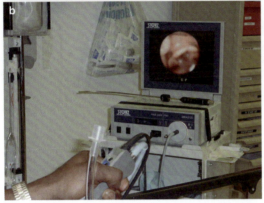

图 17.4　（a）操作者最初可在直视下将气管插管放到口咽部以防止损伤；（b）可在直视下或通过显示屏的图像来确认气管插管尖端通过声门

- 因为有直视喉镜，所以气管插管不应该盲插，必须要看着气管插管通过声门，这样可避免误插入食管。
- 视野可能因分泌物变得模糊，如果发生，操作者需要将镜片取下，擦干净后重新置入。新式喉镜 C - Mac 由于设计上的优化而不易起雾。如果预测气道存在血液分泌物污染时先用吸口吸出，再向前推进喉镜，以防止模糊摄像机视野。
- 利用显示屏上的图像来判断气管插管通过声带会更容易一些，因为镜头弯曲的角度可提供最佳视野。
- 将镜片放入口咽部的过程可能比较困难，因为它的手柄比标准喉镜要笨重。它的手柄更大，并且有电缆缠绕在基底部。对于

胸廓前后径较大的患者，操作者需要向患者右侧口角旋转手柄以便镜片进入口腔，然后向后旋转以获得最佳视野。

- 这个设备比较适合初学者在老师指导下进行插管操作。其操作过程与普通喉镜插管相同，老师可以通过屏幕观察和指导学生在插管过程中的位置调整，取得最佳角度直视气管插管进入气道。
- 该喉镜叶片与普通喉镜相同，如果出现断电或电子显示故障，可以快速改为传统插管方式继续操作。
- 导丝的使用也与普通喉镜插管相同，不需要像 Glide 镜一样弯曲过大角度。

参考文献

［1］ Greenland KB, Edwards MJ, Hutton NJ, Challis VJ, Irwin MG, Sleigh JW. Changes in airway configuration with different head and neck positions using magnetic resonance imaging of normal airways: a new concept with possible clinical applications. Br J Anaesth. 2010；105：683 - 90.

［2］ Knill RL. Diffi cult laryngoscopy made easy with a "BURP." . Can J Anaesth. 1993；40：798 - 9.

［3］ Levitan RM, Heitz JW, Sweeney M, Cooper RM. The complexities of tracheal intubation with direct laryngoscopy and alternative intubation devices. Ann Emerg Med. 2011；57：240 - 7.

推荐阅读

▷ Brown CA 3rd, Bair AE, Pallin DJ, et al. Improved glottic exposure with the video Macintosh laryngoscope in adult emergency department tracheal intubations. Ann Emerg Med. 2010；56：83 - 8.

▷ Niforopoulou P, Pantazopoulos I, Demestiha T, Koudouna E, Xanthos T. Video - laryngoscopes in the adult airway management: a topical review of the literature. Acta Anaesthesiol Scand. 2010；54：1050 - 61.

第 18 章

环甲膜切开术

Henry Young II, Shannon Toohey, Bharath Chakravarthy and Lars K. Beattie

在急诊科每 1000 个病人中就有 7 个病人会面临无法插管、无法通气的情况。这种情况即为人工气道建立失败，可能需要外科建立气道来保持通气和氧合。

适应证

- 气管插管尝试失败。
- 球囊通气、喉罩通气均失败。
- 严重面部创伤影响上气道。
- 梗阻（异物、肿物、肿物占位）。

禁忌证

- 可以用创伤更小的方式来建立气道。
- 气管断裂。
- 小于 8 岁的儿童。

H. Young II
Department of Emergency Medicine, University of Florida Health, Gainesville, FL, USA

S. Toohey
Department of Emergency Medicine, University of California Irvine Medical Center, Orange, CA, USA

B. Chakravarthy
Department of Emergency Medicine, University of California Irvine, Orange, CA, USA

L. K. Beattie (✉)
Department of Emergency Medicine, University of Florida, Gainesville, FL, USA
e-mail: lars.beattie@ufl.edu

技术

- 手术刀 - 探条——简化操作。
- 手术刀 - Trousseau——标准操作。

手术刀 - 探条技术

材料和药物（图 18.1）

- 碘伏或氯己定。
- 11 号刀片 + 手术刀。
- 气管插管（≥6cm）。
- 探条。
- 润滑剂。
- 球囊面罩。

步骤

1. 局部消毒。
2. 从气管插管末端留出 15mm 的呼吸机接头。
3. 在探条外涂抹较多的润滑剂。
4. 操作者站立在主利手方便操作的患者一侧，用非主利手触诊环甲膜和舌骨进行定位，这样有利于用主利手灵活进行手术（图 18.2a）。
5. 用非主利手的拇指和中指固定甲状软骨。
6. 在环甲膜的皮肤处做一个 2~3cm 的垂直切口（图 18.2b）。
7. 用食指触诊环甲膜。
8. 将手术刀旋转 90°，在环甲膜的下半部做一个 1.5cm 的水平切口（图 18.3a）。

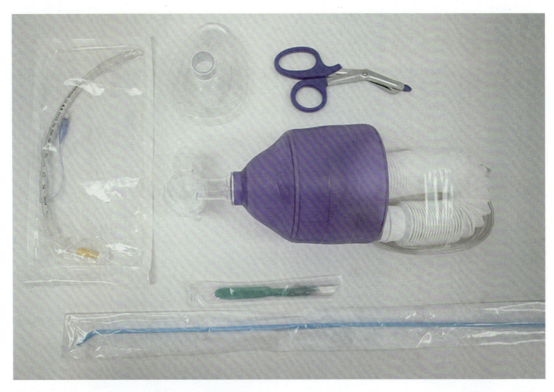

图 18.1　从左到右，从上到下：气管插管（≥6cm）；球囊面罩；创伤剪；11 号刀片的手术刀；探条

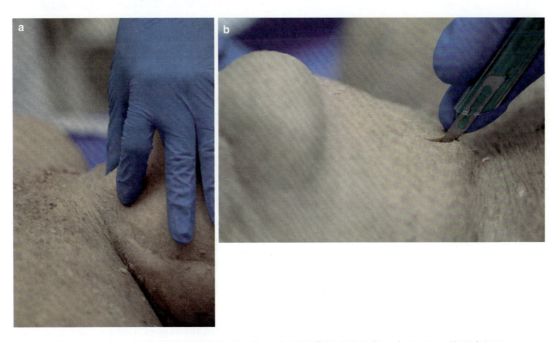

图 18.2　（a）触诊并固定甲状软骨；（b）在环甲膜的皮肤处做一个 2~3cm 的垂直切口

9. 将手术刀保持在切口内，旋转 90°，然后将探条放入切口（图 18.3b）。

10. 向前移动探条 5～6cm，如果遇到阻力就停下。

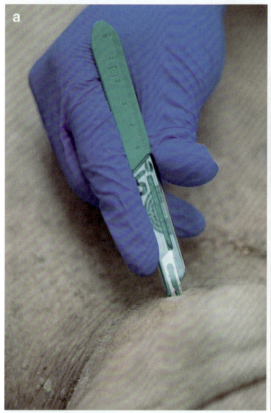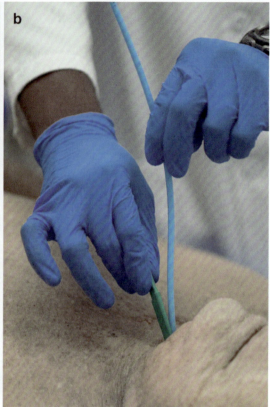

图 18.3 （a）水平切口切开环甲膜；（b）从切口处将探条插入环甲膜

11. 将气管套管沿探条送入切口，直到端口穿过切口（图 18.4a）。

12. 将气囊充气，并为患者进行机械通气（图 18.4b）。

13. 通过听诊、呼气末 CO_2 波形或胸片确定气管插管的位置。

14. 固定气管插管。

手术刀 – Trousseau 技术

材料和药物（图 18.5）

- 11 号手术刀片 + 手术刀。
- 气管钩。
- Trousseau 扩张器。

- 6.5 号或 7.0 号气切套管或 5.0、5.5 或 6.0 号气管插管。
- 无菌准备。

步骤

1. 局部消毒。

2. 触诊甲状腺峡部、环甲膜和舌骨以定位。

3. 用非主利手的拇指和中指固定甲状软骨（图 18.6a）。

4. 在环甲膜的皮肤处做一个 2～3cm 的垂直切口（图 18.6b）。

5. 用食指触诊确定环甲膜。

6. 固定甲状腺，并触诊确定解剖位置。

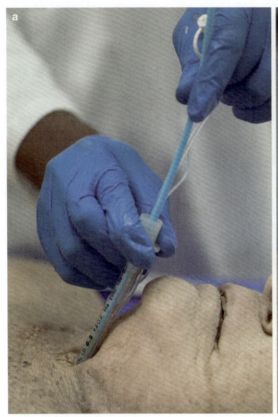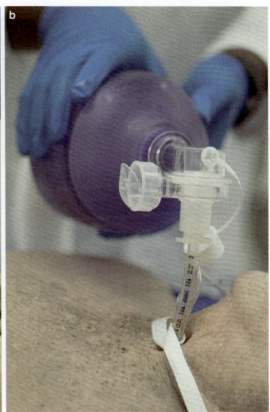

图 18.4 （a）将气管插管套在探条上插入切口中；（b）为患者通气

7. 在环甲膜的下半部做一个 1.5cm 的水平切口（图 18.7a）。

8. 把气管钩伸入切口，然后向上旋转此挂钩（图 18.7b）。

9. 向头的方向以 45° 角外撤，对甲状软骨施以轻微的牵引力。

10. 将扩张器横向放入切口，垂直扩张环甲膜切口（图 18.8a）。

11. 在切口内扩张器之间横向放入气管插管（5.0、5.5 或 6.0 号）或气切套管（6.5 或 7.0 号）（图 18.8b）。

12. 向患者头部方向旋转扩张器和气管插管，然后一边撤出扩张器一边逐渐将气管插管插入气管。

13. 将气囊充气，并为患者进行机械通气。

14. 通过听诊、呼气末 CO_2 波形或胸片确定气管插管的位置。

15. 一旦确定了气管插管的位置，撤走气管拉钩。

16. 固定气管插管。

并发症

- 出血。
- 气管插管路径意外（穿透甲状舌骨膜、意外切开气管）。
- 声音嘶哑、发音困难或声带麻痹。
- 声门下或喉部狭窄。
- 甲状软骨、环状软骨或气管环受损。
- 食管穿孔。
- 感染。
- 误吸。

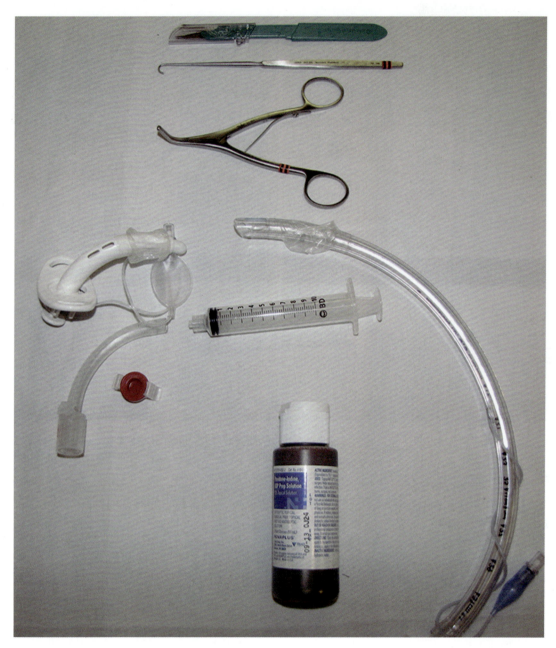

图 18.5　从上到下，从左到右：11 号刀片的手术刀、气管钩、扩张器、6.5 号或 7.0 号气切套管或气管插管（5.0，5.5 或 6.0 号）、麻醉药品

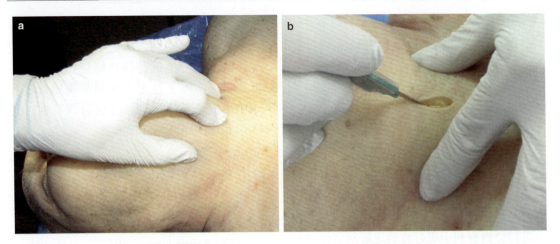

图 18.6 （a）用非主利手的拇指和中指固定甲状软骨；（b）在环甲膜上方的皮肤做一个垂直切口

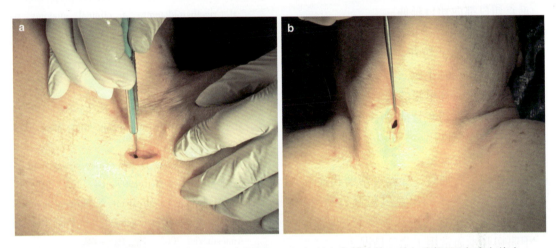

图 18.7 （a）在环甲膜的下半部做一个水平切口；（b）放入气管拉钩，并向头部 45°角方向施力

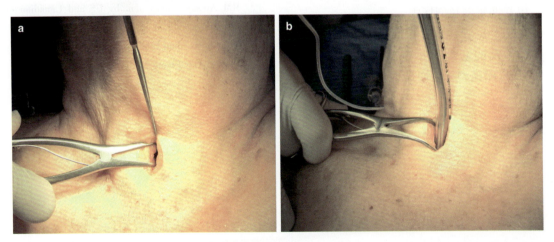

图 18.8 （a）在切口中放入扩张器，为气切套管的置入打开路径；（b）在扩张器之间已扩张的切口内放入气管插管或气切套管

经验分享和要点提示

- 预测环甲膜切开术存在困难[1]：
  - 手术切口处或瘢痕组织。
  - 血肿。
  - 肥胖。
  - 放疗史。
  - 肿瘤或脓肿。
- 切口的深度应该为切开皮肤和皮下组织直至环甲膜和环状软骨处。对外周组织进行分离有利于更好地确定解剖定位。
- 无论环甲膜位于最初切口之上还是之下，垂直切口都向切口延伸。
- 出血可能使术野变得模糊，但应先建立起气道再止血。切开前在手边准备好纱布，以利于及时止血。
- 环甲动脉位于环甲膜的头侧。
- 气管插管或气切套管都可用于此操作中
  - 气管插管更常用。
  - 气切套管更安全。
- 如果使用气管插管，导丝可帮助其置入。
- 由于气管切开术的出血风险高、易导致气管病变和潜在的甲状腺撕裂风险，环甲膜切开术通常用于紧急情况下。
- 在解剖标志难以辨认的患者中，超声可以帮助辨别解剖标志。
- 市场上有其他套件成品。您需熟悉工作中涉及的套件，并先在模拟人、尸体、3D打印模型等上面进行操作练习。

- 如果预见可能存在困难气道，并可能应用到环甲膜穿刺，需要事先进行解剖定位并用记号笔进行切口标记。这一步准备工作实际上是为当遇到常规插管过程中出现"无法插管，无法通气"时，让您和您的团队有心理准备。

参考文献

[1] Walls RM，Murphy MF，editors. Manual of emergency airway management. 4th ed. Philadelphia：Wolters Kluwer；2012.

[2] Boon JM，Abrahams PH，Meiring JH，et al. Cricothyroidotomy：a clinical anatomy review. Clin Anat. 2004；17：478 – 86.

推荐阅读

▷ DiGiacomo C，Neshat KK，Angus LD，et al. Emergency cricothyrotomy. Mil Med. 2003；168：541 – 4.

▷ Hamilton PH，Kang JJ. Emergency airway management. Mt Sinai J Med. 1997；64：292 – 301.

▷ Helm M，Gries A，Mutzbauer T. Surgical approach in difficult airway management. Best Pract Res Clin Anaesthesiol. 2005；19：623 – 40.

▷ Sagarin MJ，Barton ED，Chng YM，Walls RM. Airway management by US and Canadian emergency medicine residents：a multicenter analysis of more than 6000 endotracheal intubation attempts. Ann Emerg Med. 2005；46：328 – 36.

第 19 章

经皮环甲膜穿刺术

Deena Bengiamin and Bharath Chakravarthy

适应证

- 气管插管（ETT）放置失败。
- 球囊面罩、喉罩气道、Combitube 通气管失败。
- 困难的环甲膜切开术。
- 影响上呼吸道的严重面部创伤。
- 严重口咽出血或严重呕吐。
- 阻塞（异物、占位、占位效应）。

禁忌证

- 绝对禁忌证。
    - 环甲膜下的气管横断。

材料和药物

- 材料和药物
- 聚维酮碘、洗必泰或类似的皮肤消毒液。
- 大口径针头（通常为 16G）。
- 装有 4ml 生理盐水的 10ml 注射器。
- 金属导丝。
- 手术刀 11 号刀片。
- 扩张器。
- 带套囊的环甲膜切开术导管。

J. Tsau (✉)
UT Health San Antonio, San Antonio, TX, USA

- 上述大部分用品都可以在预先包装好的经皮环甲膜穿刺术套件（Melker 套件）和/或中心静脉套件中找到（图 19.1 和 19.2）。
- 球囊面罩。

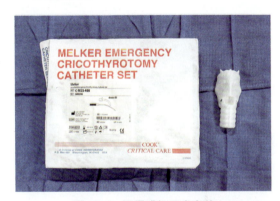

图 19.1　环甲膜切开术套件

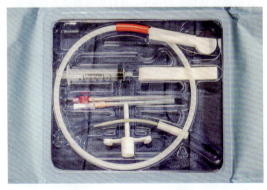

图 19.2　中心静脉套件

步骤

1. 手术区消毒。

2. 术者站在主利手方便操作的患者一侧。用非主利手触诊甲状腺切迹、环甲膜和舌骨以确定方向。

3. 固定非主利手的拇指和中指之间的甲状软骨。这些初始步骤与常规外科环甲膜切开术相同。

4. 将针头呈 45°角穿入环甲膜，同时向注射器施加恒定的负压。当针头正确进入气道中时，10ml 注射器中的液体会起泡（图 19.3）。

5. 固定针头并小心取出注射器。

6. 现在，该步骤不同于穿刺环甲膜切开术。使用 Seldinger 方法，将导丝穿过针头以保持导丝在气道中的位置（图 19.4）。

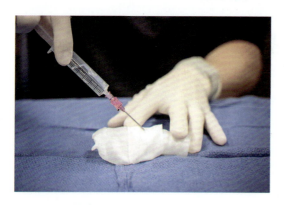

图 19.3　将针头以 45°角穿入环甲膜，同时向注射器施加恒定的负压。当针头正确进入气道中时，10ml 注射器中的液体会起泡

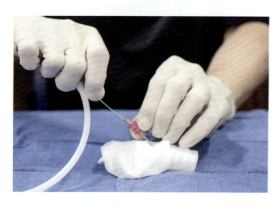

图 19.4　使用 Seldinger 方法，将导丝穿过针头以保持在气道中的位置

7. 用手术刀在皮肤和环甲膜上做一个切口，并像中心静脉置管技术一样扩张。

8. 将组合的扩张器 – 气道装置穿过导丝进入切口。插入气道，直到套管刚好通过切口并且设备与颈部齐平（图 19.5）。

9. 给套管充气并为患者通气。

10. 通过听诊、检测呼气末二氧化碳（Et-CO_2）验证气道的位置。

11. 轻轻地将气道套管固定在颈部，以免压迫血管结构。

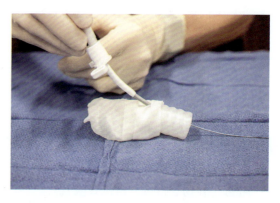

图 19.5　将组合的扩张器 – 气道装置穿过导丝进入切口。插入气道，直到套管刚好通过切口并且设备与颈部齐平

并发症

1. 气胸。

2. 纵隔气肿。

3. 出血。

4. 气管插管位置错误（假性通道，通过甲状舌骨膜，非计划气管切开术）。

5. 皮下气肿。

6. 食道穿孔。

7. 感染。

8. 吸入性肺炎。

经验分享和要点提示

● 在解剖标志难以触诊或识别的"无法插管，无法通气"的情况下考虑这种技术。

- 在插入针头之前，可以用 11 号刀片做一个小切口，以方便针头通过。
- 相对于简单的外科环甲膜切开术，此过程确实比"手术刀、手指、探条"技术需要稍多的时间。其优点是出血更少，而且由于其与 Seldinger 中心静脉导管插入技术非常相似，许多医生愿意使用。
- 如果需要，导丝也可以从头侧穿过声带并从口腔中穿出。用止血钳将导丝固定在颈部位置，以免丢失位置。此时，可以将 ETT 通过导丝穿入气道至适当的深度。去除导丝，给套管充气，然后连接到 BVM。通过测量 $EtCO_2$、呼吸音和 CXR 进行确认。当上呼吸道没有阻塞，但气管插管不成功时，可以使用这种方法。此外，当预包装的 Melker 套件不可用时，请考虑使用此技术。

推荐阅读

▶ Roberts JR, Hedges JR. Clinical procedures in emergency medicine. Philadelphia：Saunders Elsevier；2010.

▶ Tintinalli J. Tintinalli's emergency medicine：a comprehensive study guide. 7th ed. New York：McGraw Hill；2010.

▶ Walls R. Manual of emergency airway management. 3rd ed. Philadelphia：Lippincott Williams & Wilkins；2008.

第 20 章
气切套管异常的处置

Deena Bengiamin and Bharath Chakravarthy

适应证

- 气囊破裂：
  - 可导致气切套管移位。
- 移位：
  - 最常见的气切套管并发症。
  - 导致气道梗阻。
- 梗阻：
  - 由血性、干而黏稠的气道分泌物所致（主要原因为鼻咽部湿化欠佳）。
  - 干的分泌物或血块可形成单向活瓣，允许气体进入却限制气体流出。

材料和药物

- 负压吸引器。
- 氧气湿化器。
- 探条/鼻胃管（12F）。
- 生理盐水。
- N - 乙酰半胱氨酸（NAC）。
- 合适尺寸的气管插管（ETT）或气切套管（TT）。

D. Bengiamin
Department of Emergency Medicine, University of San Francisco Fresno, Fresno, CA, USA

B. Chakravarthy (✉)
Department of Emergency Medicine, University of California Irvine, Orange, CA, USA
e - mail：bchakrav@uci. edu

步骤

1. 通过球囊面罩或非再循环面罩提供高流量湿化吸氧。
2. 通过临床评估来确定气切套管的故障。
   - (a) 气囊漏气：用球囊面罩呼吸时漏气或气切套管脱落。
   - (b) 气切套管脱落（如果气切套管仍在气切口中）：皮下气肿、捻发音、呼吸音消失。
   - (c) 气切套管堵塞：喘鸣声或呼吸音消失。
   - (d) 如果时间允许，完善胸片检查、持续 CO_2 波形监测及血氧饱和度监测。
3. 梗阻。
   - (a) 移除内部的痰痂并检查梗阻，如果需要的话，清理干净。
   - (b) 如果移除失败，可用 5 ~ 10ml 生理盐水或 N - 乙酰半胱氨酸直接注入气切套管，稀释分泌物。
   - (c) 使用负压吸引器吸引（图 20.1）。
   - (d) 难治病例需要更换气切套管。
4. 更换。
   - (a) 理想情况下，更换的套管应与之前的类型和大小相同。
   - (b) 根据气道情况，可以更换更小尺寸的气切套管或气管插管。

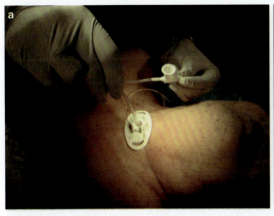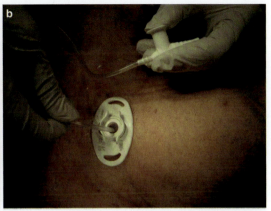

图 20.1　（a）将负压吸引器放入合适的深度，并且保持其负压吸引口敞开。（b）缓慢旋转撤回吸痰管，保持负压吸引口关闭

（c）如果没有气切套管，也可用 6 ~ 7.5cm 的气管插管。

（d）撤除气切套管。

（e）将患者头部摆至过伸位使颈部切口最大化。

（f）注意：必须进行仔细的检查，因为甲状腺峡部可能令气切刀口处变得模糊。

（g）技术。

（ⅰ）直接放入

①为防止切口痉挛狭窄，应尽快放入新的气切套管或气管插管（图 20.2）。

②为球囊充气。

（ⅱ）利用探条或鼻胃管。

①为气切套管或气管插管涂抹润滑油。

②润滑探条或 12 号鼻胃管。

③将润滑过的探条或 12 号鼻胃管放入气切套管或气管插管。

④将探条或鼻胃管放入切口中并插入气管（图 20.3a）。

⑤将探条或鼻胃管插向低级别气管支气管树。

⑥向前插入不要超过 7cm。

⑦如果遇到阻力：可能进入终末细支气管或进入错误的路径；此时不要再用力向前推进探条或鼻胃管；根据临床状况（深度、触诊）判断探条或鼻胃管可能处在的位置。

⑧顺着探条或鼻胃管插入气切套管（图 20.3b）。

⑨插入气切套管后，移走探条或鼻胃管。

（ⅲ）利用手指。

①将食指伸入气切切口（图 20.4a）。

②用手指感受置管方向和路径。

③然后把气切套管或气管插管放入切口，再撤回手指（20.4b）。

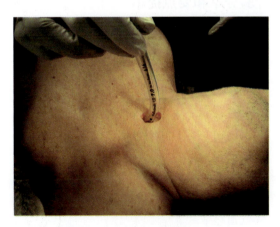

图 20.2　直接将气管插管放入切口

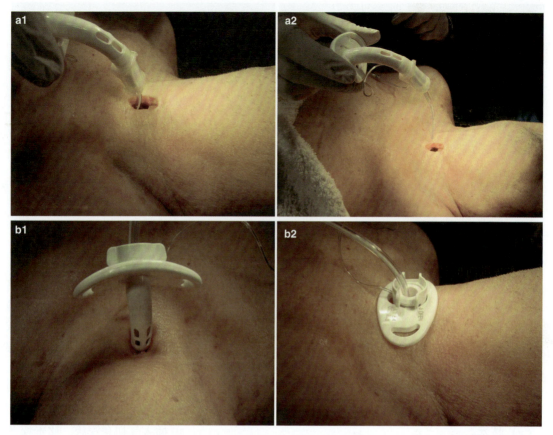

图 20.3　（a1，a2）利用事先已放入气管的鼻胃管或探条放入气切套管。（b1，b2）通过鼻胃管或探条的引导，逐渐向前放入气切套管

5. 如果气切套管或气管插管重新置入失败，考虑气管内插管。

经验分享和要点提示

- 气道切口 <7 天需要耳鼻喉科医生进行更换。气道切口 <7 天存在气道阻塞时，需要立即请耳鼻喉科或外科医生协助处理。
- 切口痉挛关闭。
  - 气切套管只要被撤除，切口痉挛就会立刻发生。
  - 暴力尝试置入更大号的气切套管可能会导致损伤或误入错误路径。
- 气道痉挛。
  - 持续的气切套管气囊压力会造成气管

狭窄、溃疡及瘢痕组织形成，导致气管狭窄。
  - 气切套管脱落或梗阻使更换套管更复杂。
  - 在外科扩张器到达或切除术进行之前，使用探条对置入小一号的气管插管有帮助。
- 重新置管时放入路径错误。
  - 皮下气肿是早期征象。
  - 通过以下方法确认气切套管放入正确：
    - 持续的呼气末 CO_2 监测。
    - 胸廓起伏。
    - 听诊双肺呼吸音。
- 未察觉到的气管 - 无名动脉瘘（图 20.5）。

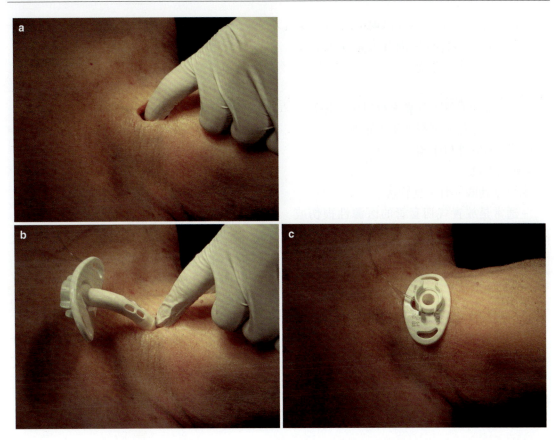

图 20.4　（a）将戴手套的手指插入切口；（b）把气切套管放入切口并撤回手指；（c）气切套管到位

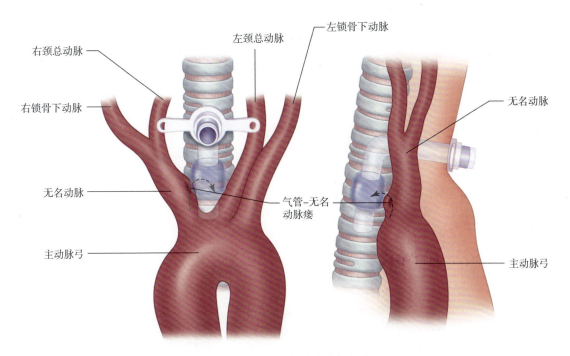

图 20.5　气管和无名动脉的解剖关系

- 通常在放置后 3~4 周出现。
- 表现：气切套管周围有大量血液（>10ml）或大量咯血。
- 处置：
  - ·将气切套管的气囊充盈以压迫瘘管。
  - ·切口处加压可帮助压迫止血。
  - ·手术室外科干预。
- 死亡率高。
- 未察觉到的气管-食管瘘。
  - 通常是放置气切套管的医源性损伤或鼻胃管腐蚀。
  - 表现：呼吸困难、气切套管周围分泌物多、反复食物误吸、胃饱胀。
  - 处置：
    - ·支气管镜检查或吞咽试验以确诊。
    - ·外科修补或支架。

同样重要的是，应确定患者是否已进行了气管切开术（上气道梗阻或肿物、无法排出分泌物等）。若患者已做了喉部切除术，医生将无法从口鼻进行插管和通气。

推荐阅读

▶ De Leyn P, Bedert L, Delcroix M, et al. Tracheotomy: clinical review and guidelines. Eur J Cardiothorac Surg. 2007; 32: 412 – 21.

▶ Dobiesx VA, Miller SA, Pitzele MJ. Complications of tracheostomies. In: Wolfson AB, Hendey GW, Ling LJ, Rosen CL, Scheider JJ, Sharieff GQ, editors. Harwood – Nuss' clinical practice of emergency medicine. 5th ed. Philadelphia: Lippincott Williams & Wilkins; 2009.

▶ Epstein SK. Late complications of tracheostomy. Respir Care. 2005; 40: 542 – 9. Friedman M, Ibrahim H. The dislodged tracheostomy tube: "fingertip" technique. Oper Technol Otolaryngol. 2002; 13: 217 – 8.

▶ Young JS, Brady WJ, Kesser B, Mullins D. A novel method for replacement of the dislodged tracheostomy tube: the nasogastric tube "guidewire" technique. J Emerg Med. 1996; 14: 205 – 8.

第 21 章

经皮气管穿刺通气

Clint Masterson

适应证

- 其他方法建立人工气道失败。
- 作为其他建立人工气道方法准备期间的临时措施。
- 婴儿和小孩发生呼吸道紧急情况时确保气道安全的方法。

禁忌证

- 绝对禁忌证
  - 环甲膜以下气道横断。
- 相对禁忌证
  - 不能确定环状软骨的解剖标志。
  - 环甲膜存在解剖畸形。
  - 声门上气道梗阻（阻碍气体呼出）。

材料和药物（图21.1）

- 必妥碘、氯己定或类似的皮肤消毒液。
- 12 ~ 16 号的穿刺针或气管穿刺通气（TTJV）专用的套管。
- 装有 4ml 生理盐水、2% 利多卡因或利多卡因凝胶的 10ml 注射器。

- 手控调节阀。
- 接上氧源：
  - 连接至墙壁氧源。
  - 吸氧管接呼吸球囊并连接到氧源。

步骤

1. 将管路和手动调控阀接到墙壁氧源（图21.2a），将管路的末端放到病人附近以备通气。
2. 调节至最大压力，如果可以的话调至 50psi（图21.2b）。
3. 触诊环甲膜远端至甲状腺突出处（图21.3）。
   （a）局部消毒。
   （b）用非主利手的食指和拇指固定气管。
4. 将气管穿刺套管或穿刺针连接到注射器上（图21.4）。
5. 带着负压，向足侧以 30° ~ 45° 角的方向穿刺环甲膜（图21.5）。
6. 回抽有气体抽出，确认进入气管。
7. 如使用利多卡因，可将其注入气管防止痉挛。
8. 将穿刺针完全插入，同时固定并回抽注射器。

C. Masterson (✉)
Department of Emergency Medicine, Mayo Clinic Health System in Fairmont, Fairmont, MN, USA

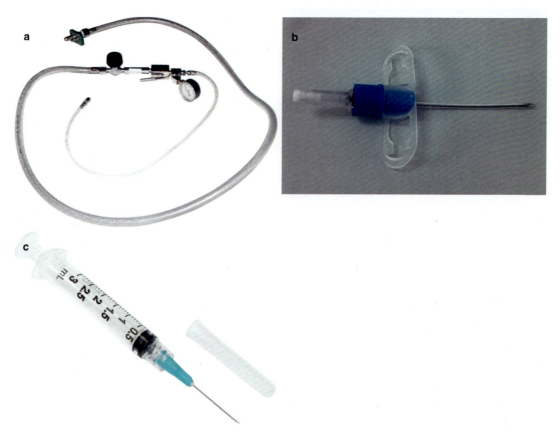

图21.1   （a）管路和调节阀；（b）常用的套管；（c）3ml 注射器

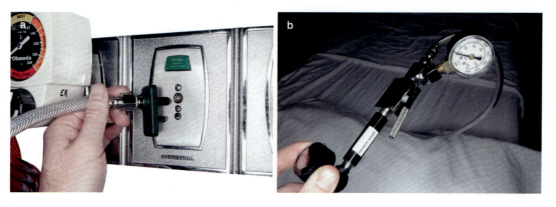

图21.2   （a）将带有调节阀的氧气管路接至墙壁氧源；（b）调节至最大压力，如果可以的话调至 50psi

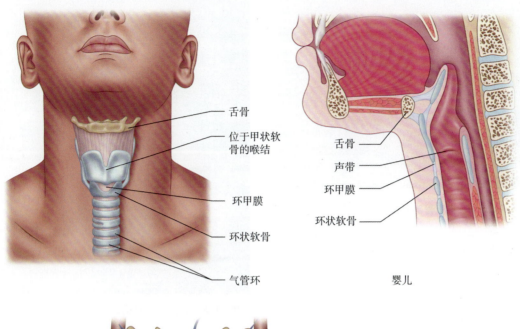

舌骨

位于甲状软骨的喉结

环甲膜

环状软骨

气管环

舌骨

声带

环甲膜

环状软骨

婴儿

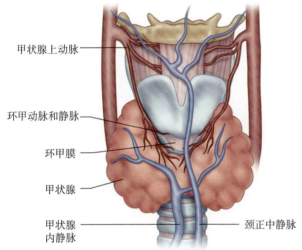

甲状腺上动脉

环甲动脉和静脉

环甲膜

甲状腺

甲状腺内静脉

颈正中静脉

图21.3 气道的解剖结构

9. 移走针头，使其远离皮肤确保安全，将套管连接至可调节软管。

10. 确保氧气管路安全连接至导管处（图21.6）。

11. 如果球囊作为氧源：

 （a）将3ml注射器活塞拔出，再将注射器与穿刺针连接。

 （b）呼吸球囊连接至接有3ml注射器的气管插管接头上（图21.7）。

12. 每分钟捏呼吸球囊12~20次以确保通气（图21.8）。

13. 应尽快建立正式的人工气道，最好控制在15分钟内。

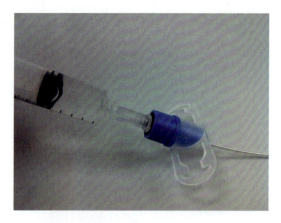

图21.4　将气管穿刺套管连接至注射器

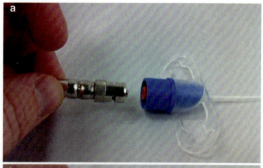

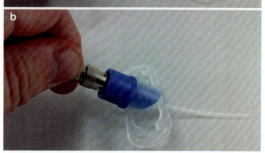

图21.6　确保氧气管的远端安全连接至导管上

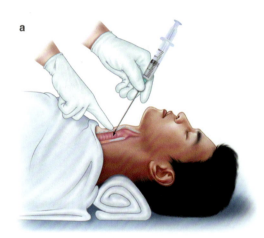

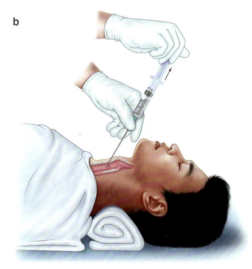

图21.5　（a）朝向足侧以30°～45°角的方向将导管穿刺入环甲膜；（b）同时保持负压

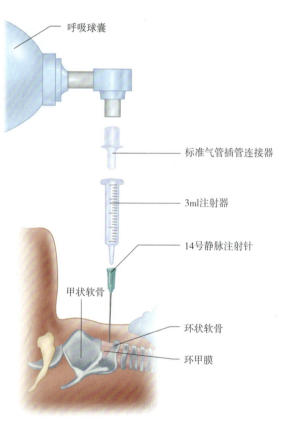

呼吸球囊

标准气管插管连接器

3ml注射器

14号静脉注射针

甲状软骨

环状软骨

环甲膜

图21.7　呼吸球囊连接至接有3ml注射器的7-0号气管插管接头上

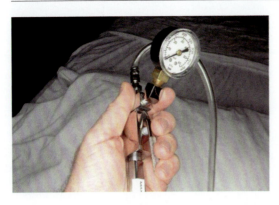

图 21.8　每分钟捏呼吸球囊 12～20 次以保证通气

并发症

- 气胸。
- 纵隔气肿。
- 皮下气肿。
- 导管打结或位置错误。
- 高碳酸血症或呼吸性酸中毒：
  - 使用经皮气管穿刺通气的时间过长且通气不足会导致 CO_2 升高。
- 气压性损伤。
- 易致清醒患者咳嗽。
- 误吸。
- 穿刺孔不愈合。

经验分享和要点提示

- 即使墙壁氧没有配备压力调节器也可使用，

但气压伤的风险会增加。
- 气道压高和上气道梗阻无法气体交换是气胸的危险因素。如果上气道梗阻，可连接 Y 形管以保证在下一次吸气之前完成呼气。
- 经皮气管穿刺通气可以提供足够的气体交换以防止高碳酸血症，但也可能不够，所以应尽快做准备以建立正式的气道。
- 气管内插管可帮助降低气管内高气压，而且当建立起经气管穿刺连接机械通气后可以反复尝试插管。

推荐阅读

▷ Patel R. Percutaneous transtracheal jet ventilation. A safe, quick and temporary way to provide oxygenation and ventilation when conventional methods are unsuccessful. Chest. 1999；116：1689 – 94.

▷ Roberts JR, Hedges JR. Clinical procedures in emergency medicine. Philadelphia：Saunders Elsevier；2010.

▷ Tintinalli J. Tintinalli's emergency medicine：a comprehensive study guide. 7th ed. New York：McGraw Hill；2010.

▷ Walls R. Manual of emergency airway management. 3rd ed. Philadelphia：Lippincott Williams & Wilkins；2008.

第 3 篇

胸腔操作技术

第 3 章

脑血管意外

第 22 章

针刺胸腔造口术

Lucas McArthur, Christian Fromm and José A. Rubero

适应证

针刺减压胸腔造口术是一种用于张力性气胸紧急治疗的操作。张力性气胸是临床诊断，不能为了获得放射影像证据而延迟减压治疗。以下临床征象提示患者可能为张力性气胸：

- 怀疑或确诊为张力性气胸的清醒患者：
  - 胸部疼痛。
  - 呼吸窘迫。
  - 呼吸音减低伴过清音和/或皮下气肿。
  - 气管偏离气胸一侧。
  - 心动过速。
  - 脉氧饱和度下降（SpO_2）。
  - 颈静脉扩张。
  - 休克/低血压。
- 怀疑或确诊为气胸的机械通气患者（常常隐匿）：
  - 通气阻力增加。
  - 低血压。
  - 中心静脉压升高。
  - 心动过速。
  - 颈静脉扩张。
  - 呼吸音降低伴过清音和/或皮下气肿。
  - 气管偏离气胸一侧。
  - SpO_2 下降。
  - 休克。
- 怀疑或确诊为张力性气胸的外伤患者（尤其胸部贯通伤）：
  - 心跳骤停。
  - 无法解释的低血压。
  - 呼吸暂停。
  - 呼吸音降低伴过清音和/或皮下气肿。

绝对适应证

- 疑似或确诊的张力性气胸患者，继发急性呼吸窘迫伴快速失代偿。
- 伴有呼吸暂停、无法解释的低血压或心跳骤停的临终状态外伤患者。

禁忌证

- 没有绝对禁忌证。

材料

- 大口径针/留置针（至少 16 号）。
- 10ml 注射器（可选）。

L. McArthur
Department of Emergency Medicine, Maimonides Medical Center, New York, NY, USA

C. Fromm
Department of Emergency Medicine, Maimonides Medical Center, SUNY Downstate College of Medicine, New York, NY, USA

J. A. Rubero (⊠)
University of Central Florida, College of Medicine, Orlando, FL, USA
e–mail：jose. rubero@ucf. edu

- 单向阀（可选）。
- 聚维酮碘/氯己定洗擦液。
- 胶带。

操作

1. 暴露患侧腋前线第 4 或第 5 肋间胸壁（图 22.1）。或者暴露患侧第 2 肋间隙水平前胸。

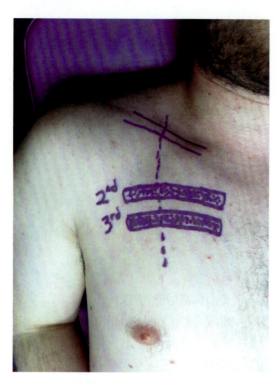

图 22.1   针刺胸腔造口术的首选部位是腋中线第 4 或第 5 肋间隙或锁骨中线第 2 肋间隙

2. 用聚维酮碘或氯己定消毒该区域（图 22.2）。

3. 戴手套，在腋中线定位第 4 或第 5 肋间隙，或者在锁骨中线定位第 2 肋间隙（儿童和消瘦成人患者使用这种方法）。
   （a）第 4 肋间隙通常与从乳头到腋中线的一条假想线对齐。
   （b）或者，第 2 肋骨正好位于锁骨下方。
   注：这两种入路接下来都采用后面列出

的相同操作，并注意避开在第 2 或第 4/第 5 肋骨下方的神经血管束。

4. 将针头/留置针垂直插入第 4（或第 2）肋间的胸壁，在第 5（或第 3）肋骨上缘进针，避开肋间神经血管束（图 22.3）。

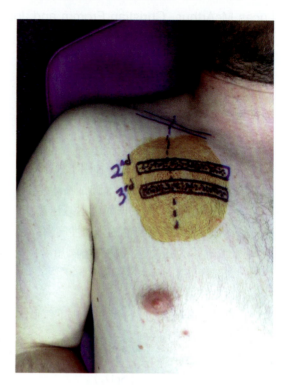

图 22.2   用聚维酮碘或氯己定做皮肤准备

（a）此操作在连接或不连接注射器的情况下均可完成。
（b）局部麻醉通常不是必需的，但如果病人情况不危急，也可以使用。

5. 小心地进针越过第 5（或第 3）肋，继续进针直到进入胸膜腔。
   （a）进入胸膜腔时可听到"爆裂"音或有"落空"感。

6. 如果用注射器能够抽出空气或在呼吸时听到空气溢出留置针的"咝咝"声，说明置入位置正确。

7. 拔出钢针，用胶带固定留置管（图 22.4）。
   注意：不要将针重新插入留置管内，避免留置针移位。

8. 评估病人情况和操作的有效性。

（a）病人呼吸状况立即改善，包括肺部呼吸音和生命体征改善。

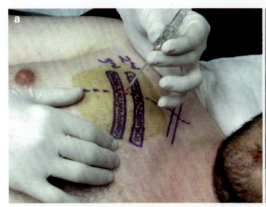

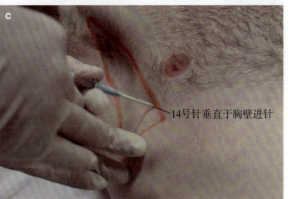

14号针垂直于胸壁进针

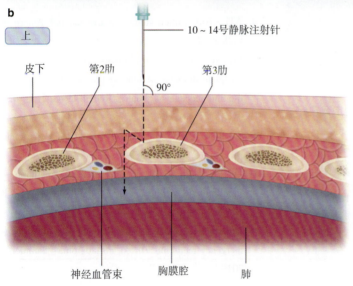

上

10～14号静脉注射针

皮下　　第2肋　　90°　　第3肋

神经血管束　　胸膜腔　　肺

图 22.3　（a、b）将针从第 3 肋上缘上方插入第 2 肋间隙或从第 5 肋上缘上方插入第四肋间隙；（c）在第五肋的上缘（第 3 肋的上缘）上方垂直于胸壁皮肤进针，避开神经血管束

（b）如果病人病情没有改善，可重复操作。

（c）胸腔内剩余的空气可用注射器通过留置针吸出。

9. 拍胸片以确认穿刺成功。

（a）6 小时后复查胸片。

10. 针刺减压只是临时措施，对于气胸的患者，置管引流术（见第 23 章）才是确切的治疗方法。

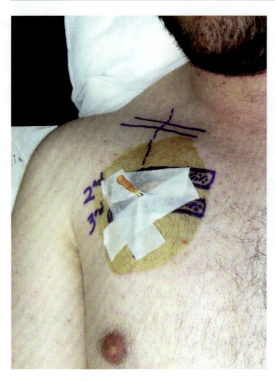

图 22.4　拔出钢针后，用胶带原位固定留置针

并发症

- 张力性气胸未缓解。
  - 肥胖或肌肉发达的患者可能需要较长的针和导管以进入胸腔内，或需要立即进行胸腔置管引流术。
- 医源性气胸。

- 肋间动脉或神经撕裂。
- 肺的迅速复张可能导致肺水肿。
- 感染。

经验分享和要点提示

- 以乳头作为第 4 肋间隙的标志。
- 以胸骨为标志，更容易找到第 2 肋和第 3 肋。
- 40 岁以上的原发性气胸并不常见，这类人群发病需要考虑潜在疾病的可能。

推荐阅读

▶ ATLS 10th edition student course manual. American College of Surgeons. p. 345 – 7.

▶ Britten S, Palmer SH. Chest wall thickness may limit adequate drainage of tension pneumothorax by needle thoracocentesis. Emerg Med J. 1996；13：426 – 7.

▶ Custalow CB. Color atlas of emergency department procedures. Philadelphia：Saunders；2005.

▶ Leigh – Smith S, Harris T. Tension pneumothorax—time for a re – think? Emerg Med J. 2005；22：8 – 16.

▶ Roberts JR, Hedges JR. Clinical procedures in emergency medicine. 7th ed. Philadelphia：Saunders；2019.

第 23 章
胸腔造口插管术（胸管）

Larissa O. Dub and Latha Ganti

气胸是指在肺脏的壁层和脏层胸膜之间的空间中存在空气，导致肺的塌陷。气胸可以通过胸片（图 23.1）或超声检查确诊（见第 78 章）。体检的典型症状是病侧没有呼吸音。当形成"单向活瓣"吸气时空气从裂口处进入胸膜腔内，而呼气时活瓣关闭，腔内空气不能排出，就会发生张力性气胸。这会引起纵隔膜内血管结构的塌陷，导致静脉回流到心脏减少，甚至是心脏骤停。张力性气胸应该是临床（相对于影像学）诊断。

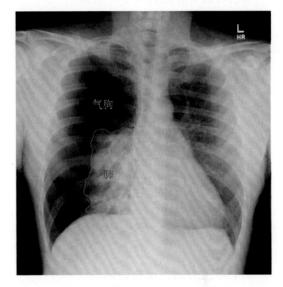

图 23.1　胸片显示右肺 90％ 塌陷

适应证

- 经临床（经影像学证实）诊断为张力性气胸（或疑似）。
- 胸部穿透伤。
- 急性创伤造成的血气胸。
- 有胸部创伤的急危患者。
- 自发性气胸（大面积和/或有症状的）。
- 医源性气胸。
- 复杂性肺炎旁胸腔积液。
- 乳糜胸/血胸。

- 胸部手术后。
- 支气管胸膜瘘。

禁忌证

- 绝对禁忌证
  - 急诊开胸术。
- 相对禁忌证
  - 凝血功能障碍。
  - 肺大疱。
  - 肺、胸膜或胸壁粘连。
  - 包裹性胸腔积液或积脓。
  - 胸导管插入部位皮肤感染。

L. O. Dub (✉)
Department of Emergency Medicine, Envision Physician Services, Plantation, FL, USA

L. Ganti
College of Medicine, University of Central Florida, Orlando, FL, USA

材料和药物

- 插管胸廓造口术包：
    - 10 号手术刀，18、22 和 25 号针头，10ml 注射器，止血钳，夹子，剪刀，铺巾，腹垫，0 或 1 - 0 丝线，针持，弯钳（图 23.2a）。
- 聚维酮碘（碘伏）或其他皮肤消毒剂。
- 利多卡因（1% 或 2% 混合肾上腺素）。
- 创伤时胸管合适的尺寸（大致）：
    - 成年男性：28 ~ 36F。
    - 成年女性：28F。
    - 儿童：12 ~ 24F。
    - 婴儿：12 ~ 16F。
    - 新生儿：10 ~ 12F。
    （注：在可行的情况下，美国胸科医师学会支持使用小口径导管，如尺寸为 < 14F 的猪尾导管。）
- 凡士林纱布。
- 胸腔引流系统（图 23.2b）。

步骤

1. 如果可能的话，床头抬高 30° ~ 60°，这将降低横膈膜的位置，从而降低医源性损伤的风险。
2. 手术区皮肤消毒。
3. 用含有肾上腺素的 1% ~ 2% 利多卡因 5ml，麻醉适当区域的皮下及肋骨骨膜（图 23.3a）。
4. 用 10 号或 11 号刀片在选定的肋间隙水平（通常在腋中线第 4 或第 5 肋间）作约 4cm 的皮肤切口（图 23.3b，c）。如果切口在第 5 肋间隙下，则增加了置于膈下进入腹腔的风险。
5. 用止血钳或弯钳，从皮下组织到肋间肌的深入过程中，间断张开器械进行钝性分离（图 23.3d，e）。

6. 对所选择的肋间和下肋上缘进行触诊（注意避开肋骨下方的神经血管束）（图 23.3f）。移动手指，通过触摸肺来确认手指是否在胸膜腔内。
7. 引导闭合的弯钳越过肋骨上缘进入胸壁至胸腔（这需要一些控制的力量和扭转动作）。一旦进入胸腔，就会有气体或液体冲出（图 23.3g）。未控制好力量和呼吸运动可能导致穿透肺、心脏、肝脏或脾。
8. 在胸腔内打开弯钳，然后保持弯钳开放状态退出，扩大进入的分离通道，使胸管（Thoracostomy Tube，TT）更容易通过。
9. 用无菌手指探查分离通道，以鉴别肺组织和可能的粘连。
10. 测量皮肤切口至肺尖的距离，估计胸管需要插入的长度。如果可以，按照估计的长度在管上夹一把钳子（图 23.3h）。
11. 用大弯钳夹住胸管的近端，沿着之前分离出的通道穿入胸腔。
12. 松开弯钳并继续将管推向后上。确保胸管所有的孔位于胸腔内，以防止不必要的操作和/或更换胸管。
13. 一旦胸管已送达所需要的位置，将管与引流装置连接（图 23.2b）。连接后，松开胸管远端的夹子。
14. 用 0 或 1 - 0 丝线或尼龙缝线将胸管固定在皮肤上。建议在胸管上方和下方各间断缝合一针，每根线都紧紧系在胸管上。胸管固定不牢会导致病人日常活动时管路脱落。
15. 用凡士林纱布覆盖封闭胸管周围的皮肤，然后敷上 4×4 纱布，用胶带（4 英寸）固定敷料。
16. 拍摄胸片以确认胸管的位置。

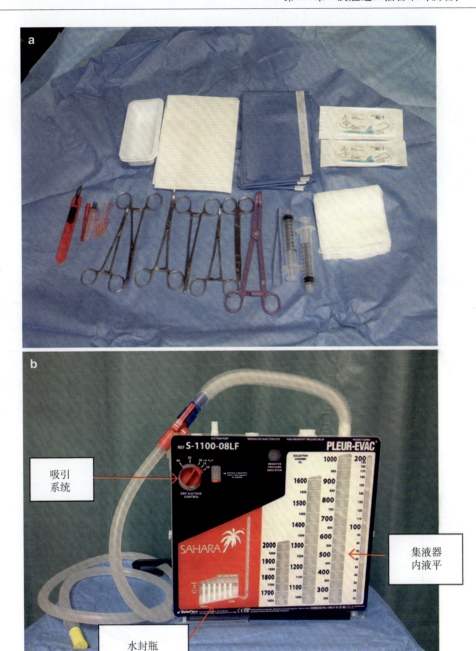

图 23.2 （a）插管胸廓造口术包；（b）胸腔引流系统

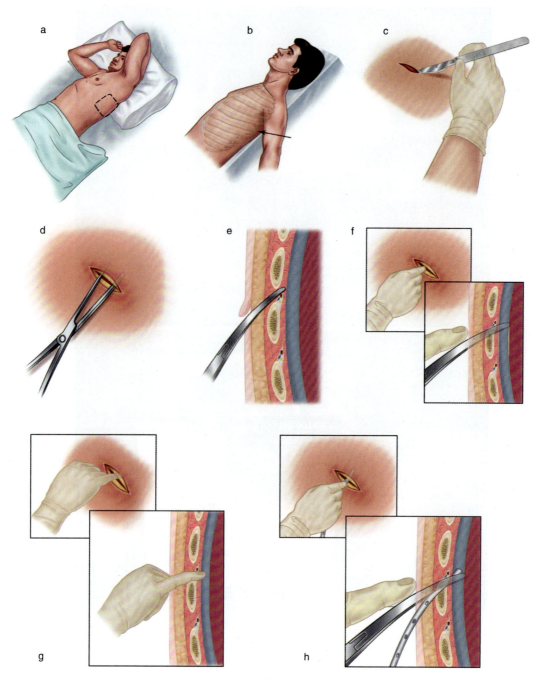

图 23.3 胸管胸廓造口术操作步骤

并发症

- 气胸时放置位置不当。
  - 以下情况时重新放置：
    - ·水平（越过横膈）。
    - ·皮下。
    - ·置入胸腔太深（抵到心尖胸膜）。
  - 以下情况时拔除：
    - ·置入腹腔。
- 出血（局部出血与血胸）。
- 腹腔积血（肝或脾损伤）。
- 管路脱落。
- 脓胸（胸管将细菌带入胸膜腔）。
- 残留气胸（可能需要置入第二根胸管）。
- 复张后肺水肿。
- 皮下气肿。
- 支气管损伤（尽管胸管放置良好，气胸仍会存在，需要紧急行支气管镜检查）。

经验分享和要点提示

- 水封瓶起到单向阀的作用；如果引流瓶内冒气泡，提示有空气漏出。
- 在 Pleur - Evac 系统，有一个橙色的浮球，当它静止时，说明已达到所需的吸引压力（通常为 $20cmH_2O$）。
- 胸腔负压等于水封瓶中的水压加上吸引负压。
- 当没有空气或血液溢出达 24 小时，可拔除胸管。
- 在拔管时，让病人呼气并尽快拔出。
- 凡士林纱布放置 48 小时后才可更换（让伤口更好地愈合）。

推荐阅读

▶ Djenfi T, et al. Management of spontaneous pneumothorax. Chest. 2015；148（4）https：//doi. org/10. 1378/chest. 2280584.

▶ Dogrul BN, Kiliccalan I, Asci ES, Peker SC. Blunt trauma related chest wall and pulmonary injuries：an overview. Chin J Traumatol. 2020；23（3）：125 - 38. https：//doi. org/10. 1016/j. cjtee. 2020. 04. 003.

▶ Hamad AM, Alfeky SE. Small - bore catheter is more than an alternative to the ordinary chest tube for pleural drainage. Lung India. 2021；38（1）：31 - 5. https：//doi. org/10. 4103/lungindia. lungindia_ 44_ 20. PMID：33402635.

▶ Kamio T, Iizuka Y, Koyama H, Fukaguchi K. Adverse events related to thoracentesis and chest tube insertion：evaluation of the national collection of subject safety incidents in Japan. Eur J Trauma Emerg Surg. 2021：1 - 8. https：//doi. org/10. 1007/s00068 - 020 - 01575 - y.

▶ Lee JH, Kim R, Park CM. Chest tube drainage versus conservative management as the initial treatment of primary spontaneous pneumothorax：a systematic review and meta - analysis. J Clin Med. 2020；9（11）：3456. https：//doi. org/10. 3390/jcm9113456. PMID：33121119；PMCID：PMC7693596.

第 24 章

猪尾导管置入术

Aaron J. Umansky and Bobby K. Desai

适应证

- 气胸。
- 血胸。
- 脓胸。
- 自由流动的胸腔积液（侧卧位胸片评估液体的流动性/黏度）。

禁忌证

- 凝血功能障碍。
- 血小板减少症。

材料和药物（图 24.1）

- 芬太尼或其他止痛药。
- 1% 利多卡因和肾上腺素，10ml 注射器和 25 号针头。
- 带 18 号针头的 10ml 注射器。
- 氯己定。
- 无菌手套、口罩、罩衣。
- 无菌托盘内有：
  - 4 × 4s。
  - 2 × 2s。

A. J. Umansky
University of Central Florida, Orlando, FL, USA

B. K. Desai (✉) UCF/HCA Ocala Health Emergency Medicine, Ocala, FL, USA

- 洞巾。
- 剪刀。
- 持针器。
- 无菌猪尾导管。
- 手术刀。
- 带针丝线。
- 油纱布。
- 水封引流装置或"Heimlich"阀。

操作

- 按顺序操作。
- 将患者置于仰卧位，同侧手臂置于头部上方。
- 确定第 4 或第 5 肋间隙，并在腋前线标记胸大肌和背阔肌之间的间隙（图 24.2）。
- 用氯己定消毒皮肤，使其干燥，并在保持严格无菌条件的同时覆盖洞巾。
- 用 1% 利多卡因浸润皮肤，并将足量麻醉剂向下注射到肋骨和肋骨上缘，确保在每个深度注射麻醉剂之前回抽。当注射前有气泡吸入注射器时，可能已经到达胸膜腔，应注射足量麻醉剂。从皮肤上取下针头（图 24.3a）。
- 将 18 号针头连接到 10ml 注射器上，并将针头沿着先前麻醉的路径刺入肋骨上缘，同时回抽。一旦进入胸膜腔，注射器活塞将在气胸和自由流动的胸腔积液中吸入气泡。

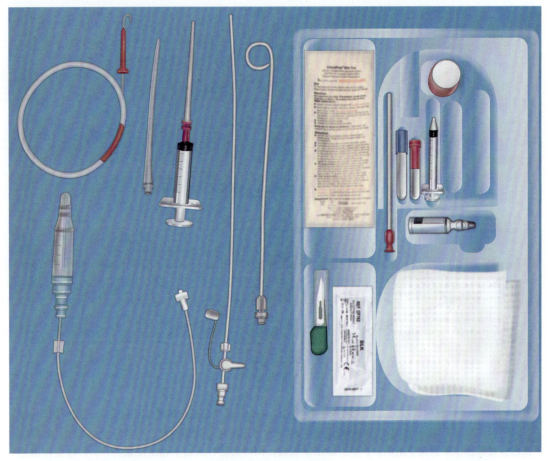

图 24.1　材料和药物

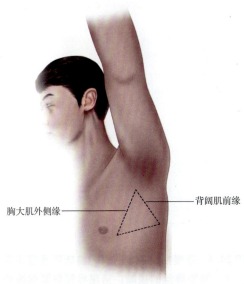

胸大肌外侧缘 ———

——— 背阔肌前缘

图 24 - 2　确定第 4 或第 5 肋间隙，并在腋前线标记胸大肌和背阔肌之间的间隙

- 取下注射器并将导丝插入针头。将导丝推进超出针尖外约 2 ~ 3cm（图 24.3b）。
- 拔针时，牢牢固定导丝。用手术刀在导丝附近的皮肤上切开一个小切口，并将扩张器穿过导丝以扩张皮下组织（图 24.3c）。
- 移除扩张器，同时将导丝保持在稳定位置（图 24.3d）。
- 拉直猪尾导管尖端并插入导丝。
- 向前推进直到所有孔都进入胸部，然后再推进约 1 ~ 2cm。
- 慢慢抽出导丝，同时将猪尾导管牢牢固定。当拔出导丝时，猪尾导管将紧贴胸壁卷曲并与肺平行（图 24.3e）。

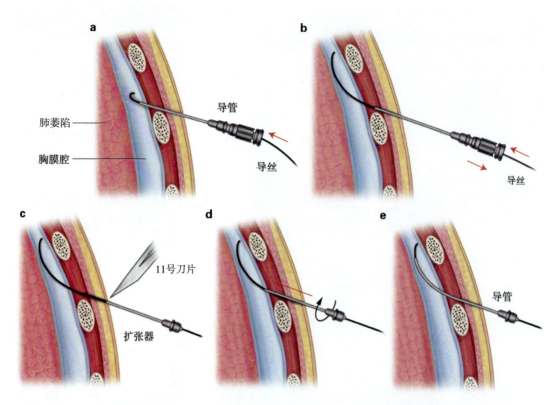

肺萎陷

胸膜腔

导管

导丝

导丝

11号刀片

扩张器

导管

图 24.3 （a）注射前如果有气泡吸入注射器，针头很可能已经到达胸膜腔，应注入足量麻醉剂。（b）将导丝推进至超出针尖约 **2 ~ 3cm**。（c）用手术刀在导丝附近的皮肤上切开一个小切口，并将扩张器穿过导丝以扩张皮下组织。（d）取出扩张器，同时固定导丝处于稳定位置。（e）缓慢抽出导丝，同时将猪尾导管牢牢固定。随着导丝的移除，猪尾导管将紧贴胸壁卷曲并与肺平行

- 然后将猪尾导管立即连接到水封引流装置或单向"Heimlich"阀上，以排空胸膜腔（图 24.4）。
- 将胸管牢固缝合到皮肤上。
- 用油纱布包裹插入部位。
- 复查胸片以确认导管放置正确。

并发症

- 心脏、大血管或肺部受伤。
- 膈肌穿孔。
- 胸管放置到膈下。
- 开放性或张力性气胸。
- 皮下气肿。
- 不明原因或持续的漏气。
- 出血（特别是肋间动脉机械损伤）。

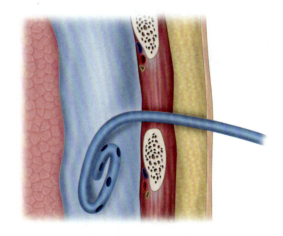

图 24.4 缓慢抽出导丝，同时将猪尾导管牢牢固定。随着导丝的拔除，猪尾导管将紧贴胸壁卷曲并与肺平行

- 复发性气胸。
- 脓胸。
- 肺实质穿孔。
- 置于皮下。
- 心源性休克。
- 感染。

经验分享和要点提示

- 猪尾导管比大口径胸管更具延展性。因此，当情况不允许在腋中线放置传统胸管时，可以更往前或更往后放置猪尾导管。
- 猪尾导管最适合排出非黏性和不凝的液体。在引流黏稠液体或血胸时，猪尾导管有更高的堵塞或扭结的风险，因此在这些情况下应该考虑使用胸管。

推荐阅读

▶ Alazemi S. Small–bore drains and indwelling catheters. In：Ernst A，Herth F，editors. Principles and practice of interventional pulmonol－ogy. New York：Springer；2013.

▶ Guthrie J，Azan B，Lim G. Pigtail insertion. 27 Mar 2014. Retrieved 12 Mar 2019, from http：//ep-monthly. com/article/pigtail－insertion

第 25 章

胸腔穿刺术

Lee Richard Donner and Michael Anana

适应证

- 治疗性胸腔穿刺术适用于缓解呼吸困难、缺氧或因大量胸腔积液造成呼吸功能损害。
- 胸腔穿刺进行辅助诊断和处理：
  - 不明原因的胸腔积液。
  - 单侧胸腔积液。
  - 最初确认为心力衰竭导致的胸腔积液，但经 3 天的利尿治疗仍有胸腔积液。

禁忌证

- 绝对禁忌证
  - 无。
- 相对禁忌证
  - 凝血功能障碍，血小板减少。
  - 小量或包裹性胸腔积液，这会增加穿刺不到积液及导致肺损伤的风险。
  - 正压通气。
  - 针头穿刺部位皮肤感染。

L. R. Donner (✉)
Emergency Medicine Department, Lincoln Medical and Mental Health Center, New York, NY, USA

M. Anana
Emergency Department, University Hospital, Rutgers New Jersey Medical School, Newark, NJ, USA

材料和药物

- 胸腔穿刺包（市售套件一般包括以下物品）（图 25.1）：

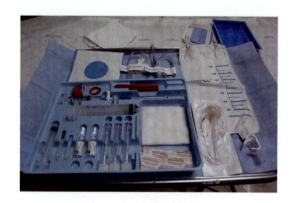

图 25.1 常规市售的胸腔穿刺包

  - （1）洞巾。
  - （1）25 号 ×1 英寸针。
  - （1）21 号 ×1.5 英寸针。
  - （1）8F 导管，管内针 18 号。
  - （1）小塑料注射器，5ml。
  - （1）小塑料注射器，10ml。
  - （1）大塑料注射器，50 ~ 60ml。
  - （1）三通活栓。
  - 标本瓶和瓶盖。
  - （1）引流袋，1500ml，或真空罐。
  - （1）引流管。
  - （1）止血钳。
  - 聚维酮碘（碘伏）或其他皮肤消毒

剂。

– 1% 利多卡因 10ml（不含肾上腺素）。

步骤

1. 病人坐位，双臂放松置于床边的桌子上（图 25.2）。

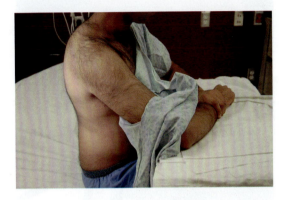

图 25.2 病人垂直坐位

2. 通过体格检查确定胸腔积液的位置和高度。听诊呼吸音减弱或消失、叩诊呈浊音、触觉语颤减弱是确定积液位置和高度的方法（图 25.3）。

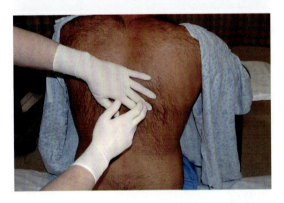

图 25.3 确定胸腔积液的位置和高度

3. 确定和标记进针点。这个点通过影像学及体格检查确定，在肩胛中线上、胸腔积液最高水平以下一或两个肋间的位置（图 25.4）。

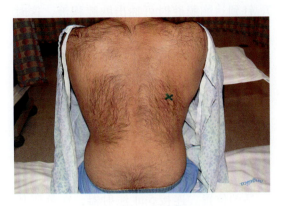

图 25.4 标记针头穿刺的位置

- 不要低于第八肋间，因为呼吸循环和解剖变异会使膈膜和腹腔内器官处于风险中。

4. 消毒皮肤并铺无菌巾。

5. 用带有 25 号针头的 10ml 注射器在适当部位皮下进行麻醉。在皮肤上打出皮丘，然后用 5ml 1% 利多卡因浸润至目标位置的肋骨骨膜。

- 牢记神经血管束在每根肋骨的下缘。在接近肋骨和整个过程中要牢记这一点，以避免损伤这些结构（图 25.5）。

6. 用 22 号针，慢慢地把针向上越过肋骨的上缘。沿肋骨上缘继续推进针头，期间间断回抽注射器及注入利多卡因。

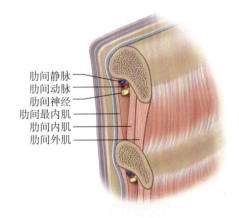

肋间静脉
肋间动脉
肋间神经
肋间最内肌
肋间内肌
肋间外肌

图 25.5 肋间神经血管束

7. 针到达胸膜腔时可抽出胸腔积液，这时不要再进针。留 1~2ml 的利多卡因。用止血钳平齐皮肤夹住穿刺针，以标记胸膜腔的深度，然后将针拔除。

8. 一些市售胸腔穿刺包内可能带有一个可调节深度的保护装置来确定深度。在 18 号管内针上，将深度保护器定位到先前步骤确定的适当深度。如果没有深度保护装置，把示指和拇指放置在导管上合适的位置。连接 5ml 注射器，在负压状态下将装置从肋骨上缘置入，预计在确定的深度再次抽到胸水（图 25.6）。

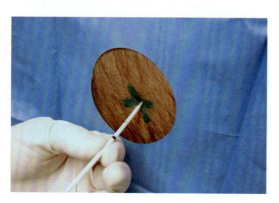

图 25.6　将针和导管插入，拇指和示指固定在需要的深度处

9. 当到达胸腔时，不要继续进针。推进导管，直到保护器接触皮肤。在呼气时拔下针头，并立即用戴着手套的手指堵住开口，以防止出现气胸。一些套件为导管提供单向阀以阻止空气进入。

10. 将 50~60ml 注射器通过三通阀连接到导管上。抽出胸腔积液并放到合适的集液瓶中用于诊断。在治疗性胸腔穿刺时，可以将引流袋连接到三通阀的第三个端口，用于大量排液。采用注射泵方法将 50~60ml 液体一次性排入收集袋：在通向引流袋的旋塞关闭时用注射器抽吸；然后将通向患者的旋塞关闭，将注射器的内容物泵入袋中；最后，关闭通

向收集袋的旋塞。重复操作，直到抽出所需的容量。真空容器是另一种选择，通过管道连接到旋塞即可（图 25.7）。

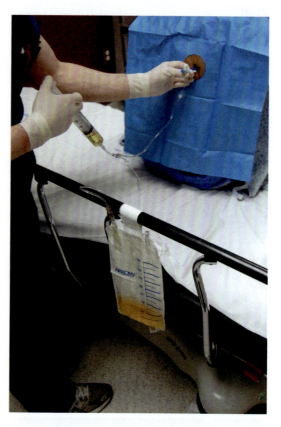

图 25.7　采用注射泵法引流胸水

- 如果使用三通阀和导管上没有单向阀的装置，除非抽出液体，否则一定要保持活塞关闭以降低气胸的风险。

11. 当获得所需量的胸腔积液时，在呼气时拔出导管，并应用闭塞性敷料覆盖。

并发症

- 气胸。
- 复张后肺水肿。
- 血胸、血肿。
- 腹腔内脏器损伤。
- 空气栓塞。
- 脓胸。

注意事项

- 由于超声引导可以大大降低气胸风险，如可行则强烈推荐使用床旁超声。操作前，扫描胸腔并通过肋间隙观察积液，可以了解积液的高度、宽度和深度。使用超声辅助来选择针插入部位的方法如下：
  - 显示针头达到壁层胸膜的距离。
  - 确认所选部位积液的深度至少 1.5cm。
  - 向临床医师提供渗出物和周围结构的完整呼吸周期图像。有这些资料辅助，在开始操作之前，可以明确选择针穿刺部位并标记。
- 此外，实时床旁超声的使用可以使临床医师在穿刺过程中观察针进入胸膜腔的情况，这需要无菌探头套。
- 复张性肺水肿是胸腔穿刺术罕见但危险的并发症，其原因尚不完全清楚。传统经验认为，复张性肺水肿是由于胸腔积液排出量过大（> 1 ~ 1.5L）造成的。另一种观点认为复张性肺水肿是由于操作过程中产生巨大的胸腔内负压（<20cmH$_2$O）引起的。这种并发症的发生率很低，没有确凿的证据。
  - 鉴于以上情况，明智的做法是限制抽取胸腔积液的量，不超过 1 ~ 1.5L。胸腔压力测量法不能广泛应用于急诊科，但也应考虑尽量维持胸腔内压达到更大负值。

经验分享和要点提示

- 床旁超声降低了并发症的风险。
- 切勿尝试胸腔第 8 肋间以下穿刺。
- 在超声或侧位胸片检查证实胸腔积液深度小于 1 ~ 1.5cm 时，不应行胸腔穿刺术。
- 正压通气病人进行胸腔穿刺时需要极其小心，因为在吸气过程中可能会刺破肺部。此外，正在进行正压通气的患者无法坐直，需要取积液侧卧位，以腋后线作为穿刺部位；或仰卧，床头抬高至 45°，以腋中线为穿刺部位。
  - 不需要常规的术后影像学检查排查气胸。手术后影像学检查指征包括手术过程中发生胸痛，手术后持续咳嗽或胸部不适，手术的任何步骤中有过空气抽出或正压通气。
  - 缺乏经验的操作者进行操作时，气胸发生率更高。虽然积液影响呼吸功能被认为是治疗性胸腔穿刺明确指征，但对于非紧急胸腔穿刺最好推迟到其他更有效的操作之后。

推荐阅读

▶ Dewitz A, Jones R, Goldstein J. Additional ultra-sound – guided procedures. In: Ma OJ, Mateer JR, Blavias M, editors. Emergency ultrasound. 2nd ed. New York: McGraw – Hill; 2008. p. 546 – 50.

▶ Feller – Kopman D, Berkowitz D, Boiselle P, Ernst A. Large – volume thoracentesis and the risk of reexpansion pulmonary edema. Ann Thorac Surg. 2007; 84: 1656 – 61.

▶ Gordon CE, Feller – Kopman D, Balk EM, Smetana GW. Pneumothorax following thoracentesis: a systematic review and meta – analysis. Arch Intern Med. 2010; 170: 332 – 9.

▶ Light RW. Pleural effusion. N Engl J Med. 2002; 346: 1971 – 7. Thomsen TW, DeLaPena J, Setnik G. Videos in clinical medicine. Thoracentesis. N Engl J Med. 2006; 355, e16.

第 26 章
胸部开放伤和连枷胸

Jacob J. Glaser and Carlos J. Rodriguez

背景

胸部损伤通常与穿透性和钝性腹部创伤有关，通常导致 50%～70% 的创伤性死亡[1]。心脏压塞、张力性气胸、大量血胸、气道阻塞、连枷胸和开放性气胸是胸部创伤中 6 种直接危及生命的损伤[2]。因此，必须准确识别和紧急处理。

开放性气胸（胸部"吸吮性"伤口）见于穿透性胸部损伤。如果相关的胸部伤口大于气管直径的 2/3（一般 >1.5～2cm），空气可以在每次吸气时通过伤口进入胸膜腔内[3]（图 26.1）。这使得胸膜腔与大气之间的压力失衡，导致肺塌陷，造成严重通气不足和缺氧。

连枷胸是由高能量钝性胸部挤压伤所导致的两根或两根以上相邻肋骨的骨折。一般来说，骨折多为外侧或胸骨。后肋骨折很少引起连枷胸（图 26.2）。据报道，连枷胸的死亡率高达 16%[4]。这种损伤模式与潜在气胸、血胸、肺挫伤和胸壁不稳定的高发有

J. J. Glaser (✉)
Combat Casualty Care Directorate, Naval Medical Research Unit, San Antonio, TX, USA

C. J. Rodriguez
Division of Trauma Surgery, Surgical Critical Care, Walter Reed National Military Medical Center, Bethesda, MD, USA

关，连枷胸的死亡率被认为与肺挫伤和伴发缺氧的程度有关[2]。

开放性气胸和连枷胸均可危及生命，需要及早妥善处理。

胸部创伤的初步评估

- 尽可能和院前急救护理人员做好病人交接。
- 初始身体评估。
  - 应适当关注 ABC（airway，breathing，circulation，气道，呼吸，循环）和 ATLS（Advanced Trauma Life Support，高级创伤生命支持）管理。
  - 评估和复苏应与诊断和即时干预相结合。
  - 对穿孔伤口和破坏性穿透伤（爆炸伤或霰弹枪伤）应高度怀疑胸部开放伤口。
  - 高能量直接撞击创伤（机动车辆事故、坠落、挤压伤）时，应高度怀疑连枷胸。
- 经面罩给高流量氧。
  - 如果病人呼吸窘迫，病情不稳定，或有明显的胸壁缺损，请考虑早期插管以保护气道。
  - 检查胸壁并用密闭敷料包扎。
- 如果存在或怀疑有张力性气胸的表现，给予胸腔减压。

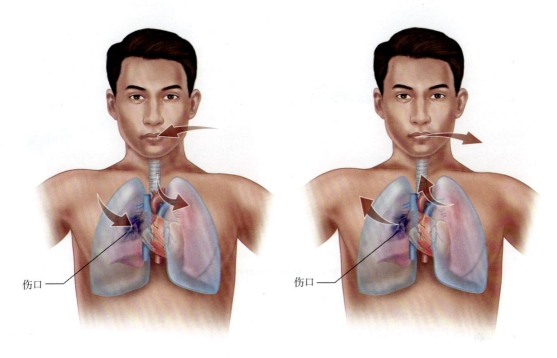

伤口

伤口

图 26.1　空气优先通过伤口进入胸部，使伤侧的肺塌陷

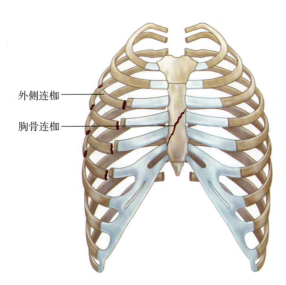

外侧连枷

胸骨连枷

图 26.2　连枷胸：两个或多个节段的两根或多根肋骨骨折。外侧连枷（最常见）和胸骨连枷段如上所示

　　– 疑似张力性气胸，应立即拿开所有密闭敷料以减压。

　　– 在肋骨上方第 2 肋间或锁骨中线肋骨

上缘处放置大口径套管。

● 适用于胸部开放伤和连枷胸的特殊紧急处理（见下文）。

● 持续监测脉氧饱和度和心电图。

● 通过大口径静脉（IV）通道开始晶体液液体复苏。

　　– 如果持续出血或者预期失血过多，请尽早备血。

　　– 管理呼吸参数。

● 有胸内损伤和胸壁缺损者早期外科会诊处理。

开放性气胸（"吸入性胸部伤口"）

● 注意紧急处理气道。

　　– 如果存在呼吸窘迫，给予气管插管。

● 用封闭的三边敷料封闭胸壁缺损。

　　– 这是一个阀门机制，能让积气逸出，防止张力增高（图 26.3）。

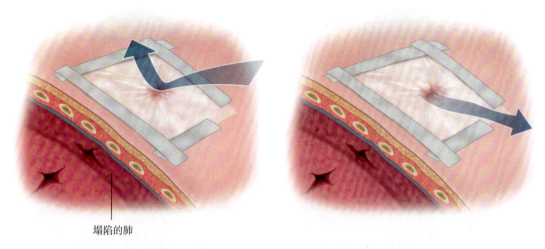

塌陷的肺

图 26.3　三边敷料，类似单向阀门使胸腔张力减压

- － 将一个静脉注射袋剪成伤口大小，然后贴住三边，在紧急情况下可以这样使用。
- － 市售产品适合较小的伤口，包括 Asherman 胸部密封贴和 HyFin Vent。
- 完全封闭的敷料可能迅速将胸腔开放性伤口变为张力性气胸，因此不应该这么做。
  - － 必须严格检查病人和敷料，以确保空气可以排出。
  - － 如果有任何疑问，立即撤除敷料并换上合适的敷料。
- 这些策略是正确处理的关键。
- 当时机合适时（即时间和资源），行胸腔置管，并将伤口上敷盖完全封闭的敷料
  - － 避免将管穿过开放的伤口。
- 一旦完成胸腔置管，放置封闭敷料，完成气道保护，开放性气胸就变得不那么紧要了。
- 立即与外科医师协商，对胸内损伤进行明确的处理。
  - － 病人可能需要紧急开胸手术治疗相关的损伤。
  - － 应在手术室进行冲洗和清创。
  - － 根据伤势情况，病人可能需要胸壁重建。

连枷胸

- 诊断是通过其发生机制和检查得出的，而非影像学。
  - － 吸气时，受累胸部会因负压向内移动。
  - － 呼气时，受累胸部向外移动。
  - － 气管插管正压通气的患者（非自主呼吸）通常不会出现这种反常的胸部运动。
- 必须重视潜在的钝性肺损伤和挫伤。
  - － 挫伤的程度（不是连枷本身）与缺氧的程度和相关的发病率和死亡率有直接关系[2,3]。
  - － 放宽气管插管指征来控制呼吸窘迫、低氧血症或血流动力学不稳定。
  - － 需胸腔闭式引流的血胸和气胸患者存在高风险。
- 腹部损伤可能出现在多达 15% 的患者中[2]。
- 初步稳定后，采取支持性治疗手段。
  - － ICU 入院治疗潜在的肺挫伤。
  - － 以硬膜外或局部阻滞进行疼痛管理为理想的疼痛管理方式。

‒ 密切注意肺伤口和肺复张。

‒ 患者需要在监测环境中观察和治疗，直到确保呼吸参数和氧合能力得到改善。

● 胸壁的外科稳定手术很少做。

‒ 对可疑病例早期进行胸壁固定手术治疗是必要的。

参考文献

[1] LoCicero J, Mattox KL. Epidemiology of chest trauma. Surg Clin North Am. 1989; 69: 15 ‒ 9.

[2] Pietzman AB, Schwab CW, Yealy DM, editors. The trauma manual. 2nd ed. Philadelphia: Wolters Kluwer Health; 2000.

[3] Weinberg JA, Croce MA. Chapter 33: Chest wall injury. In: Flint L, Meredith JW, Schwab CW, editors. Trauma: contemporary principles and therapy. 1st ed. Philadelphia: Lippincott Williams & Williams; 2007.

[4] Clark GC, Schecter WP, Trunkey DD. Variables affecting outcome in blunt chest trauma: flail chest vs. pulmonary contusion. J Trauma. 1988; 28: 298 ‒ 304.

[5] Borden Institute Walter Reed Army Medical Center. Emergency war surgery. 3rd ed. Washington: Office of the Surgeon General U. S. Army, Borden Institute; 2004.

第 27 章

紧急复苏开胸术、开放性心脏按压和主动脉阻断术

Kevin M. Jones，Jay Menaker and José A. Rubero

适应证

- 新近出现的生命体征丧失的穿通性胸部创伤。
- 在伴有心脏压塞或出血的钝性创伤中，应用主动脉阻断以控制近心端的血流。

禁忌证

- 绝对禁忌证
  - 生命体征长时间停止。
  - 伤情明显与生命体征不一致。
  - 无法提供外科处置。
- 相对禁忌证
  - 无。

K. M. Jones
Trauma and Surgical Critical Care，R. Adams Cowley Shock Trauma Center，University of Maryland Medical Center，Baltimore，MD，USA

J. Menaker
Departments of Surgery and Emergency Medicine，R. Adams Cowley Shock Trauma Center，University of Maryland Medical Center，Baltimore，MD，USA

J. A. Rubero (✉)
University of Central Florida，College of Medicine，Orlando，FL，USA
e‑mail：jose. rubero@ucf. edu

材料和药物（图 27.1）

- 聚维酮碘（碘伏），用于快速皮肤准备。
- 10 号手术刀。
- Mayo 或长 Metzenbaum 剪刀。
- Finochietto 拉钩（肋骨撑开器）。
- 长 DeBakey 或其他组织镊（2）。
- Satinsky 血管钳和/或直血管钳。
- 长持针器（2）。
- Lebsche 刀或胸骨骨槌。
- 海绵或纱布垫。

步骤

复苏开胸术和开放性心脏按压

1. 用聚维酮碘快速消毒整个前胸和胸部双侧。
2. 用手术刀从胸骨右侧到左背阔肌前缘沿着乳房下皱褶或第 4、第 5 肋间隙切开皮肤和皮下组织（图 27.2）。
   - 位于患者胸部的切口往往开得太低。它应该横贯胸骨，而不是在剑突水平。向上牵拉乳房可以帮助暴露第 4 或第 5 肋间隙以于此处定位切口。
3. 通过第 4 或第 5 肋间隙钝性分离进入右胸膜腔。
4. 用剪刀剪开肋间肌，从胸骨到腋后线将第 4 肋与第 5 肋分开。

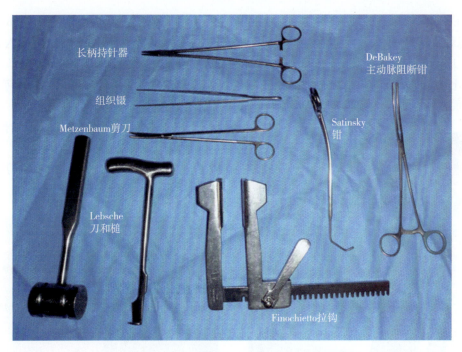

图 27.1　紧急开胸包的基本部件：用于穿过胸骨的 **Lebscke** 刀和槌（咬骨钳或胸骨骨刀也可以），**Finochietto** 拉钩，无创血管钳（**Satinsky** 钳和 **DeBakey** 主动脉阻断钳），长柄持针器，组织镊和 **Metzenbaum** 剪刀，10 或 20 号刀片（图中没有），**Mayo** 剪

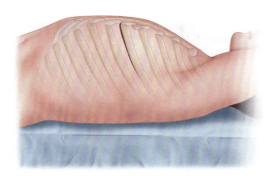

图 27.2　将左臂举过头顶。在左侧第 4 肋间做一个切口，仅低于男性的乳头或在女性乳下褶痕处

5. 如果需要更好地暴露心脏，一些医师主张此时使用 Lebsche 刀、胸骨骨刀、切骨钳将切口延伸穿过胸骨（图 27.3）。

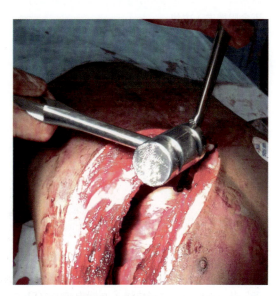

图 27.3　使用 **Lebsche** 刀将切口扩大穿过胸骨，以进一步暴露心脏

- 如果开胸切口延伸到胸骨或穿过胸骨，患者在复苏成功后关闭胸腔之前，应结扎内乳动脉，因为这些已被切开。

6. 插入 Finochietto 拉钩并牵拉肋骨以进入左侧胸腔并暴露心包（图 27.4 和 27.5）。

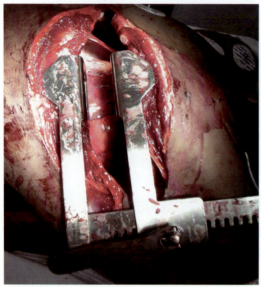

图 27.4　Finochietto 拉钩放置在第 4 肋间前外侧切口。注意，齿条和小齿轮杆放置在侧后方，不会阻碍进入中线

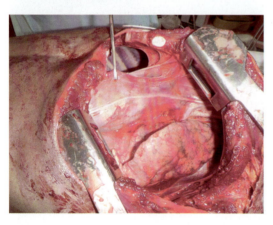

图 27.5　Finochietto 拉钩撑开，暴露左侧胸膜腔和心包。在这种情况下，胸骨如上所述被分开，并且在心包前方形成进入右侧胸腔的窗口。在这张尸体的图片中，肺是缩小的，但是对主动通气的病人来说，会有更多障碍。在图片的上部看到的夹子是为了便于说明，重新将先前被分开的心包复原

- 如图 27.4 所示，将 Finochietto 拉钩的齿条和小齿轮置于下外侧插入，以免蛤状扩张胸廓切口时干扰操作。

7. 如果出现左侧胸腔大量出血，应寻找并控制其来源。

8. 用组织镊将部分心包提起置于膈神经前，用剪刀进入心包（图 27.6）。

9. 在膈神经前方由头至尾方向用剪刀完全剪开心包，暴露心脏（图 27.7）。

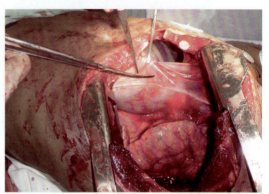

图 27.6　用组织镊提起心包，用剪刀打开心包。在图片中，可清楚地看到剪刀下方由头至尾走行的膈神经

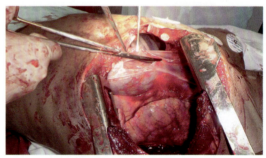

图 27.7　在膈神经的前方由头至尾完全剪开心包，注意不要损伤膈神经

10. 如果遇到心包积血，探查并对已发现的心脏损伤进行适当的初步修复。

11. 用双手手指掌侧握住心脏，从心尖到心底有节律地按压心脏开始开放式心脏按压，在按压间期完全放松以使血液充盈（图 27.8）。

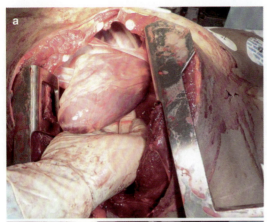

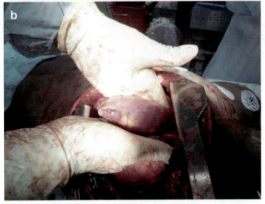

图 27.8　（a）从心包里托出心脏，迅速评估需要损伤控制修复的心脏损伤；（b）开始开放式心脏按压

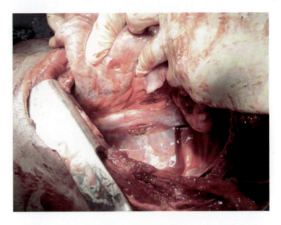

图 27.9　将心和肺向内上方牵拉，使左后纵隔胸膜可见；主动脉位于椎体正前方，之前在此由胸膜隔开。此处心脏和肺的牵拉便于显示后纵隔。这种牵拉会完全阻断静脉回流

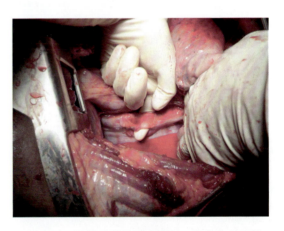

图 27.10　钝性分离纵隔胸膜后，用非主利手的一根手指将主动脉勾出

主动脉阻断

1. 一个助手将左肺向内上牵拉以暴露左侧纵隔后部，如果需要可分离下肺韧带（图 27.9）。

2. 钝性分离胸膜和位于椎体与纵隔的间隙，暴露主动脉（图 27.9）。

3. 用非主利手的手指完全环绕主动脉（图 27.10）。

   - 当患者处于休克状态时，将主动脉与食管区分开来是非常困难的。让助手置入胃管可以帮助区分。主动脉应该是最下面的结构，位于椎体正前方。

4. 完全环绕主动脉，在主动脉上放置血管钳，确保整个血管被夹在钳子内（图 27.11）。

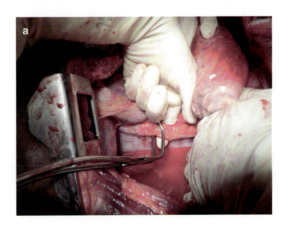

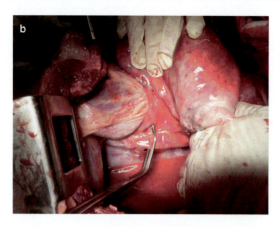

图 27.11 　（a）血管钳（这里使用的是 Satin-sky 钳，也可用大一些的无创血管钳）置于降主动脉；（b）通过看和触摸确定主动脉完全被阻断

并发症

- 手术刀、针或尖锐异物伤及医务人员，这是需要关注的问题。
- 即使不是在最佳的无菌条件下进行，急诊科开胸术后感染也是罕见的。

- 在最初的切口中最常出现的是肺实质损伤，且经常导致幸存者出现气胸。
- 在急诊开胸术时内乳动脉常被离断，因在休克状态时不会发生迅速出血，所以不容易被发现，如果不结扎，会导致胸腔出血。

推荐阅读

▶ Jones RF. Resuscitative thoracotomy. In：Roberts JR，Hedges JR，editors. Clinical procedures in e-mergency medicine. 7th ed. Philadelphia：WB Saunders；2019.

▶ Feliciano DV，Mattox KL. Indications，technique，and pitfalls of emergency center thoracotomy. Surg Rounds. 1981；4：32.

▶ Siemans R，Polk MC Jr. Indications for thoracotomy following penetrating thoracic injury. J Trauma. 1977；17：493.

▶ Wall MJ Jr，Huh J，Mattox KL. Indications and techniques of thoracotomy. In：Feliciano DV，Mattox KL，Moore EE，editors. Trauma. 6th ed. New York：McGraw Hill；2008.

第 28 章

肺超声检查

Alfredo Tirado Ali H. Dabaja, L. Connor Nickels, and Rohit Pravin Patel

适应证

- 各种呼吸窘迫或呼吸困难。
- 评估由于气胸、胸腔积液、肺水肿、急性呼吸窘迫综合征（acute respiratory distress syndrome，ARDS）和肺泡实变（肺不张、肺炎、挫伤、误吸）导致的呼吸衰竭和呼吸功能不全。
- 监测诸如肺水肿和气胸等疾病的进展。
- 指导胸腔积液或气胸的治疗。
- 指导对复杂胸腔积液、血胸、气胸和其他胸膜疾病的胸腔置管。

禁忌证

- 绝对禁忌证
  - 无。
- 相对禁忌证

A. Tirado (✉)
HCA Healthcare/The University of South Florida College of Medicine/Oak Hill Hospital Emergency Medicine Residency Program, Brooksville, FL, USA
e-mail: alfredo. tirado@hcahealthcare. com

A. H. Dabaja
Division of Critical Care, Department of Anesthesia, University of Florida Health, Gainesville, FL, USA

L. C. Nickels · R. P. Patel
Department of Emergency Medicine, University of Florida Health Shands Hospital, Gainesville, FL, USA

- 病态肥胖患者。
- 胸壁畸形或开放性伤口。
- 患者皮下气肿。
- 躁动或精神状态改变的患者。

材料

- 超声检查仪，超声凝胶。
- 探头选择：相控阵列、微凸或曲面探头用于评估肺伪影（胸部或腹部预设），线性阵列或血管探头用于详细评估壁层胸膜和皮下结构（图 28.1a，b）。
- 无菌材料和手术设备。
- 给病人用的遮盖物或毛巾。

准备

- 清洁超声设备，使用无菌操作和足够的超声凝胶。
- 超声定位。将超声仪器放置在容易操作且视野充分的地方。
- 适当的环境。根据需要调暗灯光或合上灯罩来减少光线干扰。
- 设备的使用。打开设备，输入患者数据，并选择合适的探头（胸部或腹部预设的相控、曲面或线性探头）。深度和增益应相应地调整，在 4~10cm 范围内的深度可以分别对更浅和更深的结构进行适当的评价。

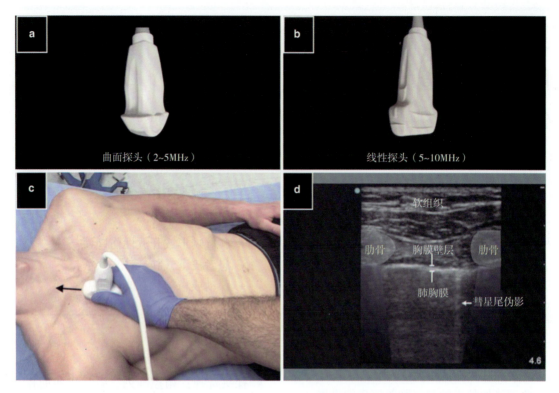

图 28.1　（a）微凸或曲面探头；（b）线性探头；（c）患者超声扫描体位，探头标记指向头侧；（d）使用线性探头 B 型模式获得的蝙蝠翼征、脏层胸膜、壁层胸膜和彗星尾伪影

- 摆放病人体位。这有助于优化和加快检查的速度。大多数病人采取仰卧和直立位。要求病人将手臂放置在头顶上或展开手臂，这样可以让肋间隙打开，有利于放置探头。将患者移到床边，暴露适当的区域，包括前胸壁和外侧胸壁。

步骤

1. 探头位置（图 28.1）。在锁骨中线第 2 和第 3 肋之间开始检查。探头应该垂直于肋骨（纵向定位），超声标记指向头侧。应该在显示器中把最浅的结构放在顶部，更深的结构放在底部。然后，可以移动探头位置，以评估另外三四个区域，通常在腋前线和腋后线之间。探头的横向视图应该最后做，通常沿着腋后线，向足侧朝向横膈。还应评估后方指向的后外侧肺泡和/或胸膜综合征（posterolateral alveolar and/or pleural syndrome，PLAPS），特别是仰卧患者。PLAPS 位于肩胛骨的外侧，通常要求患者侧卧。

2. 扫描区域。我们建议使用 Volpicelli 扫描技术将胸部划分为 8 个检查区域，用胸骨旁线、腋前线和腋后线将每半侧胸壁在乳头线上方或下方划分为上区和下区。这将在每侧创建四个扫描区（图 28.2）：前上侧、前下侧以及外上侧、外下侧区域。可以扩大视图来更好地检查 PLAPS。请参阅 SARS - CoV - 2（COVID - 19）部分。

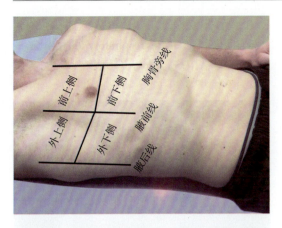

图 28.2　Volpicelli 八分区扫描法。胸骨旁线、腋前线和腋后线用于将每个半侧胸壁分为前侧和外侧表面。对每侧胸部的前侧和外侧表面分为上区、下区进行扫描

3. 确定 "蝙蝠征"（图 28.1d）。最初观察到的应该是肺窗两侧的肋骨阴影，即 "蝙蝠征"，可以看到壁层和脏层胸膜随着呼吸相对滑动的回声线（大约在肋骨阴影下 0.5cm），以及其他的发现，如 "A" 和 "B" 线，以及异常的肺组织。

4. 识别肺滑动征（图 28.3）。肺滑动征表示正常的壁层胸膜 – 脏层胸膜界面的运动。病人呼吸时引起壁层胸膜相对于脏层胸膜的有节奏的运动，表现为高回声线的运动。这通常被描述为蚂蚁列队行进或在胸膜界面闪闪发光。M 型模式可用于通过静态图像显示视频的定时剪辑，只能用作报告或保存文档的方法。肺滑动征（图 28.3a）可用 M 型模式进行评估，它可以帮助在该水平上识别正常的壁层胸膜与内脏的界面。获得足够的二维视图（"蝙蝠征"），并按下设备上的 "M 模式" 选项。一个正常的界面表现为多个高回声线，胸膜（称为 "海岸"，图 28.3b），然后是一个沙状的部分——肺组织。这种图像一起被称为 "海岸征"。气胸时，空气破坏壁层 – 脏层胸膜界面，被固定为水平重复的回声线，类似于条形码（图 28.3b），被称为 "平流征"。M 型模式显示是不连续的。

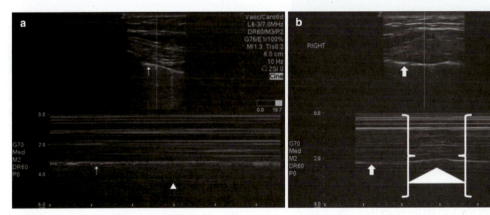

**图 28.3　**（a）M 型模式识别海岸征，与胸膜（箭头）和肺实质（无尾箭）一起产生一个类似于海岸的图像。（b）M 型模式显示平流征或条码征。白色箭头处表示胸膜，大三角形表示运动伪影区域。运动伪影可以通过胸膜线上、下类似的动态变化进行识别。在大括号的两侧都是持续的水平线模式，没有典型的肺滑动表现

- 除气胸外，下列情况下滑动征也可能会消失：呼吸暂停、右或左支气管插管、肺萎陷（水泡）、肺炎和肺纤维化。
- "肺点" 是一个邻近肺滑动征（壁层胸膜）的无运动的区域。这对诊断气

胸具有高度的特异性。如果怀疑是气胸，可以通过评估肺点和向胸部侧壁的运动来量化大小。没有肺滑动征的肋骨间隙越多，气胸就越重。

5. 识别"A线"（图28.4）。A线表示空气。这里在胸膜线深处出现的连续多条与其平行的强回声线。这种伪影代表胸膜的混响，可以在充气的肺中发现，这些肺可以是正常的或不正常的［如肺栓塞，慢性阻塞性肺病（chronic obstructive pulmonary disease，COPD）］。第一条真正的A线标识为"A1"，等距于从胸壁到胸膜线。可以看到许多其他平行线，被标注为"A"线，其后的等距A线依次标识为"A2""A3"等。

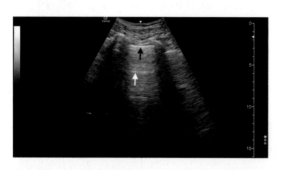

图28.4　可以看到肋骨阴影，多条A线（箭头）

6. 识别"B线"（图28.5）。B线出现在充气良好的肺部，超声影像显示从胸膜到肺部深处的垂直回声线（射线、手电筒征、肺火箭征）。它们是由于小叶间隔增厚，代表空气包围的肺泡的密度（在大多数情况下是液体）。真正的B线起于胸膜线，一直延伸到肺野远端，而"彗星尾"只能在胸膜附近看到，在胸膜线运动过程中被称为"闪烁"或"微光"。当在病人胸腔看到多条B线时，因为许多射线从胸膜射出，将其称为"肺火箭征"或"手电筒征"。尽管大部分时间B线代表肺水肿，但也可以在其他情况下

出现，如误吸、肺纤维化、急性呼吸窘迫综合征（acute respiratory distress syndrome，ARDS）和肺炎。

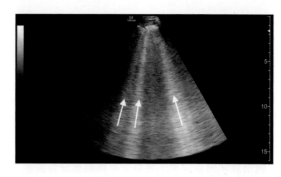

图28.5　B型模式肺超声显示多条B线，即肺火箭征（箭头）

7. 识别肺搏动。这是由于心脏活动引起的胸膜线的闪烁。其在最靠近心脏的胸部左侧最明显，也有助于排除气胸。

8. 向后移动。将超声探头移向侧后方的PLAPS点。该传感器可指向仰卧患者的身体中心，在肺部区域可见胸腔积液和实变。

9. 向足侧移动。标记仍然指向头侧，沿腋后线向外移动2~3个肋间隙。鉴别胸膜疾病和其他病需要多个视图，并有助于评估疾病的程度。这也可以识别肺的边界，例如膈。识别横膈对确定积液的位置非常重要。

10. 识别膈肌和肝脏和/或脾脏（图28.6）。沿着腋后线或后胸壁，将探头向尾部移动以确定膈肌。这是一个回声曲线结构，肝脏或脾脏位于膈下，并且具有典型的与肺不同的回声。很多仰卧的危重病人膈肌很高。大量的水肿和肥胖也可能降低这个位置的图像质量。

- 要始终确认横膈。千万不要将肝脏或脾脏周围的低回声误认为是胸腔积液。另外，在某些疾病中肺组织可与肝组织类似，称为"肝脏化"的肺

密集性强化。适当的探头定位，可以清晰地识别横膈、膈下结构和肺。将肝肾或脾肾隐窝与横膈混淆是新手常犯的错误。

- 识别横膈在技术上可能很困难，需要根据患者的体位、体型和临床情况而定。先从膈膜下开始，首先确定肝肾隐窝（肝脏和肾脏观察界面），然后向头侧移动，直到见到肺和膈肌。另外，由于肋骨在解剖学上方向改变，所以探头可能需要在纵轴上进行调整。顺时针和逆时针移动探头可能有利于观察肺、膈肌和膈下结构。

11. 鉴别胸腔积液（图 28.6）。确认胸腔积液的存在需要确定胸膜和肺之间的无声区。这可以看作是肺的起伏运动，通常是由心脏和呼吸运动造成的。肺可以自由漂浮游离在积液中，被称为"水母征"。漂浮物也可以证实积液，称为"浮游生物征"。确定胸腔积液距离胸壁深度也很重要，用以确定胸腔穿刺或胸腔插管时针头插入的最佳位置/深度。具有挑战性的是找到一个安全的进针路径。使用超声引导的关键在于针头/注射器组件的角度必须与探头的角度重叠。扫描和进针之间的时间必须尽量缩短，但不需要实时引导。在肥胖或水肿的患者中，探头放置时的皮肤凹陷可能导致低估入针的深度，必须加以考虑。胸腔穿刺的安全距离是距内脏壁 10mm。穿刺时抽吸不畅可能是由于局部阻挡针头、针头堵塞、患者变动位置以及角度选择不佳。

- 渗出物、脓胸和血胸可能表现为更强的回声，与无回声的漏出液不同。混合的积液也可以表现为混杂回声。积液的一致性可能使鉴别在技术上更困难，因为这会限制肺运动。当积液回声致密时，操作者可能认为没有积液。

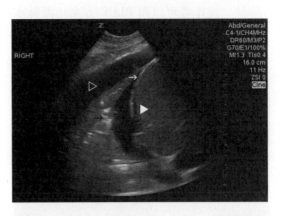

图 28.6　膈肌（白色箭头）、肝脏（实心白三角）、肺（黑色箭头）和无回声液体，可能是积液（空心三角）。顺便提一下，可以看到肺组织中的高回声，可能代表支气管充气征

12. 确定实变（图 28.7）。按压肺出现肺泡实变征（组织样征）。肺泡实变通常缺乏空气，表现为组织密度；这可以是肺不张、肺炎、误吸或其他肺部病变。典型的肺"肝脏化"，图像类似肝组织。高回声病灶代表空气支气管征，这可能提示肺炎。探头位置应与解剖学肺小叶或肺段区域相一致。

- 在呼吸周期中，肺可能滑入积液，则入针时会出现问题，在置入猪尾导管时引起气胸或导丝放置异常，这被称为"窗帘征"。

13. 正弦征（图 28.8）。当发现大量胸水时，M 超应放置在可见肺的中央。正弦征进一步提示胸腔积液存在，并且胸腔积液不一定影响肺动力学。如果没有正弦征，则表示肺的运动可能"受限"。

14. 评估和临床决策。对双侧肺的超声检查，有助于临床决策，特别是对不明原因的呼吸衰竭。已有草案用于指导呼吸衰竭病人（仅限于无创或有创通气的病人）的检查。BLUE 草案根据患者两肺的一系列超声表现（例如 A 线、B 线、肺滑动）来评估患者，并将其转换为算法。操作者可以用 BLUE 方案诊断肺水肿、肺炎、气胸和 COPD/哮喘，其敏感性和特异性令人满意。

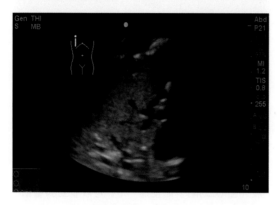

图 28.7　肺在这里表现为组织密度，可能代表肺炎中看到的肺实变，被称为"肝脏化"和"组织样征"

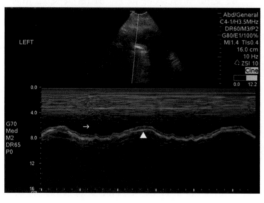

图 28.8　在 M 型超声，用正弦波（白三角）确定和鉴别胸膜积液（箭头）

- 超声表现总结：
  - 气胸：视野内无肺滑动征及相关肺点。M 型模式可见条码征。
  - COPD/哮喘：主要表现为 A 线，深静脉血栓形成（DVT）阴性。
  - 肺栓塞：主要表现为 A 线，深静脉血栓阳性。
  - 肺水肿或心力衰竭：主要表现为 B 线。要做出诊断，可见至少 2 个阳性区，左、右胸各 1 个。阳性区定义为每个

扫描区域至少有三条 B 线。
  - 肺炎：A/B 线，经空气或液体支气管造影可见肝样变。
  - 肺挫伤：通常表现为患侧单侧 A/B 线。
  - 胸腔积液：胸膜腔内无回声区域，伴脊柱征。
  - 肺泡间质综合征：多发性和弥漫性 B 线。参见对 SARS – CoV – 2（COVID – 19）的讨论。

SARS – CoV – 2/ COVID – 19 患者的肺部超声表现

- 2019 年 12 月，世界卫生组织（WHO）通报了中国武汉的未知肺炎病例。后来发现该病原是一种 RNA 病毒，鉴定为严重急性呼吸综合征冠状病毒 2（SARS – CoV – 2），又称新型冠状病毒病或 COV-ID – 19。有文献报道即时肺超声（LUS）作为 COVID – 19 的筛查和诊断工具。
- 检查步骤：有关检查方法请参阅"操作"部分。为了减少风险暴露并获得更好的视野，注意事项如下：
  - 扫描时患者处于直立坐位，超声仪和操作人员位于患者身后（图 28.9a）。或者，患者可耐受时嘱其保持俯卧位。
  - 超声发现通常位于双侧，肺下、后、侧区更明显。
  - 扫描两侧胸腔，将探头从脊柱旁线滑动至肩胛骨中线，继续向外至腋前/后线（图 28.9b）。避开肩胛骨，因其可能会遮挡视野。
- COVID – 19 的超声表现与疾病的分期、合并症和严重程度有关。特征性表现汇总见图 28.10，包括：
  - 胸膜线增厚，伴或不伴不齐（又称 shredding）（图 28.10a）。
  - B 线，如单灶线、多灶线或融合/合并线（图 28.10b）。

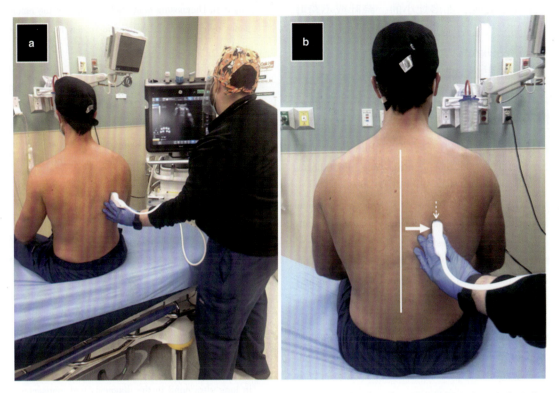

图 28.9　（a）扫查疑似 COVID – 19 患者时的患者和操作者的推荐位置。扫查前操作者和患者均应穿戴足够的防护装备。患者处于直立坐位，操作者站在患者身后。（b）扫描下胸后区的探头位置。竖直实线表示脊柱，虚箭头表示肩胛骨，白色实线箭头指沿椎旁线至肩胛中线扫查。

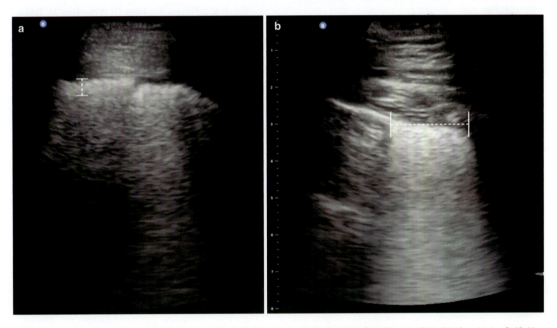

图 28.10　与 COVID – 19 相关的 LUS 检查结果。（a）虚线表示胸膜增厚，B 线不规则。（b）虚线处为 B 线融合/合并

－实变表现，如多灶小的、跨叶或不跨叶的支气管空气征。

－恢复期表现为 A 线。

－胸腔积液少见。

推荐阅读

▶ Levitov A, Mayo PH, Slonim AD. Ultrasound evaluation of the lung. In: Critical care ultrasonography. New York: McGraw – Hill; 2009.

▶ Lichtenstein DA, Menu Y. A bedside ultrasound sign ruling out pneumothorax in the critically ill. Lung sliding. Chest. 1995; 108: 1345 – 8.

▶ Lichtenstein DA, Meziere GA. A lung ultrasound sign allowing bedside distinction between pulmonary edema and COPD: the comet – tail artifact. Intensive Care Med. 1998; 24: 1331 – 4.

▶ Lichtenstein DA, Meziere GA. Relevance of the lung ultrasound in the diagnosis of acute respiratory failure: the BLUE protocol. Chest. 2008; 134: 117 – 25.

▶ Lichtenstein DA. Lung ultrasound in the critically ill. Ann Intensive Care. 2014; 4 (1): 1.

▶ Lichtenstein DA. BLUE – protocol and FALLS – protocol: two applications of lung ultrasound in the critically ill. Chest. 2015; 147 (6): 1659 – 70.

▶ Mantuani D, Frazee BW, Fahimi J, Nagdev A. Point – of – care multi – organ ultrasound improves diagnostic accuracy in adults presenting to the emergency department with acute dyspnea. West J Emerg Med. 2016; 17 (1): 46 – 53.

▶ Martindale JL, Wakai A, Collins SP, Levy PD, Diercks D, Hiestand BC, Fermann GJ, de Souza I, Sinert R. Diagnosing acute heart failure in the emergency department: a systematic review and meta – analysis. Acad Emerg Med. 2016; 23 (3): 223 – 42.

▶ Mayo PH, Doelken P. Pleural ultrasonography. Clin Chest Med. 2006; 27: 215 – 27.

▶ Mayo PH, Goltz HR, Tafreshi M, Doelken P. Safety of ultrasound – guided thoracentesis in patients receiving mechanical ventilation. Chest. 2004; 125: 1059 – 62.

▶ Narinx N, Smismans A, Symons R, Frans J, Demeyere A, Gillis M. Feasibility of using point – of – care lung ultrasound for early triage of COVID – 19 patients in the emergency room. Emerg Radiol. 2020; 10: 1 – 8.

▶ Peng QY, et al. Findings of lung ultrasonography of novel corona virus pneumonia during the 2019 – 2020 epidemic. Intensive Care Med. 2020; 46 (5): 849 – 50.

▶ Sultan L, Sehgal CM. A review of early experience in lung ultrasound in the diagnosis and management of COVID – 19. Ultrasound Med Biol. 2020; 46 (9): 2530 – 45.

▶ Volpicelli G, Mussa A, Garofalo G, Cardinale L, Casoli G, Perotto F, Fava C, Frascisco M. Bedside lung ultrasound in the assessment of alveolar – interstitial syndrome. Am J Emerg Med. 2006; 24 (6): 689 – 96.

▶ Yasukawa K, Minami T. Point – of – care lung ultrasound findings in patients with COVID – 19 pneumonia. Am J Trop Med Hyg. 2020; 102 (6): 1198 – 202.

第 29 章
复苏性主动脉血管内球囊阻断术（REBOA）

Paul R. Banerjee and Sanjiv Gray

适应证

成年患者（年龄 18~69 岁）：

- 继发于膈下出血和股动脉出血的无脉搏电活动（PEA）停止（< 15 分钟）可立即进行。
- 深度低血容量性休克和收缩压 < 90mmHg 或无应答者/部分应答者对快速容量复苏有反应，并且排除了梗阻性休克的原因，并且：
  - 由于钝性创伤或穿透性躯干损伤而疑诊或确诊为腹腔内出血（第一区域 REBOA）。
  - 可疑骨盆骨折和孤立性骨盆出血的钝性创伤患者（第三区域 REBOA）。
  - 骨盆或腹股沟区域穿透性损伤伴有交界性血管损伤（髂动脉或普通股动脉）及不受控制的出血（第三区域 REBOA）。
- 导管已被应用于产后出血、消化道出血和非创伤性心脏骤停。

P. R. Banerjee
Department of Emergency Medicine, Mercer School of Medicine, Macon, GA, USA

S. Gray ✉) Department of Surgery, University of Central Florida College of Medicine, Orlando, FL, USA

禁忌证

- 年龄 > 70 岁或 < 17 岁，没有足够的数据支持其在儿科和老年人群中的应用。
- 继发于膈下出血的 PEA 停止时间大于 15 分钟（符合 ED 开胸指南），并且：
  - 股动脉无法立即插入。
  - 临床/影像学高度怀疑主动脉夹层。
  - 大面积胸部创伤（轻微肋骨骨折除外）。
  - 心包填塞或心包积液快速形成。
    大多数 REBOA 采用股动脉放置 7F 导管。

材料及药物

- 阻断球囊和动脉导管（图 29.1）。
- 7F 鞘管套装。
- 30ml 注射器。
- 5F 带紧固件的导管夹。
- 一次性 11 号手术刀。
- 0 号丝线，60mm 缝合针。
- 4 盎司样本容器。
- 过滤器。
- 离心瓶。
- 50ml 生理盐水。
- 预处理器。
- 生物贴片。
- 三通开关。
- 0.9% 生理盐水 20ml，造影剂 10ml。

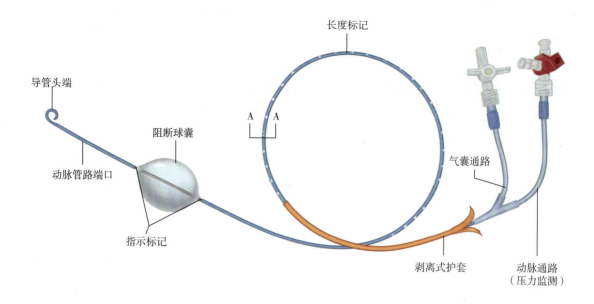

图 29.1　动脉阻断球囊导管

- 无菌巾。
- 4 × 4 无菌纱布。
- 两大块 Tegaderm 敷料。
- PPE（帽子，手术衣，手套，护目镜，口罩）。

步骤

1. 使用 18 号动脉导管套装建立初步股动脉通路，使用动脉波形确认位置，获取并记录动脉血压。

2. 将动脉导管升级为置于股骨部位导丝上方的 7F 鞘管。

3. 用无菌盐水冲洗白色球囊端口（BAL）以测试球囊来准备 ER - REBOA 导管，然后通过保持真空 5 秒钟给球囊完全放气，最后在真空保持的情况下关闭旋塞阀。

4. 选择要执行 REBOA 的区域：球囊在主动脉内的位置可分为三个区域：
   - 区域 I 是从左锁骨下动脉的起点到腹腔干的区域；区域 III 是从最低肾动脉到腹主动脉分叉处的区域；区域 II 是

从腹腔干到最低肾动脉之间的区域，被认为是不应放置阻断球囊的区域（图 29.2）。
   - I 区测量至胸骨切迹（约 46cm），III 区测量至剑突（约 28cm）。

5. 提前剥离导管护套，包括 P 尖端进入鞘的枢纽。将 ER - REBOA 导管插入 7F 护套中。向后剥离以可视化导管上的厘米测量值。使用估计的测量值来测量插入的深度。

6. 一旦定位在预定的区域 I 或 III，ER - REBOA 侧端口（红色，ART）应连接到动脉管路压力监测器并记录动脉压。

7. 用 3:1 无菌盐水/造影剂灌注到 ER - RE-BOA 导管的白色（球囊）端口中。从 I 区 8ml 和 III 区 2ml 开始，稳步增加直至主动脉完全闭塞。表现为有效闭塞后动脉血压突然升高和对侧股动脉搏动消失。

8. 记录使用的对比溶液量和气球充气时间。使用获得壁贴合所需的最小压力，以防止主动脉损伤，通常使用无菌溶液为 2 ~ 8ml，但不要超过 24 ml。

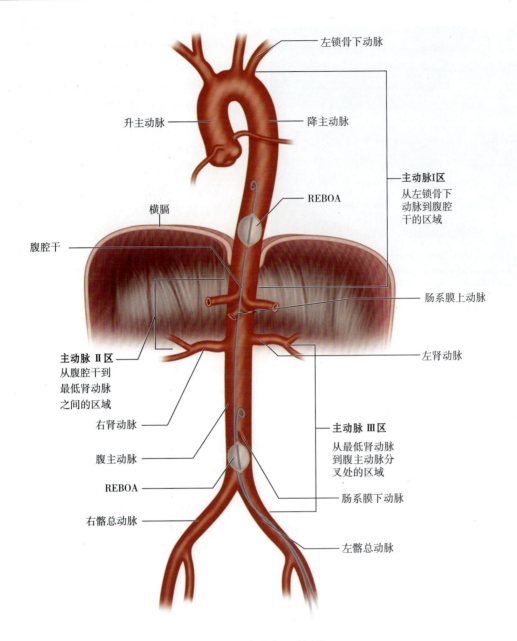

左锁骨下动脉

升主动脉

降主动脉

REBOA

主动脉I区
从左锁骨下
动脉到腹腔
干的区域

横膈

腹腔干

肠系膜上动脉

主动脉 II区
从腹腔干到
最低肾动脉
之间的区域

左肾动脉

右肾动脉

腹主动脉

主动脉 III区
从最低肾动脉
到腹主动脉分
叉处的区域

REBOA

肠系膜下动脉

右髂总动脉

左髂总动脉

图 29.2 主动脉区域划分

9. 立即用胸部 X 线检查和/或 KUB（图 29.3）或透视检查确认 ER–REBOA 的位置。在获得 X 线片时保持在适当的位置。

10. 使用导管夹尽可能靠近鞘的枢纽固定导管。

11. 记录充气后动脉血压。

12. 尽快使患者前往手术室/IR 进行彻底的出血控制。

13. 管理和移除：
    （a）由操作者决定完成解除球囊阻断的时机和时间。
    （b）确保在取出之前从球囊中去除所有盐水。

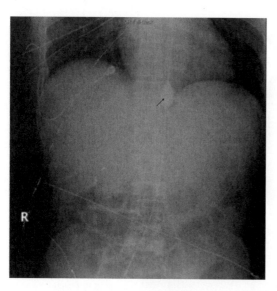

图29.3 X线片显示 REBOA 球囊在 1 区（arrow）

（c）移除 ER‐REBOA 导管。

（d）如果需要，鞘可作为动脉内通路保留在原位，以在 IR/OR 中获得明确的出血控制。

（e）使用手动压缩与闭合装置小心地取出护套。

并发症

- 血管损伤，如血肿、假性动脉瘤、假性内膜瓣和远端栓塞。
- 脊髓缺血。
- 肢体缺血。
- 肾缺血。
- 缺血再灌注损伤。

经验分享和要点提示

- 通过放置动脉导管建立早期股动脉通路，因为这是一种常见的限速步骤。
- 安全放置和持续训练对于降低并发症至关重要。
- 预包装 REBOA 套件有助于轻松使用。
- 使用小型 7F 导管可减少并发症。

- 部分 REBOA 可用于维持一些远端灌注，减轻长时间缺血和再灌注损伤的影响。
- 目前缺乏关于 REBOA 在临床环境中疗效的高质量证据，特别是出血相关死亡率的改善尚未得到证实。
- REBOA 可能更适合无法立即获得确定性手术治疗的院前/远程救治时。
- 倾向性分析发现，对于血流动力学不稳定的躯干创伤患者，使用 REBOA 与死亡率升高之间存在相关性，这些患者从急诊到初诊手术时间的中位数为 97 分钟。
- 与主动脉交叉钳夹相比，REBOA 引起的生理紊乱较少，并且具有更高的技术成功率。

推荐阅读

▶ Biffl WL, Fox CJ, Moore EE. The role of REBOA in the control of exsanguinating torso hemorrhage. J Trauma Acute Care Surg. 2015；78（5）：1054 - 8.

▶ Chaudery M, Clark J, Morrison JJ, Wilson MH, Bew D, Darzi A. Can contrast - enhanced ultra- sonography improve Zone III REBOA placement for prehospital care? J Trauma Acute Care Surg. 2016；80（1）：89 - 94.

▶ Daley J, Morrison JJ, Sather J, Hile L. The role of resuscitative endo - vascular balloon occlusion of the aorta（REBOA）as an adjunct to ACLS in non - traumatic cardiac arrest. Am J Emerg Med. 2017；35（5）：731 - 6.

▶ Gray S, Dieudonne B. Resuscitative endovascular balloon occlusion of the aorta as an adjunct in a pa- tient with neurogenic shock. Cureus. 2018；10（9）：e3375.

▶ Inoue J, Shiraishi A, Yoshiyuki A, Haruta K, Mat- sui H, Otomo Y. Resuscitative endovascular balloon occlusion of the aorta might be dangerous in patients with severe torso trauma：A propensity score analy- sis. J Trauma Acute Care Surg. 2016；80（4）：559 - 66；discussion 566 - 7. https://doi.org/

10. 1097/TA. 0000000000000968. PMID：26808039.

▶ Morrison JJ, Galgon RE, Jansen JO, Cannon JW, Rasmussen TE, Eliason JL. A systematic review of the use of resuscitative endovas － cular balloon oc－ clusion of the aorta in the management of hemor － rhagic shock. J Trauma Acute Care Surg. 2016；80 （2）：324 － 34.

▶ Park TS, Batchinsky AI, Belenkiy SM. Resuscita－ tive endovascular bal － loon occlusion of the aorta （REBOA）：comparison with immedi － ate transfu－ sion following massive hemorrhage in swine. J Trau－ ma Acute Care Surg. 2015；79 （6）：930 － 6.

▶ Stannard A, Eliason JL, Rasmussen TE. Resuscita－ tive endovascular bal － loon occlusion of the aorta （REBOA）as an adjunct for hemorrhagic shock. J Trauma. 2011；71 （6）：1869 － 72. https：// doi. org/10. 1097/ TA. 0b013e31823fe90c.

第 4 篇

心脏相关操作技术

第 30 章
心脏损伤的修复

Ronald Tesoriero and José A. Rubero

适应证

- 累及心脏的创伤，主要表现为无脉电活动（PEA）或提示心脏压塞的心脏停搏
  - 穿透性伤口：院前心肺复苏（CPR）<15 分钟。
  - 钝性伤口：院前心肺复苏（CPR）< 10 分钟。

禁忌证

- 绝对禁忌证
  - 心脏节律为停搏，但用创伤重点超声评估法（FAST）未发现心脏压塞的证据。
- 相对禁忌证
  - 无。

材料和药物

- 诊断性的超声。

R. Tesoriero
Department of Surgical Critical Care，University of Maryland School of Medicine，R. Adams Cowley Shock Trauma Center，
Baltimore，MD，USA

J. A. Rubero（✉）
University of Central Florida，College of Medicine，Orlando，FL，USA
e-mail：jose. rubero@ucf.edu

- 急诊开胸包（图 30.1）。
  - 无菌洞巾、10 号外科手术刀、弯曲的 Mayo 剪刀、Finochietto 拉钩、Lebsche 胸骨刀和槌、手术镊、弯曲的 Metzenbaum 剪刀、外科皮肤缝合器、Foley 导管、夹钳、持针器、2-0 或 3-0 聚丙烯缝线及 MH 或 SH 缝针、Satinsky 血管钳。
- 碘伏（或其他皮肤消毒剂）。
- 除颤仪及心内电极板。
- 肾上腺素。

步骤

1. 识别膈神经前心包，用两只手指压住，在两指尖使用 Metzenbaum 剪刀做一小切口。然后纵行打开心包前壁，直至膈神经处。
2. 如果心脏无有效收缩（无脉电活动、停搏、纤颤），立即开始胸内心脏按压。除非损伤十分严重无法控制，否则都应抓紧时间修复可能引起严重酸中毒或导致无法重建灌注节律的损伤。
3. 在持续胸内心脏按压的同时，判断出损伤的区域，尝试用人工按压止血；伤口较大，可用一 Foley 导管防止继续失血（图 30.2）。

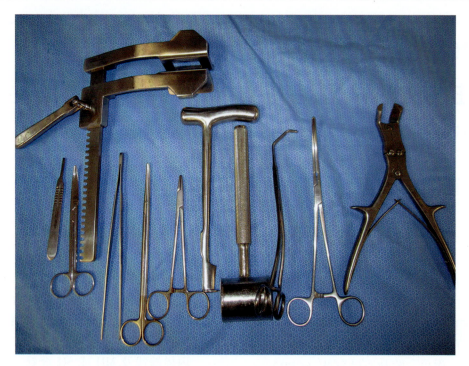

图 30.1　急诊开胸包（自左至右）：手术刀、弯曲的 Mayo 剪、Finochietto 肋骨拉钩、DeBakey 手术镊、Metzenbaum 剪、持针器、Lebsche 胸骨刀和槌、Satinsky 血管钳、主动脉钳、骨钳

4. 必要时（基于损伤的位置），可使用 Lebsche 胸骨刀和槌或剪刀延伸切口行双侧前外胸廓切开术。

5. 若经过数分钟的胸内心脏按压以及输注适当的红细胞及血浆后，患者心脏仍为无脉电活动或心脏停搏，可以使用温盐水刺激心脏，静脉或心内注射肾上腺素。

6. 如果心脏开始室颤或室速，使用心内电极直接对心脏进行电转复（能量 10 ~ 30J）。

7. 一旦重建了灌注节律，继续进行修补操作。若在最初的评估时发现伤口过于巨大难以控制，就需要在心脏按压前即开始修补。

8. 在进入手术室进行最终修补之前，选择最简单的操作方式去控制伤口。

　（a）心房的损伤：心房的质地较为柔韧，因此常可用 Satinsky 血管钳夹住，然后采用 3 - 0 聚丙烯缝线进行缝补（图 30.3）。

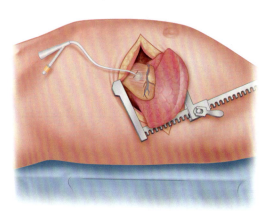

图 30.2　将 Finchietto 牵引器的末端朝向腋窝的方向置入，可用一 Foley 导管来早期控制心脏大裂口

　（b）心室的小型损伤：直接用手按压来控制伤口，然后用 3 - 0 聚丙烯缝线间断缝合或外科皮肤缝合器来闭合伤口（图 30.4）。

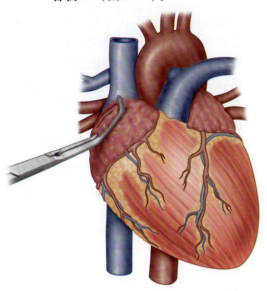

图 30.3　心房的损伤可以用 Satinsky 血管钳迅速夹闭，然后用 3－0 聚丙烯缝线修补

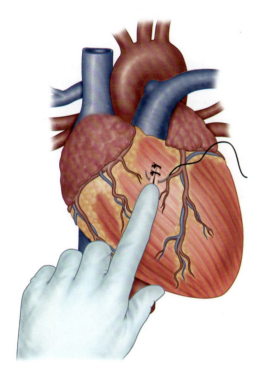

图 30.4　心室的小型损伤可以直接用手指按压住伤口，然后用 3－0 聚丙烯线间断缝合

（c）心室的中大型损伤：通过在伤口中置入一 Foley 导管来控制住伤势，将气囊充气后轻轻牵引住。创口缝合之后将气囊放气，然后拔除导管（图 30.5）。

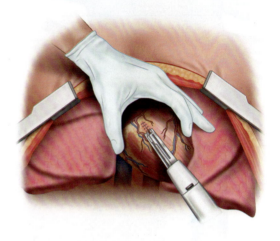

图 30.5　外科皮肤缝合器可用作早期控制单纯心脏裂伤的快捷方法，并且实施者的风险最小

- 用钳子夹住导管末端，否则将通过导管继续失血。
- 牵引力量不能太大，否则可能将气囊扯出心室，导致伤口扩大。

（d）广泛的损伤或术中难以接近：用手压迫右心房暂时阻断心脏的血流。此时心脏会进入无脉电活动、室颤或停搏，在心脏变为完全不可恢复之前，操作者需利用几分钟的时间来控制损伤。

（e）靠近冠脉处的伤口：为了防止压迫血管，跨过动脉的表面进行水平的褥式缝合。可用聚四氟乙烯纱条帮助修补（图 30.6）。

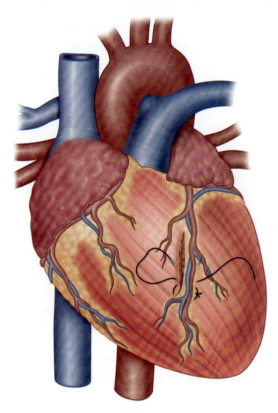

图30.6　靠近冠状动脉的裂口，可跨过动脉的表面进行水平褥式缝合来防止压迫冠状动脉

并发症

- 开胸过程中心脏或肺脏损伤。
- 术中失血。
- 术后出血（内乳动脉损伤、缝线或缝钉裂开）。
- 感染：脓胸或胸骨感染。
- 未发现的心内瓣膜或纵隔损伤（完成修补后应行超声心动图检查）。
- 空气栓塞。

经验分享和要点提示

- 心脏的伤口可能不止一处（尤其是枪击导致的伤口），应注意观察。若伤口位于背面或不再出血，可将损伤暂留置，待将病人送至手术室后再处理更为合适。若将心脏提起，可能引起流入道和流出道梗阻，导致难以纠正的心律失常。
- 若患者的心肌较为薄弱、水肿或者脆弱，可以考虑采用水平褥式缝合来防止缝线撕裂，且可利用聚四氟乙烯纱条来支撑，以保障安全。
- 心肌极易撕裂，因此当尝试缝合时应避免过度绷紧。

推荐阅读

▶ Asensio JA，Trunkey DD. Current therapy of trauma and surgical critical care. Philadelphia：Mosby/Elsevier；2008.

▶ Feliciano DV，Mattox KL，Moore EE. Trauma. 6th ed. New York：McGraw – Hill Medical；2008.

▶ Hirshberg A，Mattox KL. Top knife：the art & craft of trauma surgery. Castle Hill Barns：TFM；2005.

▶ Moore EE，Knudson MM，Clay CB，et al. Defining limits of resuscitative emergency department thoracotomy：a contemporary Western Trauma Association perspective. J Trauma. 2011；70：334 – 9.

▶ Wall MJ，Mattox KL，Chen CD，et al. Acute management of complex cardiac injuries. J Trauma. 1997；42：905 – 12.

第 31 章

同步心脏电复律

Alexandra Craen and José A. Rubero

- 心动过速定义为心率 > 100 次/分。
- 快速性心律失常的原因有很多，包括但不限于窄 QRS 波（QRS 间期 < 120 毫秒）心律和/或宽 QRS 波（QRS 间期 > 120 毫秒），心律可以规则也可以不规则。
- 当患者出现非窦性且不稳定的快速性心律失常时，同步心脏电复律可在心脏 QRS 周期的 R 波峰值处提供低能量电击。

适应证

- 任何有脉搏但不稳定的非窦性快速性心律失常：
  - 心房颤动。
  - 心房扑动。
  - 单一形态的室性心动过速（VT）。
  - 难治性或不稳定的室上性心动过速（SVT）。
  - 折返性心动过速（如 WPW）。
- 具有以下一种或几种特征为病情不稳定的患者：
  - 低血压。
  - 精神状态改变。
  - 充血性心力衰竭。
  - 休克迹象。
  - 晕厥。
  - 呼吸困难。
  - 胸痛。
  - 急性冠脉综合征。
- 医疗处置失败的快速性心律失常

禁忌证

- 绝对禁忌证
  - 心室颤动和无脉或多形（不规则）室速需要非同步电复律（除颤）。
  - 心房有血栓。
  - 窦性心动过速。
- 相对禁忌证
  - 地高辛毒性相关性心动过速。
    - 可引起难治性心室颤动。
  - 持续时间未知或持续时间超过 48 小时的稳定的心房颤动且尚未抗凝治疗。
    - 如果患者采用心脏复律，可能导致心房血栓脱落，导致血栓栓塞和/或卒中。
  - 电解质异常。
  - 患有病态窦房结综合征或窦房传导阻滞的患者，需要起搏器来维持稳定的心

A. Craen
University of Central Florida, Orlando, FL, USA

J. A. Rubero (✉)
University of Central Florida, College of Medicine, Orlando, FL, USA
e‑mail: jose. rubero@ucf. edu

律。

● 患者口头或通过法律文件（即 DNR 和/或事先声明）拒绝手术。

材料和药物

● 装有复苏药物和设备的推车。
● 除颤器。
● 剃刀。
● 镇静/抗焦虑药。
● 抗心律失常药物。
● 辅助供氧。
● 气道管理设备（喉镜、气管内插管）。
● 快速插管装置。
● 心电图。

步骤

准备

1. 给患者连接心肺监护仪。
2. 如果患者病情允许，获取 12 导联心电图。
3. 至少建立一条静脉（Ⅳ）通路。
4. 补充氧气。
5. 通过监护仪或心电图识别节律。
6. 如果条件允许，进行呼气末二氧化碳监测。
7. 将粘性电极板（成人直径为 8 ~ 12cm）放在患者的前外侧胸部或黏垫放在患者的前后位（胸部/背部）。如果患者体重 <10 kg，应使用儿童电极黏垫/板。
8. 第一电极板放置在胸骨右侧的第二/第三肋间隙。第二电极板可以放置在下列两个同样有效的位置之一：
   （a）前外侧位置——左侧腋中线第4/第5肋间隙（图 31.1）。
   （b）前后位——脊柱和左肩胛骨边缘之间（图 31.1）。

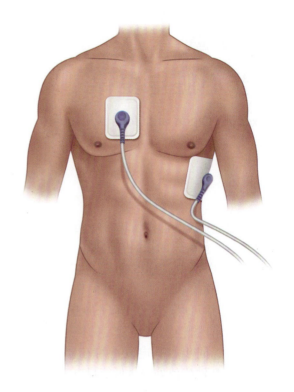

图 31.1　前外侧和前后电极板放置

9. 给患者详述风险、益处和替代方案（包括心脏复律），并获得同意。
10. 如果可能，纠正可能导致或促进患者心律失常的电解质异常。
11. 评估血压和症状以确定是否需要心脏电复律。
12. 若病情稳定，可先给予抗心律失常药。
13. 打开心脏复律/除颤器并连接电极板。
14. 准备气道设备和高级心脏生命支持（ACLS）药物。

酌情镇静/镇痛

1. 选择并单独给予或联合使用镇静药物（见表 31.1）。
2. 考虑患者镇静/镇痛持续的时间和深度以及潜在的副作用。

表 31.1　常用静脉注射镇静剂

丙泊酚	0.5~1 mg/kg
依托咪酯	0.15 mg/kg
氯胺酮	1~2 mg/kg
咪达唑仑	1~2.5 mg
芬太尼	1~2 μg/kg

心脏电复律

1. 按下除颤器上的 SYNC 按钮（图 31.2）。

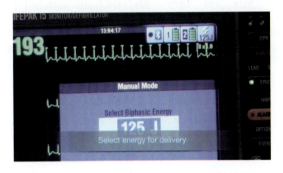

图 31.2　除颤器上的 SYNC 按钮

2. 确保 R 波被机器标记和感应。

3. 根据基础节律选择所需的能量水平（表 31.2）：

表 31.2　电除颤能量选择（双向波）

小儿	0.5~1 J/kg
成人	窄而规则的心动过速：50~100 J
	窄而不规则的心动过速：120~200 J
	宽而规则的心动过速：100 J

根据需要增加能量

　（a）常规除颤（有脉搏）：100 J（单相波或双相波），后续电击为 200J（图 31.2）。

　（b）心房颤动：120~200 J（双相波），200 J（单相波），后续电击为 360 J。

　（c）心房扑动和阵发性室上速：50~100 J（双相波），后续电击为 100 J。

　（d）儿童电复律能量（规律或间断室速和室上速）：0.5~1 J/kg，后续电击高至 2 J/kg。

4. 为机器充电。

5. 在放电前，遵循操作标准，并让所有人远离患者。

6. 按下电击按钮进行心脏电复律，同时远离患者。

7. 按下标有"电击"的按钮进行电击。

　● 如果使用电极板，请用力按压并将电极板保持在原位，直到产生电击。

8. 重新评估监视器上的心脏节律。

其他尝试

1. 如果患者没有复律成功，请准备重复电击。

2. 继续评估气道、生命体征和精神状态。

3. 重新选择同步按钮。

4. 选择新的能量水平，并给机器充电。

5. 确保团队远离病人后，按下电击按钮。

6. 根据需要重新评估并重复操作。

7. 考虑并评估心律失常的可能原因。

心脏复律后

● 密切监测患者，直至其清醒且生命体征稳定。

● 考虑心脏内科会诊，如有指征，开始服用抗心律失常药。

并发症

● 低血压。

● 呼吸抑制、呼吸暂停、高碳酸血症需要手动通气。

● 诱发性心律失常：
　– 心律失常，包括心室颤动、无脉搏室速或心脏停搏，需要进一步的心肺复苏。

- 既往心肌梗死、房室传导阻滞患者的心动过缓。

- 心房血栓形成所致血栓栓塞性疾病和脑卒中。

- 皮肤灼伤。

- 极少数情况下，由于电极板放置不当和环境中氧气含量过高而发生火灾。

经验分享和要点提示

- 必须在两次电击之间重新选择 SYNC 按钮。如果需要除颤，则必须禁用该按钮。

- 可能需要剃掉胸毛，以更好地让电极板接触胸壁。

- 避免将电极板放在植入装置或药物贴片上。

- 如果机器没有感应到 R 波，请调整幅度（或增益），直到标记出现在 QRS 波群上方。

- 双相波能量优于单相波能量，因为它可以在较低能量水平下更有效地除颤。

- 也可以使用手持式电极板，通过施加力可以增加电击的输送。

- <10kg 的患儿需要使用婴儿用电极板。

致谢　感谢三位医学博士 Joson Jones，Am Tsung，Marie - Carmelle 对本章第一版做出的贡献。

推荐阅读

▷ Al - Khatib SA, Stevenson WG, Ackerman MJ, et al. 2017 AHA/ACC/ HRS guideline for management of patients with ventricular arrhyth - mias and the prevention of sudden cardiac death: a report of the American College of Cardiology/American Heart Association Task Force on Clinical Practice Guidelines and the Heart Rhythm Society. Circulation. 2018; 138: e272 - 391. Originally published 1 Aug 2018. https://doi.org/10.1161/CIR.0000000000000549.

▷ Link MS, Berkow LC, Kudenchuk PJ, et al. Part 7: 2015 American Heart Association guidelines update for cardiopulmonary resuscitation and emergency cardiovascular care. Circulation. 2015; 132: S444 - S464, originally published November 3, 2015. https://doi.org/10.1161/CIR.0000000000000261

▷ Page RL, Joglar JA, Caldwell MA, et al. 2015 ACC/AHA/HRS guide - line for the management of adult patients with supraventricu - lar tachycardia: a report of the American College of Cardiology/ A-merican Heart Association Task Force on clinical practice guide - lines and the Heart Rhythm Socie-ty. Circulation. 2016; 133: e506 - 74. Originally published 23 Sep 2015. https://doi.org/10.1161/ CIR.0000000000000311.

第 32 章

非同步心脏电复律（电除颤）

Alexandra Craen and José A. Rubero

- 电除颤是一种急救技术，用于终止室颤（ventricular fibrillation，VF）或无脉性室性心动过速（ventricular tachycardia，VT）。
- 非同步心脏复律，即电除颤，是指通过胸壁向心肌提供高能量的电流。当按下除颤器上的按钮，就会有高能量的电流穿过胸壁，对心肌产生电击。因此，可在心动周期任何时间进行电除颤。
- 心脏骤停的病因包括但不限于：心律失常、急性冠脉综合征、药物、电解质紊乱等，均可表现为室颤或无脉性室性心动过速，属于潜在致命，但"可逆"，患者最终可生存的"失常"心律。
- 婴幼儿发生的室颤或无脉性室性心动过速通常与缺氧或先天性的心脏/大血管畸形有关。
- 室颤或无脉性室性心动过速的患者表现为（呼唤或刺激）无反应、无脉搏并呼吸暂停。

- 根据 2015 年美国心脏协会（American Heart Association，AHA）心肺复苏指南中关于高级生命支持（advanced cardivascular life support，ACLS）部分的意见，一旦患者出现室颤/无脉性室性心动过速，应立即开始胸外按压，同时尽快寻找除颤器并给予除颤。

适应证

- 心室颤动。
- 无脉性室性心动过速。
- 由室颤引起的心脏骤停。

禁忌证

- 医疗团队认为继续电除颤对患者是徒劳无益的。
- 绝对禁忌证：
  - 意识清醒的患者。
  - 有脉搏搏动的患者。
  - 无脉性电活动（pulseless electrical activity，PEA）。
  - 心脏停搏。
  - 除颤后尚未判断节律的情况。
  - 两次心肺复苏间隔 <2 分钟或未完成 5 个循环的复苏操作。
  - 患者口头或通过法律文件（放弃心肺复苏的同意书或事前指示书）已明确

A. Craen
University of Central Florida, Orlando, FL, USA

J. A. Rubero (✉)
University of Central Florida, College of Medicine, Orlando, FL, USA
e-mail：jose. rubero@ucf. edu

表达不接受心肺复苏抢救的意愿。

- 相对禁忌证：

  - 潜在电流使用风险［易燃易爆环境（即手术室）］。

  - 由于心肌自律性异常导致（如：洋地黄中毒、儿茶酚胺相关）的心律失常（因为电击后导致心动过速的因素仍然存在）。

- 不属于禁忌证的因素：

  - 怀孕。

  - 胸部外伤。

  - 自动植入式心律转复除颤器（automatic implantable cardioverter defibrillators，AICD）。

  - 患者躺在湿润或潮湿的地面上。

  - 胸部有穿孔。

材料和药品

- 心电监护仪/除颤器。

- 自粘性除颤垫或除颤电极板（电极板可能比自粘式除颤垫在电除颤方面具有更高的成功率，但同时也可能导致更多的并发症，并对操作者造成更大的危险）。

- 涂抹在电极板上的导电凝胶（不能用超声凝胶）。

- 心电电极。

- 供氧设备。

- 必要时还需准备气管插管等气道管理设备。

- 配备有复苏药物及设备的抢救车。

步骤

1. 准备工作：

   1.1 评估脉搏情况，若未触及脉搏，应立即开始心肺复苏。

   1.2 同时保持气道通畅，并应用带有气阀与活瓣装置的呼吸面罩给予患者吸氧。

1.3 使用心肺监护仪对患者进行严密监测。

1.4 至少建立一条静脉输液通路。

1.5 在前侧位或前后位（图 32.1）的位置放置自粘性除颤垫或除颤电极板。

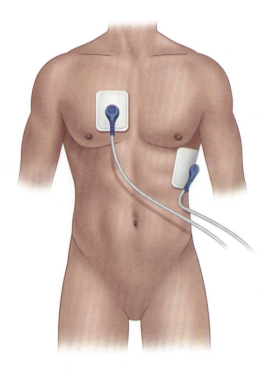

图 32.1　自粘性除颤垫的放置位置（前侧位与前后位）

1.6 自粘性除颤垫或除颤电极板可作为心电电极使用，显示患者的实时心律情况。

1.7 电极板金属表面涂抹导电凝胶，之后将一块电极板放在病人的右胸部锁骨下方靠近胸骨边界处，另一个则放在左胸部第 5 或第 6 肋间靠近腋中线处（图 32.2）。

1.8 调整除颤仪模式，使其可通过电极板或除颤垫获取患者心律情况。

1.9 停止心外按压，评估患者心律和脉搏，注意时长不超过 10 秒。

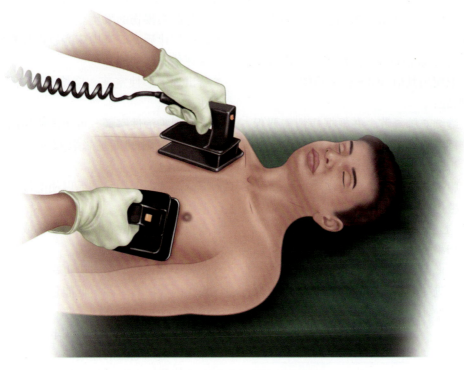

图 32.2　除颤电极板的放置位置

若心电监护仪显示室颤或无脉性室性心动过速，应立即开始电除颤。

2. 电除颤：

2.1　选择所需的除颤电击能量（见表 32.1）。

表 32.1　除颤能量选择（双相波）

小儿	2～4J/kg
成人[a]	120～200J

[a]可根据需要逐步递增。

2.2　给除颤仪充电。

2.3　充电时注意继续给予患者持续心肺复苏。

2.4　除颤电击前，遵循标准预防措施，确定患者周围环境并疏散周围人员，以确保其他人与患者无直接或间接接触。

2.5　操作人员在确认与患者无接触的情况下按下电击按钮。

2.6　立即重新开始心肺复苏，持续 2 分钟或 5 个循环。

2.7　在进行心肺复苏时，另一名操作人员可同时为除颤仪充电（但不启动），以缩短脉搏/心律检查和开始充电电击之间的时间间隔。

2.8　心肺复苏 2 分钟或 5 个周期后，可再次评估患者心律和脉搏，并重复步骤 1.8～1.9，同时给予适当的 ACLS 药物治疗。

3. 额外尝试

3.1　重新开始心肺复苏，持续 2 分钟或 5 个循环。

3.2　在监护仪上重新评估患者心律。

3.3　如果患者心律无改变，则准备重复电击。

3.4　选择新的能量水平并给除颤仪充

电。

3.5　再次评估病情并根据病情需要重复步骤2.8。

3.6　针对难治性室颤/无脉性室速可考虑使用其他 ACLS 相关药物。

4. 其他措施：

4.1　继续心肺复苏，并根据病情需要保持气道通畅。

4.2　根据 ACLS 的指南推荐，给予肾上腺素和抗心律失常药物。

4.3　考虑并解决可逆转的病因。

5. 非同步心脏电复律后的处理：

5.1　如果患者不能触及脉搏搏动，可启动低温治疗。

5.2　可进一步请心脏专科会诊，以获取下一步抗心律失常治疗方面的建议。

并发症

- 皮肤灼伤。
- 心肌坏死。
- 新发的恶性心律失常，包括无脉性室速后的室颤以及心脏停搏。

经验分享和要点提示

- 随着室颤持续时间的延长以及电击能量的递增，除颤后出现心律失常的机率也会增加。尽早给予除颤治疗并以推荐的能量水平进行电击，可最大限度避免上述并发症的发生。若不幸出现此类心律失常，则可遵循 ACLS 推荐的相应方案进行处理。
- 医护人员在除颤电击过程中若与患者存在身体接触，则有出现电击伤的危险。因为这种身体接触使其在电击过程中释放了电击的电流，起到了地线作用。
  - 医护人员可通过佩戴绝缘手套以及使用

双相设备或电极板等措施来最大限度避免此类损伤的发生。

- 除颤复律后，应考虑床旁超声检查以进一步评估心脏功能。
- 若出现多形性室速，应给予镁离子 2g 输注。
- 若出现难治性室颤，可考虑使用两台除颤仪，以 200J 的能量采取双重序贯式的外部电击。
- 部分患者需要剔除胸毛以使电极板更好地接触胸壁。
- 避免将电极板放在植入的设备或药物贴片上进行除颤。
- 相较于单相波能量，应更多选择双相波除颤，因为后者可在更低能量水平更有效地进行复律。
- 必要时也可以使用手持式电极板，通过施加压力增加电流的输送。
- 对于体重 <10kg 婴幼儿，需要使用婴儿用电极板。

致谢：对于本版中所包含的第一版的本章节内容，我们在此对于 Matthew R. Tice, Zachary B. Kramer 和 Marie - Carmelle Elie 所做的贡献表示感谢。

推荐阅读

▶ Link MS, Berkow LC, Kudenchuk PJ, et al. Part 7：2015 American Heart Association guidelines update for cardiopulmonary resuscitation and emergency cardiovascular care. Circulation. 2015；132：S444 - 64, originally published November 3, 2015. https：//doi. org/10. 1161/ CIR. 0000000000000261.

▶ 2. Ross EM, et al. Dual defibrillation in out - of - hospital cardiac arrest：a retrospective cohort analysis. Resuscitation. 2016；106：14 - 7.

第 33 章

快速性心律失常的药物复律

Alexandra Craen and José A. Rubero，Alexandra Craen 和 José a. Rubero

适应证

- 稳定的快速性心律失常患者。

禁忌证

- 伴低血压、精神状态改变、呼吸困难或考虑急性心功能不全的不稳定患者。

材料和药物

- 装有急救药物和设备的急救车。
- 带电极片的除颤器。
- 气道管理设备。
- 吸引器。
- 快速顺序插管药物。
- 氧气。
- 抗心律失常药物。
- 心电图机。

步骤

1. 准备工作
   - 给病人连接心肺监护仪。

A. Craen
University of Central Florida, Orlando, FL, USA

J. A. Rubero（✉）
University of Central Florida, College of Medicine, Orlando, FL, USA
e-mail: jose. rubero@ucf. edu

- 开通至少一条静脉通路。
- 给病人吸氧。
- 评估血压和症状，以确定是否需要紧急电复律。
- 在需要除颤或电复律的情况下，将粘性电极片置于患者的前外侧或前后方向。
- 做 12 导联心电图。
- 确定心律，以便更好地确定治疗方案。
- 识别和治疗可逆的病因。

2. 心脏复律
   - 根据 QRS 波形和节律对快速性心律失常进行分类。
   - 如果 QRS 波形狭窄且节律规则：
     - 窦性心动过速。
       · 识别和治疗原因。
     - 阵发性室上性心动过速。
       · 尝试刺激迷走神经。
       · 给予 6mg 腺苷快速静脉注射。给予 12mg 腺苷快速静脉注射。
       · 可重复 12mg 腺苷快速静脉推注一次。如果心律失常持续存在，则使用较长作用时间的房室结阻滞剂，即钙通道阻滞剂或 β 受体阻滞剂。
     - 心房扑动
       · 用钙通道阻滞剂或 β 受体阻滞剂控制心率。
       · 考虑使用 CHA2DS2-VASc 评分

开始抗凝。

- 如果 QRS 波狭窄，心律不齐：
  - 心房颤动，可变传导的心房颤动或多灶性房性心动过速。
    - 用非二氢吡啶钙通道阻滞剂，即地尔硫草或 β 受体阻滞剂控制心率。
    - 考虑根据 CHA2DS2 - VASc 评分开始抗凝。
- 如果 QRS 波较宽且节律规则：
  - 考虑室性心动过速。
    - 普鲁卡因胺 17mg/kg，速率为 20 ~ 50mg/min，静脉注射 25 ~ 30 分钟（最大剂量 1g），或胺碘酮 150mg 静脉注射 10 分钟。
    - 考虑立即进行电复律。
  - 罕见的伴有异常的室上性心动过速。
  - 寻求专家意见。
- 如果 QRS 波较宽且节律不规则：
  - 异常心室颤动。
    - 普鲁卡因酰胺 17mg/kg，速率为 20 ~ 50mg/min，静脉注射 25 ~ 30 分钟（最大剂量 1g）或胺碘酮 150mg iv，超过 10 分钟立即电复律。
  - 尖端扭转型室性心动过速。
    - 静点镁制剂 1 ~ 2g。
    - 电复律。
    - 起搏。
  - 在 STEMI 治疗后考虑高钾血症或加速的室性心律。

并发症

- 低血压。
- 原发性心律失常次数增加。
- 导致中风的栓塞事件。
- 恶化的心律失常需要电复律或除颤。

经验分享和要点提示

- 谨慎使用 β 受体阻滞剂治疗肺部疾病或充血性心力衰竭患者。
- 假设所有宽 QRS 波且节律规则者都是室性心动过速。
- Wolff - Parkinson - White 综合征（预激综合征）患者避免使用所有房室结阻滞剂，包括 CCB 或 β 受体阻滞剂，因为它可能导致致命的室性心律失常。
  - QRS 波形改变，心率超过 250 次/分，考虑不规则心动过速。
  - 考虑普鲁卡因胺 17mg/kg，速率为 20 ~ 50mg/min，静脉注射 25 ~ 30 分钟（最大剂量，1g），或胺碘酮 150mg 静脉注射 10 分钟。
- 如果病人情况不稳定，立即进行电复律。

推荐阅读

▶ Al - Khatib SA, Stevenson WG, Ackerman MJ, et al. 2017 AHA/ACC/ HRS guideline for management of patients with ventricular arrhyth - mias and the prevention of sudden cardiac death：a report of the American College of Cardiology/American Heart Association Task Force on Clinical Practice Guidelines and the Heart Rhythm Society. Circulation. 2018；138：e272 - 391. Originally published 1 Aug 2018. https：//doi. org/10. 1161/ CIR. 0000000000000549.

▶ Link MS, Berkow LC, Kudenchuk PJ, et al. Part 7：2015 American Heart Association guidelines update for cardiopulmonary resuscitation and emergency cardiovascular care. Circulation. 2015；132：S444 - 64, originally published November 3, 2015. ht-tps：//doi. org/10. 1161/ CIR. 0000000000000261.

▶ Page RL, Joglar JA, Caldwell MA, et al. 2015 ACC/AHA/HRS guideline for the management of a-dult patients with supra - ventricular tachycardia：a report of the American College of Cardiology/American Heart Association Task Force on Clinical Practice Guidelines and the Heart Rhythm Society. Circulation. 2016；133：e506 − 74. Originally published 23 Sep 2015. https：//doi. org/10. 1161/CIR. 0000000000000311.

第 34 章

经皮临时起搏

Nour Rifai and Christian Coletti

适应证

- 血流动力学不稳定（如低血压、肺水肿、胸痛、气短或有脑血流灌注减少的证据）且药物治疗无效的缓慢型心律失常。
- 作为经静脉或永久起搏器植入的桥接治疗。
- 在快速型心律失常时做强制起搏点。
- 颇有争议的是在被目击到心脏停搏的前10 分钟内应用。
- 在儿童仅用于与已知的先天性心脏缺陷或心脏手术后相关的心动过缓。

禁忌证

- 绝对禁忌证
  - 无。
- 相对禁忌证
  - 与低体温相关的缓慢型心律失常［心室更倾向于发生除颤无效的心室颤动（室颤）］。
  - 长时间的心脏停搏（ >20 分钟）。
  - 儿童的缓慢型心律失常（通常继发于低氧或呼吸相关的问题）。

N. Rifai (✉) · C. Coletti
Department of Emergency Medicine, Christiana Care Health
System, Newark, DE, USA

- 尽管给予镇静及麻醉，患者仍无法耐受此操作的情况。

材料和药物

- 起搏装置（现代设备可兼具起搏器及除颤器功能）（图 34.1）。

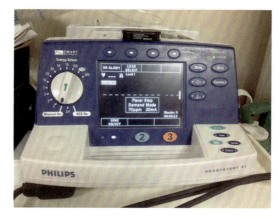

图 34.1　起搏装置

- 一套标准的心电图（ECG）电极。
- 一套起搏电极。
- 抢救车及气道设备（作为预防）。
- 镇静和麻醉剂（通常一种短效的苯二氮䓬类药及一种阿片类药）
  - 咪达唑仑：0.1 ~ 0.2mg/kg 静推，在3 ~ 5 分钟后可以重复首剂量的 25%。单次剂量不能超过 2.5mg，总剂量不能超过 5mg。

－芬太尼：1～2μg/kg，1～2 分钟缓慢静推，30 分钟内可重复一次（芬太尼应作为阿片类的首选，因其不会加重任何类型的低血压）。

步骤

1. 时间允许的话，清洁和干燥皮肤，备皮。
2. 给予合适的镇静及麻醉药物。

3. 给起搏单元的输入端及患者都连接上 ECG 电极。在患者身上，白色的导联置于右锁骨上方，黑色电极置于左锁骨上方，红色电极放在左侧腋中线附近。
4. 如图 34.2 所示将起搏电极粘贴在前后位或前侧位（避免直接放置在植入式起搏器或除颤器之上）。

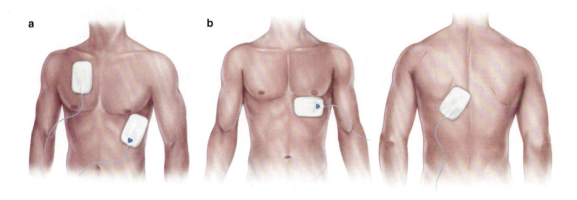

图 34.2　起搏贴片粘贴的前侧位（a）或前后位（b）

5. 打开机器开关，并调至同步挡（或应需挡）。
   - 非同步挡（或固定挡）发放脉冲时不考虑内源性心动周期，使 R on T 的可能性增加，从而导致室性心动过速或室颤。
   - 同步挡（或应需挡）在识别到 QRS 波的时候不会发放电子脉冲；经皮起搏通常首选此模式。
6. 设定理想心率：通常为 60～80 次/分，以保证足够的灌注。
7. 选择起搏器单元上的一根导联，然后按开始键。
8. 缓慢地增加输出电流，直到 ECG 显示屏上显示，在每个 QRS 波之前出现提示夺获的可视脉冲（图 34.3）。
   - 通常在 50～100mA 之间可以夺获心室。

- 如果为意识障碍、病情迅速恶化或心脏骤停患者，明智的做法是将起始电流设定为最大来保证快速夺获，然后再将电流逐渐调低至刚好可以夺获心室。
9. 在显示屏上观察到夺获之后，通过触诊脉搏来证实机械夺获，可以测到与机器设定相符的脉率。血压改善，胸痛、气短的缓解及意识状态的转变同样提示心率的改善和循环的恢复。
10. 当运用起搏来控制快速性心律失常时，起搏率设定在比检测到的快速心率再加 20～60 次/分。
    - 牢记起搏可能导致节律进一步加快或诱发室颤，因此推荐每一次操作之前都要预备急救车及气道设备。

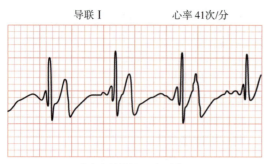

导联 I　　　　心率 41次/分

准备起搏前的心动过缓

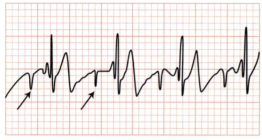

导联 I　　心率 43次/分　　35mA

尝试起搏，起搏刺激信号（箭头）
低于阈值，没有夺获

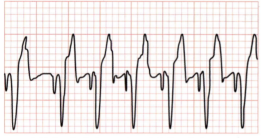

导联 I　　心率 71次/分　　60mA

起搏高于阈值（60mA），有夺获（宽大的室性
QRS波，T波方向与QRS波相反）

图 34.3　在 ECG 显示屏上每个 QRS 波之前可视的起搏脉冲

经验分享和要点提示

- 对于心动过缓但暂时稳定的患者，可提前放置起搏电极以预防可能发生的失代偿。
- 对心动过缓但是暂时稳定的患者尝试起搏器是明智的，不仅可以保证仪器和电极正常工作，而且可以估测电子夺获所需输出电流，从而保证更快、更有效的

起搏来挽救生命。

- 当触诊机械夺获时，股动脉搏动更容易触及，因为起搏脉冲导致的肌肉收缩可能使颈动脉搏动较难触及。
- 如果脉冲没有被夺获，尝试稍微调整起搏电极贴片，确保电极没有脱落，设置没有改变、仪器电池有电，或电源插头正常。
- 如果已有电子夺获但没有触及机械夺获，增加起搏速度直到触及到合适的搏动。
- 如果监视器不是空白的或被 ECG 屏幕代替，注意不要忽视潜在的室颤。
- 在经皮起搏起作用时可以持续进行心肺复苏（CPR），因为电极贴片是绝缘的而且每次脉冲传导的能量极小，因此医护人员受伤的风险很低。
- 某些因素，如体型高大、大量心包积液、开胸手术后瘢痕或阻塞性肺疾病导致的胸腔过度充气，不仅可能导致夺获的阈值增加，而且可能导致夺获失败，此时应考虑立即行经血管起搏。
- 应注意长期起搏和儿童起搏可能增加皮肤和软组织损伤的风险。

推荐阅读

▷ Bonow JS, Mann DL, Zipes DF, editors. Braunwald's heart disease: a textbook of cardiovascular medicine. 9th ed. Philadelphia: Saunders Elsevier; 2008.

▷ Pfenninger JL, Fowler GC, editors. Pfenninger and Fowler's procedures for primary care. Philadelphia: Saunders Elsevier; 2010.

▷ Roberts JR, Hedges JR, editors. Clinical procedures in emergency medicine. 5th ed. Philadelphia: Saunders Elsevier; 2010.

▷ Tintinalli JE, Stapczynski JS, Cline DM, Ma OJ, Cydulka RK, Meckler GD, editors. Tintinalli's emergency medicine: a comprehensive study guide. 7th ed. New York: McGraw-Hill Medical; 2011.

第 35 章

经血管临时起搏

Katrina John，Jeffrey Kile and Amish Aghera

适应证

在心脏出现以下情况时适用：

- 窦房结功能异常。
- 二度或三度房室传导阻滞。
- 伴有缓慢心室率的心房纤颤。
- 新发的左束支传导阻滞（LBBB）。
- 右束支传导阻滞（RBBB）。
- 双束支阻滞。
- 交替性束支传导阻滞（BBB）。
- 植入的起搏器功能障碍。

禁忌证

- 绝对禁忌证
  - 人工三尖瓣置换术后。
- 相对禁忌证
  - 与严重低体温相关的缓慢型心律失常。

K. John (✉)
Emergency Department，Tri – City Medical Center，Oceanside，CA，USA

J. Kile
Emergency Department，Sharp Coronado Hospital，Coronado，CA，USA

A. Aghera
Department of Emergency Medicine，Maimonides Medical Center，Brooklyn，NY，USA

材料和药物（图 35.1）

- 无菌手套。
- 无菌手术衣及铺巾。
- 口罩及手术帽。
- 2 个 10ml 注射器。
- 1 个 3ml 注射器。
- 局部麻醉剂（1% 或 2% 利多卡因，不含肾上腺素）。
- 22 号针。
- 聚维酮碘或氯己定/异丙醇。
- 数个 4×4 英寸海绵。
- 无菌敷料包。
- 4 – 0 尼龙或丝线。
- 手术刀（11 号刀片）。
- 持针器。
- 手术剪。
- 引导针。
- 导丝。
- 扩皮器。
- 引导鞘。
- 折叠的无菌延伸鞘。
- 尖端有球囊的起搏导管。
- 配有工作电池的起搏发生器。
- 配有弹簧夹或其他合适接头的绝缘电缆。
- 心电图（ECG）/心脏监护仪。

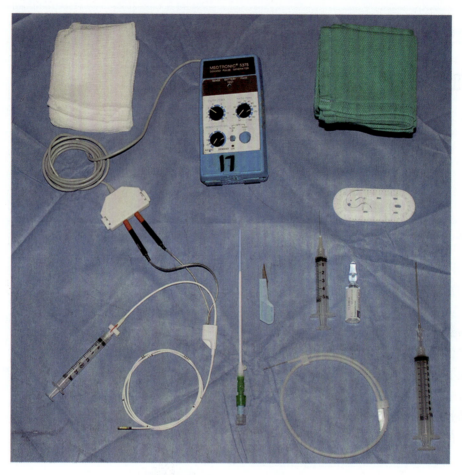

图 35.1　材料和药物

步骤

1. 选择合适的插管部位。
   - 有 4 个位置可优先连通至右心房：肱静脉、股静脉、颈内静脉和锁骨下静脉。其中右颈内静脉和左锁骨下静脉是相对最直接的路径，因此，在急诊中最常使用。
2. 如果病情允许，应向患者详细介绍这项操作并取得知情同意。
3. 给皮肤消毒并铺无菌巾。
4. 在准备穿刺的位置进行利多卡因局部麻醉。
5. 使用 3ml 注射器抽取 1~1.5ml 的空气，

给起搏导管顶端的球囊充气和放气，并确保气囊充气的止动杆功能正常（图35.2）。

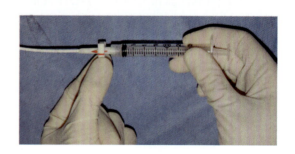

图 35.2　起搏导管球囊的止动杆

6. 用无菌鞘包住超声探头行超声引导，将引导针连接在 10ml 注射器上，保持负压进针，刺入静脉（与中心静脉置管方法相同）（图 35.3）。

7. 当注射器中有回血时，移除注射器，将引导针稳定于原处。

8. 将导丝穿过引导针，至深度 10 ~ 15cm。

9. 固定导丝，拔出引导针。

10. 在导丝插入处，用手术刀在表皮做一小切口（约等于导管的宽度）。

    - 将手术刀刃背离导丝入刀，以免切断导丝。

11. 通过导丝置入扩皮器，在皮肤内扩出一个通道，然后撤出扩皮器。

12. 通过导丝置入引导鞘，直到其中心到达皮肤处，然后移除导丝（图 35.4）。

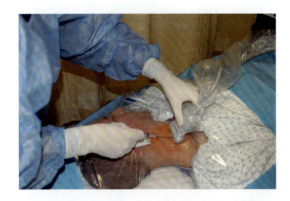

图 35.3 在超声引导下将引导针穿入颈内静脉

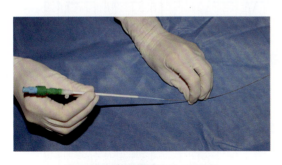

图 35.4 通过导丝置入引导鞘

13. 将折叠的无菌延伸鞘连接在引导鞘的中心。

14. 将起搏电缆的正极和负极接头分别连接在发生器相应的电缆末端。

15. 设定发生器的速率在 80 次/分，输出电流 5mA，敏感度 3mV。

16. 将起搏电缆的游离端插入球囊已放气的引导鞘中，缓慢地将电缆向前推进。

17. 当电缆的尖端进入上腔静脉之后，将球囊充气，锁住止动杆确保球囊保持充盈，然后继续送入起搏电缆。

18. 仔细观察心脏监护仪，注意夺获征象（如一个宽 QRS 波形前方伴有一个起搏脉冲信号）。

    - 起搏电缆上的记号提示插入的深度。20cm 时，电缆应该在右室。如果到达 25cm 时仍未观察到任何夺获，应缓慢地外撤电缆再重新送入。

19. 一旦出现夺获，将球囊放气。

20. 将电缆再推进 1 ~ 2cm。

21. 将仍在折叠无菌鞘以外的电缆卷起，将它松弛但安全地缝在皮肤上。

22. 将导管中心缝在皮肤上。

23. 将发生器的输出电流减至零，然后缓慢地增加来确定最低起搏阈值（如出现夺获的最小电压），然后将输出电压调至其 2 倍。

24. 设定发生器的速率。

25. 将发生器固定在插管区域周围。

    - 例如，如果起搏导线是经患者右颈内静脉置入的，那么发生器可以固定在患者头部右侧的静脉输液架上。

26. 完善胸部 X 线检查来确认起搏导线位置并检查有无潜在的并发症（如气胸）（图 35.5）。

27. 完善 12 导联心电图（图 35.6）。

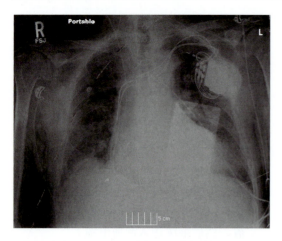

图 35.5 X 线胸片显示右心室内起搏导线的位置合适

并发症

- 动脉损伤。
- 静脉血栓形成。
- 血栓性静脉炎。
- 肺栓塞。
- 气胸。
- 导丝断裂并致栓塞。
- 血胸。
- 胸导管撕裂。
- 留置导线感染（局部或全身）。
- 心律失常/室性期前收缩（PVC）。
- 起搏导线进入冠脉窦/肺动脉。
- 起搏导线穿过房间隔缺损/室间隔缺损（ASD/VSD）导致左室起搏（而不是右室）。

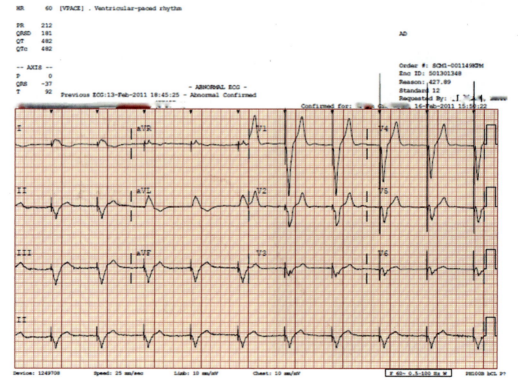

图 35.6 心电监护显示宽 QRS 波形和起搏脉冲

- 室间隔穿孔。
- 心室穿孔。

- 此前存在的永久起搏导线被临时起搏导线缠绕/扭曲。

- 球囊破裂。
- 腱索断裂。
- 起搏导线断裂。
- 导线移位或断裂所致失去夺获。
- 发生器故障。

经验分享和要点提示

- 在开始操作之前确保所有可能用到的设备齐备且功能良好。如果没有专用的经血管起搏包，则可能需要从急诊科多个不同的操作包中拆分出各个需要的部件（例如，起搏导管、连接电缆、引导鞘、导丝）。
- 在开始操作之前，熟悉起搏导管前端球囊的止动杆功能。这一小部件对于球囊的充气和放气至关重要，但是常常由于卡顿而难以调节（如果被血液沾染后将更明显）。
- 起搏导线尖端的理想位置应该是它的中点和它的尖端之间与右心室的膈面相对。在心电监护仪上观察到左束支传导阻滞的波形伴电轴左偏提示位置合适。如果在调节位置的过程中遇到困难，可以尝试将起搏导线的尖端移动到右室流出道，虽然起搏导线在那里较不稳定，但仍可获得良好的起搏。如果在后一位置，阈值应相对较高并且显示器应该显示左束

支传导阻滞的波形，且电轴偏下。
- 使用尖端带球囊的导管可使其尖端能被血液流动所引导，可以通过心电监护仪来确认它的位置（和成功夺获）。而尖端无球囊的导管，通常需要使用持续的 ECG 监护仪或在透视引导下置入。

推荐阅读

▶ Aguilera PA，Durham BA，Riley DA. Emergency transvenous cardiac pacing placement using ultrasound guidance. AnnEmerg Med. 2000；36（3）：224 – 7.

▶ Birkhahn RH，Gaeta TJ，Tloczkowski J，Mundy T，Sharma M，Bove J，Briggs WM. Emergency medicine – trained physicians are proficient in the insertion of transvenous pacemakers. Ann Emerg Med. 2004；43（4）：469 – 74.

▶ Dalsey WC，Syverud SA，Hedges JR. Emergency department use of transcutaneous pacing for cardiac arrests. Crit Care Med. 1985；13（5）：399 – 401.

▶ Harrigan RA，Chan TC，Moonblatt S，Vilke GM，Ufberg JW. Temporary transvenous pacemaker placement in the Emergency Department. J Emerg Med. 2007；32（1）：105 – 11.

▶ Silver MD，Goldschlager N. Temporary transvenous cardiac pacing in the critical care setting. Chest. 1988；93（3）：607 – 13.

第 36 章

心包穿刺术（超声引导）

Katrina Skoog Nguyen, L. Connor Nickels, Rohit Pravin Patel, and José A. Rubero

适应证

- 心脏压塞时血流动力学障碍的治疗。
- 诊断心包积液及原因。

禁忌证

- 绝对禁忌证
  - 主动脉夹层。
  - 需要立刻手术治疗的外伤患者。
- 相对禁忌证
  - 凝血功能障碍。
  - 接受抗凝治疗。
  - 血小板减少症。

材料和药物

- 消毒剂。
- 1% 利多卡因。
- 25 号针，5/8 英寸长。
- 18 号套管针，1.5 英寸长。

K. S. Nguyen
Northwest Community Hospital, Arlington Heights, IL, USA

L. C. Nickels · R. P. Patel
Department of Emergency Medicine, University of Florida
Health Shands Hospital, Gainesville, FL, USA
J. A. Rubero (✉)
University of Central Florida, Envision Physician Services,
Orlando, FL, USA

- 注射器（10ml、20ml 和 60ml）。
- 超声仪及心脏/相位排列探头。
- 无菌超声探头罩。
- 心脏监护仪。

步骤

1. 在超声下识别出积液量最大的点。评估心脏周围位于心包囊与心肌之间的低回声或无回声暗区。在因为心包积液或心脏压塞导致血流动力学障碍的患者，可能会出现右室塌陷、室间隔凸起和下腔静脉扩张。在右室压力升高及右心室肥大或右室梗死的情况下，右室游离壁的舒张性塌陷可能不会出现。

2. 测量皮肤表面至积液边缘的距离，从而估计进针深度。

3. 根据积液量最大的位置，选择经过最少结构的进针路径。最常用的路径是左胸骨旁、心尖部和剑突下。对复杂的位于后侧的包裹性心包积液，可以由专业人士选用经心房及经支气管的设备操作。这种类型的包裹性心包积液通常发生在自身免疫性疾病、感染性心包炎、心脏外科手术后及放疗后。

4. 消毒准备：将剑突下及上腹部的所有皮肤做消毒准备。用无菌鞘罩住超声探头。

5. 局部麻醉：若为清醒患者，进行皮肤局部麻醉并准备进针路径。

6. 将针穿刺入心包：穿刺法根据采用的入路不同而不同。

剑突下入路（图 36.1）

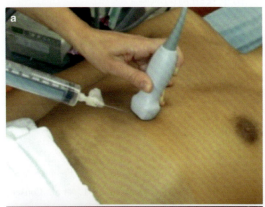

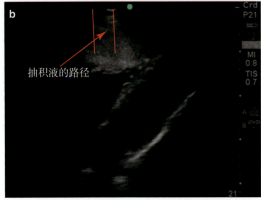

图 36.1 肋弓下入路（a）和相应的超声表现（b）。在穿过肝脏后标红线处可抽到积液（在超声影像上无积液表现）

- 超声探头放置在剑突和左肋缘的正下方。
- 在剑突和左肋缘之间与皮肤成 30°～45° 角入针。
- 针尖指向左肩部。

心尖入路（图 36.2）

- 超声探头放置在患者心尖搏动最强处，方向朝向患者右肩以获得一个四腔心的心脏视图。
- 在第五肋间隙心尖搏动外下 1cm 处进针，位于心脏浊音区。
- 针尖指向右肩。

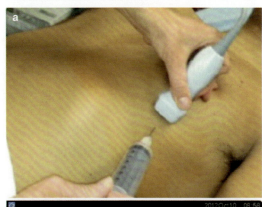

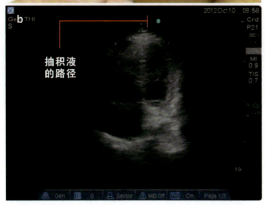

图 36.2 心尖入路（a）和相应的超声表现（b）。如有积液，红线处是最短的抽积液路径（在超声影像上无积液表现）

- 一项梅奥诊所的综述显示，对于 80% 的积液，由心尖入路到达积液的距离最短且体积最大[1]。

胸骨旁长轴入路

- 超声探头斜放在胸骨左缘第 4 及第 5 肋间，探头朝向右肩。
- 在第 5 肋间隙中间，沿心浊音区的边缘，垂直皮肤进针。
  - 当针穿入心包时有落空感，引流出液体提示穿刺成功。引流液体的目标是恢复血流动力学稳定。引流出积液后血压和心排出量应该改善。
  - 移除导管并敷上敷料。可选：使用 Seldinger 技术放一引流管，为后续引流使用。

并发症

- 盲穿时并发症发生率20%，致死率6%；而超声引导下穿刺的并发症发生率低于5%。
- 在心包穿刺针可触及的范围内，任何关键的结构都可能有潜在的损伤：气胸，血胸，冠状动脉撕裂，心包积血，心腔破裂，肋间血管损伤，心律失常，室性心动过速，肝脏、横膈膜及消化道穿孔，菌血症，化脓性心包炎，空气栓塞及胸膜心包瘘等。

经验分享和要点提示

- 对没有血流动力学障碍表现的患者，可用评分系统评估在后续治疗过程中是否需要心包积液引流。评分系统纳入了超声心动图的结果、病因学的信息和舒张末期积液的量[3]。
- 注意避开在胸骨左缘外侧3～5cm处沿头尾方向走行的左内乳动脉[4]。
- 由无脉电活动导致的休克或心脏骤停者，鉴别诊断时应考虑是否有心脏压塞。作为急性冠脉综合征、主动脉夹层的并发症或慢性进展的缩窄性心包也需要进行治疗[5]。
- 当心脏的代偿功能耗竭时，心包积液量稍增加即可导致心室舒张压增加、体循环和肺循环淤血，以及前负荷和心输出量减少。
- 对于心包积液的穿刺，使用超声引导比盲穿或单纯ECG引导穿刺可显著降低损伤重要结构的风险。
- 对于外伤导致心包积液的患者，不要因行心包穿刺术而延误将患者运送到手术室，除非患者血流动力学不稳定或处于心脏骤停的边缘。

参考文献

[1] Tsang TS, Enriquez－Serano M, Freeman WK, Barnes ME, Sinak LJ, Gersh BJ, et al. Consecutive 1127 therapeutic echocardiography guided pericardiocentesis：clinical profile, practice patterns, and outcomes spanning 21 years. Mayo Clin Proc. 2002；77：429－36.

[2] Guo K, Ding ZP, Tan J. Trans－pleural pericardiocentesis：revisiting an old technique. Catheter CardiovascInterv. 2011；78：815－8.

[3] Halpern DG, Argulian E, Briasoulis A, Chaudhry F, Aziz EF, Herzog E. A novel pericardial effusion scoring index to guide decision for drainage. Crit Pathw Cardiol. 2012；11：85－9.

[4] Seferovic PM, Ristic AD, Imazio M, et al. Management strategies in pericardial emergencies. Herz. 2006；31：891－901.

[5] Sagristà－Sauleda J, Mercé AS, Soler－Soler J. Diagnosis and management of pericardial effusion. World J Cardiol. 2011；3：135－43.

第 37 章

肺栓塞和心脏负荷的超声评估

Javier Rosario

适应证

- 无法鉴别的呼吸窘迫或呼吸困难。
- 不明原因的低血压。
- 无法、禁忌或延迟进行 CT 扫描。
- 无法鉴别的胸痛。
- 近期旅行史。
- 既往肺栓塞病史。
- 评估其他可能的差异：
  - 心脏压塞。
  - 心包积液。
  - 射血分数评估。

禁忌证

- 相对禁忌证：
  - 病态肥胖患者。
  - 胸壁畸形患者。
  - 皮下气肿、心包积气患者。

材料和药物

- 超声波仪器。

J. Rosario（✉）

(Department of Emergency Medicine, Osceola Regional Medical Center, Kissimmee, FL, USA

e–mail：Javier. Rosario@ucf. edu

- 探头选择：首选相控阵探头（图 37.1），凸阵是另一种选择。
- 超声探头用凝胶。
- 为患者准备洞巾或毛巾。

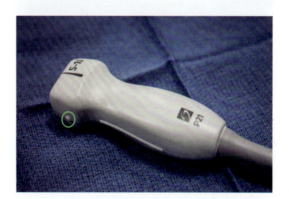

图 37.1　相控阵探头（绿圈为探头标记）

步骤

1. 从胸骨旁心脏长轴视图开始。如果情况允许，使患者采取左侧卧位。这种操作有助于使心脏更加贴近胸壁。
2. 选择所需的探头（最好是相控阵列），然后在超声仪上选择"心脏检查"。
   - 在大多数系统中，心脏设置在患者左侧（屏幕的右上部分）的屏幕上显示标记。
   - 探头标记应与屏幕上的标记匹配。意思是，如果标记指向患者的左侧，那么您的探头也应该朝向那个方向。

- 如果需要，可以通过将标记翻转到屏幕左侧（患者右侧），将此标记更改为"EM"设置——这样就可以在患者右侧使用探头。

3. 将探头放在胸骨左缘第 4~6 肋间隙。此时应获得如图 37.2 所示的图像。

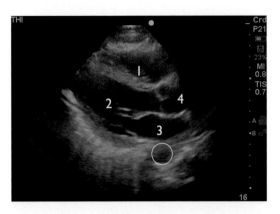

图 37.2　胸骨旁长轴图像（PSLA）

1. 右心室；2. 左心室；3. 左心房；4. 主动脉流出道；圆圈表示降主动脉（在 PSLA 上看不到右心房）。注意屏幕右上角的标记（绿点）。制造商经常更改此标记设计以匹配其品牌设备

4. 测量心室在舒张末期时的直径（正常值 21mm±1mm；若测量值 >25~30mm 则为异常）。

5. 选择主动脉根部作为界标，评价心包（心脏周围的亮回声线）周围的结构，确认有无液体（主动脉根部以上的液体提示心包积液，主动脉根部以下的液体提示胸腔积液）。如果在心脏前方存在一低回声或无回声条索，则很有可能为脂肪垫。而"到处都有"的液体可归类为积液。

6. 保持探头位置，将探头向左肩部顺时针旋转 90°，获得胸骨旁短轴图像（图 37.3）。

7. 胸骨旁短轴图像可以获得有关心脏收缩力的信息。右心室位于左前方，而左心室位于右侧。处于正常位置的室间隔轻微地弓向右心室。

8. 获取四腔心图像，将方向标记指向患者左侧。触诊心尖搏动最强处，放置探头。此时在图像上可以看到完整的四腔心（图 37.4）。

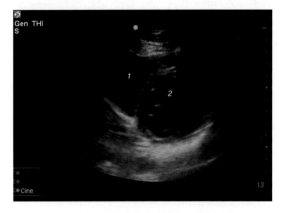

图 37.3　胸骨旁短轴图像（PSSA）

1. 右心室；2. 左心室

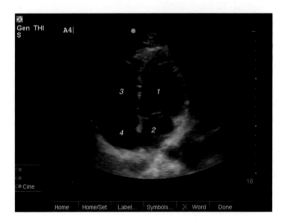

图 37.4　四腔心图像（4C）

1. 左心室；2. 左心房；3. 右心室；4. 右心房

9. 比较舒张期心室的大小，记录有无差异。同时注意观察室间隔，正常的右心室/左心室比例小于 0.6（对于不稳定的患者，这一项内容可能最有用，因为可以快速地观察到两个心室并比较比例）。总体而言，另一个假设是，正常情况下，左心室是心脏宽度的 2/3，右心室大约是心脏总宽度的 1/3。

- 这是很有用的，除非这是在心脏停搏后才见到（见难点部分）。

10. 也可以选择剑突下切面，这种方法对于心室大小测量不太可靠。确保方向标记朝向患者的右侧（图 37.5）。

11. 用肝脏的位置来确定方向。心脏的右侧最接近肝脏（认为肝脏位于身体的右侧）；再次观察尺寸比例有无差别。

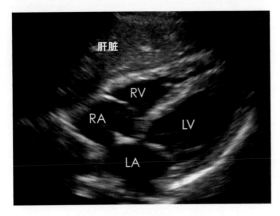

图 37.5　肋下/剑突下视图

RV：右心室；RA：右心房；LV：左心室；LA：左心房

12. 接下来将凸阵探头纵向放置在剑突下方观察下腔静脉（IVC）（在剑突下切面时，沿逆时针方向旋转探头直到可以观察到 IVC）。评估下腔静脉。在正常生理性呼吸情况下，胸内压的下降将血液"吸入"心脏内，因此造成 IVC 的尺寸相对减小。若有阻止静脉血回流的原因如大面积肺栓塞，下腔静脉的塌陷将不会很明显，且肺栓塞可能性增加［此现象可同样提示容量负荷过大和中心静脉压（CVP）增加］。正常的 IVC 直径为 1.2 ~ 2.3cm。正常时观察到的 IVC 塌陷整体应超过 50%，且不太可能与右心室应变模式相关。若 IVC 的直径增加、塌陷少于 50% 或无改变则提示右心房压力增加（11 ~ 20mmHg 以上）（图 37.6）。

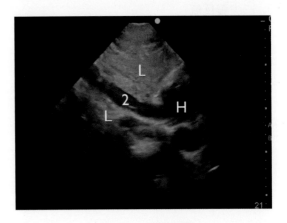

图 37.6　下腔静脉

L：肝脏；2：下腔静脉；H：心脏

检查结果

由于肺栓塞导致的右心负荷增加或泵血阻力增大可有多种表现，其中一些已在上文讨论。有更多的观点、测量和计算可以帮助评估 PE。但是，这些都超出了本章的范围，建议进一步阅读。为了对肺栓塞进行全面评估，有肺栓塞征象的右心可能会表现出以下部分或全部的变化：

1. 右心室扩张（图 37.7）。这可以在多个图像中可见。
   - 在胸骨旁长轴图像中，一条好的"经验法则"是将右心室的大小与主动脉流出道和左心房的大小进行比较。它们的大小应该非常相似。
   - 在胸骨旁短轴图像上，可以看到右心室明显大于可视化的左心室。另外还可以看到室间隔的"弓形"（D 形左心室；见下文）。

2. 右心室活动减低（尤其是中间段），但心尖部运动正常，这称为 McConell 征。应谨慎对待这一发现，因为它也可能见于其他右心病变。

3. 三尖瓣反流。

4. 室间隔运动异常：向左心室方向偏移（正常情况下在舒张期室间隔向右心室方向舒张）；随着压力的增加，右心室将不能正常排空，可以观察到室间隔变平。这有时被称为"D形"左心室，这是一种经常在短轴入路获得的视图。

5. IVC扩张且在呼吸下的直径变化（变异度）减少或消失；在吸气时IVC塌陷小于50%。

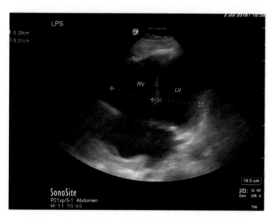

图37.7 四腔心图像显示肺栓塞导致的右心室扩张。正常情况下，舒张期左心室大于右心室，但在压力升高的情况下，右心室会扩大

并发症

- 使用超声进行心脏评估没有直接的并发症。
- 超声与心脏骤停脉搏检查期间胸部按压恢复的延迟有关。尽管超声对病理评估有益，但在心脏停搏时使用应格外谨慎。

经验分享和要点提示

- 经验分享
  - 在某些情况下正常的解剖结构和某些阳性发现存在混淆，因此对图像进行恰当的解读很重要。确保对解剖结构的鉴别准确，因为经常会出现将主动

脉错认为IVC的情况。连续脉冲波多普勒可用于区分两者。另一个迹象是IVC会将血排空到右心。

  - 深度：增加以确保观察到所有结构。
  - 这些切面的最佳获取方式是将患者旋转到左侧卧位（特别是心尖四腔心切面）。

- 要点提示
  - 超声检查是由操作者独立实施的，不同的操作者对图像的熟悉程度不同，因此会有因图像采集不当而错过某些征象，导致假阴性的可能。
  - 将方向倒置可导致探头位置错误，使解剖结构"颠倒"，致结构辨认错误。
  - 一定要注意右心室壁。右心室壁增厚（＞5mm）被认为肥大，提示右心室扩张的慢性病理学改变。
  - 增益的问题：调整至心腔无回声而心肌壁高回声。
  - 心脏停搏后自主循环恢复的患者在没有肺栓塞的情况下可能经常有右心室异常扩大，这使得自主循环恢复后肺栓塞的诊断更具挑战性。

推荐阅读

▷ Dresden S, Mitchell P, Rahimi L, Megan L, Rubin – Smith J, Bibi S, et al. Right ventricular dilatation on bedside echocardiography performed by emergency physicians aids in the diagnosis of pulmonary embo – lism. Ann Emerg Med. 2014；63（1）：16 – 24.

▷ Kline JA. Thromboembolism. In：Tintinalli J, Stapczynski J, Ma OJ, Cline D, Cydulka R, Meckler G, editors. Tintinalli's emergency medicine. 7th ed. New York：McGraw Hill；2012.

▷ McConnell MV, Solomon SD, Rayan ME, Come PC, Goldhaber SZ, Lee RT. Regional right ventricular dysfunction detected by echocardiography in acute pulmonary embolism. Am J Cardiol. 1996；78：469 – 73.

▶ Reardon RF, Joing SA. Cardiac. In: Ma OJ, Mateer J, Blaivas M, editors. Emergency ultrasound. 2nd ed. New York: McGraw Hill Professional; 2007. p. 109 – 44.

▶ Vanden Hoek TL, Morrison LJ, Shuster M, et al. Part 12: cardiac arrest in special situations: 2010 American Heart Association guidelines for cardiopulmonary resuscitation and emergency cardiovascular care. Circulation. 2010; 122 (18 Suppl 3): S829 – 61.

第38章
急诊心脏起搏器应用评估

Joseph Romano，ChristianColetti，and José A. Rubero

起搏器功能

目前，美国有大约 50 万例植入心脏起搏器的患者，且每年新增 10 万例[1]。在急诊，医师很有可能遇到功能异常的起搏器。想要明白什么时候起搏器功能异常或导致医学并发症，就要先了解起搏器在正常情况下的工作原理。

一套起搏系统通常由一个脉冲发生器和起始于脉冲发生器终止于心肌的绝缘电缆导线组成。脉冲发生器植入胸前区，它包含电池和电路，可以产生引起心肌除极的电脉冲。电极从脉冲发生器出发，通过静脉系统到达心脏。电极可以终止于右心房、右心室侧的室间隔，或双心室起搏；第三条电极由冠状窦通向左心室（图 38.1 和 38.2）。

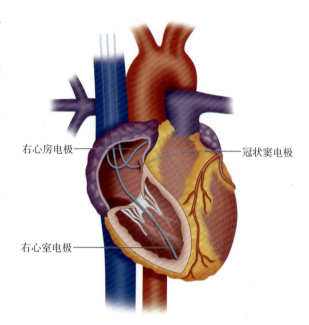

图 38.1 常见的起搏电极插入位置

J. Romano
Department of Emergency Medicine, Virginia Commonwealth University, VCU Medical Center, Richmond, VA, USA
e – mail：joseph. d. romano@ vcuhealth. org

C. Coletti
Department of Emergency Medicine, Christiana Care Health System, Newark, DE, USA

J. A. Rubero (⊠)
University of Central Florida, College of Medicine, Orlando, FL, USA
e – mail：jose. rubero@ ucf. edu

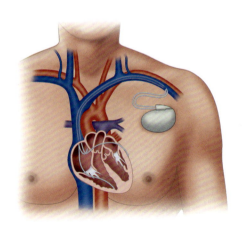

图 38.2 常见的脉冲发生器位置和电极路径

早期的起搏器只能按照既定的节律发射脉冲。而现在，几乎所有的起搏器都有可探测自主活动的感知电极，从而在自主节律的间期超过设定的阈值时才发出电脉冲。某些起搏器被设定为可以根据体力活动改变节律。为了简化起搏器分类，北美起搏和电生理学协会（NASPE）和英国起搏和电生理学组织（BPEG）制定了一个由五个字母组成的描述起搏器的代码（表 38.1）[2]。

表 38.1　NASPE/BPEG 五字起搏器代码

起搏心腔	感知心腔	感知后反应方式	节律控制	多点起搏
A = 心房	A = 心房	T = 触发	R = 节律控制	A = 心房
V = 心室	V = 心室	I = 抑制	O = 无	V = 心室
D = 双重	D = 双重	D = 双重		D = 双重
O = 无	O = 无	O = 无		O = 无

经 Bernstein 等许可转载 [2]。

常见的起搏器代码

- VVI：心室起搏和感知，被自主正常搏动抑制；用于自身心动过缓需要起搏者。
- VVIR：心室起搏和感知，被自主搏动抑制；适用于体力活动的患者改变内在的心律。
- DDD：双腔起搏和感知，被自主心房和心室电活动抑制；用于三度房室传导阻滞（AVB）以完成较多的生理学传导。
- DDDR：双腔起搏和感知，被自主的心房和心室电活动抑制；用于改变自主心律；可用于原发性窦房结功能异常，模拟接近正常的心脏传导。

起搏器功能异常

起搏器功能异常涉及十分复杂的程序，因此最好由专业的电生理学专家进行详细的"审查"后再做调整。这种评估过程超出了本章的范围，并且在很多临床情况下，并不会当时就能获得专业人士的支持。在急诊科，最重要的是稳定病情，并且鉴别出常见的起搏系统异常。起搏器功能异常可以分为感知异常、起搏异常或起搏速度异常[4,5~7]。另一个常见的与起搏相关的异常为"起搏器综合征"[3]。

- 感知异常：
  - 过度感知（图 38.3）：传感器将外部刺激解读为正常的心室率，导致不当的抑制。这可能是由于导线断裂、导线端老化或导线脱位所致。当心室导联引起不适当的抑制，同时感知到心房刺激，就会存在交叉效应。过度感知很少是由于信号发生器障碍造成的。
  - 感知不足（图 38.4）：非同步起搏造成。尽管心脏活动未超过阈值，但仍存在持续起搏。这可能是由于心脏内在的低振幅活动、导线脱位、电池耗竭、新的束支传导阻滞或代谢异常造成的。不适当的信号可能是大的 P 波或 T 波、骨骼肌活动或导联接触问题。
- 起搏异常（图 38.5）：
  - 尽管感知到体内异常的电生理活动或活动低于阈值节律，却没有起搏。
  - 通常是由导线断裂、电池耗竭或电极尖端纤维化导致。
  - 虽然起搏器的某一部分功能异常较为

罕见，但是如果患者近期接受过放射治疗、电灼术、除颤、电休克治疗、核磁共振（MRI）、碎石术或经皮电神经刺激（TENS）治疗，应怀疑此类问题。

– 很少是由于电池耗竭导致。

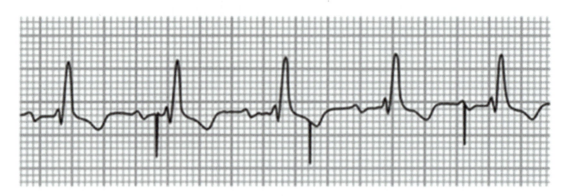

图 38.3　心室过度感知

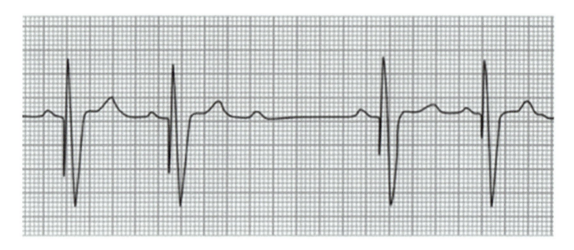

图 38.4　心室感知不足

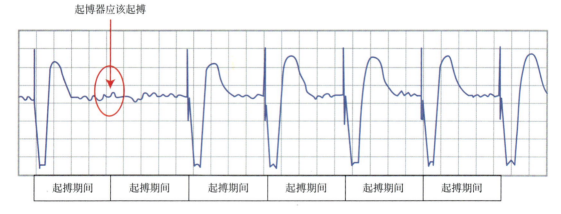

图 38.5　起搏异常

- 夺获失败（图 38.6）：
  - 尽管有合适的感知和其后的起搏刺激，但缺少相应的心脏反应。
  - 主要原因是电极脱位，其他可能的原因有心肌穿孔、导线断裂、导线尖端纤维化、电极位置不当、电池耗竭、

心肌梗死和抗心律失常用药。
  - 功能性夺获失败是因为起搏刺激信号落入前次除极的不应期中。
- 起搏速度异常（起搏器相关心律失常）（图 38.7）：

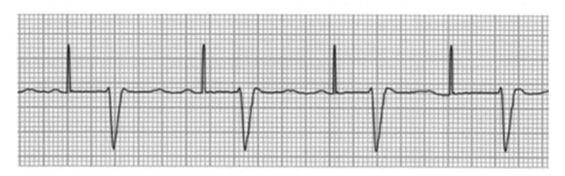

图 38.6 心室夺获失败

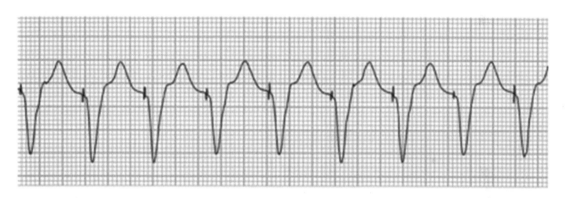

图 38.7 起搏器介导的心动过速

- 多数是因为环型心动过速，即起搏器介导的心动过速。
  - 通常发生于 DDD 起搏方式。
  - 由室性早搏刺激诱发，通过自身的传导系统逆向传导，经过房室结（AVN）到达心房。这种传导被心房电极感知，产生对心室的起搏。然后心室的除极再次被心房感知，从而形成环路。在这种折返性心动过速中，自身的传导系统扮演了逆向传导束而起搏电路系统扮演了正向传导束。

- 传感器介导的心动过速
  - 在诸如运动、呼吸急促、高碳酸血症或酸中毒的生理刺激下，现代的心脏起搏器的程序会增加心率。而在振动、巨大噪音、发热、肢体运动、过度换气或电烧灼（如手术期间）等干扰刺激下，传感器可能会失灵。这种失灵会导致心率过度增快。不过这种心室率不会超过起搏器的上限心率（一般为 160 ~ 180 次/

分）。这些通常也会随着应用磁铁而终止。

- 起搏器失控
  - 这种潜在危及生命的老一代心脏起搏器的故障与电池电压低有关（例如，心脏起搏器到期未更换）。起搏器在每分钟2000次的起搏峰值时，可能会引起室颤。反常的是，由于起搏峰值的振幅非常低（由于电池电压耗尽），而且心室在非常高的搏动速率下对刺激难以反应，因此可能无法捕捉到，从而导致心动过缓。应用磁铁可以挽救生命，但最终的治疗需要更换起搏器。
- 导线移位引起的心律失常
  - 移位的起搏导线漂浮在右心室内，间歇性地"触及"心肌，引起心室异位或室速夺获失败交替发生。如果起搏的QRS形态从LBBB模式（提示右心室位置）转变为RBBB模式（提示左心室位置），这表明电极已经通过室间隔被侵蚀了。

  胸部X线片通常有助于确诊。

- 起搏器综合征：
  - 在携带起搏器的患者中有20%会出现一系列临床症状。
  - 临床表现：晕厥、先兆晕厥、头晕、乏力、虚弱、胸痛、气短和咳嗽。
  - 心室率与心房活动时间配合度差，因此心房收缩发生在二尖瓣和三尖瓣关闭时。
  - 心室失去了心房收缩带来的充盈动力，心房扩大，症状和体征类似充血性心力衰竭。
- 旋转综合征
  - 患者对脉冲发生器的操作（有意或无意）

  - 起搏器沿着其长轴旋转，导致起搏导线移位。
  - 根据导线移位程度，可导致膈肌或臂丛起搏（例如，手臂痉挛）。

对携带起搏器患者的初始评估[4,5-7]

- 病史：
  - 有无以下临床表现：晕厥、先兆晕厥、胸痛、心悸、发生器囊袋附近刺激感。
  - 起搏器品牌和NASPE/BPEG代码。
  - 起搏器植入的日期。
  - 发生器囊袋的位置和此前的位置。
  - 最近的电生理检查。
  - 干扰功能的用药，如氟卡尼或利多卡因。
  - 最近的操作，例如MRI、碎石术或除颤。
- 体格检查：
  - 检查生命体征，听心音（第二心音逆分裂是正常现象）。
  - 探查发生器囊袋：Twiddler综合征，与导线扭转有关。
  - 观察颈静脉怒张。
- 实验室检查、胸片和心电图（ECG）：
  - 完善胸部X线片来检查积液、浸润、发生器位置、电极位置或断裂（图38.8）。

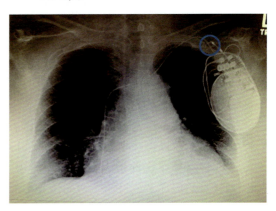

图38.8　导线断裂（蓝圈）

- 必须检测电解质并纠正其紊乱。
- ECG：下面是使用不同起搏器类型患者的心电图表现[3]：
  - VOO（非同步起搏）：规则的起搏脉冲，立即出现 QRS 波形。在电极位于右室时，左束支传导阻滞（LBBB）为正常的图形。
  - VVI：如果自主心率低于阈值速率，则会看到起搏脉冲和 LBBB 图形。
  - DDD：可能有多种不同的图形。如果内在的节律和间歇正常，那么不会看到起搏脉冲。如果心房率慢且房室结传导正常，则可以观察到心房起搏产生 P 波和一个正常的 QRS 波。如果房室结传导延迟，则可以观察到两个起搏脉冲：一个 P 波和一个 LBBB 型的 QRS 波。
- 如果怀疑功能异常：
  - 建立静脉通路，予患者心脏监护，如果可能的话，请心内科会诊进行起搏器随访。
  - 备环形磁铁：
    - 放于发生器上，使起搏脉冲转变为在一个固定速度下的非同步心室起搏模式[8]。

根据 ECG 解读功能异常的种类

评估功能异常起搏器 ECG 的第一步是判断起搏脉冲[6,9]：

- 若在 ECG 上观察到起搏脉冲，通过确定在每个起搏脉冲之后的正常波形和相关的搏动来判断是否夺获。
  - 如果存在夺获，检查心率：
    - 如果心率正常，则起搏器功能正常。
      ①如果心率过慢，怀疑过度感知。
      ②如果心率过快，怀疑感知不良或起搏器介导的心动过速。
  - 如果没有夺获，考虑代谢性因素或部件故障。
- 如果在 ECG 上没有观察到起搏脉冲，检查患者是否有自主节律：
  - 如果患者有自主节律且心率正常，使用环形磁铁可以使起搏脉冲显示至设定的心率。这种情况功能正常。
    - 如果使用磁铁不能产生起搏，怀疑机械故障。
  - 如果患者没有自主节律，在起搏器上放一块磁铁。
    - 如果应用磁铁可以产生起搏，考虑过度感知。
    - 如果没有，怀疑机械故障。
- 如果患者血流动力学不稳定，应用磁铁后趋向稳定，将磁铁保持在该位置直到有条件进行起搏器随访。

起搏器介导的心动过速处理

- 成功建立静脉通路之后，放置心脏监护仪，解读基线的 ECG，将环形磁铁放在发生器之上[8]。
  - 如果引起正常节律，将磁铁保留在胸壁上。
  - 如果心律未改变，尝试让患者将左手压在右肩上进行等距胸活动。
    - 尝试过度刺激起搏器传感器，从而促进对起搏器输出的抑制。
    - 如果不成功，考虑经皮起搏。
    - 如果经皮起搏不成功，通过外科手术调整或移除电极。

参考文献

[1] Ford - Martin PA, Spiwak AJ. Pacemakers. In：Gale encyclopedia of surgery：a guide for patients and caregivers. 2004. Encyclopedia. com：http：//www. encyclopedia. com/doc/1G2 - 3406200337. html. Accessed 01 Apr 2011.

[2] Bernstein A, Daubert J, Fletcher R, et al. The

revised NASPE/BPEG generic code for antibrady-cardia, adaptive – rate, and multisite pacing. North American Society of Pacing and Electro-physiology/British Pacing and Electrophysiology Group. Pacing Clin Electrophysiol. 2002; 25: 260 – 4.

[3] Marx JA, Hockberger RS, Walls RM, Adams J, editors. Rosen's emergency medicine. 7th ed. Philadelphia: Mosby; 2009.

[4] Bonow RO, Mann DL, Zipes DP, Libby P, editors. Braunwald's heart disease: a textbook of cardiovascular medicine. 9th ed. Philadelphia: Saunders; 2011.

[5] Lloyd MS, El Chami MF, Langberg JJ. Pacing features that mimic malfunction: a review of current programmable and automated device functions that cause confusion in the clinical setting. J Cardiovasc Electrophysiol. 2009; 20 (4): 453 – 60.

[6] Chan T, Brady W, Harrigan R. Diagnosis: pace-maker failure to capture. Emerg Med News. 2007; 29 (1): 11. Available from: http: // journals. lww. com/em – news/Fulltext/2007/ 01000/Diagnosis_ _ Pacemaker_ Failure_ to_ Capture. 9. aspx

[7] Safavi – Naeini P, Saeed M. Pacemaker trouble-shooting: common clinical scenarios. Tex Heart Inst J. 2016; 43 (5): 415 – 8.

[8] Roberts JR, Hedges JR, editors. Clinical proce-dures in emergency medicine. 4th ed. Philadel-phia: Saunders; 2004.

[9] Kaszala K, Huizer JF, Ellenbogen KA. Contem-porary pacemakers: what the primary care physi-cian needs to know [review] . Mayo Clin Proc. 2008; 83: 1170 – 86.

第 5 篇

脊柱检查评估技术

第 39 章
放置颈托

Justin Bennett and Lars K. Beattie

颈托主要分成两类：一片式和两片式。一片式颈托包括 Stifneck 型及 AmbuPerfit 型。两片式颈托通常由前后两片组成，前片相对大一些。两片式颈托包括 Aspen 颈托、Philadelphia 颈托以及 Miami J 颈托等。颈托的基本特征包括以下几点：

- 周长可调节，同时配有紧固件（多为尼龙粘贴搭扣）；
- 高度可调节，配有不同尺寸的锁定装置；
- 拥有固定鼻导管的吊钩；
- 暴露颈前部，用于脉搏检查和建立高级气道；
- 后方通路用于颈部触诊；
- 内面覆软垫以保护颈部的软组织。

适应证

- 怀疑脊髓创伤的院前患者：
  - 按照标准，如国家急诊 X 线应用研究（National Emergency X – Radiongraphy Utilization Study，NEXUS）及加拿大颈椎标准（Canadian C – Spine Rules，CCR）（见第 40 章），临床无法除外脊髓创伤的急诊科患者或者创伤患者。

禁忌证

- 绝对禁忌证
  - 角度固定的颈椎脱位。
  - 颈部有异物刺入。
  - 颈部大面积软组织肿胀。
- 相对禁忌证
  - 不稳定的气道。
  - 手术气道。
  - 呕吐。
  - 可能涉及气道损伤的下颌或软组织损伤。
  - 先天解剖异常。

材料和药物

- 尺寸合适的颈托。
- 可选的器材：
  - 如需侧方稳定，使用头挡。
  - 用于常规支撑的毛巾或背板。
    - 肩下——儿科患者。
    - 枕下——颈椎稳定性差的成人。

步骤（Aspen 颈托）

1. 在放置颈托之前，对线固定的同时，注意气道、呼吸及循环情况。

J. Bennett
Department of Emergency Medicine，Wake Forest University School of Medicine，Winston – Salem，NC，USA

L. K. Beattie (✉)
Department of Emergency Medicine，University of Florida，Gainesville，FL，USA
e – mail：lars. beattie@ufl. edu

2. 人员分配：
　　（a）对于清醒的患者，需要 1 人放置颈托。
　　（b）当患者发生意识改变时，需要 2 名甚至更多的人：
　　　　（1）一人保持对线固定在中立位置。
　　　　（2）一人放置颈托。
3. 固定颈椎在中立位置，在放置颈托前解决气道的问题：
　　（a）尽早准备以预防气道损伤，避免紧急的气管插管。
　　（b）必要时建立人工气道。
4. 在放置颈托前触诊并检查颈椎、头部、肩部等有无创伤迹象。
5. 保持颈椎在中立位置，放置颈托：
　　（a）除去可能导致软组织压迫损伤的外衣、项链及耳饰等。
　　（b）先放置适合枕部的颈托后片（图39.1）。
　　（c）折叠颈托后方的尼龙搭扣。
　　（d）轻轻将头放在颈托之后（图39.2）。
　　（e）将颈托的枕部部分或后片滑到枕后（图39.3）（对于意识改变的患者需要颈椎对线固定器）。

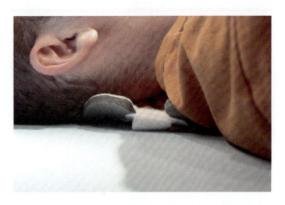

图 39.2　将颈托枕部部分滑到枕后部，紧贴担架

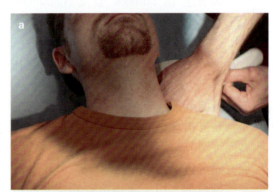

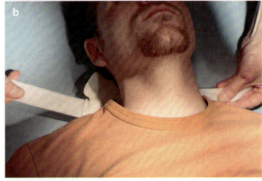

图 39.3　（a）用手将颈托穿过枕后部；（b）打开颈托后片上的尼龙搭扣，将颈托置于颈椎后方

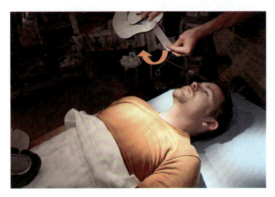

图 39.1　折叠颈托后片的尼龙搭扣

　　（f）颈托直接绕过（一片式）或将前片（两片式）环绕患者颈部，同时紧贴下颌（图39.4）。
　　（g）粘好尼龙搭扣，适当调整颈托的高度，以尽可能减小颈椎的活动度。

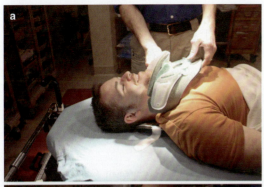

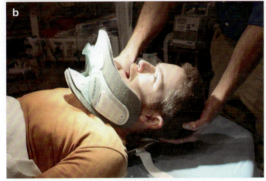

图 39.4　（a）颈托前片正确方向；（b）颈托前片方向错误可能导致损伤

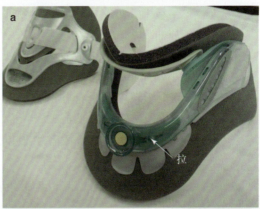

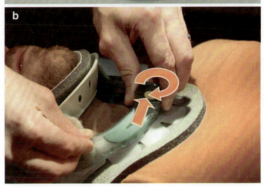

图 39.5　Aspen 颈托调整高度时，需要同时（a）拉出并（b）旋转胸骨上切迹处的圆形把手

（ⅰ）大部分颈托都通过锁定装置来调节颈托高度，拉出来以解锁。

（ⅱ）对于 Aspen 颈托，调整高度时需要旋转胸骨上切迹的圆形把手，同时拉动颈托（图 39.5）。

（ⅲ）对于 Aspen 两片式颈托，拉出（远离患者）并旋转以调节高度。

（ⅳ）对于 Ambu Perfit 一片式颈托，首先同时拉动两个锁销（远离患者），调整颈托至合适的高度，然后推回锁销（朝向患者）锁定颈托（图 39.6）。

6. 特殊情况：

（a）根据患者年龄，必要时在患者肩部下方放置毛巾，以保证颈部固定在中立位置。

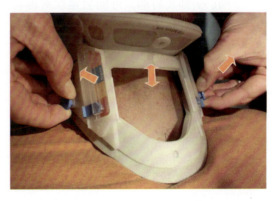

图 39.6　对于 Ambu Perfit 一片式颈托，首先同时拉动两个锁销（远离患者），调整颈托至合适的高度，然后推回锁销（朝向患者）锁定颈托

（b）儿童：

（ⅰ）儿童的头身比通常大于成人。

（ⅱ）如果放置背板，由于枕部置于

平板上，可能导致明显的颈部屈曲。

（ⅲ）可以在儿童肩下放置毛巾以减小颈部屈曲的程度。

（c）颈部软组织较多或是合并退行性改变而颈椎无法伸直的成人：

（ⅰ）在枕后放置毛巾或者平板以防颈椎过伸。

经验分享和要点提示

- 经验分享
  - 在放置颈托前，一定要先评估气道、呼吸、循环的情况。
  - 对于醉酒、昏迷及高龄患者，需要高度怀疑颈椎损伤的可能。
  - 务必牢记调整颈托高度及周长，以保持贴合。
- 要点提示
  - 颈椎固定会增加呕吐患者误吸的风险。
  - 在放置颈托前未能及时触诊检查颈椎、头部及肩部，可能会延误对即将发生的气道紧急事件的识别，并且隐藏需要快速评估和关注的严重创伤迹象。
  - 除非使用胶带、橡胶块或毛巾作为支撑，否则颈椎向两侧运动是不受限

的。
  - 对于意识改变的患者，放置颈托时忽视颈椎稳定有加重损伤的风险。
  - 颈托放置过紧会减少头部静脉回流，从而增加颅内压。

推荐阅读

▶ American College of Surgeons Committee on Trauma. Advanced trauma life support for doctors. 8th ed. Chicago：American College of Surgeons；2004.

▶ Hankins DG，Boggust A. Prehospital equipment and adjuncts. In：Tintinalli JE, Stapczynski JS, Cline DM, Ma OJ, Cydulka RK, Meckler GD, editors. Tintinalli's emergency medicine：a comprehensive study guide. 7th ed. New York：McGraw Hill；2012.

▶ Hoffman JR，Wolfson AB，Todd K，Mower WR. Selective cervical spine radiography in blunt trauma：methodology of the National Emergency X – Radiography Utilization Study（NEXUS）. Ann Emerg Med. 1998；32：461 – 9.

▶ Roberts JR，Hedges JR. Clinical procedures in emergency medicine. 5th ed. Philadelphia：Saunders Elsevier；2009.

▶ Stiell IG，Clement CM，McKnight RD，et al. The Canadian C – spine rule versus the NEXUS low – risk criteria in patients with trauma. N Engl J Med. 2003；349：2510 – 8.

第 40 章

排除颈椎损伤

Braden Hexom and Tatiana Havryliuk

适应证

- 评估创伤是否需要影像学检查。

禁忌证

- 已知不稳定的颈椎骨折。
- 已知不稳定的韧带损伤。
- 中毒/意识状态改变。
- 存在内脱位损伤。

用国家急诊 X 线应用研究（NEXUS）和加拿大颈椎标准（CCR）评估影像检查的需求

- NEXUS 临床标准：
  1. 颈椎后正中处压痛；
  2. 局灶性神经系统功能缺损；
  3. 意识水平降低；
  4. 存在中毒的证据；

B. Hexom (✉)
Department of Emergency Medicine, Rush Medical College, Rush University, Chicago, IL, USA
e – mail：braden_ hexom@rush. edu

T. Havryliuk
Department of Emergency Medicine, University of Colorado Denver, Denver, CO, USA
e – mail：tatiana. havryliuk@ucdenver. edu

5. 其他部位明显的疼痛可能会使患者忽视颈椎损伤的疼痛。

- 上述任何一点都被认为是增加患者颈椎损伤风险的临床证据，需要影像学检查。
- CCR：
  适用于清醒（格拉斯哥昏迷评分 15 分）及情况稳定的创伤患者。
  1. 是否存在需要影像学检查的高危因素？
     是→影像学检查
     - 年龄 >65 岁；
     - 危险因素（表 40.1）；
     - 四肢感觉异常；
     否↓
  2. 是否存在可安全评估运动范围的低风险因素？否→影像学检查
     - 单纯的机动车追尾事故（MVC）；
     - 到急诊科就诊时为坐位；
     - 随诊；
     - 迟发的颈部疼痛；
     - 颈椎后正中压痛阴性。
     是↓
  3. 能否主动旋转颈部？否→影像学检查
     - 左右转动 45°；
     能↓
     不需要影像学检查
     - CCR 较之 NEXUS 标准具有较高的灵敏度（99.4% 比 90.7%）和特异度（45.1% 比 36.8%），同时对于低风险的清醒创伤患者具有较低的影像检查率（55.9% 比 66.6%）。

表 40.1　危险创伤因素

跌落高度≥3 英尺/5 层楼梯
头部纵向负荷（例如跳水）
高速行使的机动车碰撞事故（ > 100km/h）、翻车、弹出
娱乐设施中的机动车辆碰撞
自行车事故

影像学检查类型

- 骨
  - 颈椎 CT：新的金标准。
  - X 线平片：灵敏度低于 CT 检查，一项研究显示，由 CT 检查发现的 45% 的损伤无法被 X 线检查发现[1]。
- 韧带
  - 颈椎核磁共振成像（MRI）：适用于怀疑韧带损伤的患者及对机能减退患者的进一步评估。
  - 屈伸位 X 线平片：对于急性期韧带损伤的识别灵敏度低于 MRI 检查。延迟屈伸位 X 线检查对于韧带损伤的识别灵敏度强于发生损伤当天的 X 线检查，但仍弱于 MRI 检查。

材料

- 颈托（图 40.1）。

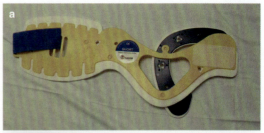
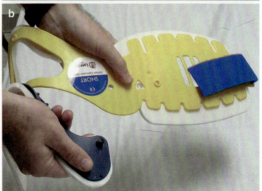
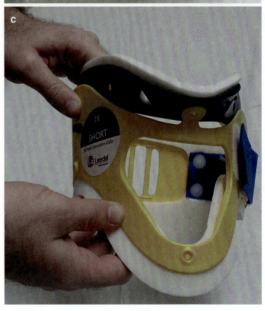

图 40.1　组装颈托：选择合适的尺寸（a）；反转下颏带并折叠到位（b）；组装颈托（c）

步骤（图 40.2）

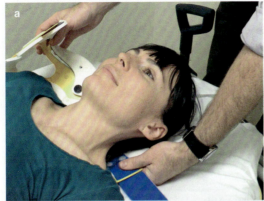

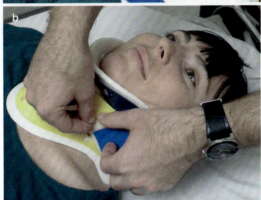

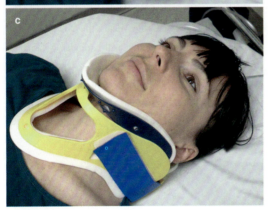

图 40.2　正确放置颈托：（a）保持颈部固定的同时将颈托滑到颈后；（b）固定颈托；（c）正确的颈托放置

1. 选择合适尺寸的颈托，放置颈托以固定颈椎。

2. 进行简单的神经系统查体，同时评估患者的意识水平，只有当两者均正常时才可进行下一步。

3. 保持患者头部固定不动，松开颈托，触诊检查颈椎后正中线。如果存在颈椎压痛则重新放置，并进行影像学检查（图 40.3）。

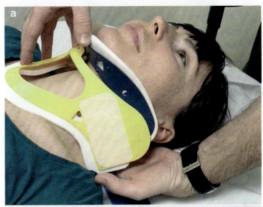

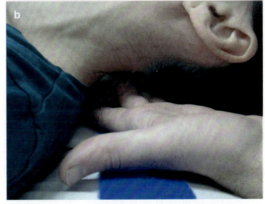

图 40.3　评估颈椎压痛：（a）保持颈部固定的同时松开颈托；（b）触诊颈椎后正中位置

4. 指导患者向两侧旋转颈部 45°，并屈曲颈部。如果患者未感到疼痛，同时没有神经系统缺损症状，则可排除颈椎受伤可能，不需要进行颈椎的影像学检查（图 40.4）。

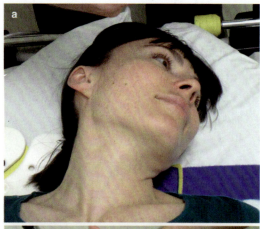

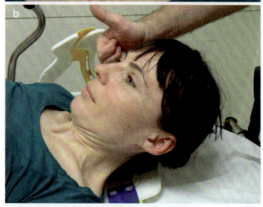

图40.4　排除颈椎受伤：（a）指导患者向两侧旋转颈部45°；（b）指导患者向前屈曲颈部

并发症

- 漏诊严重的颈椎损伤。
- 长时间佩戴颈托致压疮。

经验分享和要点提示

- 选择合适尺寸的颈托。

- 对于感觉迟钝/中毒的患者，确保意识状态良好，以利于进一步的影像学检查。
- 避免长时间佩戴颈托以免导致压疮。

参考文献

[1] Schenarts PJ, Diaz J, Kaiser C, Carrillo Y, Eddy V, Morris JA Jr. Prospective comparison of admission computed tomographic scan and plain films of the upper cervical spine in trauma patients with altered mental status. J Trauma. 2001；51：663 – 8. discussion 668 – 9.

推荐阅读

▶ Hoffman JR, Schriger DL, Mower W, Luo JS, Zucker M. Low – risk criteria for cervical – spine radiography in blunt trauma：a prospective study. Ann Emerg Med. 1992；21：1454 – 60.

▶ Platzer P, Jaindl M, Thalhammer G, et al. Clearing the cervical spine in critically injured patients：a comprehensive C – spine protocol to avoid unnecessary delays in diagnosis. Eur Spine J. 2006；15：1801 – 10.

▶ Stiell IG, Clement CM, McKnight RG, et al. The Canadian C – spine rule versus the NEXUS low – risk criteria in patients with trauma. N Engl J Med. 2003；349：2510 – 8.

▶ Stiell IG, Wells GA, Vandemheen K, et al. The Canadian C – spine rule for radiography in alert and stable trauma patients. JAMA. 2001；286：1841 – 8.

第 41 章

轴线翻身

Justin Bennett and Lars K. Beattie

适应证

- 任何平躺于硬质背板来急诊的患者。
- 后背创伤评估。
- 到达医院后应尽早实施，以避免出现背部皮肤压疮。

禁忌证

- 在轴线翻身前颈托固定不当或颈椎未固定的患者。
- 在轴线翻身前未固定气管插管的患者。

材料和药物

- 人员配备：3 ~ 4 人。
  - 1 人固定颈椎。
  - 1 或 2 人翻转患者。
  - 1 人触诊脊椎全长。
- 正确安装硬性颈托。

J. Bennett
Department of Emergency Medicine, Wake Forest University
School of Medicine, Winston - Salem, NC, USA
e - mail: jubennet@wakehealth.edu

L. K. Beattie (✉)
Department of Emergency Medicine, University of Florida,
Gainesville, FL, USA
e - mail: lars.beattie@ufl.edu

- 准备创伤剪刀以拆除运输带。

步骤

1. 从背板上搬运患者前，首先保证气道、呼吸、循环（ABCs）安全。
2. 召集人员，至少需要 3 人，最好 4 人。体重较大的患者往往需要更多的人员支持。
3. 对于气管插管的患者，需要一名人员在轴线翻身过程中固定气管插管。
4. 调整颈托高度以保证颈椎的移动幅度最小（图 41.1）。
5. 将担架调整到负责固定颈椎人员最适宜的高度。
6. 搬运前除去患者衣物及运输带，以扩大发现损伤的可视范围。
7. 嘱患者将双手置于胸前。
8. 固定颈椎（在床头）
   - 在患者锁骨中线位置抓住斜方肌。
   - 将患者的头部两侧固定在操作者两前臂之间。
   - 利用操作者的两臂将患者的头部固定在相对于躯干的中立位上（图 41.2）。
9. 胸椎及腰椎的固定：
   - 1 或 2 名（最好 2 名）操作者站在患者身旁。
     - 1 名操作者：双手置于患者的肩部和臀部。

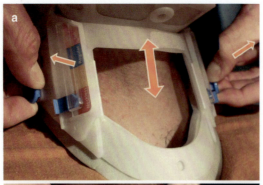

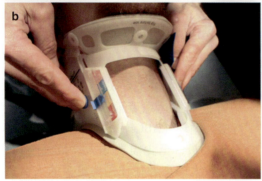

图 41.1 （a）调整 Ambu Perfit 一片式颈托的高度时，首先同时向外拉动（离开患者）两侧的锁销，调整高度；（b）然后将锁销向内推回（朝向患者），锁定颈托至合适的高度

　　- 2 名操作者：
　　　　· 一人将双手置于患者的肩部和臀部。
　　　　· 另一人将双手置于患者的臀部和膝部。
　　● 将患者滚向左侧还是右侧取决于损伤的部位，目的是使损伤加剧及疼痛最小化，同时降低气管插管脱出的风险。
10. 所有人就位后由站于床头的操作者发出指令，同时开始翻转患者。
11. 在翻转中注意保持中轴沿着解剖学的轴对称线（图 41.3）。
12. 患者侧卧的同时，撤去背板并固定好，以防伤到操作者。

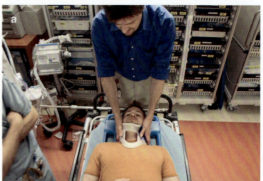

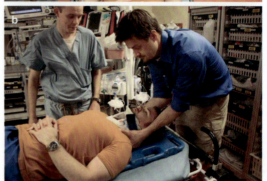

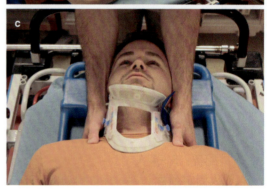

图 41.2 （a）错误操作：单点固定头部，头颈和躯干没有保持在一条直线上。（b，c）正确操作：在轴线翻身患者时，两点同时固定头部，使头颈和躯干在此过程中保持在一直线上

13. 完整暴露患者后部，仔细检查，尤其注意有无撕裂及明显的畸形。
14. 对脊柱全长进行触诊检查，评估有无压痛、下陷及畸形（图 41.4）。
15. 将患者放回担架之前，确保清除了所有碎屑、玻璃、衣物及毯子。

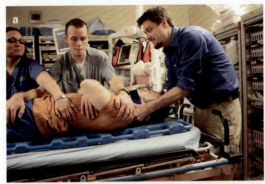

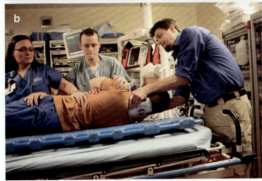

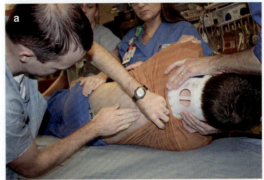

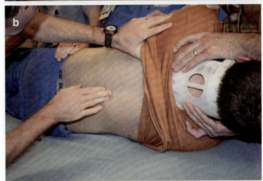

图 41.3 （a）操作者之间手交叉，确保转动患者时保持脊柱固定和最小的扭转。（b）两点固定使其中轴在翻转中保持在解剖学轴对称线上。合适的床高可以使操作更加容易

经验分享和要点提示

- 翻转患者应同时进行，以避免分段旋转。
- 在开始翻转患者前，保证 ABCs 均已安全，这是创伤的第二阶段评估的一部分。
- 翻转患者的前提是颈椎固定，因为它是脊柱全长中活动度最大，同时也是最易受伤的部分。
- 尽快将患者从背板上移走，防止产生压疮。
- 翻转患者时，如果患者的头部与身体之间未能进行两点固定，颈椎可能会进一步损伤。
- 将患者置于背板上不应作为脊柱损伤的预防措施。

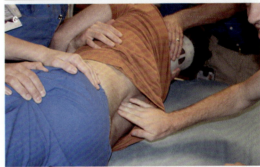

图 41.4（a，b，c） 移除背板后，触诊脊柱全长，评估胸椎和腰椎的损伤情况

- 翻转患者前如果没有保证 ABCs 的建立，可能造成危险。

推荐阅读

▶ American College of Surgeons Committee on Trauma. Advanced trauma life support for doctors. 8th ed. Chicago：American College of Surgeons；2008. ISBN 1880696312.

▶ Roberts JR，Hedges JR. Clinical procedures in emergency medicine. 5th ed. Philadelphia：Saunders Elsevier；2009.

第 6 篇

神经系统检查和神经外科救治技术

第 42 章

颅骨钻孔术

Latha Ganti

适应证

- 格拉斯哥昏迷评分（GCS）<8 分的硬膜外血肿（EDH）和硬膜下血肿（SDH）以及神经外科未及时干预的颅内压增高患者。
- 颅内压增高表现[1]：
  - 意识障碍。
  - 脉搏缓慢。
  - 瞳孔扩大。
  - 局灶性癫痫。
  - 偏瘫。
  - 肢体伸肌姿势异常。

禁忌证

- 绝对禁忌证
  - GCS >8 分。
- 相对禁忌证
  - 缺乏影像学证据（这种情况是否行此操作取决于有无颅内压增高或脑疝的神经系统症状和体征）。

L. Ganti (✉)
College of Medicine，University of Central Florida，Orlando，FL，USA

材料和药物

- 术区备皮。
- 2% 利多卡因加肾上腺素，用于头皮麻醉。
- 10% 聚维酮碘或者氯己定消毒剂。
- 手术灯，吸引器，电凝器，消毒手套。
- 明胶海绵。
- 引流管。
- 3 - 0 缝合丝线。
- 10 号手术刀片和 3 号手柄。
- 小型自动牵开器或牵拉器。
- 打孔钻和钻头：手动（图 42.1）或者自动（图 42.2）。

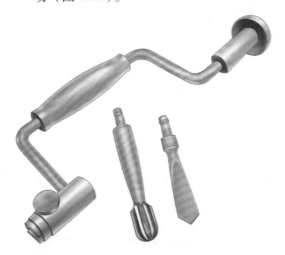

图 42.1　哈德森支架、圆头钻头、平头钻头

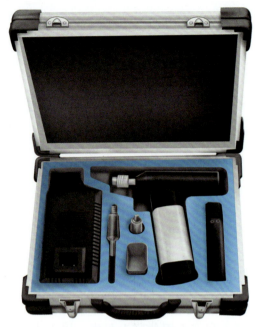

图 42.2　自停开颅钻套装

- 骨蜡和电凝装置。
- 吸引器装置。
- 生理盐水冲洗器（静脉输液器连接至带控制夹的生理盐水袋，用于低流速冲洗，或者注射器吸生理盐水冲洗）。

步骤

准备工作

1. 患者仰卧位，经口气管插管，给予颈椎防护措施。
   - 对神经外科诊断的高颅压患者，可给予高渗盐水或甘露醇脱水降颅压治疗。
2. 定位颅骨钻孔的位置和深度（图 42.3，42.4）。
   - 急诊行头颅 CT。
   - 硬膜外血肿和硬膜下血肿最常见钻孔定位是颞叶。
     - 颞叶钻孔定位：耳上 2 指，耳前 2 指（图 42.5）。
     - 顶叶钻孔定位：耳上 2 指，耳后 3 指。
   - 额叶钻孔定位：颅骨中线外侧 3 指，发际线上 3 指。

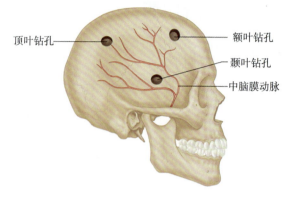

图 42.3　颅骨钻孔定位

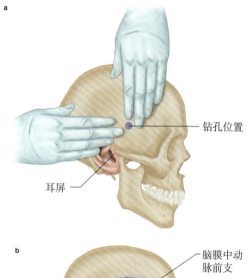

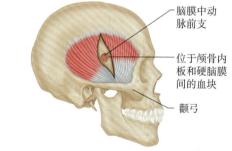

图 42.4（a，b）　颞叶钻孔解剖图（最常见定位）

- 血肿深度的评估通过头颅 CT 扫描出现的血肿层数 × 血肿厚度乘积计算[2]。

3. 围绕血肿显露术野。

4. 消毒备皮。

5. 注射利多卡因和肾上腺素行头皮麻醉。

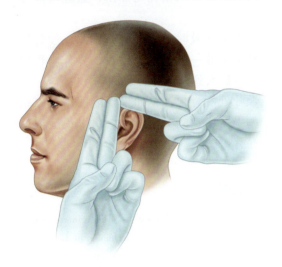

图 42.5　在颧骨上方用手指标记，于标记处做 5cm 的切口

进入血肿部位

6. 做一个约 4cm 的垂直切口深入颅骨。

7. 使用骨膜剥离器或手术刀片的末端将肌肉及骨膜剥离骨面。

8. 采用保留牵开器（或牵拉器）保持术野暴露（图 42.6）。

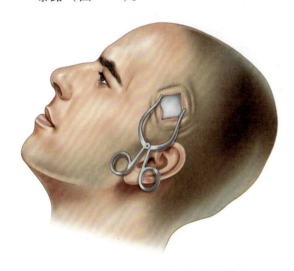

图 42.6　做切口，使用保留牵开器暴露术野

9. 使用带有离合装置的钻头[2] 穿透外板（抵抗阻力）、板障骨间隙（无阻力），然后穿透内板。

  • 颅骨孔需置于血肿的中心（图 42.7）。

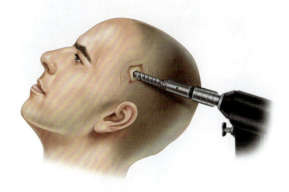

图 42.7　使用钻头通过外板，然后逐步通过其余内层，也可使用自停开颅钻

10. 于骨上出血处涂骨蜡；贴敷明胶海绵或电凝止血器控制血管和肌肉出血。

  • 可电凝伤口边缘或填充肾上腺素纱布手压止血。

11. 进入内板，分离硬脑膜。

12. 转换为圆头锉或圆柱形锉，或用咬骨钳扩大开口。

清除血肿

13. 可见硬膜外血肿，轻轻吸出。

14. 硬脑膜隆起可见硬膜下血肿凝块：钩起硬脑膜或换用新手术刀做一切口暴露血凝块并引出。

15. 生理盐水冲洗（通过手动注射器冲洗或通过静脉输液器低速冲洗）。

16. 反复抽吸。

闭合

17. 对于颞叶钻孔处，结扎（可视情况下）或电凝脑膜中动脉。

18. 放置引流管（图 42.8）并使用 3－0 可吸收线缝合，确保无脑脊液漏（脑脊液漏可导致颅内感染）。

  • 防水密封贴膜可有效降低脑脊液漏的风险。

19. 用3－0缝合线疏松缝合头皮。

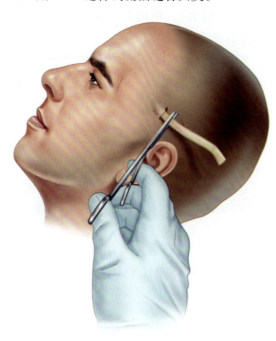

图 42.8　缝合引流管并闭合伤口

并发症

- 脑裂伤/穿孔。
- 颞动脉破裂。
- 定位错误（可通过影像图像减少）。
- 面动脉破裂。
- 脑膜炎。
- 脑脓肿。

经验分享和要点提示

- 如果脑组织从钻孔处疝出，血肿可能在另一侧。
- 如果不能及时行神经外科手术，颅骨钻孔术是唯一可以拯救生命的操作。积极转运病人到有条件的医院进行救治。
- 颞叶处颅骨很薄；如果没能使用自停钻颅手钻装置，切勿钻孔太深以免造成脑穿孔。

参考文献

［1］ Wilkinson DA，Skinner MF. The primary trauma care manual for trauma management in district and remote locations. World Health Organization （ WHO ）. http：//www. steinergraphics. com/surgical/006 _ 17. 6. html. Accessed 22 May 2014.

［2］ Wilson MH，Wise D，Davies G，Lockey D. Emergency burr holes："how to do it". Scand J Trauma Resusc Emerg Med. 2012；20：24. https：//doi. org/10. 1186/1757－7241－20－24.

推荐阅读

► http：//www. viewmedica. com/vm/pages/library/L _ df8516c9#vm_ A_ ac54d3a1. Accessed 29 June 2014.

第 43 章

脑室引流术

Latha Ganti

通过颅骨钻孔处将脑室外引流管（EVD，又称脑室引流管）置入一侧脑室，可以引流出导致颅内压增高的过多脑脊液（图 43.1）。

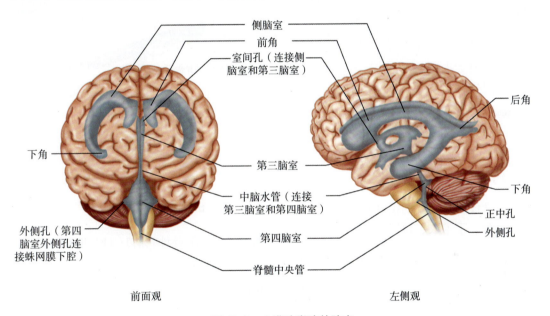

图 43.1　充满脑脊液的脑室

适应证

- 急需颅内压监测、管理。
- 格拉斯哥昏迷评分（GCS）＜12 分并且神经影像提示脑室扩大。
- Hunt–Hess 分级 ≥3 的蛛网膜下腔出血患者（表 43.1）。
- 昏迷。
- 梗阻性脑积水。
- 脑室内出血。
- 颅内压增高征象。

L. Ganti (✉)
College of Medicine，University of Central Florida，Orlando，FL，USA

表 43.1　蛛网膜下腔出血 Hunt – Hess 分级[1]

分级	症状及体征
1	无症状或轻微头痛及轻度颈强直
2	中到重度头痛，颈强直，除颅神经麻痹外无神经功能障碍
3	嗜睡，意识模糊，或轻度局灶性神经功能缺失
4	昏睡，中重度偏瘫
5	昏迷，去大脑强直

禁忌证

- 绝对禁忌证
  - 神经外科大夫经验不足。
- 相对禁忌证
  - 凝血障碍。
  - 头皮感染。

材料和药物

- 气管插管设备及必要的镇静药物。
- 无菌手套、手术衣、口罩。
- 尺子。
- 外科记号笔。
- 1% ~2% 利多卡因加肾上腺素，用于头皮麻醉。
- 5ml 注射器。
- 10% 聚维酮碘和棉签。
- 备皮刀。
- 手术洞巾。
- 11 号手术刀（头皮），15 号手术刀（骨膜），3 号手术柄（图 43.2a）。
- 4×4 无菌纱布。
- 针钳。
- 蚊式血管钳。
- 脑自持牵开器（图 43.2b）。
- 3 – 0 尼龙缝合线和持针器、皮肤缝合

器。
- 剪刀。
- 变盘手钻。
- 带有钻头保护器（3.97mm，5.31mm，6.35mm）的手钻。
- 六角扳手。
- 脑室引流管。
- 脑室外引流系统。

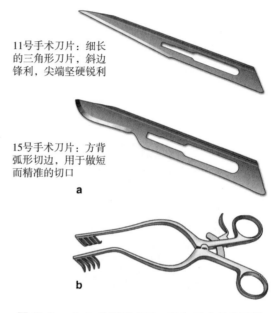

11号手术刀片：细长的三角形刀片，斜边锋利，尖端坚硬锐利

15号手术刀片：方背弧形切边，用于做短而精准的切口

a

b

图 43.2　（a）外科手术刀；（b）脑自持牵引器

步骤

患者准备

1. 患者仰卧，床头摇高 30° ~45°，经口气管插管。
2. 静脉注射涵盖皮肤菌群的抗生素。
3. 精确评估引流管入孔和切口位置。通常引流管放置在右额头皮处，此处是 95% 以上人群的非优势半球。
4. 用外科记号笔自鼻根向后部画一长达 11cm 的线，然后再向右画 3cm 的线，两线交汇处等同于瞳孔中线。此点称为 Kocher 点（图 43.3）。

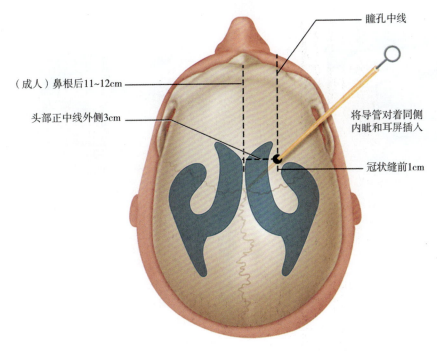

瞳孔中线

（成人）鼻根后11~12cm

头部正中线外侧3cm

将导管对着同侧内眦和耳屏插入

冠状缝前1cm

图 43.3 用于额骨置脑室引流管的 Kocher 点

5. 标记 Kocher 点，备皮，充分显露术野，以便皮下置管及引流。

6. 聚维酮碘消毒手术区域。

7. 铺无菌洞巾。

8. 再次消毒术野。

9. 皮下注射 1%～2% 利多卡因加肾上腺素（肾上腺素作为止血剂，可保持术野清晰）（图 43.4）。

10. 做一个 2cm 的切口，深至颅骨。

11. 使用牵开器固定头皮边缘。

12. 使用手钻钻孔（图 43.6）。

13. 生理盐水冲洗颅骨孔。

14. 换一副新的无菌手套（放置脑室引流管之前）。

15. 从脑室穿刺包中拿出脑室引流管，按脑室引流管上的标记留出 1cm。

16. 将脑室引流管垂直插入穿刺孔，引流管指向同侧眼部眦侧（冠状位）和耳屏（水平位）。

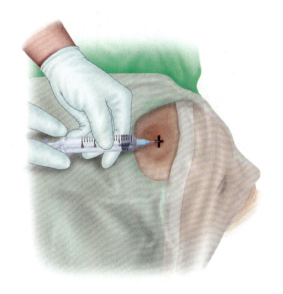

图 43.4 麻醉头皮

17. 使用探针将脑室引流管从颅骨表面送入 5～6cm，到达侧脑室前角（图 43.7）。

18. 确保脑室引流管引流出脑脊液。

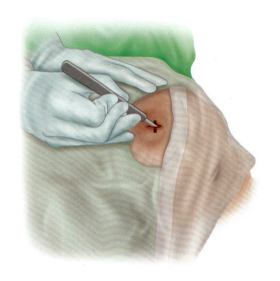

图 43.5   做切口

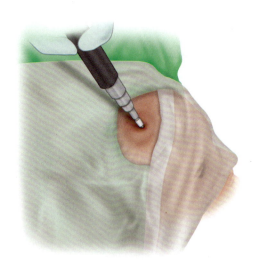

图 43.6   颅骨钻孔

19. 将金属套管针连接在脑室引流管的头部，然后将套管针及引流管插入离最初切口右侧 3~5cm 的帽状腱膜下，将套管针通过分离的头皮切口带出。
20. 拔除套管针，确保脑室引流管引流通畅。
21. 在脑室引流管上盖以临时帽防止脑脊液漏出过多。
22. 用缝线或手术缝合钉缝合切口。
23. 用手术缝合钉固定脑室引流管。

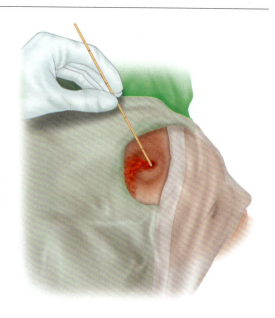

图 43.7   用探针将引流管送入

24. 用透明敷料覆盖伤口。
25. 将旋塞阀与脑室引流管缝合防止脱落（避免缝合过紧阻塞脑室引流管）。
26. 移除旋塞阀的夹闭器，连接脑室引流管和脑室外引流系统。

安装、启动、固定脑室外引流系统

27. 用无菌生理盐水启动脑室外引流系统。
28. 将脑室引流系统的零线处于中脑水平面（患者耳屏水平），或高于中脑 15~20cmH$_2$O（由神经重症医师监测颅内压并根据患者的情况调节脑室引流系统的位置）（图 43.8）。
29. 连接引流管。
30. 需要连接脑室引流管的患者应由训练有素的护士严密监测、评估并识别颅内压增高的表现。
31. 需每 4 小时至少评估一次脑室引流系统，包括观察从穿刺点到脑室外引流管的整个脑室引流系统，有无裂开，穿刺点有无脑脊液外漏。

术后

32. 查头部 CT 确认引流管放置位置（图 43.9）。

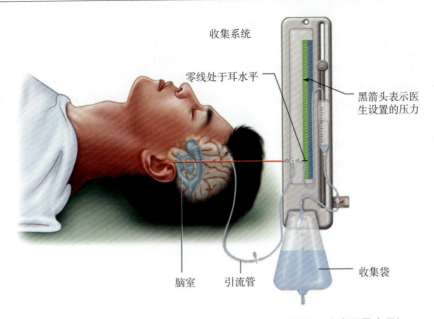

收集系统

零线处于耳水平

黑箭头表示医生设置的压力

收集袋

脑室　引流管

图 43.8 将脑室引流系统的零线置于中脑水平面（患者耳屏水平）

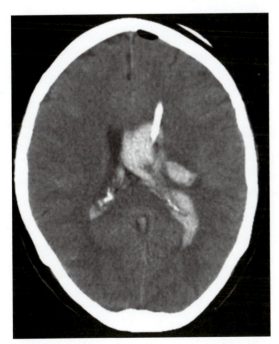

图 43.9 头部 CT 显示脑室引流管放置的典型位置，位于同侧侧脑室前角（经国家卫生机构许可转载[3]）

并发症

- 出血。
- 感染：脑膜炎、脑室炎。
- 穿刺道血肿。
- 移位脱管。

经验分享和要点提示

- 患者每次移动后都需复测水准；告知家属在患者每次移动后或床头抬高都需重新调试脑室外引流管，以确保脑脊液引流的最佳水平。
- 脑脊液收集袋保持竖直，以防脑脊液反流或脑脊液漏。
- 经顶枕叶头皮、额颞叶或侧裂放置的脑室外引流管一般不于床旁操作，否则可导致并发症的高发。此项操应于手术室进行。
- 引流管放置过低：脑脊液引流过快，可对桥静脉产生剪切导致脑内动脉瘤再出血或硬膜下血肿。
- 引流管放置过高：将引不出脑脊液或达不到理想水平而导致脑积水，颅内压将会增高。

参考文献

［1］ 1. Hunt WE, Hess RM. Surgical risk as related to time of intervention in the repair of intracranial aneurysms. J Neurosurg. 1968; 28（1）: 14 – 20.

［2］ Care of the patient undergoing intracranial pressure monitoring/external ventricular drainage or lumbar drainage. AANN clinical practice guideline series. 2011. http: //www. aann. org/uploads/ AANN11 _ ICPEVDnew. pdf. Accessed 27 Sept 2014.

［3］ Jaffe J, Melnychuk E, Muschelli J, et al. Ventricular catheter location and the clearance of intraventricular hemorrhage. Neurosurgery. 2012; 70（5）: 1258 – 64.

第 44 章

成人腰椎穿刺术

Kevin Tench, L. Connor Nickels, and Rohit Pravin Patel

适应证

- 诊断性穿刺：
  - 协助诊断中枢神经系统感染：病毒性、细菌性、真菌性脑膜炎及脑炎。
  - 协助诊断炎症进程：多发性硬化、吉兰 – 巴雷综合征。
  - 协助诊断自发性蛛网膜下腔出血。
  - 怀疑中枢神经系统疾病：肿瘤性疾病及代谢性疾病的进程。
- 治疗性穿刺：
  - 治疗性降低脑脊液压力。
  - 手术要求腰椎麻醉镇痛。
  - 鞘内注射抗生素治疗脑膜炎。
  - 部分白血病及淋巴瘤的化疗和氨甲蝶呤治疗。

禁忌证

- 穿刺部位局部皮肤感染或有脊柱感染。

K. Tench
Department of Emergency Medicine, Banner Boswell Medical Center, Sun City, AZ, USA
e – mail: kevin. tench@bannerhealth. com

L. C. Nickels (✉) · R. P. Patel
Department of Emergency Medicine, University of Florida Health Shands Hospital, Gainesville, FL, USA
e – mail: cnickels@ufl. edu; rohitpatel@ufl. edu

- 颅内占位性病变引起的颅内压增高；有脑疝征象或潜在的颅内压增高，有局灶性神经系统症状。
- 有出血倾向（血小板减少，接受抗凝治疗，血友病）；凝血障碍可能增加脊髓血肿的风险，但其程度不明。
- 有心肺疾患的患者可因操作体位使症状加重。

既往腰部手术、骨关节炎、强直性脊柱炎、脊柱后侧突、退行性椎间盘疾病的患者，如果由介入放射科医师通过影像引导下进行腰椎穿刺，可能增加操作的成功率。

材料和药物

- 带有针芯的腰椎穿刺针。
  - 成人：3.5 英寸的针芯、20 号穿刺针；肥胖者需要 5.0 英寸的针芯、20 ~ 24 号穿刺针。
  - 儿童：2.5 英寸的针芯、22 号穿刺针。
  - 婴儿：1.5 英寸的针芯、22 号穿刺针。
- 三通旋塞阀（可选择性连接引流管）。
- 测压计（可延长测颅压）。
- 试管（多支，一般标记 1 ~ 4）。
- 局部麻醉（1% ~ 2% 的利多卡因），5 ~ 10ml 的注射器，局部麻醉针（25 号）。
- 无菌洞巾和无菌纱布。
- 口罩，无菌手术服，无菌手套。

- 皮肤消毒剂（氯己定或碘剂）。

步骤

1. 体位
   - 据操作者的偏好或患者的接受度决定。
   - 体位选择：侧卧位，垂直坐位（图44.1）。
   - 为获得准确的开放压并减少穿刺后头痛的概率，侧卧位较好。
   - 患者的基本姿势确定后，医师应指导患者采取胎儿体位或"像猫一样"弓起腰部，以增加棘突间隙。
   - 整个过程中双肩和臀都应保持对齐。

2. 界标
   - 触诊。
   - 在两侧髂嵴上缘之间画一条线，与经过L4棘突的中线相交。在L3与L4或L4与L5之间的间隙进针，因为这

些位置点位于脊髓终末段的下方。
   - 连接两侧髂后上棘后，在连线的中点画一条线，显露L4棘突。
   - 显露L3~L4或L4~L5棘突间隙，标记穿刺进针部位。

3. 超声引导（可选）
   - 对肥胖患者，既往遗留手术瘢痕，或触诊棘突困难者有助于指导穿刺。
   - 超声确定硬脊膜的位置，测量穿刺出脑脊液所需进针深度。
   - 定位棘突的长轴和短轴，确定中线，并识别棘突间隙。
   - 确认棘突间韧带，估计穿刺深度。一般来说，棘突易被识别，棘突间韧带、黄韧带和蛛网膜下腔不易被识别。
   - 使用高频（5~10MHz）探头便于识别解剖位置。
   - 用记号笔做一十字形标记（图44.1）。

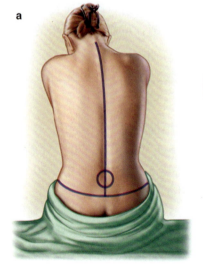

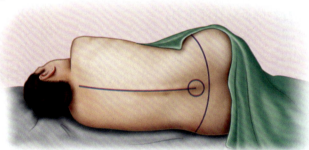

图44.1　常用穿刺体位
a. 垂直坐位；b. 左侧卧位

- 如上所述摆好患者体位，在腰椎的横纵相交处向上定位中点。
- 强回声后伴阴影确定棘突位置。

- 横轴影像上箭头指向中点（图44.2），纵轴影像上箭头指向棘突间隙（图44.3）。

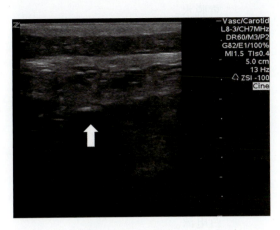

图 44.2　横轴视野图，白色箭头指向棘突。在超声引导下正确定位正中线

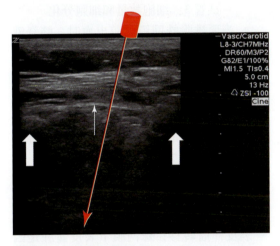

图 44.3　腰椎的长轴视野图。粗箭头指向椎骨；细箭头指向棘上韧带。红箭头指示穿刺针路径

4. 无菌准备
- 患者摆好体位，正确定位棘突并标记，操作者穿戴保护装置：口罩、手术服和无菌手套。
- 穿戴完成后，为患者穿刺区域做无菌准备。
  - 确认患者后背完全暴露。
  - 消毒后背（氯己定以由上到下或由左到右形式消毒；聚维酮碘应由中心到四周做同心圆式消毒）。
  - 将无菌洞巾洞口对准穿刺部位铺

开。
　　确认腰穿装置连接良好，并明确旋通阀测压通道的组装。将旋通阀远离患者端关闭使脑脊液顺利流入测压管。如果组装得当，可以减少脑脊液漏出。
- 局部麻醉：
  - 备皮后 1% 利多卡因或麻醉膏局部麻醉。
  - 在进针点皮肤打出皮丘。
  - 沿皮下逐步深入向各个方向成扇形麻醉。
  - 也可应用全身镇静止痛药。
5. 穿刺
- 穿刺针沿 L3～L4 或 L4～L5 棘突中线进针，固定针芯。
- 最初穿刺针平行于床面，一旦针进入皮下组织，针头需斜向上转向脐部（略向头侧，15°）（图 44.4）。沿矢状位穿刺而不是平行于脊髓轴穿刺硬脊膜囊。

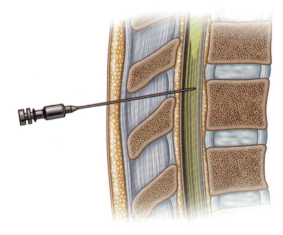

图 44.4　针头的穿刺角度，斜面朝向头侧

- 如体位正确，穿刺针可穿过皮肤，皮下组织，棘上韧带，棘突间的棘间韧带，黄韧带，硬膜外腔包括椎内静脉丛、硬脑膜和蛛网膜，进入蛛网膜下

腔和马尾神经根之间。

- 在多数情况下,当穿刺针穿过黄韧带后可感到"落空感",进入蛛网膜下腔;此时穿刺针可以2mm间隔慢慢抽出针芯,即可看到脑脊液流出。
- 如果在穿刺中穿到骨头,可部分回撤针头,不必完全撤出皮肤,然后调整角度(更偏向头侧)重新进针。
- 如果穿刺造成创伤,脑脊液可能会略带血色,但随着脑脊液的流出颜色会越变越浅。如果颜色没有变化,可能是脑出血或蛛网膜下腔出血。在造成创伤的患者中,引流管也会出现凝血情况。蛛网膜下腔出血因脑脊液的去纤维蛋白作用不会出现凝血情况。在单纯疱疹病毒性脑炎患者中也可出现血性脑脊液。
- 干抽通常由体位不正确或穿刺位置不当造成,常由穿刺针过于偏上穿刺到薄板或上下椎体的棘突所造成的阻力。如果针头过于偏向横位,也可能穿到上下关节突。

6. 开放压测量

- 一定要在侧卧位下操作,虽然也有在坐位情况下操作的开放压测量计算公式,但尚缺乏统一标准。
- 一旦穿刺针进入蛛网膜下腔,脑脊液会从针头流出,然后可连接针头和三通旋塞阀,连接三通旋塞阀和测压计。使用灵活的管路连接针头及测压计。
- 当脑脊液停止上升时记录测压计上的数值(正常脑脊液压力 < $20cmH_2O$);同时可以看到脑脊液随着心肺运动上下搏动。
  - 脑脊液压力升高见于脑膜炎、脑水肿、假性脑瘤、蛛网膜下腔出血和充血性心力衰竭。
  - 脑脊液压力减低见于脑脊液漏和严

重脱水。

7. 脑脊液的采集

- 每个试管至少采集 1~2ml 脑脊液,依次标记上 1~4,并且嘱患者不要吸气,以免造成出血。
- 采集脑脊液后,重新安上针芯,撤出针头,消毒皮肤,在穿刺处覆盖纱布。
- 常规推荐。
  - 试管 1:检查葡萄糖、蛋白质、蛋白电泳。
  - 试管 2:革兰染色、细菌和病毒培养。
  - 试管 3:细胞数量和细胞分化。
- 当要排除蛛网膜下腔出血时,脑脊液需留在试管 1 和 3 或试管 1 和 4 以区分蛛网膜下腔出血和穿刺伤造成的出血。
  - 试管 4:特殊化验:髓鞘碱性蛋白、乳酸、丙酮酸盐、怀疑脑脊液涂片污染。

并发症

- 表皮样瘤转移:蛛网膜下表皮囊肿是因皮肤栓子进入蛛网膜下腔引起的,采用有针芯的穿刺针可避免其发生。
- 腰穿后头痛:最常见并发症,其在腰穿后48小时内的发生率高达36.5%。
- 脑脊液漏:脑脊液从穿刺部位渗漏的速度超过其生成速度。
- 出血:有出血倾向的患者非常容易发生出血,出血可导致脊髓受压。
- 硬膜外血肿。
- 感染:局部蜂窝织炎、脓肿(局部或硬脑膜外)、脑膜炎。
- 脑疝:头部 CT 可识别易出现脑疝的高危患者,但颅内压升高不一定都能经影像学检查发现。

- 后背痛：局部疼痛或牵涉痛。
- 心肺功能受损。

上治疗无效，需考虑行硬膜外自体血补片等治疗。

经验分享和要点提示

- 操作成功的关键是正确摆放患者体位。
- 成人脊髓终止平面可以比预想的高，所以穿刺针可穿入比推荐平面高的间隙；由于婴儿椎管及脊髓纵向分化的差异性，脊髓一般终止在第 3 腰椎，因此儿童穿刺位置常选在 L4、L5 或 L5、S1 间隙。
- 在穿过皮肤屏障时，始终保持针芯不要撤出，以避免表皮组织浸润。
- 用小一些的穿刺针和静脉输液可避免腰穿后头痛。
- 穿刺后保持仰卧 1 小时可减少头痛发生。
- 穿刺后头痛的治疗包括初始静脉输液，然后用咖啡因。如果患者头痛较重且以

推荐阅读

▶ Boon JM, Abrahams PH, Meiring JH, Welch T. Lumbar puncture：anatomical review of a clinical skill. Clin Anat. 2004；17：544－53.

▶ Ellenby MS, Tegtmeyer K, Lai S, Braner DA. Videos in clinical medicine. Lumbar puncture. N Engl J Med. 2006；355：e12.

▶ Ferre RM, Sweeney TW, Strout TD. Ultrasound identification of landmarks preceding lumbar puncture：a pilot study. Emerg Med J. 2009；26：276－7.

▶ Peterson MA, Abele J. Bedside ultrasound for difficult lumbar puncture. J Emerg Med. 2005；28：197－200.

第 45 章

反射性眼球运动（玩偶眼和冷热试验）

Thomas T. Nguyen, Tina Dulani, and Saadia Akhtar

玩偶眼现象（头眼反射试验）

适应证

- 评估昏迷患者的脑干功能。
- 评估脑干未受累的昏迷患者的脑功能。

禁忌证

- 绝对禁忌证
  - 隐性颈椎损伤；通过临床或影像排除。
  - 颅底骨折。
- 相对禁忌证
  - 类风湿关节炎；寰枢椎半脱位引起脊髓受压的可能。
  - 骨质疏松症；有发生颈椎损伤的风险。
  - 颈椎强直；有发生颈椎损伤的风险。

步骤（图 45.1）

1. 站于患者的头侧，用双手扶住患者的头。
2. 用双手拇指扒开患者双眼眼睑。
3. 将患者头部快速转向一侧并固定。

T. T. Nguyen (✉) · S. Akhtar
Department of Emergency Medicine, Mount Sinai Beth Israel, New York, NY, USA
e-mail: thomas. nguyen @ mountsinai. org; saadia. akhtar @ mountsinai. org

T. Dulani
Department of Emergency Medicine, New York Methodist Hospital, Brooklyn, NY, USA

4. 同时观察患者眼球是否存在水平运动。
   - （a）当将患者头部转向一侧时，可看到患者两眼会向相反方向共轭运动，然后自动回到中间（正常运动试验）。
   - （b）正常的头眼反射是在转动患者头部时观察到眼球的共轭运动，它反映了昏迷患者脑干功能的完好。
   - （c）异常头眼反射：眼球水平运动不完整或缺乏，眼球始终保持正中位。这说明脑干功能受损；如没有禁忌证，需完善冷热试验。
   - （d）部分异常头眼反射：转动患者头部时，两眼会向相反方向共轭运动，但不会自动回到中间，这表明脑干功能完好，脑功能受损。
5. 以同样方法，将患者头部转向另一侧。
6. 患者头部前屈和后仰可检查眼球垂直反射反应。应该能观察到补偿性眼球垂直运动。
   - （a）只有当水平头眼反射阴性时才有效。完好的垂直头眼反射伴头眼反射阴性提示脑桥病变。
7. 记录观察结果。

经验分享和要点提示

- 在出生 10 天内头眼反射可以不存在，并且直到 2 岁后才可靠。

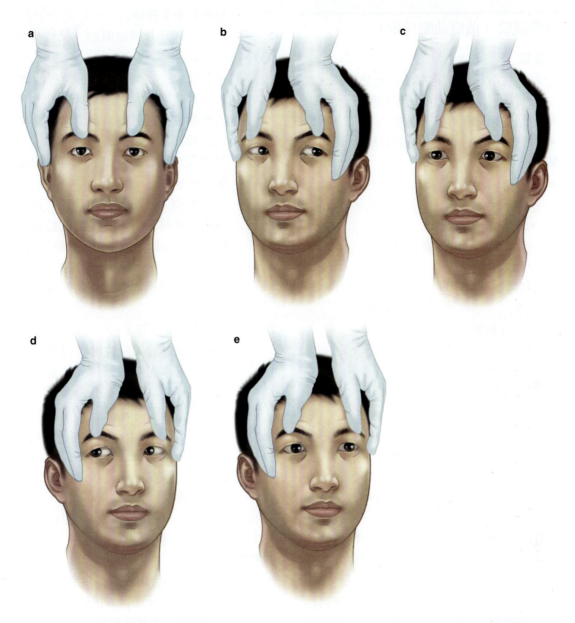

图 45.1　脑干功能完好者的头眼反射。（a）首先，头部面向正前方，如图所示使用双手拇指保持双眼睁开。（b）将头部向右侧转 90°，这时眼球偏向左侧（反方向）。（c）然后眼球自发返回正中位。（d）将头部向左侧转 180°，这时眼球偏向右侧（反方向）。（e）最后眼球自发返回正中位

- 当患者有颈椎损伤时，不要尝试进行反射性眼球运动试验。
- 伴有眼肌麻痹的患者，眼球运动反射会呈异常或部分异常（例如，第 6 对颅神经损伤）。
- 确认患者未使用神经肌肉阻断剂或其他神经毒素。
- 意识障碍患者会出现反射眼球运动或头眼反射抑制。

冷热试验（前庭动眼反射）

适应证

- 反射性眼球运动异常的昏迷患者或无法进行反射性眼球运动试验的患者。
- 评估昏迷患者的脑干功能。
- 评估外周前庭功能系统的对称性。

禁忌证

- 绝对禁忌证
  - 鼓膜穿孔。
  - 鼓膜造口置管状态。
  - 颅底骨折，颞骨岩部骨折。
  - 怀疑脑脊液耳漏。

材料和药物

- 耳镜。
- 60ml 注射器。
- 16 ~ 18 号血管导管。
- 温度计。
- 冷水（30 ~ 33℃）。
- 温水（44℃）。
- 回水槽（收集水）。
- 毛巾或吸水垫。

步骤（图 45.2）

1. 患者仰卧，头部抬高 30°使外半规管处于垂直位，以优化其刺激。
   （a）在冷热试验前，要进行仔细的耳镜检查，确认没有禁忌证，如鼓膜穿孔。
   （b）清除外耳道的耳垢，冲洗液应到达鼓膜。
2. 取 60ml 注射器和 18 号血管导管，取下血管导管的针头。
3. 向注射器内注满冷水（30℃）并连接血管导管。
4. 将血管导管置入外耳道，在 30 ~ 40 秒内向外耳道注水，水应自如进出耳道。
   （a）刺激因素取决于水的温度而不是水的压力。
   （b）外耳道冲洗后，眼部水平反射运动

可延长至 1 分钟。

5. 观察：助手打开并固定眼睑，保持头部不动面向正前方。
   （a）正常反应：冷水注入后，经过约 20 秒的潜伏期，可引起眼球向冷水注入侧偏移，然后向对侧方向的眼震（快相阶段）。
   （b）异常反应：眼球不发生偏移，提示脑干病变。
   （c）永久植物人会出现快相阶段：评估昏迷患者时，给予变温刺激后会出现慢相、全眼的偏移，而非眼震。
6. 休息至少 5 分钟后听道温度恢复正常。
   （a）如对侧外耳道异常，可向同侧外耳道注入温水。
7. 对侧外耳道重复步骤 3 ~ 5。
   （a）当对冷水试验无反应时可使用温水试验。温水先刺激一侧外耳道，休息 5 分钟后，再刺激另一侧外耳道。
   （b）温水可引起同侧眼震（快相阶段）。
   （c）COWS（cold opposite warm same）：冷水刺激眼震出现在对侧，温水刺激眼震出现在同侧（代偿性快速眼球运动阶段）。
8. 将患者擦干，重新测试鼓膜，评估试验相关损伤。

并发症

- 除外禁忌证，不会出现严重并发症。
- 血管导管，用力冲洗，或清除耳垢时会造成鼓膜损伤、外耳道损伤。
- 潜在并发症包括脑膜炎、中耳炎、呕吐。

经验分享和要点提示

- 冷热试验阳性说明脑干功能完好。
- 对于清醒患者，会发生迷走神经过度兴奋（如恶心、呕吐、眩晕）。
- 昏迷患者未出现水平眼球运动说明脑干损伤。
- 非共轭或受损的水平眼球运动说明受损的脑干功能在动眼核或动眼核下水平。

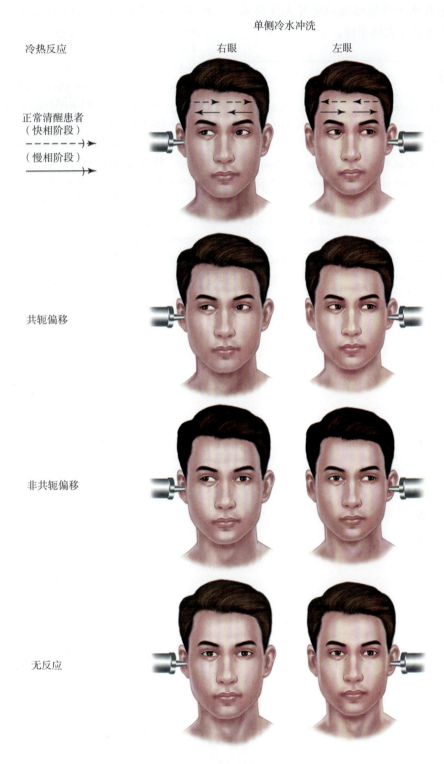

图 45.2　单侧冷水冲洗前庭动眼反射

- 昏迷患者水平性眼球运动完好无损提示引起病变位于大脑半球。

推荐阅读

▶ Gomella LG. Central nervous system. In: Clinician's pocket reference. 11th ed. New York: McGraw – Hill; 2007.

▶ McCann J, et al. Rapid assessment: a flowchart guide to signs and symptoms. Philadelphia: Lippincott William & Wilkins; 2004.

▶ Reeve A, Swensen R. Auditory and vestibular function. In: Disorders of the nervous system: a primer. Hanover, NH: Dartmouth Medical School; On Line; 2009.

▶ Reichman EF, Simon RR. Chap. 103. Reflex eye movements (caloric testing and doll's eyes). In: Emergency medicine procedures. New York: McGraw Hill Education; 2004.

▶ Ropper AH, Samuels MA. Chap. 15. Deafness, dizziness, and disorders of equilibrium. Chap. 17. Coma and related disorders of consciousness. In: Adams and Victor's principles of neurology. 9th ed. New York: McGraw Hill; 2009.

▶ Simon RP, Greenberg DA, Aminoff MJ. Chap. 3. Disorders of equilibrium. In: Clinical neurology. 7th ed. New York: McGraw Hill; 2009. http://www.accessmedicine.com.elibrary.einstein.yu.edu/content.aspx? aID = 5146162.

第 46 章

Dix – Hallpike 试验

Rui Domingues and Muhammad Waseem

Dix – Hallpike 试验，又名头悬变位试验，在临床上用于确诊良性阵发性位置性眩晕（BPPV）。此试验诱发异常眼球震颤（眼震）是 BPPV 的特异性体征。

适应证

- BPPV 是导致眩晕的最常见原因
  - BPPV 的病理生理基础，简而言之是后半规管耳石的自由移动；随着头部移动，耳石会改变内淋巴的流动并刺激壶腹。半规管内耳石会引起壶腹缓慢甚至颠倒的运动，并产生与头部运动不协调的信号，因此产生眼震。
  - 这项试验可提示引起眩晕的位置是在内耳还是在大脑；如果是内耳发生病变，这项试验还可辅助定位耳部受累侧。
- 此项试验用于改变体位时出现眩晕，休息时无症状的患者。
- 当患者诉有头晕、眩晕时，可行此项经济、简便的体格检查。

禁忌证

- 严重的颈椎疾病。

R. Domingues · M. Waseem (✉)
Department of Emergency Medicine, Lincoln Medical and Mental Health Center, New York, NY, USA

- 不稳定性脊柱损伤。
- 严重颈动脉狭窄。
- 不稳定性心脏病。
- 不能耐受此项检查的高龄患者。
- 休息时发生眼震的患者，无须进行此项试验。

材料

- 检查床。
- 平垫。
- 护目镜：患者可在试验时戴高倍（+20 屈光度）眼镜，避免视觉物体影响，防止抑制眼震，提高试验的灵敏度。护目镜一般由专业人士操作，不用于试验。

步骤（图 46.1）

1. 患者坐于床边，试验过程中指导患者始终面向医生。
2. 患者坐位，检查者将患者颈部伸展约 20°，然后将头向一侧转 30°~45°。
3. 检查者辅助患者迅速变为仰卧位，此时患者头部悬于检查床边，颈部处于过伸位，将平垫放于患者后背肩胛骨位置，助患者颈部伸展。
4. 保持此体位，检查者观察眼震 60 秒。
   (a) 眼震是眼球快速节律运动，通常时间短暂，持续少于 30 秒。

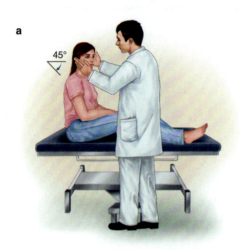

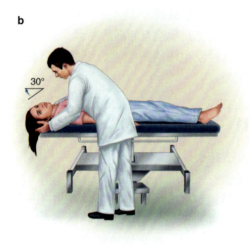

图 46.1 （a）患者坐位，检查者将患者颈部伸展约 20°，然后将头向一侧转 30°～45°；（b）检查者辅助患者迅速变为仰卧位，此时患者头部悬于检查床边，颈部处于过伸位，将平垫放于患者后背肩胛骨位置，助患者颈部伸展

　　（b）眼震方向一般向上，为扭转性眼震，即向地性眼震。

　　（c）如果患者出现眩晕或医生观察到眼震，则此时朝向地面侧耳朵的试验结果为阳性。

5. 然后令患者恢复坐位，可观察眼震 30 秒。

6. 如果未引出眼震，将头转向另一侧，重复此项试验。

7. 如果引出眼震，将头转向同侧，重复此项试验。

　　（a）重复此项试验，眼震的强度会减低，持续时间会缩短。

并发症

- 眩晕。
- 呕吐。

注意事项

- 试验时患者会产生眩晕、呕吐症状。

推荐阅读

▷ Brandt T, Steddin S, Daroff RB. Therapy for benign paroxysmal positioning vertigo, revisited. Neurology. 1994；44：796 – 800.

▷ Buckingham RA. Anatomical and theoretical observations on otolith repositioning for benign paroxysmal positional vertigo. Laryngoscope. 1999；109：717 – 22.

▷ Fife TD, Iverson DJ, Lempert T, et al. Practice parameter：therapies for benign paroxysmal positional vertigo（evidence – based review）：report of the Quality Standards Subcommittee of the American Academy of Neurology. Neurology. 2008；70：69 – 74.

▷ Halker RB, Barrs DM, Wellik KE, Wingerchuck DM, Demaerschalk BM. Establishing a diagnosis of benign paroxysmal positional vertigo through the Dix – Hallpike and side – lying maneuvers：a critically appraised topic. Neurologist. 2008；14：201 – 4.

▷ Herdman SJ. Treatment of benign paroxysmal vertigo. Phys Ther. 1990；70：381 – 8.

▷ Lanska DJ, Remler B. Benign paroxysmal positioning vertigo：classic descriptions, origins of the provocative positioning technique and conceptual developments. Neurology. 1997；48：1167 – 77.

▷ Li JC, Meyers AD. Benign paroxysmal positional vertigo. http：//emedicine. medscape. com/article/

884261 – overview. Accessed 20 Dec 2015.

▶ Von Brevern M, Radtke A, Lezius F, et al. Epidemiology of benign paroxysmal positional vertigo: a population based study. J Neurol Neurosurg Psychiatry. 2007; 78: 710 – 5.

第 47 章

评估头晕患者的 HINTS 检查

Nicholas Fusco and Ayanna Walker

HINTS 检查作为一种筛查工具，有助于急性前庭综合征（AVS）中枢性病因和周围性病因的鉴别。该检查分为三个部分，可以在床边快速完成。与 MRI 相比，可靠的 HINTS 检查可以在症状出现后的最初 24 ~ 48 小时内更好地排除脑卒中，其特异性为 96%，敏感性为 100%。

适应证

- 正在发作眩晕的患者。
- 出现症状的 24 ~ 48 小时内。

禁忌证

- 在进行检查操作时患者没有症状。
- 头部外伤。
- 颈部外伤。
- 颈椎不稳定。
- 有椎动脉夹层的相关症状和病史。
- 已知存在颈动脉狭窄的患者。

N. Fusco
Department of Emergency Medicine, University of Central Florida, UCF Lake Nona Medical Center, Orlando, FL, USA

A. Walker (✉)
Envision Physician Services, Orlando, FL, USA e – mail：Ayanna. Walker@ shcr. com

材料与药物

- 患者。
- 检查者。

步骤

- HINTS 检查的组成部分包括水平头脉冲试验、凝视性眼震和眼偏斜测试（表 47.1）。

表 47.1　检查结果

令人安心的结果（外周）	令人不安的结果（中枢）
水平头脉冲试验异常	水平头脉冲试验正常
无眼球震颤，或眼球震颤只是单向的	除单向水平（旋转、双向）之外的任何其他形式的眼球震颤
无反向偏斜	反向偏斜测试阳性

水平头脉冲试验

- 患者与检查者相对而坐，让患者将注意力集中在检查者的鼻尖上。
- 让患者知道检查者将快速地左右移动他的头部，嘱其放松颈部。
- 将受检者头部向右旋转约 20°，然后迅速回到中线。
- 对另一侧重复上述步骤。

- 评估有无快速扫视，即患者眼睛需要重新固定在视靶上（即检查者的鼻子）。
- 检查结果异常（快速扫视阳性）提示通过前庭眼反射的前庭耳蜗神经（周围神经）存在问题。这一发现表明患者眩晕

为外周原因。这是一个令人安心的发现。
- 如果没有快速扫视，表明前庭耳蜗神经（周围神经）完好无损，并提示患者眩晕为中枢原因，这是一个令人不安的发现（图 47.1）。

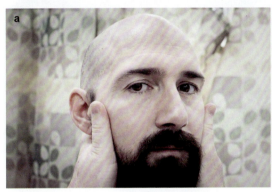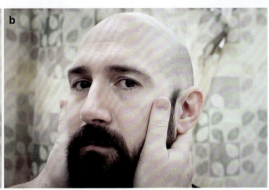

图 47.1　（a 和 b）水平头脉冲试验（志愿者：Adam Benzing，医学博士）

凝视眼震测试

- 将手指放在患者双眼中间位置。
- 将手指向右移动，让患者仅用眼睛跟随您的手指并保持头部静止。
- 让患者注视其水平视力的极限，将手指

放在那里，观察眼球震颤的情况。
- 对另一侧重复上述步骤。
- 无眼震或仅单向水平搏动性眼球震颤是令人安心的（外周）发现。任何其他形式的眼球震颤或双向搏动性眼球震颤都是令人担忧的（中枢）发现（图 47.2）。

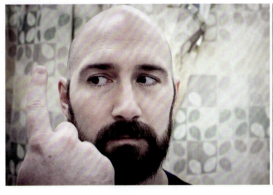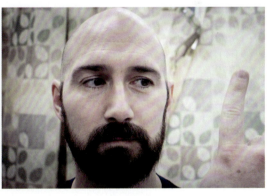

图 47.2　眼球震颤检查（志愿者：Adam Benzing，医学博士）

眼偏斜测试

- 让患者将注意力集中在检测者的鼻尖上。
- 交替覆盖患者的一只眼睛。

- 在每次蒙眼被揭开时，评估观察是否有任何重新固定到视靶上的垂直眼球运动。
- 没有垂直重新固定的证据是一个令人安心的（外周）发现。存在垂直重新固定

的任何证据都是一个令人不安的（中枢）发现（图 47.3）。

- 如需 HINTS 检查的视频演示，请访问 http：//content.lib.utah.edu/cdm/single-item/collection/ehsl – dent/id/6。

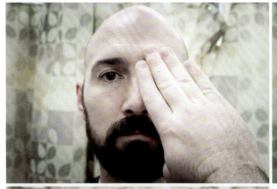
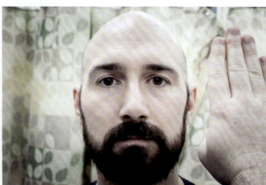
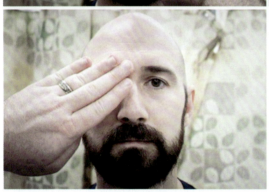

图 47.3　眼偏斜测试（志愿者：医学博士 Adam Benzing）

经验分享

- 使用 HINTS 检查得到所有令人放心的结果，才能说明患者症状可能是由外周病变引起。
- INFARCT（Impulse Normal——双侧头脉冲试验正常，Fast – phase Alternating——凝视诱发的变向性眼球震颤，Re – fixation on Cover Test——交替遮盖双眼发现双眼垂直扭转偏斜）是由 HINTS 检查的前瞻性研究所建议的首字母缩略词组成，用于记住不确定的或令人担忧的发现。
- 水平头脉冲试验测试前庭耳蜗神经功能。
- 眼偏斜测试提示脑干疾病。

要点提示

- 确认患者在有症状的时候进行测试；否则，测试无效。
- 基于对 HINTS 检查的前瞻性研究，该检查无法评估患有复发性周围性听觉前庭疾病（梅尼埃病、耳硬化症、偏头痛性眩晕等）的患者。

推荐阅读

▶ HINTS to diagnose stroke in the acute vestibular syndrome：three – step bedside oculomotor examination more sensitive than early MRI diffusion – weighted imaging https：//www.ahajournals.org/doi/ full/10. 1161/strokeaha. 109. 551234.

▶ LaPlant W, Parmar M. 2018, Jan 15. Vertigo: A hint on the HiNTS exam. ［NUEM Blog. Expert Review By Chang P］. Retrieved from http: //www. nuemblog. com/blog/hints.

第 48 章

治疗眩晕的 Epley 复位法（耳石复位）

Rui B. Domingues and Muhammad Waseem

进行 Dix – Hallpike 试验时，耳石在半规管移动，可激发产生阵发背地性旋转眼震，Epley 复位法为体位性眼震提供解决方法。此复位法对 80% 的 BPPV 患者有效。周围性眩晕的鉴别诊断包括良性阵发性位置性眩晕（BPPV）、梅尼埃病、前庭神经炎、迷路炎、急性中耳炎和迷路外伤。中枢性眩晕的鉴别诊断包括听神经瘤、脑膜炎、脑炎、椎基底神经功能不全、小脑出血和颞叶癫痫。

适应证

- 减轻后半规管 BPPV 症状。

禁忌证

- 背部、脊椎损伤或病变。
- 视网膜脱离。

材料和药物

- 枕头或衬垫。
- 检查床。

R. B. Domingues · M. Waseem (✉)
Department of Emergency Medicine, Lincoln Medical and Mental Health Center, New York, NY, USA

步骤（图 48.1）

1. 患者颈部稍伸展，头向患侧转 45°，保持此体位 60 秒。
- 患者抓住检查者手臂保持此体位。
2. 检查者助患者变为仰卧位，将枕头或衬垫放于肩部水平将颈部伸展，保持此体位 60 秒。此体位可能会引起短暂的头晕或眩晕。
3. 然后将头部向对侧转 90°，保持此体位 60 秒。此体位可能会引起短暂的头晕或眩晕。
4. 头部再向健侧转 90°；保持此体位 60 秒。
5. 患者慢慢由健侧坐起，保持此体位 60 秒。
6. 出院前观察患者 10 ~ 15 分钟。
7. 出院指导、家庭指导：
- 指导患者复位后 2 天入睡时要保持半卧位；患者可躺在斜躺椅上，与水平面成 45°，可安放枕头于斜椅上。
- 健侧卧位。
- 在这期间，尝试使头部处于直立位；头部不要突然向右、左、上或下运动。
- 男性在剃须时需弯腰，身体向前，保持头部直立。
- 不要去理发或做牙科检查治疗，因为这些需要头部活动。

- 滴眼液时，需小心头部，因为它需要头颈部伸展。
- 不要做打扫地面或拖地的动作。
- 不要穿需伸展颈部的衣物；也不要弯腰系鞋带。

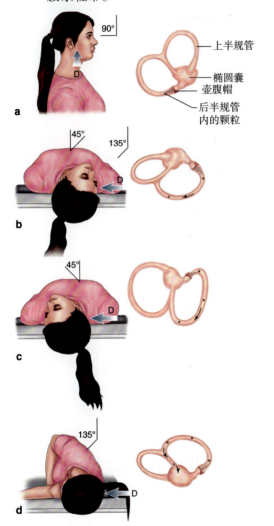

图 48.1　（a）患者坐在检查床上；（b）患者仰卧，将头部向患侧转 45°；（c）然后将头部向健侧转 45°；（d）患者再向健侧转 90°。内耳迷路的"D"形征

并发症

在进行 Epley 复位法时，要警惕发生神经系统症状的可能。压迫椎动脉会出现神经系统症状；如果操作持续时间较长，可能发生卒中。

经验分享和要点提示

- 经验分享
  - 此项操作应由有经验的治疗师或医师来操作。
  - 最好在入睡前行 Epley 复位法。
  - 经过医师或治疗师的演示后，有几种复位的方法可以由患者在家中完成。
- 要点提示
  - 操作结束后患者不可开车。
  - 避免头部快速转动，有引起 BPPV 的可能。

推荐阅读

▶ Gebhart I, Göting C, Hool SL, Morrison M, Korda A, Caversaccio M, et al. Séont maneuver for benign paroxysmal positional vertigo treatment: moving in the correct plane matters. Otol Neurotol. 2021; 42 (3): e341 – 7.

▶ Jiang X, He L, Gai Y, Jia C, Li W, Hu S, et al. Risk factors for residual dizziness in patients successfully treated for unilateral benign posterior semicircular canal paroxysmal positional vertigo. J Int Med Res. 2020; 48 (12): 300060520973093.

▶ Lee CJ, Lee CY, Wu PH, Wang CH, Chen HC, Shih CP. Efficacy of combined canalith – repositioning procedure and supine to prolonged lateral position in treating posterior canal benign paroxysmal positional vertigo. Auris Nasus Larynx. 2021; S0385 – 8146 (21): 00027 – 4.

▶ Nguyen CT, Basso M. Epley maneuver. 2020 Oct 1. In: StatPearls [Internet]. Treasure Island (FL): StatPearls Publishing; 2021.

▶ Sachdeva K, Sao T. The clinical response time of Epley maneuvers for treatment of BPPV: a hospital based study

第 49 章

成人脑死亡的临床检查

Ilya Aleksandrovskiy, Eric S. Papierniak, Hassan Alnuaimat,
Tracy A. Timmons, and Deborah M. Stein

适应证

- 不可逆的深昏迷。
- 怀疑脑死亡的机械通气患者。

禁忌证

- 代谢紊乱。
- 酸碱失衡。
- 电解质紊乱导致昏迷。
- 严重低血压。
- 低体温（核心温度＜36℃）。

I. Aleksandrovskiy (✉)
Department of Emergency Medicine, Ocala Regional Medical
Center, Ocala, FL, USA

E. S. Papierniak
Department of Medicine, Division of Pulmonary, Critical
Care, and Sleep Medicine, University of Florida, Gaines-
ville, FL, USA
e-mail: eric. papierniak@medicine. ufl. edu

H. Alnuaimat
University of Florida Health, Gainesville, FL, USA
e-mail: Hassan. Alnuaimat@medicine. ufl. edu

T. A. Timmons
PeaceHealth Medical Group - Vancouver, PHMG - Trauma
Surgery, Vancouver, WA, USA

D. M. Stein
Department of Restorative Dentistry, Temple University Korn-
berg School of Dentistry, Philadelphia, PA, USA
e-mail: geraldine. weinstein@Temple. edu

- 药物过量或中毒。
- 闭锁综合征。

材料和药物

- 手电筒。
- 静脉导管。
- 30ml 注射器。
- 50ml 冰水。
- 气管内吸痰管。
- 长棉签或压舌板。
- 4×4 纱布或生理盐水滴眼液。

步骤

1. 评估对疼痛刺激的反应
   - 按压眶上神经和指甲床，对疼痛刺激无反应提示脑死亡（图49.1 和49.2）。
2. 脑干功能存在试验
   - 使用手电筒检查瞳孔光反射。瞳孔持续散大意味着脑死亡。
   - 头眼反射试验。扒开眼睑，迅速将头转向一侧。正常反应是眼球转向相反方向，以保持视线向前。眼球不按正常轨迹运动，而是随头部转动，提示脑死亡（图49.3）。

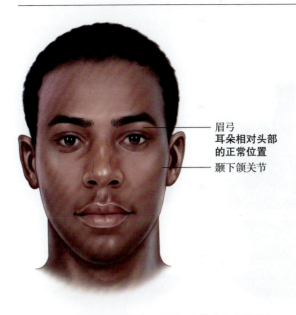

眉弓
耳朵相对头部的正常位置
颞下颌关节

图 49.1　疼痛刺激反应：颞下颌关节和眉弓试验测试眶上神经功能

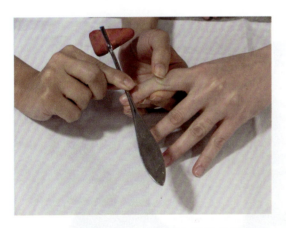

图 49.2　疼痛刺激反应：使用电筒笔或类似设备用力按压甲床

- 冷水试验检查前庭眼反射。抬高头部与床的角度至 30°，连接静脉导管至 30ml 注射器末端，向外耳道注射 50ml 冷水，观察冷水刺激后瞳孔相对耳朵的轨迹 1 分钟。休息 5 分钟后，在对侧做相同试验，瞳孔无反应提示脑死亡（图 49.4 和图 49.5）。
- 延髓性麻痹检查。
  - 测试支气管或气管吸痰后咳嗽反应。

- 通过张口器，使用长棉签或压舌板刺激后咽部，观察刺激后反应。
- 使用棉签、纱布角或生理盐水滴眼液轻轻触碰角膜测试角膜反射，观察眨眼反应（图 49.6）。

3. 通过呼吸暂停试验检查呼吸动力。呼吸暂停试验之前，要满足以下条件
  （a）患者不能低体温，核心温度必须 > 36℃。
  （b）患者血流动力学稳定，收缩压 > 100mmHg。
  （c）动脉血气分析提示二氧化碳分压（$PaCO_2$）正常，预吸氧提高血氧分压，降低因低氧分压提前终止试验的风险。

  - 脉搏血氧饱和度仪监测患者血氧饱和度。
  - 撤掉呼吸机，以 6L/min 向气管插管连接的套管输送氧气。
  - 患者可保持交互式连接呼吸机而不给呼吸支持，同时连接在线负压监测仪。提示：大部分呼吸机太过敏感，会产生假阴性结果，而不能被用作监测呼吸功能的唯一手段。
  - 观察胸腹呼吸运动，或监测压力表上负性吸力变化，每 10 分钟监测一次动脉血气变化，试验结束时测动脉血气。
  - 如果 $PaCO_2$ 升高了 20mmHg 或 $PaCO_2$ > 60mmHg 并且没有呼吸动力，提示脑死亡。
  - 如果患者发生低血压，氧饱和度下降，或心律失常事件，必须中止试验并重新连接呼吸机。
  - 如果患者存在呼吸努力，必须重新连接呼吸机（图 49.7 和 49.8）。

a 正常反应：随头部转动，眼球由一侧转向另一侧

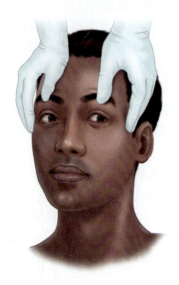 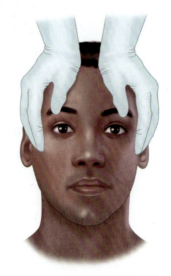 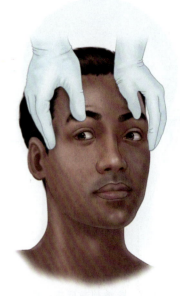

b 异常反应：随头部转动，眼球保持固定

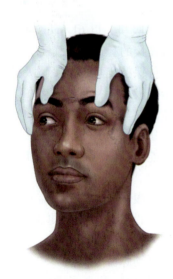 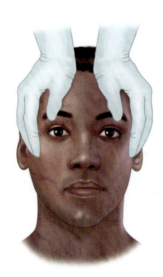 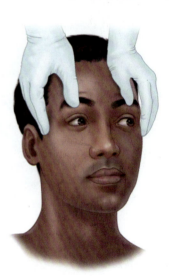

图 49.3（a，b） 头眼反射或"玩偶眼"，眼球运动方向与头部转动方向相反（以保持视线向前）提示功能完好

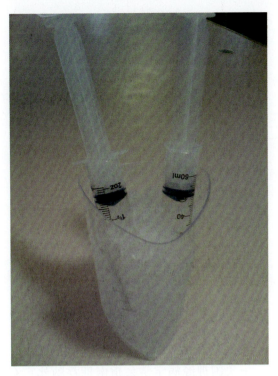

图 49.4　备冰盐水用于测试前庭眼反射或 "冷水试验"

经验分享和要点提示

- 应由测试脑死亡经验丰富或训练有素的人员进行临床检查。地方法规和医院制度应审核确定脑死亡的相关法规要求。某些地方需要由不同的操作者重复测试。
- 颈椎损伤引起四肢瘫痪的患者不能感知甲床刺激，并对疼痛刺激无反应，也可能无法对面部以上的运动疼痛刺激作出反应。
- 瞳孔直径 <3mm 不能提示脑死亡。
- 创伤导致颈椎损伤的患者禁忌头眼反射试验。
- 鼓膜破裂的患者禁忌冷水试验测试前庭眼反射。
- 对于大部分脑死亡患者，可能观察到脊髓反射动作。触碰、有毒刺激物，或撤掉呼吸机都可能引起脊髓反射动作，包括跖屈，上肢特定姿势、睁眼和

a 正常反应：使用冰水后眼球转向一侧

b 异常反应：眼球保持不动

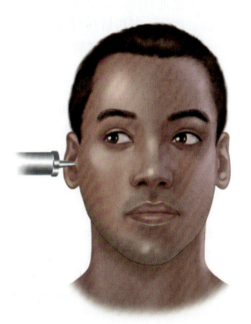
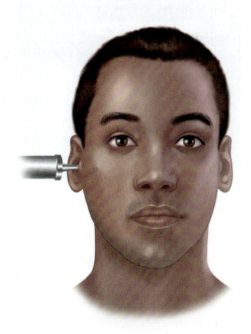

图 49.5　（a，b）前庭眼反射。耳部一侧进行试验，视线转向同侧提示功能完好

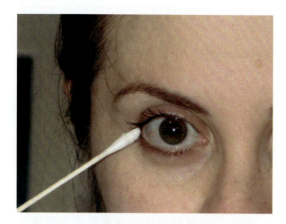

图49.6　使用棉棒或棉签无损伤端进行角膜反射试验，也经常使用无菌纱布（4×4）

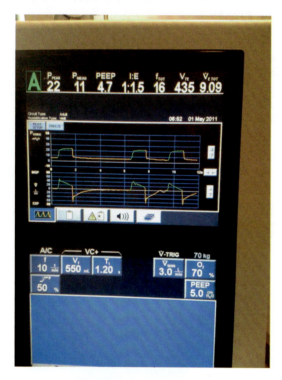

图49.7　呼吸暂停试验前呼吸机显示波形

"Lazarus 征"（高举双手，交叉于胸前）。这些动作可能会引起健康护理人员和患者家属惊慌，但对诊断脑死亡没有影响。

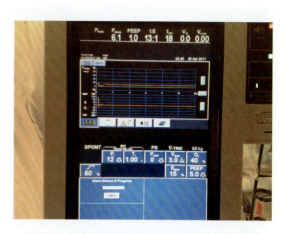

图49.8　行呼吸暂停试验后呼吸机示患者无自主呼吸

争议

- 重复测试
  - 美国神经病学学会指南推荐脑死亡6小时后重复测试。指南告知这是个武断的时间间隔。最近研究表明进行二次测试没有意义。
- 验证试验
  - 当不能进行特异试验时，可行验证试验。例如，创伤后怀疑颈椎损伤时，不能进行头眼反射试验，可行验证试验。
  - 常规脑血管造影是传统金标准，提示颈部血管分叉以外或 Willis 环血管不充盈，脑电图提示无脑电活动，经颅多普勒超声提示血管阻力与颅内压升高，锝－99m 六甲基丙二基胺肟脑扫描提示"大脑空洞"征或脑内同位素不吸收表现（图49.9）。
  - 较新的验证试验方法包括头颅 CTA、头颅 MRI、头颅 MRA，某些医院采用这些方式验证，但神经病学学会发现利用这些方法验证脑死亡证据不足。

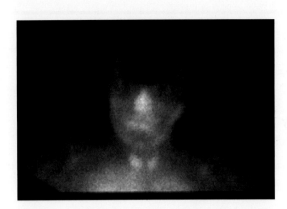

图 **49.9**　核素检查示"大脑空洞征"确认脑死亡

推荐阅读

▷ Greer DM, Shemie SD, Lewis A, et al. Determination of brain death/death by neurologic criteria: the world brain death project. JAMA. 2020; 324 (11): 1078 – 97. https://doi. org/10. 1001/jama. 2020. 11586.

▷ Lustbader D, O'Hara D, Wijdicks EF, et al. Second brain death examination may negatively affect organ donation. Neurology. 2011; 76: 119 – 24.

▷ Practice parameters for determining brain death in adults (summary statement). The Quality Standards Subcommittee of the American Academy of Neurology. Neurology. 1995; 47: 1012 – 4.

▷ Saposnik G, Maurino J, Saizar R, Bueri JA. Spontaneous and reflex movements in 107 patients with brain death. Am J Med. 2005; 118: 311 – 4.

▷ Wijdicks EF. Current concepts: the diagnosis of brain death. N Engl J Med. 2001; 344: 1215 – 21.

▷ Wijdicks EF, Varelas PN, Gronseth GS, Greer DM. American Academy of Neurology. Evidence – based guideline update: determining brain death in adults: report of the Quality Standards Subcommittee of the American Academy of Neurology. Neurology. 2010; 74: 1911 – 8.

第 50 章

脑室－腹腔分流术

Aaron Umansky, Samyr Elbadri, and Bobby K. Desai

脑室－腹腔（VP）分流术用于从大脑中排出过多的脑脊液，以防止颅内压升高。VP分流术有几种并发症，包括折断或扭结（最常见的是颈部）、分流管移位、脑脊液漏和脑脊液过度引流。这在儿童患者中尤其值得关注，他们的身体发育更易引起这些并发症。图 50.1 总结了 VP 分流器故障的原因。

适应证

- 缓解严重的颅内压升高（紧急指征）。
- 检查感染（脑室炎、脑膜炎）。

禁忌证

- 穿刺部位感染。
- 凝血功能障碍导致的出血倾向。
- 缺乏关于分流管设计或储液囊位置的信息。

材料及药物（图 50.2）

- 无菌手套和洞巾。

A. Umansky · B. K. Desai (✉)
University of Central Florida, Orlando, FL, USA
UCF/HCA Ocala Health Emergency Medicine, Ocala, FL,
USA e – mail: aaron. umansky@ ucf. edu

S. Elbadri
Ocala Health, Ocala, FL, USA

- 洗必泰溶液或聚维酮碘溶液。
- 25 号蝴蝶针。
- 3 或 5ml 注射器。
- 无菌培养管。
- 纱布。
- 伤口敷料。
- 知情同意书。

步骤

1. 神经外科会诊。
2. 确定当前分流阀的类型，并触摸储液囊（图 50.3）。务必再次查看影像资料。
3. 操作间歇。
4. 将患者置于平卧位，VP 分流储液囊朝上。
5. 清理储液囊所在区域的毛发。如有必要，可使用剃须刀。
6. 用洗必泰溶液或聚维酮碘溶液涂抹消毒储液囊所在部位的皮肤。铺无菌洞巾。
7. 将 25 号蝴蝶针管连接到三通旋塞和压力计上。压力计应与患者耳部齐平。
8. 将蝴蝶针垂直或以 45°插入储液囊，推进至针尖斜面完全进入储液囊（图 50.4）。
9. 将针牢牢地固定在适当的位置，观察脑脊液自发流入导管内。如果有压力计，则用于测量分流阀内压力（图 50.5）。
10. 缓慢收集 5ml CSF 到不同的培养管中。

VP分流装置故障的原因

梗阻（最常见）

- 组织碎片
- 脉络丛
- 血凝块
- 感染
- 导管尖端移位
- 导管局部免疫反应
- 远端（2年以上最常见）
- 消毒导管扭结
- 假性囊肿形成
- 感染

机械故障

- 分流管断裂：最常见于导管远端，由于儿童的生长、分流管的老化所致。最常见的断裂部位：沿锁骨或肋骨下缘处
- 分流管移位：远端导管移位到次优排水位置
- 分流管错位：近端导管插入脑实质中，通常在术后才注意到

裂隙脑室综合征

- 由于脑脊液过度引流导致分流管近端开口闭塞

形成小腔

- 当不同的非交通脑脊液积聚发展到分流不能排出多余的脑脊液时发生

腹部并发症

- 形成导管周围假性囊肿
- 一般无症状，直到囊肿增大到引起腹痛

图 50.1   VP 分流装置故障的原因

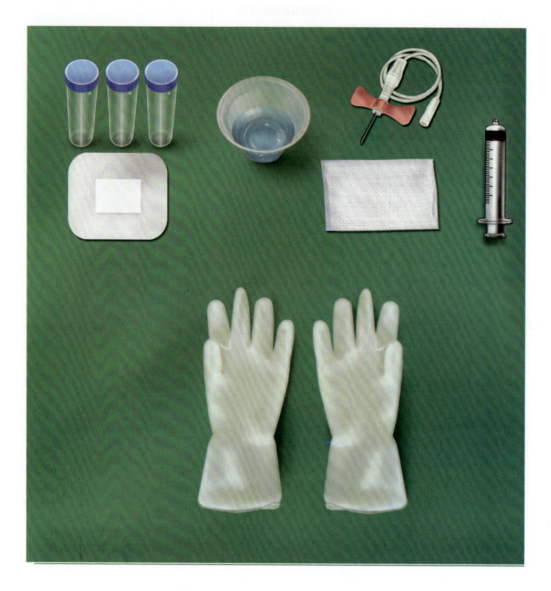

图50.2　脑室腹腔分流术材料及药物

11. 从储液囊中取出针头，用纱布轻轻按压进针部位。

12. 将脑脊液进行革兰染色、细胞分类计数、培养、蛋白质和葡萄糖测定。

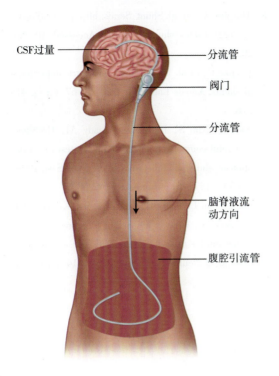

图 50.3　VP 分流的路径

CSF过量

分流管

阀门

分流管

脑脊液流动方向

腹腔引流管

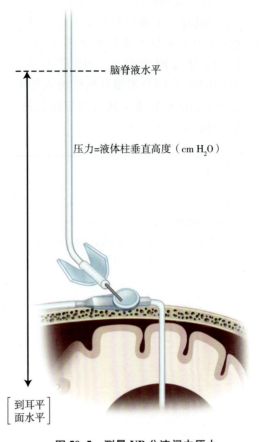

脑脊液水平

压力=液体柱垂直高度（cm H$_2$O）

到耳平面水平

图 50.5　测量 VP 分流阀内压力

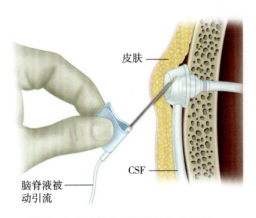

皮肤

CSF

脑脊液被动引流

图 50.4　45°角将蝶形针置入分流阀

并发症

- 穿刺部位脑脊液漏或出血。
- 潜在感染。
- 分流阀故障。
- 分流系统因血栓堵塞。
- 脑脊液快速流出导致脑室塌陷。
- 脑室塌陷导致硬膜下血肿。

经验分享和要点提示

- 严格的无菌技术是必要的，因为一旦发生感染可能需要更换分流管。
- 分流术只有在进行 CT 或 MRI 和分流管系列成像后才考虑实施。

- 请注意，VP 分流管故障有时候行颅脑 CT 检查可能为阴性，而头颅 X 线片为阳性，因此建议不要放弃头颅 X 线检查。
- 记录压力和测量流速是非常必要的。约 90% 的分流阀内高压（脑室上方 > 25cmH$_2$O）病例与远端分流管梗阻相关。约 90% 的低脑脊液流速病例与近端分流管梗阻有关。

推荐阅读

▶ Ferras M, Mccauley N, Stead T, et al. Ventriculo-peritoneal shunts in the emergency department: a review. Cureus. 2020; 12 (2): e6857. https://doi. org/10. 7759/cureus. 6857.

▶ Murphy A, et al. Shunt Series. https://radiopae-dia. org/articles/shunt – series. Accessed 10 Nov 2020.

▶ Roepke C, et al. The lowdown on ventriculoperitone-al shunts. Annals Emerg Med. 2016; 67 (3): 414 – 6.

▶ Sood S, Kim S, Ham SD, Canady AI, Greninger N. Useful components of the shunt tap test for evalu-ation of shunt malfunction. Childs Nerv Syst. 1993; 9 (3): 157 – 61; discussion 162.

▶ Spiegelman L, Asija R, Da Silva SL, Krieger MD, McComb JG. What is the risk of infecting a cerebro-spinal fluid – diverting shunt with per – cutaneous tapping? J Neurosurg Pediatr. 2014; 14 (4): 336 – 9.

第 51 章

偏头痛的枕神经阻滞治疗

Latha Ganti

适应证

- 缓解急性或慢性顽固性头痛。

禁忌证

- 后颅窝开颅手术。

- 颅底异常（增加注射到错误部位的风险）。
- 对麻醉剂或皮质类固醇过敏。

材料与药物（表 51.1）

- 3~5 ml 注射器。

表 51.1　用于枕神经阻滞的药物

药品	类型	半衰期（小时）	剂量（mg）	容量
1%~2% 利多卡因	麻药	1.5~2.5	10	1ml
0.25%~0.5% 布比卡因	麻药	2.7	5	1ml
曲安西龙	皮质类固醇	18~36	40	1ml
甲泼尼龙	皮质类固醇	18~36	20~160	40mg=1ml，125mg=2ml
地塞米松	皮质类固醇	36~54	4	1ml
倍他米松	皮质类固醇	36~54	18	3ml

- 25~30 G 针头（0.5~1.0 英寸长）。
- 聚维酮碘皮肤准备。
- 麻醉剂：不含肾上腺素的 1%~2% 利多卡因和/或 0.25%~0.5% 布比卡因。
- 可选类固醇，例如曲安西龙（5~40mg）、甲泼尼龙（20~160mg）、地塞米松（4mg）或倍他米松（18mg）。

- NSAIDs 不用于枕神经阻滞。

步骤（图 51.1）

1. 配制混合物：如果使用利多卡因和布比卡因的混合物，则比例应为 1:1、1:2 或 1:3。每个神经阻滞的体积应为 1.5~3.0 ml。
2. 如果同时使用皮质类固醇，简单的经验法则是 1 ml 麻醉剂 + 1 ml 皮质类固醇。

L. Ganti (✉)
College of Medicine, University of Central Florida, Orlando, FL, USA）

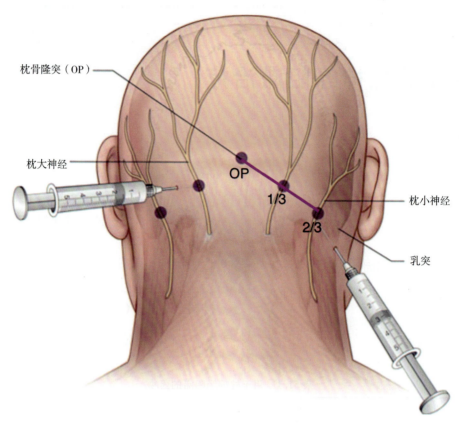

图 51.1 注意从枕骨隆突（OP）到乳突的紫色线。沿此线距 OP 1/3 处为枕大神经注射部位，距 OP 2/3 处是枕小神经的注射部位（修改自 Mays 和 Tepper[1]；经许可）

3. 患者应取舒适的坐位或俯卧位，头部向前屈曲。

4. 枕大神经（GON）可以通过从枕骨隆突（OP）到乳突间的假想线来定位。GON 至 OP 的距离占 1/3。请注意枕动脉与枕大神经伴行，因此必须小心不要注射到动脉内。

5. 枕小神经（LON）位于同一条线上，至 OP 的距离占 2/3。

6. 如果可行，考虑在超声引导下定位 GON/LON。

7. 使用聚维酮碘进行皮肤准备，创建无菌区域。

8. 将针插入 3 ~ 4 mm 的深度。

9. 稍微抽出针头，回抽以确认针头不在血管内。

10. 单次注射或采用扇形注射。

11. 注射后约 15 分钟，患者会感到疼痛缓解。

并发症

- 皮质类固醇注射可引起局部和全身并发症，例如注射部位的肌肉毒性、脱发、皮肤萎缩、色素沉着和库欣综合征，尤其是频繁注射高剂量药物时。糖尿病和青光眼患者以及孕妇用药应格外小心。

经验分享和要点提示

- 经验分享
  – 患者通常在注射后数天至数周内头痛

得到缓解。

- 在利多卡因中加入布比卡因可延长镇痛时间。
- 在急诊科治疗时，GON 和 LON 阻滞最好仅限于利多卡因/布比卡因注射，不使用皮质类固醇。
- 由于容易发生晕厥，让患者处于卧位（而不是坐位）。
- 对于老年高血压患者，仅考虑单侧阻滞。

● 要点提示

- 如果有任何既往神经外科干预的迹象，则应在进行 GON/LON 注射之前进行神经影像学检查。
- 对可能具有特殊解剖结构的患者要谨慎使用，例如 Arnold – Chiari 畸形。
- 利多卡因（B 类妊娠用药）在妊娠患者中效果优于布比卡因（C 类妊娠用药）。
- 怀孕期间使用任何皮质类固醇都要小心，所有这些都是 C 类妊娠用药。

参考文献

[1] Mays MA, Tepper SJ. Occipital nerve blocks. In: Narouze S, edi – tor. Interventional management of head and face pain. New York: Springer; 2014.

推荐阅读

► Caponnetto V, Ornello R, Frattale I, Di Felice C, Pistoia F, Lancia L, et al. Efficacy and safety of greater occipital nerve block for the treatment of cervicogenic headache: a systematic review. Expert Rev Neurother. 2021; 12

► Ornello R, Lambru G, Caponnetto V, Frattale I, Di Felice C, Pistoia F, Sacco S. Efficacy and safety of greater occipital nerve block for the treatment of cluster headache: a systematic review and meta – analysis. Expert Rev Neurother. 2020; 20（11）: 1157 – 67.

► Pincherle A, Bolyn S. Cerebellar syndrome after occipital nerve block: a case report. Cephalalgia. 2020; 40（10）: 1123 – 6.

► Blumenfeld A, Ashkenazi A, Napchan U, Bender SD, Klein BC, Berliner R, et al. Expert consensus recommendations for the perfor – mance of peripheral nerve blocks for headaches—a narrative review. Headache. 2013; 53（3）: 437 – 46.

第 52 章

蝶腭神经节阻滞

Thor Stead and Cherian Plamoottil

适应证

　　蝶腭神经节（SPG）是一种传导副交感神经信号的神经节，如恶心、呕吐和流泪，这些症状通常在偏头痛中观察到。SPG 阻滞可作为缓解头痛障碍症状的"抢救程序"，特别是在静脉注射困难的情况下。该手术可用于治疗急性偏头痛、丛集性头痛和三叉神经痛。

禁忌证

- 对局部麻醉药物过敏。
- 患者精神状态改变。
- 患者鼻腔感染。

材料和药物

- 10cm 长棉签。
- 3ml 注射器连接到无针头的静脉留置针。
- 放置麻醉剂的小容器。
- （可选）雾化器 。

T. Stead
Department of Emergency Medicine, Alpert Medical School
of Brown University, Providence, RI, USA
e – mail：Thor_ Stead@Brown. edu

C. Plamoottil (✉)
Department of Emergency Medicine, University of Central
Florida, UCF Lake Nona Medical Center, Orlando, FL,
USA

- 麻醉鼻腔：
  - 1ml 2% 利多卡因凝胶（不含雾化器）。
  - 2 ml 1% 利多卡因凝胶（带雾化器）。
- SPG 阻滞麻醉：
  - 利多卡因 1%、2% 或 4%（即刻，15 分钟；持续，30 分钟至 2 小时）。
  - 0.25% 或 0.5% 布比卡因（即刻，10 ~20 分钟；持续，2 ~4 小时）。

步骤

- 患者仰卧，头向上倾斜，使鼻孔易于接近（图 52.1）。
- 使用连接到 3ml 注射器的静脉留置针，将 0.5ml 2% 利多卡因凝胶注入每个鼻孔，并要求患者以鼻吸气，从而将麻醉剂吸入鼻后部区域以麻醉鼻腔通道。
  - 或者，可以使用雾化器给每个鼻孔雾化给药 1ml 1% 利多卡因。
- 在麻醉剂起效后，将棉签浸泡在利多卡因或布比卡因中。
- 缓慢移动棉签穿过左鼻孔和中鼻甲，直到棉签接触 SPG 顶部的黏膜（图 52.1）。将棉签留在原位，在右鼻孔重复上述步骤。
  - 棉签可在该位置保持 10 分钟或直到患者报告症状缓解。
- 轻轻取下棉签。

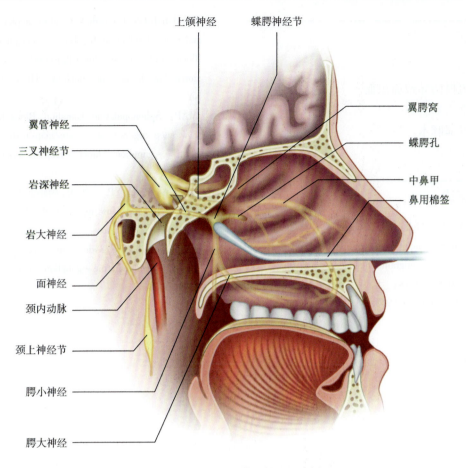

上颌神经　　蝶腭神经节

翼管神经

三叉神经节

岩深神经

岩大神经

面神经

颈内动脉

颈上神经节

腭小神经

腭大神经

翼腭窝

蝶腭孔

中鼻甲

鼻用棉签

图 52.1　SPG 的位置和操作示意图

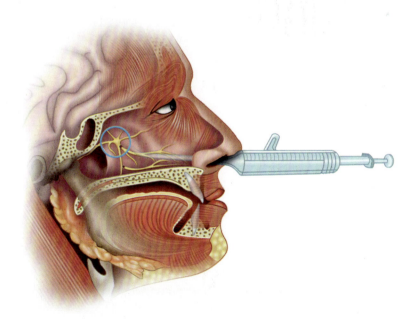

图 52.2　涂药器的尖端应接触 SPG 顶部的黏膜

并发症

- 恶心。
- 鼻道损伤导致鼻出血。
- 轻微头晕。
- 咽喉部麻木。
- 低血压。

推荐阅读

▶ Binfalah M, Alghawi E, Shosha E, Alhilly A, Bakhiet M. Sphenopalatine ganglion block for the treatment of acute migraine headache. Pain Res Treatment. 2018; 2018: 1 – 6. https://doi. org/10. 1155/2018/2516953.

▶ Gadsden J. Local anesthetics: clinical pharmacology and rational selection. In: Hadzic's Peripheral Nerve Blocks and Anatomy for Ultrasound – Guided Regional Anesthesia, 2nd. McGraw – Hill, New York, NY.

▶ MAP: Sphenopalatine Ganglion Block. https://www. acep. org/patient – care/map/map – sphenopalatine – ganglion – block – tool. Accessed 4 May 2021.

▶ Viguri A, Perez YP. (2020, March 2). Migraine Care: Why and How to Block the Sphenopalatine Ganglion Nerve. https://www. acepnow. com/article/migraine – care – why – and – how – to – block – the – sphenopalatine – ganglion – nerve. Accessed 4 May 2021.

第 7 篇

眼科检查治疗技术

第 53 章

裂隙灯检查

Bobby K. Desai

适应证

- 放大眼部的结构（图 53.1）。
- 提供一个可视化的区域三维视图。
- 可以观察到常规方法检查不到的异常。

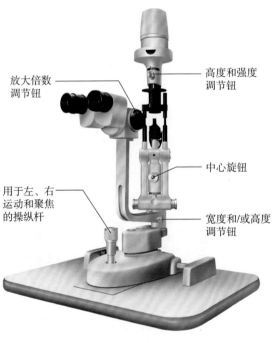

放大倍数
调节钮

高度和强度
调节钮

中心旋钮

用于左、右
运动和聚焦
的操纵杆

宽度和/或高度
调节钮

图 53.1 裂隙灯

B. K. Desai（✉）University of Central Florida, Orlando, FL, USA

UCF/HCA Ocala Health Emergency Medicine, Ocala, FL, USA

- 帮助去除异物。

禁忌证

- 不能直立的病人（例如，外伤病人）——这种情况下，如果需要进行裂隙灯检查，可以使用便携式裂隙灯（图 53.2）。

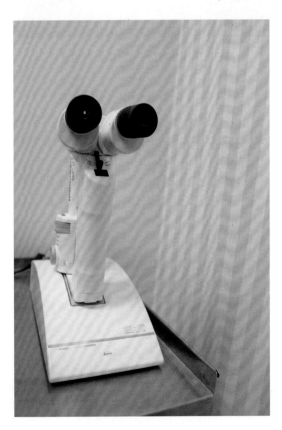

图 53.2 便携式裂隙灯

材料

- 裂隙灯是一种眼科专业的双目显微镜，专门用于检查眼部结构，可以提供眼部的三维立体结构。
- 操作人员可以根据需要向各个方向移动裂隙灯，也可以将仪器锁定。
- 照亮区角度和光线的强度都可以调节（图 53.3）。

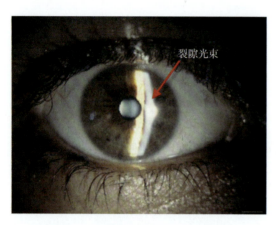

图 53.3　裂隙灯的光束和光束的反射

- 低功率设置通常用于普通的检查。
- 窄裂隙和高强度的光束用于检测眼前房。
- 裂隙灯内通常内置彩色的滤光片。
  - 钴蓝色：用荧光素评估角膜擦伤和撕脱伤；染料会聚集在角膜上皮缺失的地方。通过显微镜看到黄色的闪光或颜色。
  - 绿色滤光片：用于增加血管的对比度。出血时呈现黑色。
- 操作员可以控制标度盘调整显微镜的放大倍数。
  - 低倍放大镜用于一般检查。
  - 高倍放大镜用于对某一特定区域进行详细的检测。

步骤

1. 作为全面眼科检查的一部分，一般不要求知情同意。
2. 检查之前的解释和安慰是有益的。
3. 在对病人进行检查之前，先将裂隙灯锁定，因为无意识的动作可能会意外损坏设备，或者使操作者或病人受伤。
4. 仪器上有下颌托和额头带，请病人将下巴和前额置于相应的区域（图 53.4）。
5. 调整仪器和病人座椅的高度以获得最佳的舒适度（图 53.5 和 53.6）。儿童在检查中可能需要站立。
6. 可以让病人将双手放在裂隙灯的桌子两侧，确保灯和病人的稳定性。
7. 调整显微镜的目镜以适应操作员。
8. 将裂隙灯调至最低挡，以免突然的电力冲击损坏灯泡。
9. 向前移动操作台，调节为窄束，并以 45° 角度对准病人，侧向对准光束，以免造成病人不适。
10. 通过操纵杆聚焦光束，向前和向后移动仪器，使光束清晰可见。

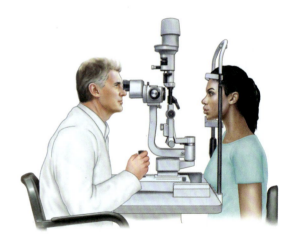

图 53.4　裂隙灯检查的合适体位

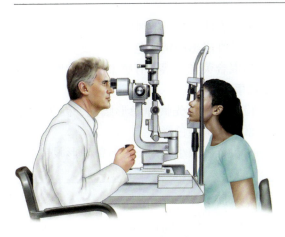

图53.5 位置太高

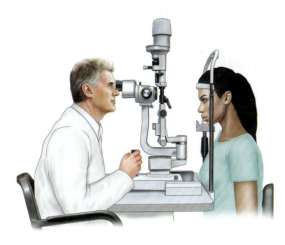

图53.6 位置太低

11. 使用操纵杆慢慢地在所有方向上操作裂隙灯来仔细彻底检查眼部所有区域，使用操纵杆的高度调整，根据需要稍微升高和降低裂隙灯。

- 如果裂隙灯移动得太快，操作人员可以稍微收紧 C 臂的锁紧螺母，以便更好、更精确地控制。

并发症

常规裂隙灯检查后无并发症。

注意事项

- 确保灯泡工作正常。

- 根据操作者瞳距调整目镜。
- 确保所有的刻度和旋钮都固定良好。
- 调焦不当。
- 病人不配合。

荧光素染色检查

适应证及应用

- 在裂隙灯或 Wood 灯下，在钴蓝色的灯泡下检查角膜。荧光素发光且呈绿色。
- 用于检测角膜擦伤、角膜异物和眼部感染。

步骤

- 荧光素通常在局部麻醉剂后使用，以使病人更舒适。
- 一次性荧光素包装（图53.7）。
- 在白色的末端握住带子，把橙色的末端稍微弄湿，如过度湿润可能会造成明显的染色，影响检查。
  - 可以使用干条，但它可能刺激病人的眼睛，特别是眼部敏感病人。
- 如果发生这种情况，临床医师可以使用薄纸轻轻地吸干多余的溶液。

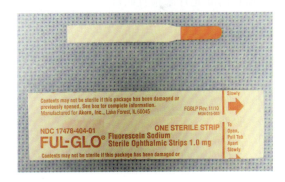

图53.7 典型的荧光素条带包装

- Seidel 测试例外，其用来评估潜在穿孔的眼睛（图53.8）。
- 临床医师将橙色带充分湿润以使大量的染料注入到眼中。
- 接下来，临床医师将检查从眼球穿孔

处渗出的液体。

– 眼球呈橙色，其余呈绿色或蓝色。

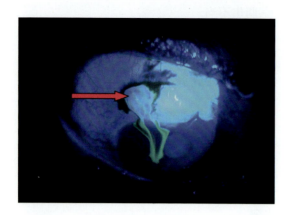

图 53.8　正面的 Seidel 测试［经许可转载：Lingam V, Panday M, George R, Shantha B. Management of complications in glaucoma surgery. Indian J Ophthalmol. 2011；59（Suppl1）：S131 –40］

- 用来沾湿荧光条的液体可由医生选择，盐水、滑水或麻醉剂都是安全的。
- 把浸湿的橙色末端放在病人眼睛的下眼睑上。
- 让病人眨眼几次使溶液均匀分布。
- 医师可以选用 Wood 灯、笔式手电筒或钴蓝色的滤光片来检查眼部。
  – 裂隙灯更好，因为其能检查出小的损伤。

并发症

- 在荧光素染色检查之前，局部麻醉下有发生浅表性角膜炎的风险。
- 使软性隐形眼镜变色。
- 预混合荧光素溶液有感染的可能性。

注意事项

- 检查前应该先摘掉隐形眼镜，因为荧光素将永久染色镜片。
  – 检查后数小时内不再佩戴隐形眼镜。

参考文献

［1］ Lingam V, Panday M, George R, Shantha B. Management of complications in glaucoma surgery. Indian J Ophthalmol. 2011；59（Suppl1）：S131 – 40.

推荐阅读

▶ DuBois L. The slit lamp examination. In：DuBois L, Ledford JK, Daniels K, Campbell R, editors. Clinical skills for the ophthalmic examination：basic procedures. 2nd ed. Thorofare：Slack；2006. p. 61 – 70.

▶ Galor A, Jeng BH. Red eye for the internist：when to treat, when to refer. Cleve Clin J Med. 2008；75：137 – 44.

▶ Lang GK. Ophthalmology：a short textbook. Stuttgart：Thieme；2000.

▶ Ledford JK, Sanders VN. The slit lamp primer. 2nd ed. Slack：Thorofare；2006.

第 54 章

眼部冲洗

Bobby K. Desai

适应证

- 眼化学伤。
- 清除浅表异物。

禁忌证

- 对于疑似的眼球穿孔必须特别小心，以避免加重损伤。

材料和药物

- 灌洗装置——摩根透镜（图 54.1）。
- 生理盐水或乳酸林格液（最好是温热的）。
- 局部麻醉剂（图 54.2）。
- 用来盛放冲洗液的盆。
- 用静脉输液（IV）管连接静脉输注袋和摩根透镜。
- pH 试纸（图 54.3）。

B. K. Desai (⊠)
University of Central Florida, Orlando, FL, USA
UCF/HCA Ocala Health Emergency Medicine, Ocala, FL, USA

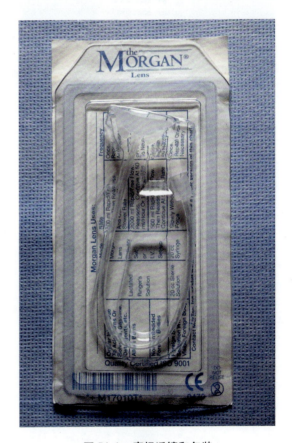

图 54.1 摩根透镜和包装

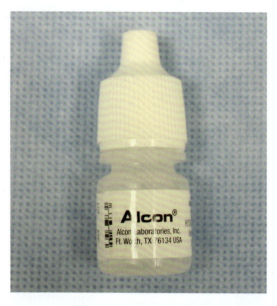

图 54.2 局部麻醉剂示例

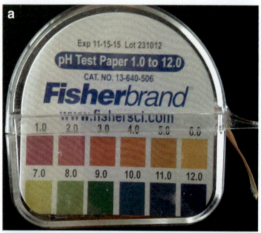

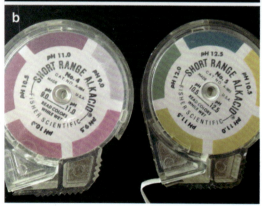

图 54.3（a，b） pH 值纸示例

步骤

1. 通常不需要知情同意，但有必要给病人做充分的解释说明。
2. 在注射麻醉剂之前先测眼睛的 pH 值。
3. 采用局部麻醉的方法，在下眼睑内滴入麻醉剂，然后让病人眨几下眼睛，使麻药分布均匀。
4. 将上眼睑翻过来，确保上眼睑内侧没有异物。
   - 颗粒状异物可用湿润的棉签取出。
5. 确保充分麻醉后，将摩根透镜的一端置于上眼睑的穹隆内（图 54.4）。

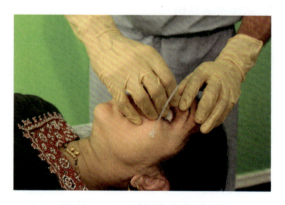

图 54.4 在上眼睑插入摩根透镜

6. 接下来，轻轻牵拉下眼睑，确保顺利放置摩根透镜剩余部分（图 54.5）。
7. 将摩根透镜的末端固定在准备好的静脉输液管上（图 54.6）。
8. 将静脉输液管的末端插入生理盐水袋，并放置在一定高度，以确保液体的流动。
   - 继续冲洗眼睛，直到获得所需的 pH 值。
9. 取出摩根透镜时使用相反的操作步骤。

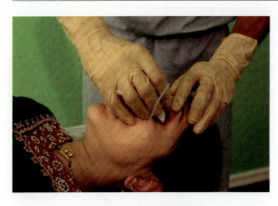

图 54.5　放入摩根透镜

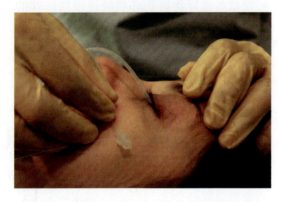

图 54.6　摩根透镜就位，准备连接静脉输液管进行盐水冲洗

并发症

- 摩根透镜可能引起角膜擦伤，应予以常规的方式处理。
- 严重的角膜损伤可能是由于冲洗不足造成的。

经验分享和要点提示

- 注意，碱烧伤需要大量的冲洗，需要更多的局部麻醉。
- 可能需要眼科会诊，尤其是碱性和盐酸烧伤者。

推荐阅读

▶ Lang GK. Ophthalmology：a short textbook. Stuttgart：Thieme；2000.
▶ Rhee DJ，Pyfer MF，Rhee DM，editors. The Wills Eye manual：offi ce and emergency room diagnosis and treatment of eye disease. third ed. Philadelphia：Lippincott Williams & Wilkins；1999.

第 55 章
角膜异物取出术

Bobby K. Desai

适应证

- 角膜有异物存在（图 55.1）。

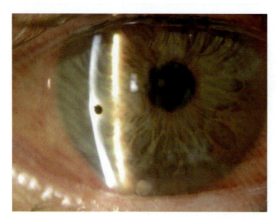

图 55.1　角膜异物（经 Springer Science + Business Media 许可转载：Zuberbuhler B，Tuft S，Gartry D，Spokes D. Ocular Surface and Reconstructive Surgery. In：Corneal Surgery. 2013. 29 – 48）

禁忌证

- 对于不合作的病人可能需要眼科会诊以及镇静。

B. K. Desai (✉)
University of Central Florida，Orlando，FL，USA
UCF/HCA Ocala Health Emergency Medicine，Ocala，FL，USA

- 疑似高速异物损伤必须经过眼科医师的初步检查。
- 有任何眼球穿透的迹象（如眼前房出血）均需要紧急眼科会诊。
- 明显的眼球破裂。
- 存在明显的眼部感染，如虹膜炎，需要眼科急会诊。
- 异物与化学物暴露引起的角膜烧伤有关，如接触碱性物质引起的角膜烧伤等，需要紧急眼科会诊。

材料和药物

- 视力检测表。
- 棉签。
- 裂隙灯或其他放大仪器。
- 27 号针或眼科异物针（图 55.2）。
- 局部眼科麻醉。
- 眼科毛刺钻（图 55.3）。

步骤

1. 签署知情同意。
2. 检测视力，并记录。
3. 眼内异物检查。
    - 计算机断层扫描（CT）可用于确认眼内异物的存在。
4. 翻上眼睑检查眼睑下残留异物。
    - 这些通常可以通过以下方式去除：

－湿润的棉签。

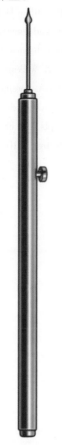

图 55.2　异物针

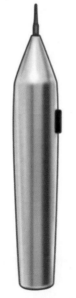

图 55.3　眼科毛刺钻

　　－冲洗。

5. 虽然一些异物可能是肉眼可见的，但更推荐镜下取。

6. 眼科局部麻醉。

7. 对于大量散在的异物，可在适当的麻醉后进行冲洗。

8. 尝试用湿棉拭子去除异物。
   - 很难通过这种方式清除嵌入角膜的金属异物。
   - 在治疗过程中，一些金属异物可延迟角膜上皮愈合过程。用这种方法可以消除这些隐患。
     －要小心，不要遗留锈迹以免其永久沉积在角膜上。

9. 可以将 27 号针头弯曲 90°，轻轻地挑出异物。
   - 使用针的优点是任何锈迹以及任何金属异物都可以去除。

10. 技巧：裂隙灯可用于放大局部。
    - 详情见裂隙灯章节（53 章）。
    - 正式的知情同意可能不是必需的，但应让病人了解过程。
    - 正确摆放体位是成功的关键。
    - 将病人的头向前固定在头枕上。
    - 病人的手应放置在裂隙灯台的两边进一步固定。
    - 行角膜局部麻醉。

11. 以病人的脸颊作为支撑，可避免因病人不经意的活动导致针的显著移动。

12. 其他固定的形式包括将肘部放在台子上或用毛巾支撑肘部。

13. 让病人凝视远方的一个点。
    - 用针或毛刺钻，轻轻取出异物。
      －使用毛刺钻可以清除全部锈迹。

14. 一旦异物取出，就不需要修补了。

15. 考虑局部应用抗生素。

16. 对于其他开放性伤口应给予破伤风预防。

17. 安排进一步医疗照护及眼科医师后续

治疗。

并发症

- 过度用力去除异物可能导致角膜穿孔。
- 去除异物不彻底。

推荐阅读

▷ Lang GK. Ophthalmology：a short textbook. Stuttgart：Thieme；2000.

▷ Rhee DJ，Pyfer MF，Rhee DM，editors. The Wills eye manual：office and emergency room diagnosis and treatment of eye disease. 3rd ed. Philadelphia：Lippincott Williams & Wilkins；1999.

▷ Thomas SH，White BA. Foreign bodies. In：Marx J，Hockberger R，Walls R，editors. Rosen's emergency medicine：concepts and clinical practice. 7th ed. Philadelphia：Mosby；2010. p. 715 – 32.

第 56 章

眼内病变和视网膜脱离的超声评估

Javier Rosario, Shalu S. Patel, L. Connor Nickels, and Rohit Pravin Patel

眼内病变的超声评估

适应证

- 帮助评估急性视力丧失。
- 视力急剧变化的评估。
- 评估视力变化中描述的"飞蚊症"。
- 帮助识别异物。
- 帮助评估和确定颅内压升高。

禁忌证

- 相对禁忌证：怀疑眼内压升高。
- 绝对禁忌证：怀疑或确定球体破裂。

材料和药物

- 带有高频（13～16MHz 或类似）线性探头的床边超声仪。

J. Rosario（✉）
Department of Emergency Medicine, Osceola Regional Medical Center, Kissimmee, FL, USA
e - mail：Javier. Rosario@ucf. edu

S. S. Patel
Department of Emergency Medicine, Florida Hospital Tampa, Florida Hospital Carrollwood, Tampa, FL, USA

L. C. Nickels · R. P. Patel
Department of Emergency Medicine, University of Florida Health Shands Hospital, Gainesville, FL, USA
e - mail：cnickels@ufl. edu; rohitpatel@ufl. edu

- 透明贴膜，例如 Tegaderm® 或其他保护眼睛的物品（推荐）。
- 无菌超声凝胶或单包润滑油。
- 无菌纱布。

步骤

1. 请患者仰卧、闭眼，然后用透明贴膜（即 Tegaderm® 或类似物）粘住眼睑（图 56.1）。从内侧向外侧尝试尽可能多地排出眼睑和贴膜之间的空气。

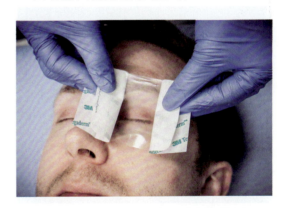

图 56.1 将贴膜贴附在轻轻闭合的眼睑上

2. 在覆盖贴膜的眼睑上涂抹适量的超声凝胶。

3. 将超声探头以横切面或矢状面放置在眼睛上方（图 56.2）。将手掌或手指轻轻放在患者面部平稳的区域。这将有助于掌控对眼睛施加的压力大小，使操作更

4. 调节超声波的深度，使屏幕可以显示整个眼睛。

5. 在横切面和矢状面上充分扫描眼睛。

6. 当观察超声图像时，正常的眼睛是圆形的低回声结构（图56.3）。应该从前向后评估眼睛结构。

7. 辨认角膜。这是眼前节第一条细的低回声线。

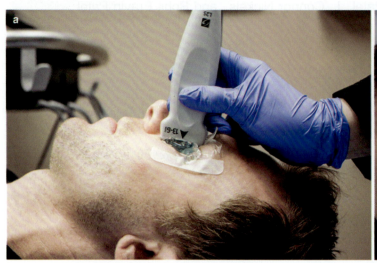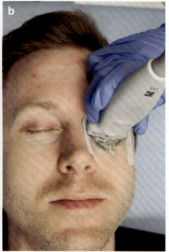

图56.2　粘贴 Tegaderm 的眼窝的探头定位：（a）矢状位视图和（b）横切面视图

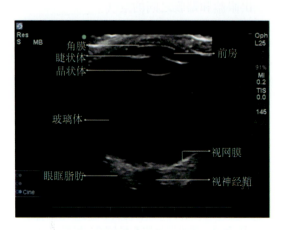

图56.3　正常的眼部超声图像，标有解剖部位名称

8. 继续向后，看到/显示前房，这是一个与角膜、虹膜和晶状体比邻的无回声区。虹膜是有回声的线性结构，正常晶状体是无回声的。

9. 识别玻璃体腔，即晶状体后方的大的无回声区域。

10. 在球后的区域，视神经为低回声线性结构垂直于眼球（图56.3）。视神经定位最为重要，因为这将有助于区分视网膜脱离和玻璃体脱离。

11. 仔细评估眼后节。正常的视网膜在超声上不能与其他脉络膜层区分开来。

12. 视网膜脱离表现为后房出现高回声线性浮动膜，看起来似乎是从视神经上脱落下来的（图56.4）。

13. 玻璃体脱离是一种超声可见的异常现象。不同之处在于玻璃体脱离不会与视神经相关，可能会穿过后壁而在视神经上方没有缺失（图56.5）。

14. 玻璃体积血典型表现为玻璃体内部多发高回声"飞蚊征"。在大多数情况下，需要增加增益才能识别（图56.6）。可以通过录制一个小视频片段来进一步增强识别能力，当患者闭上眼睑看向两侧时，可产生"洗衣机征"。

15. 异物是一种罕见但危险的眼外伤并发症。其中大部分可以使用超声识别，但灵敏度会根据异物的密度和结构成分而有所不同。它们可以被显示为眼睛前房或后房内的单个（或多个）高回声结构（图 56.6）。

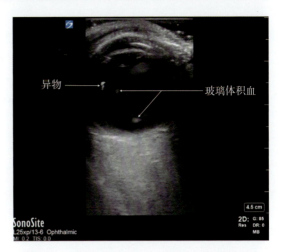

图 56.6　玻璃体积血表现为后房或玻璃体腔内多发高回声"飞蚊征"（双箭头）。异物倾向于高回声，并可能会在结构下投射混响伪影，如上图所示（单箭头）

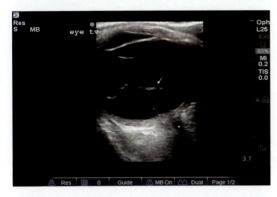

图 56.4　视网膜脱离表现为高回声线性结构（白色箭头）。白色星号表示视神经鞘影

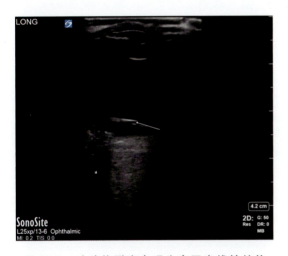

图 56.5　玻璃体脱离表现为高回声线性结构（白色箭头），与视神经无关。白色星号为视神经鞘影

并发症

- 结膜感染或刺激（贴膜可以帮助防止这种情况）。
- 眼内压升高（如果施加太大压力的话）。

经验分享和要点提示

- 经验分享
  - 使用 Tegaderm® 等透明贴膜可降低结膜感染或刺激的风险。请记住，瓶装超声探头凝胶并非是无菌的。使用贴膜也使检查过程更容易接受并且刺激性更小。
  - 在保护膜上使用大量凝胶以获得最佳图像。
  - 使用最小的压力获得最好的图像。
  - 更宽的线性探头将在窗口中包含眼睛更多的部分。
  - 增加增益可能会掩盖隐匿性眼部病理（即视网膜脱离、玻璃体脱离或积血）。
  - 眼部超声的假阳性表现可能发生于视盘水肿或玻璃体积血。
- 要点提示
  - 眼部超声可能遗漏亚急性和小的视网膜脱离。
  - 成像获取不足可能会漏检隐匿性病理/病变，过度获取可能会导致一些假阳性表现。

推荐阅读

▶ Baker N, Amini R, Situ – LaCasse EH, Acuña J, Nuño T, Stolz U, et al. Can emergency physicians accurately distinguish retinal detach – ment from posterior vitreous detachment with point – of – care ocu – lar ultrasound? Am J Emerg Med. 2018; 36 (5): 774 – 6. https: //doi. org/10. 1016/j. ajem. 2017. 10. 010. Epub 2017 Oct 13.

▶ Blaivas M. Bedside emergency department ultrasonography in the evaluation of ocular patholo-gy. Acad Emerg Med. 2000; 7: 947 – 50.

▶ Blaivas M, Theodoro D, Sierzenski PR. Elevated intracranial pressure detected by bedside emergency ultrasonography of the optic nerve sheath. Acad Emerg Med. 2003; 4: 376 – 81.

▶ Shinar Z, Chan L, Orlinksy M. Use of ocular ultrasound for the evalua – tion of retinal detachment. J Emerg Med. 2011; 4: 53 – 7.

▶ Whitcomb MB. How to diagnose ocular abnormalities with ultrasound. AAEP Proc. 2002; 48: 272 – 5.

第 57 章

眼压测量

Bobby K. Desai

适应证

- 测量眼内压（IOP）。

禁忌证

- 除非使用过一次性设备（例如，Tono‑Pen XL 眼压计），否则角膜或结膜具有传染性的感染为相对禁忌证。
- 近期眼外伤。
- 不合作的病人，因为操作不当可能对眼睛造成损害。

概述

- 眼压测量是通过施力于眼睛形成压陷并评估其对压陷的阻力抵抗来测量眼内压的值。
- 可以通过多种方法测得。
- 在急诊室经常使用以下两种方法：
  - 压陷式眼压计：测量带着已知重量的柱塞所产生的压陷。
    - 柱塞所带重量可以增加。

- 压陷角膜所需的重量越多，眼压读数就越高。
- 该方法中，Schiøtz 眼压计是最常用的仪器（图 57.1）。
  - 电子压陷式眼压计：不会对眼睛施加压力（图 57.2）。

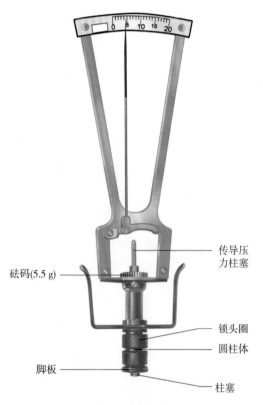

传导压力柱塞

砝码(5.5 g)

锁头圈

圆柱体

脚板

柱塞

图 57.1 Schiøtz 眼压计

B. K. Desai (✉)

University of Central Florida, Orlando, FL, USA

UCF/HCA Ocala Health Emergency Medicine, Ocala, FL, USA

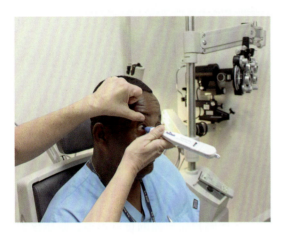

图 57.2 Tono – Pen 眼压计

Schiøtz 眼压计

眼压测量步骤（图 57.3）

1. 每个患者使用后仔细清洗设备。
   - 可以使用酒精。
   - 因为是金属制品，可以使用高压蒸汽灭菌。

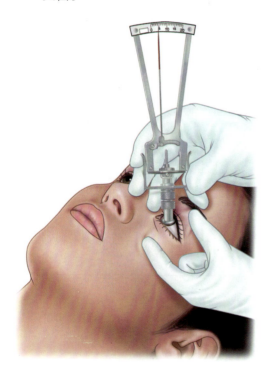

图 57.3 Schiøtz 眼压计的正确使用

2. 用提供的金属测试块校准 Schiøtz 眼压计。
   - 将设备直接放置在金属块上进行测试。
   - 指针位于刻度最末端的"0"处。
     - 如果不是，就松开针头底部的螺丝，将其重新归零。
     - 确保针是完全直的，因为任何弯曲都会导致读数错误。

3. 检查前的解释很有必要，因为患者的配合对于结果的准确性至关重要。

4. 局部眼内麻醉。

5. 病人取仰卧位。
   - 让病人注视天花板的一个区域。

6. 用眼压计一侧的手臂握住仪器。
   - 操作者可以把手放在病人的脸颊或额头上，以保持稳定。

7. 轻轻地将眼压计放在病人的眼睛上，使仪器以眼睛为中心，仪器完全垂直；不应施加压力。

8. 注意刻度读数。

9. 直接上提眼压计撤离角膜以避免受伤。

10. 使用提供的刻度对照表，把刻度数转换成眼压。
    - 刻度与实际的 IOP 成反比。
    - 如果读数较低（即高的 IOP），可以使用该仪器提供的额外砝码，并对病人进行复测。

注意事项

- 确保柱塞是干净的，以免传播感染性疾病。
- 如果没有精确校准，可能会得到错误的读数。
- 对仪器施加压力会导致读数错误。

Tono – Pen 眼压计

概述

- 电子测量眼压。
  - 压平式和压陷式眼压计的结合。

- 使用压力敏感电子设备以数字方式显示读数和变异系数，显示连续4次测量数值的平均值。

校准

- 应该每天校准一次。
- 眼压计尖端朝下（图57.4）。

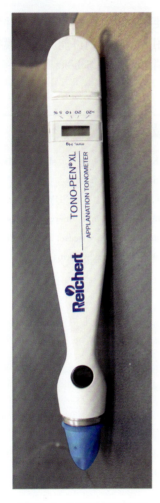

图57.4 眼压计校准定位

- 按黑键两次。
  – 显示屏上将会出现字母"CAL"。
- 再次按下黑键。
  – 几秒钟后，会出现"UP"。
- 旋转机器，尖端朝上。
  – 如果出现"GOOD"，那测压计就可以使用了。

  – 如果出现"BAD"，重复校准过程，直到出现"GOOD"。
  – 如果"GOOD"没有出现，则不能使用该设备。

测压步骤

1. 检查前的解释很有必要，因为患者的配合对于结果的准确性至关重要。
2. 眼内局部麻醉。
3. 罩上探头罩。
4. 病人处于一个舒适的位置，因为这个装置可以在任何位置使用。
- 让病人注视某一个特殊区域。
5. 像持钢笔一样握住眼压计。
- 确保数字读数可见。
6. 操作者可以把手放在病人的脸颊或额头上，以保持稳定。
7. 保持装置与病人角膜垂直。
8. 只按黑键一次。
- 如果看到"ICALI"，紧接着是（－－－－），表示需要进行测量前的校准。
- 如果显示"＝＝＝＝"，听到"嘀"声，测压计就准备好了。
- 进行测量。
9. 轻轻接触眼角膜，然后撤出（图57.5）。重复数次。
- 不必施加压力。
10. 如果测量有效，将会发出声音和读数。
11. 在获得4个有效读数后，这些测量值的平均值将出现在显示读数上。
- 如果液晶显示屏（LCD）结果显示"－－－－"，说明没有足够的有效读数。
- 在这种情况下，必须重复测量。

注意事项

- 校准不成功则需重复尝试直至校准成功。
- 装置尖端没有贴紧，则无法有效测量。

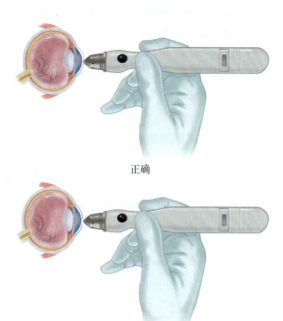

正确

错误

图 57.5　Tono – Pen 眼压计的正确使用

- 按复位键并重新校准。
- 必要时更换电池。
- 如果还是不行，换另一个眼压计或 Schiøtz 眼压计。

并发症

- 如果使用正确，一般不会发生并发症。
- 如果用力过大，则可能导致角膜擦伤。
- 使用消毒不当的 Schiøtz 眼压计会导致感染。

推荐阅读

▶ Lang GK. Ophthalmology：a short textbook. Stuttgart：Thieme；2000.
▶ Rhee DJ, Pyfer MF, Rhee DM, editors. The Wills eye manual：office and emergency room diagnosis and treatment of eye disease. 3rd ed. Philadelphia：Lippincott Williams & Wilkins；1999.

第 58 章

外眦切开术

Benjamin M. Mahon，Tracy Macintosh，and Bobby K. Desai

适应证

- 绝对适应证：疑似或确诊球后出血，创伤性或非创伤性的。
  - 急性视力丧失。
  - 眼内压（IOP）>40 mmHg（正常 IOP 为 10~20mmHg）。
  - 不可逆的眼球突出。

- 相对适应证：疑似或确诊球后出血（图 58.1）。
  - 眼肌麻痹。
  - 樱桃红色斑点。
  - 眼睛深部疼痛。
  - 传入性瞳孔障碍（Marcus Gunn 瞳孔）。
    - 这一缺陷可在瞳孔对光反射测试中发现。

B. M. Mahon
Poinciana Medical Center, Kissimmee, FL, USA
e – mail：benjamin. mahon@ufl. edu

T. Macintosh
UCF/HCA Emergency Medicine Residency of Greater Orlando, Osceola Regional Medical Center, Kissimmee, FL, USA

University of Central Florida College of Medicine, Orlando, FL, USA

B. K. Desai (✉)
University of Central Florida, Orlando, FL, USA
UCF/HCA Ocala Health Emergency Medicine, Ocala, FL, USA

- 将光照亮双眼；正常的反应是两个瞳孔同等收缩。
- 在传入性瞳孔障碍患者中，当光从未受影响的瞳孔传到受影响的瞳孔时，瞳孔似乎会自相矛盾地扩张，而不是收缩。当光线进入受影响的眼睛时，在未受影响一侧的瞳孔同样会扩张。这是受影响侧第二对颅神经的传入纤维损伤的结果，而由第三对颅神经支配的传出纤维保持完整。
  - 尽快进行切开术是最有效的，因为不可逆的视力丧失最快可以在缺血 90 分钟内发生。

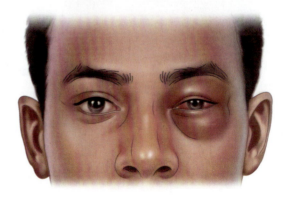

图 58.1 球后出血

禁忌证

- 绝对禁忌证

－眼球破裂。

- 相对禁忌证
  －疑似眼球破裂：征象包括前房出血、瞳孔形状不规则、眼色素层组织暴露、Seidel 征，或严重的眼外运动受限。

材料和药物

- 快速止血剂。
- 缝合或虹膜剪刀。
- 手术镊。
- 1%～2%利多卡因加肾上腺素。
- 丁卡因。
- 无菌手套。
- 无菌铺巾/洞巾。
- 4×4 纱布。
- 面罩。
- 抽出麻醉剂用大口径针，注射用 25 号针。
- 10ml 注射器。
- 生理盐水。
- 清洁纸夹。

- 摩根镜。

步骤

1. 患者体位：
   - 在等待手术时，病人最初应该是直立的，以降低眼内压。
   - 在手术开始时，病人仰卧。
   - 一定要取得病人合作，因为即使是轻微的移动也会导致严重的医源性损伤。
   - 如果病人焦虑或烦躁，应给予镇静。
   - 对于意识障碍或危重创伤患者，可能需要气管插管和机械通气。
2. 将回形针弯成钩状，上提上眼睑（图58.2a，b）。
3. 轻轻冲洗患侧眼睛，清除所有碎片。
4. 滴一滴丁卡因，将摩根镜放在眼睛上，以避免角膜或眼球的医源性损伤。
5. 患侧眼睛的外眦处注射 1～2ml 的 1%～2%利多卡因加肾上腺素（图58.2a，b）。

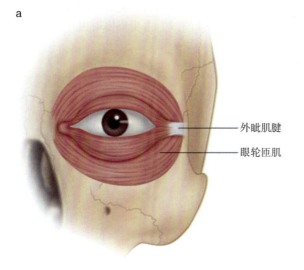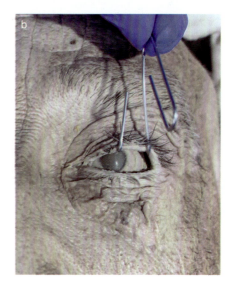

外眦肌腱

眼轮匝肌

图 58.2　（a）外眦肌腱；（b）用一个消毒的回形针提起上眼睑，沿外眦睑缘处注射利多卡因

6. 使用弯止血钳，轻轻地将患者眼角外侧的皮肤卷曲到眼眶边缘 1～3 分钟，以止血，并设定切口的边界（图58.3）。
   - 使用镊子和止血钳夹起刚刚压迫的皮

肤。

- 用镊子夹起皮肤，然后用剪刀从侧角向外做 1~2cm 的切口（图 58.3）。
  - 这个切口通常可以很好地降低 IOP。
  - 在这一点上可重新测量 IOP，如果仍然 >40 mmHg，继续下一步。
- 翻开下眼睑，露出外眦肌腱。
- 避开眼球，用剪刀沿眶缘外侧切开外眦肌腱下方（图 58.5）。
- 此时，再次测量眼内压，如果 >40mmHg，继续下一步。
- 避开眼球，将剪刀沿眶缘外侧直接指向上方，切断外眦肌腱韧带。

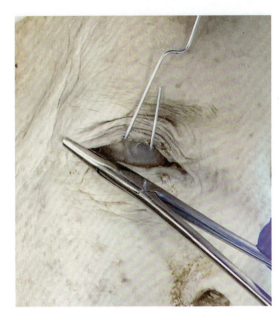

图 58.3　用止血钳固定皮肤

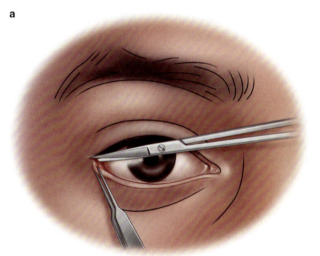

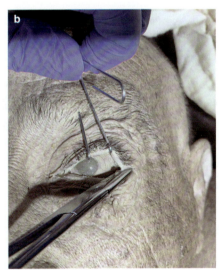

图 58.4　（a、b）初始切口

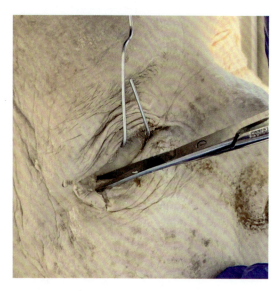

图 58.5　找出下外侧眦肌腱

并发症

- 单人进行切开术时一定要小心，以免伤到泪腺或动脉。
- 该手术的另一个并发症是由于医源性损伤引起的部分或全部上提肌肌腱膜损伤。
- 最明显的并发症是因操作不当或患者不配合造成对眼睛的直接伤害。放置摩根镜可降低这种风险。
- 止血不足所致出血。
- 感染。

经验分享和要点提示

- 如果治疗及时，疼痛突然减轻，IOP 降低，以及传入性瞳孔障碍消除提示手术成功。
- 有助手在场是很有利的
  - 助手的作用是向横向外侧牵拉组织，以减少眼球破裂的可能性。
- 外眦肌腱下部分切开后，随着对侧壁的附着分离，下眼睑会变得松弛，提示切口正确。
- 手术切口通常不需要缝合。
- 开始手术之前请求眼科紧急会诊。
- 眼科紧急会诊是必备的后续程序。

推荐阅读

▶ Goodall KL，Brahma A，Bates A，Leatherbarrow B. Lateral canthotomy and inferior cantholysis：an effective method of urgent orbital decompression for sight threatening acute retrobulbar haemorrhage. Injury. 1999；30：485 - 90.

▶ McInnes G，Howes DW. Lateral canthotomy and cantholysis：a simple vision - saving procedure. CJEM. 2002；4：49 - 58.

▶ Roberts JR，Hedges JR，editors. Clinical procedures in emergency medicine. 5th ed. Philadelphia：WB Saunders；2009：Chap. 63.

▶ Vassallo S，Hartstein M，Howard D，Stetz J. Traumatic retrobulbar hemorrhage：emergent decompression by lateral canthotomy and cantholysis. J Emerg Med. 2002；22：251 - 6.

第 59 章
眼部荧光素染色法

Cherian Plamoottil

适应证

- 眼部荧光素染色法是一种能够让临床医生通过检查眼睛表面来评估角膜损伤是继发于外伤还是异物的诊断方法。它可用于鉴别角膜溃疡和擦伤，也有助于确定潜在的感染原因，如单纯疱疹病毒所致的树突状浸润。使用带有眼睛染色技术的裂隙灯也可以显示眼球破裂的存在。

禁忌证

- 对荧光素和丁卡因过敏者可引起超敏反应。

材料和药物

- 荧光素条。
- 丁卡因。
- 钴蓝光。

步骤

1. 将患者置于一个舒适的位置，让患者仰卧，仰视上方。操作者最好位于患者受伤的一侧。
2. 将丁卡因溶液涂在受累的眼睛上，使眼睛表面麻木。
3. 一旦眼睛麻木，就用荧光素条给眼睛染色。这可以通过湿润荧光色条的尖端，并将其涂抹于结膜表面或结膜内部来实现。
4. 让病人眨眼几次使染料扩散。
5. 然后，调暗房间里的灯光，用钴蓝光来评估眼睛的表面。
6. 观察眼睛表面任何吸收荧光素变成绿色的区域，这即是病变所在。记录任何变绿区域的形状、位置和大小（图 59.1）。

C. Plamoottil (✉)
Department of Emergency Medicine, University of Central Florida, UCF Lake Nona Medical Center, Orlando, FL, USA

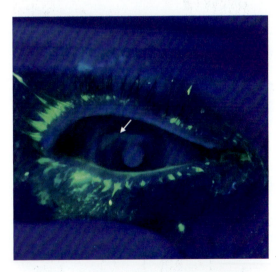

图 59.1　白色箭头指的绿色区域是角膜擦伤

并发症

- 注意患者的过敏反应。
- 告知患者，一旦染色，眼睛可能会在短时间内保持橙色。

要点和难点

- 要点
  - 丁卡因起效时间为 30 秒，持续 10~20 分钟。
  - 翻眼睑，确保没有异物造成的进一步损伤。
  - 大多数擦伤会在 72 小时内愈合。
  - Seidel 试验阳性用于检测角膜前房渗漏的存在，但通常需要使用裂隙灯。
- 难点
  - 在没有适当麻醉的情况下，使用荧光素条会给病人带来疼痛。
  - 未进行彻底的眼部检查，包括评估视力和必要时测定眼压，可能导致误诊。

推荐阅读

► Ahmed F, House RJ, Feldman BH. Corneal abrasions and cor － neal foreign bodies. Prim Care. 2015；42（3）：363－75. https：//doi. org/10. 1016/j. pop. 2015. 05. 004. Epub 2015 Jul 31

► Barrientez B, Nicholas SE, Whelchel A, Sharif R, Hjortdal J, Karamichos D. Corneal injury：clinical and molecular aspects. Exp Eye Res. 2019；186：107709. https：//doi. org/10. 1016/j. exer. 2019. 107709. Epub 2019 Jun 22

► Fusco N, Stead TG, Lebowitz D, Ganti L. Traumatic corneal abrasion. Cureus. 2019；11（4）：e4396. https：//doi. org/10. 7759/cureus. 4396.

第 8 篇

耳鼻喉科救治技术

第 60 章

鼻出血的处理

Benjamin M. Mahon，Tracy Macintosh，and Bobby K. Desai

病因

- 来源于鼻腔前部：大约 90% 的鼻出血来源于 Kiesselbach 静脉丛（图 60.1）。

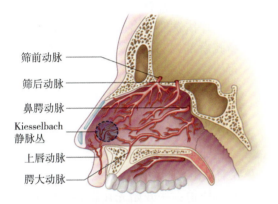

图 60.1 鼻中隔的血管供应

筛前动脉
筛后动脉
鼻腭动脉
Kiesselbach 静脉丛
上唇动脉
腭大动脉

B. M. Mahon
Poinciana Medical Center, Kissimmee, FL, USA
e-mail：benjamin. mahon@ufl. edu

T. Macintosh
UCF/HCA Emergency Medicine Residency of Greater Orlando, Osceola Regional Medical Center, Kissimmee, FL, USA

University of Central Florida College of Medicine, Orlando, FL, USA

B. K. Desai (✉)
University of Central Florida, Orlando, FL, USA
UCF/HCA Ocala Health Emergency Medicine, Ocala, FL, USA

- 抠鼻子。
- 创伤。
- 感染。
- 鼻腔异物。
- 空气干燥。
- 大气压力变化［如海拔升高、动脉血氧分压（PaO_2）降低］
- 过敏。
- 血液系统恶性疾病。
- 恶性肿瘤（如白血病、淋巴瘤）。

- 来源于鼻腔后部：大约 10% 的鼻出血来源于鼻腭动脉（图 60.2）。

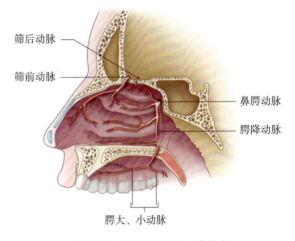

图 60.2 鼻外侧壁的血管供应

筛后动脉
筛前动脉
鼻腭动脉
腭降动脉
腭大、小动脉

- 医源性凝血障碍（如应用华法林、肝素、大剂量阿司匹林、直接口服抗凝剂）。

- 血液系统恶性疾病。
- 肝衰竭。
- 肾衰竭。
- 恶性肿瘤。
- 高龄人群。

适应证

- 急性/反复鼻出血。

禁忌证

- 就诊前鼻出血已缓解。
- 巨大的面部创伤。

材料和药物

- 可聚光的头灯。
- 手术服。
- 手套。
- 口罩。
- 洞巾或无菌巾。
- 鼻腔填塞材料（根据需要准备以下材料）：棉纱布若干，3~5 英尺长、1/2 英寸宽的纱条（最好富含凡士林和杆菌肽），鼻腔前部出血球囊填塞包。
- 局部血管收缩剂（如 1% 伪麻黄碱或 1:1000肾上腺素）。
- 局部麻醉剂（如4% 利多卡因溶液或2% 丁卡因）。
- 鼻镜。
- 压舌板（2）。
- 纱布。
- 胶布。
- Bayonet 钳。
- 鼻腔前部出血球囊包（如 Rhino Rocket）。
- 如有需要，准备下列物品：明胶海绵、止血纱、Crosseal 和 FloSeal（密封剂或止血泡沫）。

- 氨甲环酸。
- 球囊导管。

步骤：鼻腔前部出血

- 鼻出血的治疗应循序渐进，从侵入性最小的操作开始，如果失败，再采用下一个策略。
- 初始准备：
1. 在床边准备好必要的设备。
2. 让患者坐直，头部和颈部处于嗅花位。
3. 准备无菌操作用品：手术服、手套和口罩。
4. 铺无菌巾或洞巾。
5. 借助头灯和鼻镜，轻轻地垂直拨开鼻孔或直视下检查进行初步评估，如果初步评估发现了出血点（鼻腔前部或鼻腔后部），则按照下述操作步骤进行治疗。
   - 如果血块遮挡了视野，建议患者轻轻擤鼻子，清除血凝块，然后立即进行后续检查。如果是鼻腔前部出血，进入下一步。
- 鼻腔前部出血的治疗：
1. 直接压迫：一开始先让患者紧捏鼻子 10~15 分钟。
   - 或可以使用压舌板、胶带和纱布自制一个简易的止血装置，用胶带固定 2 个压舌板的一端，用纱布分别包裹压舌板的另一端。
   - 此法足以使多数患者止血。
   - 如果失败，则进入下一步。
2. 应用局部血管收缩剂：选择局部血管收缩剂（如可卡因、羟甲唑啉、1% 盐酸伪麻黄碱），应用于鼻中隔和鼻侧壁的出血，通常用棉签或用浸湿的纱布涂抹。
3. 继续紧压鼻孔 10~15 分钟，复查是否有鼻出血。

4. 应用硝酸银：如果能明确出血部位，可尝试用硝酸银进行化学烧灼（图 60.3）。应避免同时烧灼鼻中隔的两侧，因为这样可能造成隔穿孔。

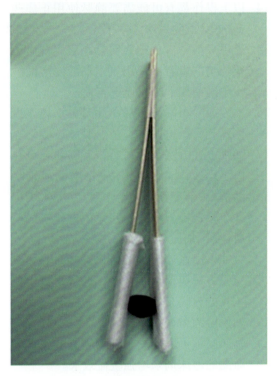

图 60.3　硝酸银棒及其包装示例

- 这一步可借助鼻镜和头灯完成。
- 建议烧灼出血点及其周围 0.5cm 的部位，可用硝酸银棒在出血部位停留至少 20 秒直到流血停止。
- 只烧灼鼻中隔的一侧，避免造成穿孔。
- 如果出血停止，可在出血部位使用可吸收性明胶海绵或氧化纤维素（如 Gelfoam 或 Surgicel）或简单局部应用抗生素。

5. 纱布止血法：如果出现持续出血，医师可使用两块较长的纱条或一种市面上可以买到的替代品（例如图 60.4 示 Rhino Rocket 的材料），预先浸泡于局部血管收缩剂（如 1% 伪麻黄碱或 1：1000 肾上腺素）和麻醉剂（即：4% 利多卡因或 2% 丁卡因）1:1 混合物，用作止血。

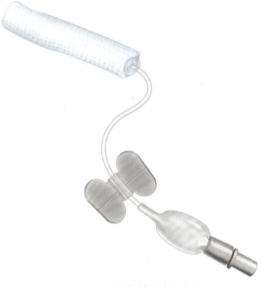

图 60.4　前鼻填塞包示例

6. 市面销售的前鼻填塞包的通用说明书（图 60.5）：

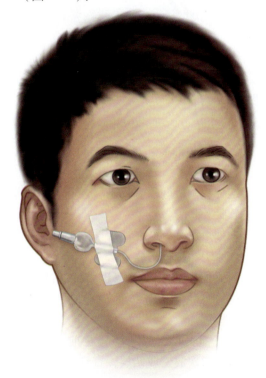

图 60.5　正确粘贴前鼻填塞包示例

- 如果需要，用说明书推荐的溶液浸泡纱条。
- 在鼻孔内涂抹抗生素软膏以便于插入。
- 沿鼻腔的下壁将整个球囊插入鼻腔。
- 鼻腔内液体会使它在鼻孔内自发膨胀，之后将露出的棉线用胶布贴在脸颊上。
- 对于那些需要空气注入的装置，请阅读说明书，了解在设备内需要注入多少空气。

7. 油纱填塞法：另一种方法是使用几英尺 1/2 英寸宽的油纱条进行前鼻腔填塞（图 60.7）。

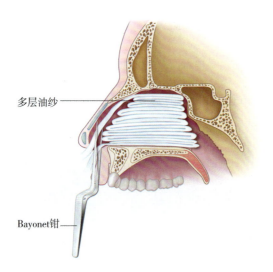

多层油纱

Bayonet钳

图 60.6　油纱填塞法

8. 这种纱条最好浸有凡士林并富含杆菌肽软膏。
    - 如果没有，可在油纱插入鼻孔前在纱布上涂抹杆菌肽。

9. 为了便于插入，可用 Bayonet 钳轻轻地将每一块纱布连续地放在前一块的上面。

10. 从下面开始，每一块放在前一块的上面，一次放三或四层，直到纱布堵住鼻腔。

11. 紧密填塞纱布。

12. 把整个鼻腔填满可能需要数片油纱。

13. 这一操作可能造成患者不适，对医师来说很费时，所以需要充足的时间和大量的局部麻醉剂。

14. 以上操作都有可能需要静脉使用止痛药或抗焦虑药。

15. 氨甲环酸：有证据表明，在服用抗血小板药物的患者中，用氨甲环酸浸泡油纱比单纯使用油纱止血更有效。

16. 油纱或纱布浸泡 10% 氨甲环酸后填塞患侧鼻孔，压迫止血，至少 15 分钟。

17. 如果上述方法都不可行，就需要在鼻孔内手动或用 Bayonet 钳辅助喷洒血管收缩剂/局部麻醉剂溶液，然后将两块棉纱布轻轻插入鼻孔，并紧压鼻孔（如前所述），加压 20 分钟。
    - 如果出血停止，可以撤除纱布。如果没有，建议重新填塞，这次需要压更长的时间，然后再进行下一步。

18. 如果所有的这些操作都不能控制出血，临床医师可以使用密封剂喷雾或富含凝血酶的泡沫剂来增强凝血效果。
    - 可选用 Crosseal 或 FloSeal。

19. 最后，如果这些操作都没能控制住持续性（鼻腔前部）出血，保持直接压迫并寻求耳鼻喉科医师会诊指导诊疗。
    - 此时，需考虑到的另一可能是位置不明的后鼻出血。
    - 若未明确证实鼻腔后部出血，进行后鼻出血的治疗操作也需要谨慎。

并发症

- 若填塞不足，填塞物不但不能止血，还有误吸的潜在风险。
- 继发中耳炎、鼻窦炎和脓毒性休克。

经验分享和要点提示

- 在填塞止血材料后，需重新探查口咽部和鼻咽部情况，并检查是否仍有出血/渗出，应确保彻底止血。
- 对于那些鼻腔原位填塞的患者，考虑给

予口服抗生素，以避免继发鼻窦炎、中耳炎或脓毒性休克。

- 选择合适的抗生素，包括氨苄青霉素、克林霉素或阿莫西林克拉维酸。
- 短期填塞后使用抗生素的疗效尚未得到证实。

- 老年患者或有潜在气道并发症的患者，如慢性阻塞性肺病（COPD）和误吸风险的患者，需考虑住院治疗。
  - 应考虑对正在使用抗凝药物的鼻出血患者使用拮抗剂。
  - 上述干预措施无效的鼻出血患者需请耳鼻科评估是否行血管结扎或栓塞止血。
- 患者要在 2~3 天内就诊耳鼻喉科，以便重新探查并撤掉填塞物。
- 提供详尽的出院医嘱，嘱咐患者不要擤鼻涕、闭嘴打喷嚏或做任何引起 Valsalva 反应的动作。
- 应保证足够留观再让患者出院。
- 确保适当的随访。
- 出院医嘱交代充分。
- 注意避免误将后鼻出血当作前鼻出血。
- 注意避免在暴露的鼻黏膜上留下硝酸银，可导致医源性鼻中隔穿孔。
- 告知患者可能鼻腔渗血量会很多。

步骤：鼻腔后部出血

- 初始步骤：
  1. 由于鼻腔后部大量出血或大血栓脱落可能引起气道阻塞或大量血液吸入，所以应首先保证患者气道、呼吸和循环的稳定。
     - 采取何种干预措施完全取决于患者的临床表现，因此本章未作描述。
     - 鼻腔后部出血的患者会迅速大量出血，因此一开始就需要考虑到这一点。
  2. 考虑建立静脉通路并使用心电监护。
  3. 因为鼻腔后部出血的患者往往是使用各种抗凝药的老年人或可能有潜在凝血功能障碍疾病的患者，应考虑将全血细胞计数、凝血酶原时间和部分凝血活酶时间作为初步检查的内容。
  4. 考虑血型和输血前筛查。
  5. 对可能危及生命的出血早期应用拮抗剂。

- 鼻腔后部出血的治疗：
  1. 如鼻腔前部出血章节所述检查鼻孔。
  2. 下列几种操作可以尝试，但不一定都有效。
  3. 在床边备好必要的设备。
  4. 让患者坐直，头部和颈部处于嗅花位。
  5. 准备无菌操作物品：手术服、手套和口罩。
  6. 给患者铺无菌巾或全身型孔巾。
  7. 在鼻腔内联合使用局部血管收缩剂和麻醉剂。
     - 可选用的药品有：1% 盐酸伪麻黄碱，或 1:1000 肾上腺素与 4% 利多卡因或 2% 丁卡因的 1:1 混合液。
  8. 但要注意，有些情况下出血可能过快，这一步可能需要省略。
  9. 检查出这种情况时，应尽早请耳鼻咽喉科医师会诊，这既是为了患者入院治疗，也是为了防止后续操作失败。
  10. 直接进行单侧或双侧后鼻孔填塞或球囊压迫止血。
      - 如使用前述的 Rhino Rocket 的加长版（9 cm）。
      - 塞入和固定纱布的方法实质上是相同的，只不过是塞入更深的口咽部位。
  11. 考虑使用后鼻球囊，如 Nasostat 或 Epistat（图 60.7）。

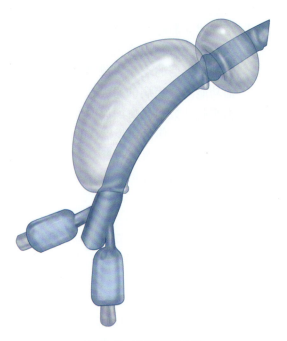

图 60.7　后鼻球囊示例

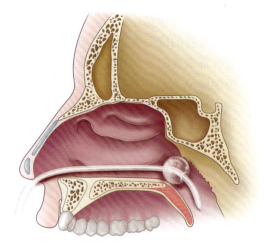

图 60.8　位于后鼻腔的 Foley 导管

12. 行后鼻腔填塞的患者需进行血氧监测。
　　– 这些设备包含了双气囊系统，最好使用杆菌肽润滑（无菌凝胶也适用），可插入鼻咽。
　　– 后球囊要用产品特定要求的气体填充。
　　– 然后轻轻地牵引球囊，以确保后球囊固定在后鼻腔所需的位置。
　　– 然后再用特定的生理盐水充填前球囊，以保证使用安全。
- 如果前述材料不可用，临床医师可将一个成人口径大小的 Foley 管插入至鼻咽部，球囊充气后轻轻向前牵引，保证 Foley 管球囊位于 Nasostat 或 Epistat 设备相同的位置，并能够紧紧地填塞后鼻腔出血部位（图 60.8）。
- 如果所有这些操作仍未能止血，可能需要耳鼻喉科医师介入，施行急诊科医师专业领域范围外的技术，包括电灼、黏膜下注射利多卡因和肾上腺素，或其他手术。

- 仍不能止血则需转入 ICU。

经验分享和要点提示

- 经验分享
　　– 后鼻出血一旦确诊，应尽早请耳鼻咽喉科会诊。
　　– 接受填塞法治疗的患者仍需要使用抗生素，如第一代头孢菌素、克林霉素或阿莫西林克拉维酸。
　　– 认真进行体格检查，要专门评估患者的血容量状态（直立位血压、毛细血管再充盈、心率），因为患者血容量可能有明显丢失，这取决于出血的时间和出血量大小。
　　– 获得全面的病史，包括既往出血史、既往因鼻出血入院病史、服用抗凝药史、凝血障碍及呼吸衰竭的危险因素。
- 要点提示（需要避免的问题）
　　– 将后鼻出血误当作前鼻出血。如果患者已出院，这可能是灾难性的。参考前述"病因"一节。
　　– 让后鼻腔填塞的患者离院。
　　– 耳鼻喉科医师会诊过晚。

- 低估失血量。在最初的治疗过程中，将这些患者视为创伤患者并进行标准的初次调查/干预/二次调查/干预，有利于早期确定失血量。
- 感染。
- 鼻中隔压力性坏死。
- 缺氧。
- 误吸。
- 心律失常。
- 吞咽困难。
- 填塞条脱落。

推荐阅读

▶ Buttaravoli P. Minor emergencies, splinters to fractures. 2nd ed. Philadelphia：Mosby；2007.

▶ Kucik CJ, Clenney T. Management of epistaxis. Am Fam Physician. 2005；71（2）：305 – 11.

▶ Marx JA, Hockberger RS, Walls RM, editors. Rosen's emergency medicine：concepts and clinical practice. 6th ed. Philadelphia：Mosby；2006.

▶ Pope LE, Hobbs CG. Epistaxis：an update on current management. Postgrad Med J. 2005；81（955）：309 – 14.

▶ Singer AJ, Blanda M, Cronin K, et al. Comparison of nasal tampons for the treatment of epistaxis in the emergency department：a randomized controlled trial. Ann Emerg Med. 2005；45：134 – 9.

▶ Summers SM, Bey T. Chap. 239. Epistaxis, Nasal Fractures, and Rhinosinusitis. In：Tintinalli's Emergency Medicine, seventh ed. New York, NY：McGraw Hill；2011.

▶ Zahed R, et al. Topical tranexamic acid compared with anterior nasal packing for treatment of epistaxis in patients taking antiplatelet drugs：randomized controlled trial. Acad Emerg Med. 2017：261 – 6.

第 61 章
鼻中隔血肿的治疗

Bobby K. Desai

适应证

- 强大的外力施加于鼻软骨后引起来自软骨膜的血液渗漏，导致鼻中隔血肿（图 61.1 和 61.2）。可为单侧或双侧。
  - 未经治疗，血肿可扩大并机械性阻塞供应鼻软骨的血管。

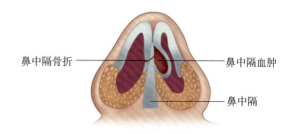

图 61.2　鼻中隔血肿示意图

禁忌证

- 在大面积面部创伤的情况下，可能需要采取气道保护措施和耳鼻喉科或口腔外科会诊。

材料和药物

- 5ml 注射器。
- 20 号针头（可以用更大号的针头，因为更小号的可能无法充分抽吸）。
- 局部消毒用品。
- 无菌孔巾、手术服、眼保护罩和手套。
- 光源——最好是头灯。
- 如果使用全身麻醉，需要使用可供选择的特定药物、监测设备和复苏设备。
- 鼻镜。
- 4% 可卡因或 4% 利多卡因，用于麻醉。
- 局部血管收缩剂的选择（羟甲唑啉或去氧肾上腺素）。

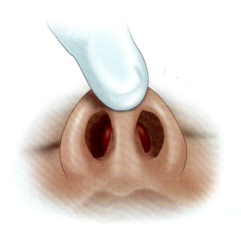

图 61.1　鼻中隔血肿示例

B. K. Desai (✉)
University of Central Florida, Orlando, FL, USA
UCF/HCA Ocala Health Emergency Medicine, Ocala, FL, USA

- 15 号手术刀。
- 抽吸装置。
- 冲洗用盐水。
- 无菌纱布。
- 碘仿填塞纱布或无菌橡胶片。
- 前鼻填塞包（Rhino Rocket）。
- 抗菌谱覆盖金黄色葡萄球菌、A 组 β 溶血性链球菌、肺炎链球菌和流感嗜血杆

菌的静脉用抗生素。

步骤

- 操作前准备。
  - 向患者解释操作流程。
  - 可能需要知情同意书。
- 步骤——单侧（图 61.3）：

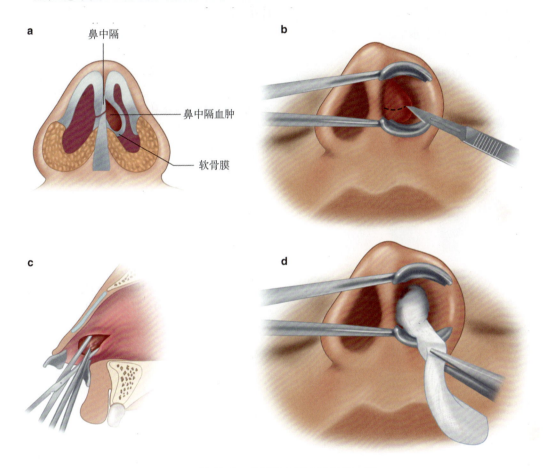

图 61.3　单侧鼻中隔血肿引流方法

1. 如果未进行全身麻醉，患者采取坐位。
   - 如果在全麻下执行该操作，患者可采取仰卧位，并准备适当的监护和复苏设备。
2. 用棉纱布沾局麻药，拧出多余部分，然后塞入鼻孔进行局部麻醉。
   - 10 分钟后取出。

- 如果使用利多卡因，需加用局部血管收缩剂，在操作前与利多卡因混合或直接应用在鼻黏膜上。
3. 用鼻内窥镜在垂直方向尽可能打开受累侧鼻孔，横向使用会掩盖血肿。
4. 用 15 号手术刀在血肿上做一垂直切口，在血肿基底部往后扩大切口。

- 注意切口不要切开太深，以防发生鼻中隔穿孔。

5. 备好抽吸装置和纱布控制出血。

6. 用碘仿纱布或无菌橡胶片填塞切口部位，以保持切口开放，防止积血。

7. 可用前鼻填塞包在原处进行填塞。

- 填塞包应放在两侧鼻孔，以防止鼻中隔变形。

8. 考虑静脉使用抗生素。

9. 患者回家需口服抗生素。

10. 随访24小时。

- 步骤——双侧（图61.4）：

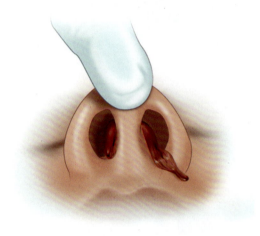

图 61.4 双侧鼻中隔血肿引流方法

1. 如果是双侧血肿，应考虑耳鼻喉科会诊。

2. 第一种方法是通过鼻中隔只切开一侧的血肿，使两侧的血肿都通过一侧引流。

- 必须小心不要刺破对侧血肿的黏膜。

3. 第二种方法是在对侧重复单侧引流操作。

4. 双侧引流时需避免在相同位置切开，而引起永久性鼻中隔穿孔。

并发症

- 出血。
- 感染：中毒性休克。
- 鼻变形。
- 永久性鼻中隔穿孔。
- 引流不足。
- 血液重积聚。
- 鼻中隔脓肿。

推荐阅读

▶ Ginsburg CG. Consultation with the specialist：nasal septal hematoma. Pediatr Rev. 1998；19：142 – 3.

▶ Savage RR，Valvich C. Hematoma of the nasal septum. Pediatr Rev. 2006；27：478 – 9.

第 **62** 章

鼻腔异物清除术

Bobby K. Desai and Tracy Macintosh

适应证

- 检查可见到异物。
- 不明原因的持续性单侧鼻腔分泌物增多。
- 反复的鼻出血。

禁忌证：需要紧急转诊

- 急诊医师没有信心成功完成手术的情况。
- 不适用镇静措施的躁动患者。
- 嵌入式异物。
- 异物引起穿透伤。
- 无法移除的纽扣电池。
- 有出血倾向的患者。
- 呼吸窘迫。
- 位于中鼻甲内侧和上侧的异物，因其可能损伤筛板。
- 存留太久的异物可能难以看到，这些患者应该转科治疗。

B. K. Desai (✉)
University of Central Florida, Orlando, FL, USA
UCF/HCA Ocala Health Emergency Medicine, Ocala, FL, USA

T. Macintosh
UCF/HCA Emergency Medicine Residency of Greater Orlando, Osceola Regional Medical Center, Kissimmee, FL, USA
University of Central Florida College of Medicine, Orlando, FL, USA

材料和药物

- 不含肾上腺素的 1% 利多卡因（溶液），用于麻醉。
- 2% 利多卡因凝胶。
- 0.5% 苯肾上腺素，用于收缩血管。
- 鼻镜（图 62.1）。

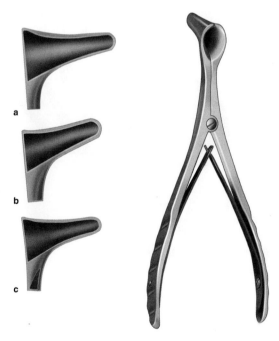

图 62.1（a，b，c）　鼻镜示例

- 头灯或其他直接照明设备。
- Ambu 气囊（图 62.2）。
- 鳄鱼钳（图 62.3）。

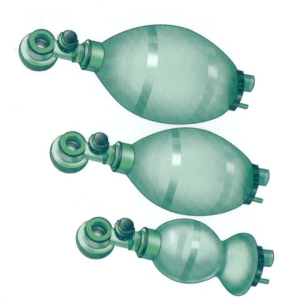

图 62.2　Ambu 气囊示例

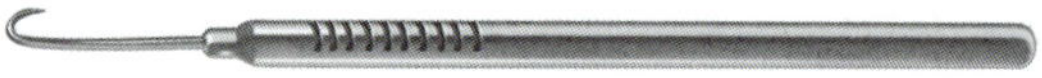

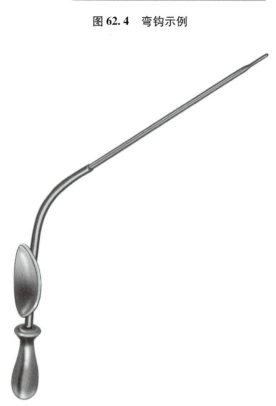

图 62.4　弯钩示例

图 62.5　Schuknecht 吸引管示例

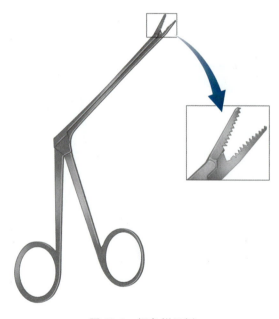

图 62.3　鳄鱼钳示例

- 弯钩（图 62.4）。
- Foley 管。
- 抽吸装置：Schuknecht 吸引管（图 62.5）。
- 临床医师的眼部保护和生物危害防护设备。

步骤（取决于所选方法，选择的方法取决于异物大小、位置及患者的年龄）

- **鳄鱼钳清除法**
  - 适用于容易看见的异物。
  - 必须小心抓取容易破碎的异物（如豌豆），以确保清理出所有异物。
  - 用前鼻镜尽可能地打开鼻孔，使视野最大化。
  - 用非主利手固定头部，对于小孩，可使用婴儿板来固定，以保障患者安全。
  - 用钳子抓住异物。
  - 确保完全取出异物且无残留。

注意事项（应避免的问题）
  - 将异物推入鼻腔深处。

－无法完全取出异物。

－试图移除嵌入型异物可能导致出血较多。

● **弯钩清除法**

－适用于不可抓取的异物，尤其是位于前鼻孔的异物。

－用鼻镜尽量打开鼻孔，使视野最大化。

－用非主利手固定头部，对于小孩，可使用婴儿板来固定，以保障患者安全。

－将弯钩放在异物后面，如果异物有孔，将钩子穿入孔内便于移除。

－慢慢收回弯钩，从而移除异物。

－确保完全取出异物且无残留。

注意事项

－如果不能直接看到异物就不要使用弯钩。因为盲插弯钩有造成重大创伤的风险。

－试图移除嵌入型异物可能导致出血较多。

● **Foley 管清除法**

－使用5或6号Foley导管。

－用含或不含肾上腺素的利多卡因麻醉鼻腔，并用去氧肾上腺素收缩鼻腔血管。

－确保Foley球囊没有漏气。

－患者采取仰卧位。

·对于孩子可选用手术镇静或婴儿板。

－用利多卡因凝胶润滑Foley管尖端和球囊。

－抬高Foley管尖端越过异物。

－给球囊注入2~3ml空气，然后轻轻地拔出导管。

·空气量可能需要根据异物的大小进行调整。

·拔得太快可能会导致软型异物破碎。

注意事项

－如果无法看到异物，则可以使用Foley管。

－为了方便作用，导管必须能够滑动到异物后方，以便球囊能够拉出异物。

● **抽吸清除法**

－可使用一种小金属吸引管——Schuknecht 导管。

－抽吸导管应对着异物，然后慢慢退出。

－这种技术最适合前鼻孔中可见的圆形光滑异物。

注意事项

－对后鼻孔的异物无效。

－可能不适用于紧紧卡在鼻孔里的异物。

● **鼻腔正压通气清除法**

－这种技术最适合堵塞鼻孔的圆形异物。

－患者采取仰卧位或坐位。

·对于儿童，可使用婴儿板固定头部，以保障安全。

－向对侧鼻孔施压以封闭鼻腔。

－将Ambu气囊连接到高流量吸氧装置上。

·使用只覆盖嘴的面罩。

－把面罩放在患者嘴上，并固定好面罩以便充分通气。

－如果压力尚不足以排出异物，则挤压Ambu气囊增加压力。

－这样就可以看见异物，并可从前鼻孔抓出。

－也可以使用封闭健侧鼻孔，用口内吹气的方法来排出异物，这种方法也被称为"母亲的吻"。

注意事项

－压力过大可能导致鼓膜破裂。

推荐阅读

▶ Backlin SA. Positive – pressure technique for nasal foreign body removal in children. Ann Emerg Med. 1995；25：624 – 5.

▶ Chan TC, Ufberg J, Harrigan RA, et al. Nasal foreign body removal. J Emerg Med. 2004；26：441 – 5.

▶ Kadish H. Ear and nose foreign bodies：it is all about the tools. Clin Pediatr. 2005；44：665 – 70.

第 63 章

耵聍清除术

Bobby K. Desai

适应证

- 听力下降。
- 重度眩晕。
- 疼痛。

禁忌证

- 不配合的患者。
- 可能有异物。
- 耳部或乳突手术病史。
- 中耳或外耳疾病史。

材料和用药

- 耳镜（图 63.1）。
- 临床医师的眼部保护和生物危害防护设备。
- 头灯或其他直接照明设备。
- 耵聍软化剂：
  - 过氧化脲。
  - 矿物油或其他油性剂，包括杏仁油或橄榄油。
  - 液态多库酯钠。
  - 乙酸。

B. K. Desai (✉)
University of Central Florida, Orlando, FL, USA
UCF/HCA Ocala Health Emergency Medicine, Ocala, FL, USA

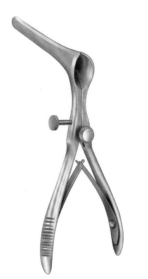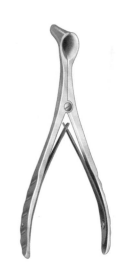

图 63.1 耳镜示例

  - 碳酸氢钠。
- 鳄鱼钳（图 63.2）。
- 弯钩或耵聍勺（图 63.3 和 63.4）。
- 抽吸装置——Schuknecht 导管。
- 冲洗装置：
  - 耳注射器（图 63.5 和 63.6）。
  - 带有 18 号静脉留置针的 20～60ml 注射器。
  - 市售的耳冲洗装置。
  - 温水（可以使用自来水）。
  - 弯盘或其他收集装置。
  - 毛巾。

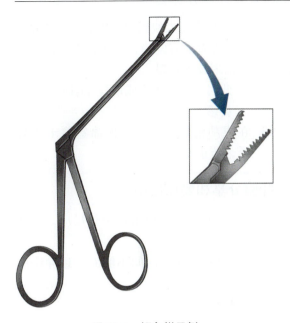

图 63.2　鳄鱼钳示例

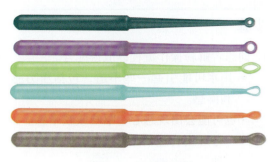

图 63.4　耳刮匙示例

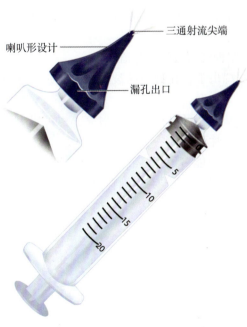

图 63.5　典型的冲洗用球形注射器示例

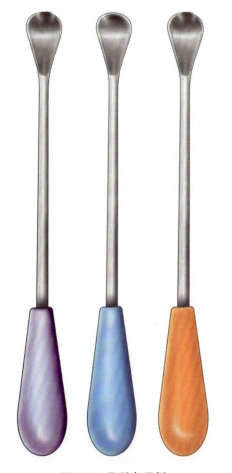

图 63.3　耵聍勺示例

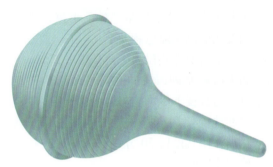

喇叭形设计

三通射流尖端

漏孔出口

图 63.6　耳部专用注射器示例

步骤

1. 向患者解释操作流程以取得配合。
   * 用水可能引起一些不适，包括压力感和湿感。
   * 也可能会出现恶心、呕吐或眩晕感。
     - 考虑用合适的药物对眩晕进行预处理。
2. 患者可采取坐位或仰卧位，头部轻微转向患侧，以便于收集液体。
3. 用非主利手固定头部，对于小孩，可使用婴儿板以保障患者安全。
4. 把耳朵向上外侧拉起，使耳道平直。
5. 如果耵聍坚硬，在冲洗前可用鳄鱼钳或耵聍勺直视下尽可能多地取出耵聍。
6. 在冲洗前使用耵聍软化剂软化，灌注软化剂并使其停留 30 分钟，以便最大程度地软化耵聍。
7. 在患者耳旁放一个收集装置，或者让患者端一个弯盘来收集液体。
8. 将留置针换在 20 或 60ml 的注射器上，将导管的前端放在耳道内并对着鼓膜方向。
9. 慢慢将溶液注入耳道。
   * 由于存在鼓膜撕裂的风险，必须注意力度。
   * 溶液可以在分次注射完，也可以一次性注射。
10. 尽可能多地将溶液灌到耵聍的后方。
11. 继续探查耳道，确保所有耵聍都已清除。
    * 如果仍有大块残留，用耵聍钩清除。
12. 如果患者诉有剧痛，停止检查，评估是否出现鼓膜破裂。
    * 此时要考虑转诊或请耳鼻咽喉科医师会诊。
13. 在成功清除耵聍后，用棉签擦干外耳道，防止外耳炎。

经验分享和要点提示

* 用温水有助于避免出现冷热反应，包括眩晕、恶心和呕吐。
* 用软化剂软化的时间不够而导致冲洗失败。
* 鼓膜破裂。

并发症

* 外耳道出血。
* 外耳炎。
* 听力丧失。

推荐阅读

▶ Blake P，Matthews R，Hornibrook J. When not to syringe an ear. N Z Med J. 1998；111：422.

▶ McCarter D，Courtney AU，Pollart SM. Cerumen impaction. Am Fam Physician. 2007；75：1523 – 8.

▶ Roland PS，Smith TL，Schwartz SR，et al. Clinical practice guideline：cerumen impaction. Otolaryngol Head Neck Surg. 2008；139：S1 – 21.

第 64 章

外耳道异物取出术

Bobby K. Desai

适应证

- 检查可见到异物。
- 病因不明有待检查的持续性单边耳漏。
- 复发性出血。
- 异物置入史。

禁忌证：需要紧急转科

- 急诊医师没有信心顺利完成手术。
- 不适用镇静措施的躁动患者。
- 嵌入式异物。
- 异物引起穿透伤。
- 靠近鼓膜的异物。
- 球形异物，需考虑转科治疗，因为这类异物难以抓取。
- 异物存留太久，可能难以看见，这些患者应该转科治疗。
- 在其他机构尝试过手术治疗的患者，需要考虑转诊。

材料和用药

- 耳镜（图 64.1）。
- 临床医师的眼部保护和生物危害防护设备。
- 头灯或其他直接照明设备。
- 鳄鱼钳（图 64.2）。
- 弯钩（图 64.1）或耵聍勺（图 64.3）。

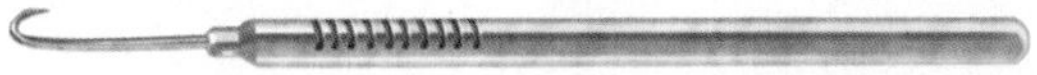

图 64.1　弯钩示例

- 抽吸装置——Schuknecht 导管（图 64.2）。
- 冲洗装置：
  - 耳注射器（图 64.3）。
  - 带有 18 号穿刺针的 20～60ml 注射器。
  - 水（可用自来水）。
  - 弯盘或其他收集装置。
  - 毛巾。
- 氨基丙烯酸酯（图 64.4）。

B. K. Desai (✉)

University of Central Florida, Orlando, FL, USA

UCF/HCA Ocala Health Emergency Medicine, Ocala, FL, USA

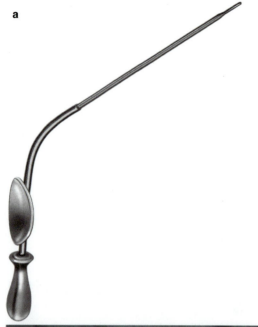

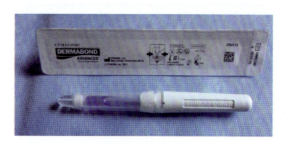

图 64.4　氰基丙烯酸酯示例

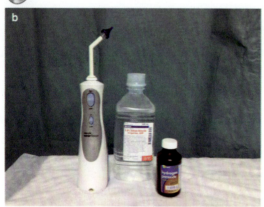

图 64.2　（a）Schuknecht 导管示例；（b）使用洁碧系统的耳冲洗装置示例

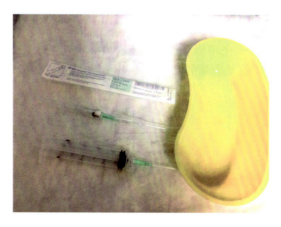

图 64.3　典型的冲洗用注射器示例

步骤（取决于所选方法）

鳄鱼钳取出术

- 适用于可直接看到的异物，尤其在外耳道外侧 1/3 段的可抓持的异物。
  - 抓取圆形异物的成功率低。
- 必须小心抓取易碎的异物（如豌豆），以确保取出所有异物。
  - 在尝试一次之后可能需要冲洗。
- 向患者解释操作流程以取得配合。
- 向上外侧拉耳朵，使耳道平直。
- 考虑使用专科耳镜（操作型耳镜），使视野最大化。
- 患者可采取坐位或仰卧位，健侧转向轮床或检查椅。
- 用非主利手固定头部，对于小孩，可使用婴儿板以保障患者安全。
- 尝试用鳄鱼钳抓取异物。
  - 如果使用耳镜，试着让异物尽可能地靠近耳镜以固定异物，并慢慢地移走。
- 确保完全取出异物且无残留。

要点和并发症

- 将异物推入外耳道深处。
- 无法完全取出异物。
- 试图取出嵌入型异物可能导致显著出血。

弯钩取出术

- 很适合用于外耳道外侧 1/3 段的球形异物。
- 可用于不可抓取的异物，特别是位于外耳道外侧 1/3 段的异物。

- 应于直视下操作，以避免外耳道损伤。
- 考虑使用专科耳镜（操作型耳镜）使视野最大化。
- 向患者解释操作流程以取得配合。
- 患者可采取坐位或仰卧位，健侧转向轮床或检查椅。
- 用非主利手固定头部，对于小孩，可使用婴儿板以保障其安全。
- 向上外侧拉耳朵，使耳道平直。
- 将弯钩放在异物后面，如果异物有孔，可将钩子放在孔内以便于取出。
  - 为了成功取出异物，在异物附近必须有足够的空间便于钩子到达异物后面。
- 慢慢收回弯钩，从而取出异物。
- 确保完全取出异物且无残留。

要点和并发症

- 将异物推入外耳道深处。
- 如果不能直接看到异物就不要使用弯钩，因为钩子错位可能引起严重创伤。
- 试图取出嵌入型异物可能导致出血较多。
- 如果异物靠近鼓膜，由于存在鼓膜破裂风险，不能使用弯钩。

抽吸取出术

- 可使用一种小金属吸引管——Schuknecht 导管。
- 适用于外耳道外侧 1/3 段的球形异物。
  - 对那些靠近鼓膜的异物不起作用，因为此处耳道狭窄且不能抽吸。
- 保证在直视下操作。
  - 导管必须放置在异物上面，这样才能成功。
- 向患者解释操作流程以取得配合。
- 患者可采取坐位或仰卧位，健侧转向轮床或检查椅。
- 用非主利手固定头部，对于小孩，可使用婴儿板以保障其安全。
- 向上外侧拉耳朵，使耳道平直。
- 将吸引管放在异物上，慢慢退出。

要点和并发症

- 将异物推入外耳道深处。
- 对牢固卡在耳道内的异物可能不起作用。

冲洗取出术

- 适用于不能用鳄鱼钳钳取或弯钩钩出的小颗粒物质。
  - 不能用于钮扣电池或植物性物质。
    - 由于有纽扣电池，冲洗可能会导致碱性烧伤坏死。
    - 植物性物质可能会膨胀，冲洗反而增加取出的难度。
- 向患者解释操作流程以取得配合。
  - 用水可能引起不适感，包括压力感和湿冷感。
- 患者可采取坐位或仰卧位，头部轻微转向患侧，以便于收集液体。
- 用非主利手固定头部，对于小孩，可使用婴儿板以保障其安全。
- 向上外侧拉耳朵，使耳道平直。
- 在患者耳朵旁边放一个收集装置，或者让患者端一个盆备用。
- 将留置针换在 20 或 60ml 的注射器上，将导管的前端放在耳道内，或者使用洁碧系统。
- 缓慢将溶液注入耳道。
  - 必须注意力度，以防鼓膜撕裂。
- 尽量将溶液灌到异物的后方。
- 再次探查耳道，以确保所有异物都已清除。
- 如果患者诉有剧痛，停止检查，评估是否出现鼓膜破裂。
  - 此时要考虑转诊或请耳鼻咽喉科医师会诊。

要点和并发症

- 由于注入了室温水，可能会出现冷热反应，包括眩晕、恶心和呕吐。
- 鼓膜破裂。

氰基丙烯酸酯取出术

- 对可直接看到的异物有用。
- 适用于外耳道外侧 1/3 段的坚硬球形异

物。

- 由于视野有限，对那些靠近鼓膜的异物不起作用。

- 异物必须直视下可见。
    - 为了操作成功，带有氰基丙烯酸酯的木棍必须粘在异物上面。
- 考虑使用专科耳镜（操作型耳镜）使视野最大化。
- 向患者说明操作流程以取得配合。
- 患者可采取坐位或仰卧位，健侧转向轮床或检查椅。
- 用非主利手固定头部，对于小孩，可使用婴儿板以保障其安全。
- 向上外侧拉耳朵，使耳道平直。
- 用耵聍勺的末端或棉签拭子的木制段粘取少量氰基丙烯酸酯。
- 在直视下将木棍放进耳道并粘取异物。
- 将粘了氰基丙烯酸酯的木棒贴在异物上30~60秒，待胶水干燥。
- 移走木棍和异物（图 64.5）。

要点和注意事项

- 如果看不到异物就不能使用胶水。
- 异物体需相对光滑，以便于胶水粘连。

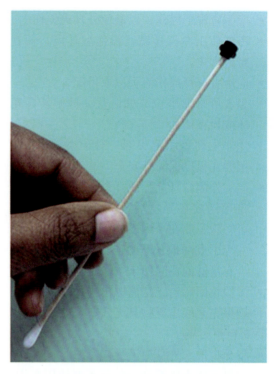

图 64.5　移走木棍和异物

推荐阅读

▶ Hanson RM, Stephens M. Cyanoacrylate – assisted foreign body removal from the ear and nose in children. J Paediatr Child Health. 1994；30：77 – 8.

▶ Kadish H. Ear and nose foreign bodies：it is all about the tools. Clin Pediatr. 2005；44：665 – 70.

第 65 章
耳廓血肿的治疗

Bobby K. Desai

适应证

- 耳廓血肿:
  - 这类血肿是强大外力施加于耳朵所致。
  - 这类血肿会导致软骨膜与软骨分离。
    - 如不进行治疗,这种血肿会阻碍新软骨的发育,继而使耳廓变形,形成"菜花耳"(图 65.1 和 65.2)。

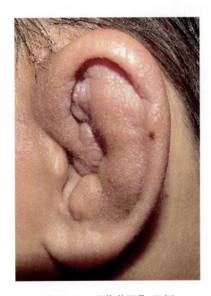

图 65.1 "菜花耳"示例

B. K. Desai (✉)
University of Central Florida, Orlando, FL, USA
UCF/HCA Ocala Health Emergency Medicine, Ocala, FL, USA

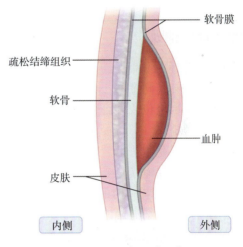

图 65.2 耳郭血肿示意图

禁忌证

- 不能配合的患者。
- 有感染的证据,需要请整形外科或耳鼻喉科会诊。
- 耳周区域严重创伤。

材料和药物

- 5ml 注射器。
- 20 号针头(可以用更大号的针头,但较小号的针头可能无法充分抽吸)。
- 局部杀菌剂。
- 无菌孔巾、手术服、眼保护罩和手套。
- 麻醉用 1% 利多卡因。

- 手术刀（11 号或 15 号）。
- 抽吸装置。
- 冲洗用盐水。
- 止血钳和手术钳。
- 烟卷式引流管或普通纱布填塞。
- Xeroform 纱布。
- 撕裂伤托盘装置：
  - 持针器。
  - 4 - 0 不可吸收缝线。
- 抗生素软膏。
- 纱布和绷带。

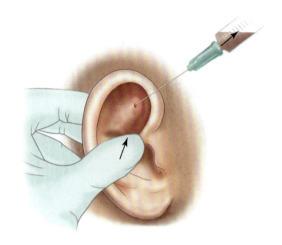

图 65.3　血肿抽吸术

步骤（针头抽吸）

1. 向患者解释手术流程。
2. 患者签署知情同意书。
3. 患者可采取坐位或仰卧位，健侧转向轮床或检查椅。
4. 用非主利手稳定头部，对于小孩，可使用婴儿板以保障其安全。
   - 儿童需考虑操作时的镇静。
5. 使用消毒液仔细消毒该区域［聚维酮碘（必妥碘）或氯己定溶液］，然后自然干燥。
6. 用 1% 利多卡因麻醉血肿最大直径的区域。
7. 将利多卡因注入血肿以促进麻醉效果。
8. 临床医师准备无菌用品，为手术做准备。
9. 将无菌孔巾铺在患者的耳部。
10. 将 20 号针头换到注射器上。
    - 5ml 注射器。
11. 尝试用备好的注射器抽吸血肿内容物（图 65.3）。
12. 抽吸血肿以便彻底清除血块。
    - 如果血肿存留太久血液完全凝固，针头抽吸就会失败，可能需要其他技术（后面涉及）来清除血肿。

13. 在注射部位涂上抗生素软膏。
14. 宽松地包扎该区域。
15. 转送到耳鼻喉科或整形外科，继续随访护理。

　　如果抽吸失败，可能需要按照以下步骤行切开引流。

1. 执行前面讨论的步骤。
2. 考虑进行耳大神经局部阻滞。
3. 顺着耳廓的解剖结构切开血肿（图65.4）。
   - 切口应为 5 ~ 6mm 长，顺着耳廓凹面曲线形切开。
   - 可能需要多个切口。
4. 用止血钳或手术钳清除血肿。
   - 可能需要抽吸装置。
5. 用生理盐水充分地冲洗血肿腔，确保血肿完全清除。
6. 切口用烟卷式引流管引流或普通纱布填塞。
7. 可能需要在切口部位涂上抗生素软膏。
8. 用 Xeroform 纱布覆盖切口部位。
9. 加压包扎耳朵（图 65.5）。

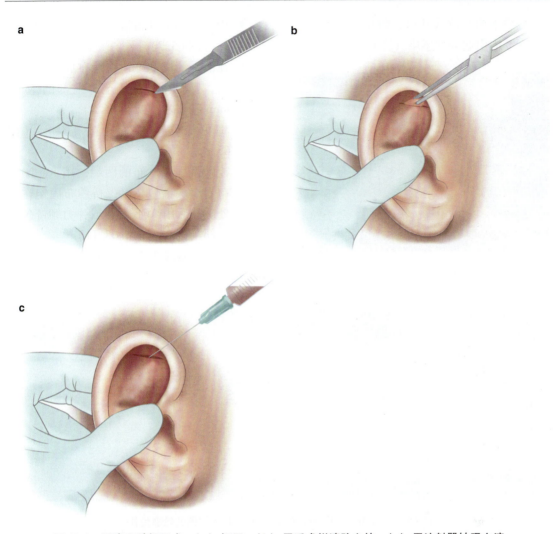

图 65.4　耳廓血肿切开术。（a）切开；（b）用手术钳清除血块；（c）用注射器抽吸血液

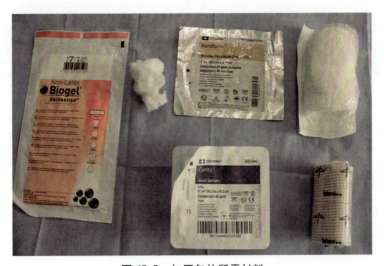

图 65.5　加压包扎所需材料

- 将干棉花放入耳道，防止引流液流入耳内引起局部感染（图65.6）。

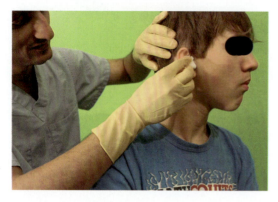

图65.6   将棉花置于耳内以防止引流液进入耳内

- 用 Xeroform 纱布沿耳朵周围的轮廓包扎（图65.7）。
- 在助手的协助下，将纱布放在耳郭后面，要放在已包扎至耳前部的 Xeroform 纱布之上（图65.8）。
- 将更松软的纱布放在耳朵上（图65.9）。
- 让助手固定纱布的两端，用 Kerlix 纱布卷绕头部包扎以保持纱布固定在原处。然后用 ACE 绷带或弹力绷带包裹头部（图65.10 和65.11）。
- 这些步骤对于保证耳朵的均匀受力至关重要，可防止耳郭变形。

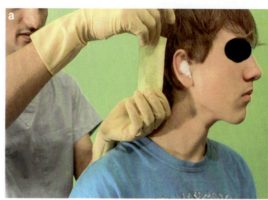
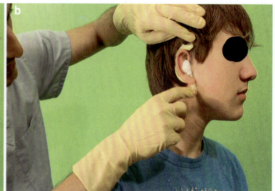

图65.7（a，b）   用 Xeroform 纱布沿耳朵周围的轮廓包扎

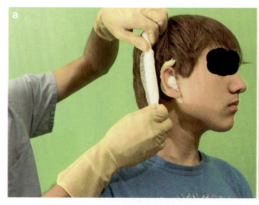
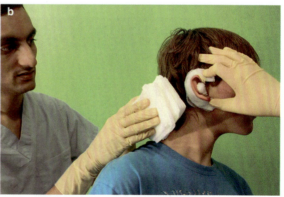

图65.8（a，b）   在 Xeroform 纱布之上用无菌纱布沿耳朵周围的螺旋线包扎

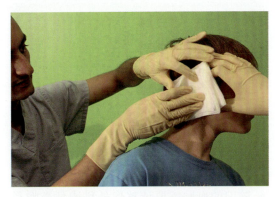

图 65.9　用 4×4 纱布垫在耳外

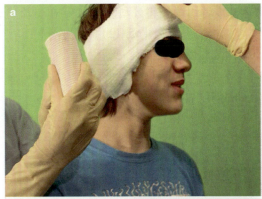

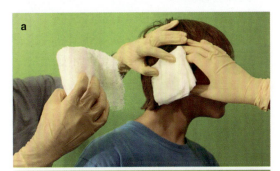

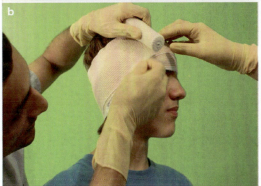

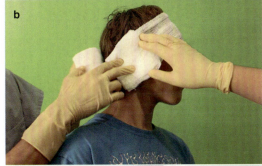

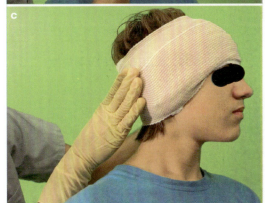

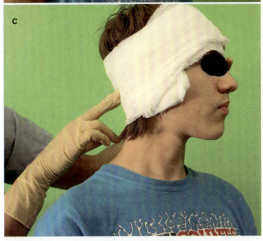

图 65.10（a～c）　Kerlix 纱布卷裹头（无菌纱布卷）

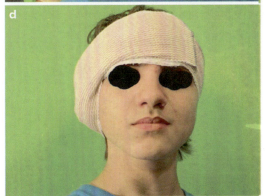

图 65.11（a～d）　用弹力绷带裹头

- 或者用缝线将牙科棉卷固定在引流血肿的前后（图 65.12）。

10. 预防性使用抗生素。
11. 转送到耳鼻喉科或整形外科，接受后续的护理和随访。

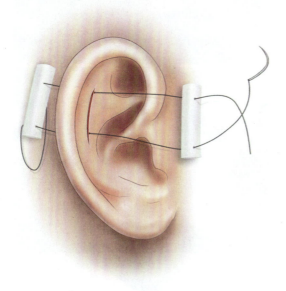

图 65.12　固定在耳旁的牙科棉卷

并发症

- 出血。
- 感染——软骨膜炎。
- 耳廓变形。
- 血凝块清除不尽。

注意事项

- 陈旧的血肿需要请整形外科或耳鼻喉科医师会诊。

　　鸣谢：Thor Shiva Stead 在本章的许多图片中充当了患者的角色，在此表示感谢！

延推阅读

▶ O'Donnell BP, Eliezri YD. The surgical treatment of traumatic hematoma of the auricle. Dermatol Surg. 1999；25：803 – 5.

▶ Starck WJ, Kaltman AI. Current concepts in the surgical management of traumatic auricular hematoma. J Oral Maxillofac Surg. 1992；50：800 – 2.

第 66 章
扁桃体周围脓肿切开引流术

Melinda W. Fernandez and Bobby K. Desai

适应证

- 扁桃体周围脓肿。

禁忌证

- 绝对禁忌证
  - 恶性肿瘤。
  - 血管畸形。
- 相对禁忌证
  - 儿童患者。
  - 严重的牙关紧闭。
  - 不能配合的患者。

材料和药物

- 11 号或 15 号手术刀。
- 27 号 1.5 英寸针头，18 ~ 20 号 1.5 英寸或更长的针头。
- 5ml 注射器，10 ~ 20ml 注射器。
- 卷尺。

M. W. Fernandez
Department of Emergency Medicine, University of Florida Health, Gainesville, FL, USA
e – mail: mindyfernandez@ufl.edu

B. K. Desai (✉)
University of Central Florida, Orlando, FL, USA
UCF/HCA Ocala Health Emergency Medicine, Ocala, FL, USA

- 创伤剪。
- 利多卡因凝胶。
- 含肾上腺素的 1% 利多卡因。
- 带 3 号或 4 号喉镜片的喉镜或者压舌板，以及头灯或其他光源。
- 带有 Frazier 或扁桃体抽吸头的抽吸装置。

步骤：抽吸

1. 患者签署知情同意书。
2. 抬高床头至少 60°，并在患者的头后放一个枕头或其他支撑物。
3. 为 10 ~ 20ml 注射器换上 18 ~ 20 号 1.5 英寸长的针头，并盖好针帽。
   - 可以用创伤剪剪断远端塑料覆盖物的 1 ~ 1.5cm，并将覆盖物盖在针头上。
   - 自制防止穿透血管结构的针帽（图 66.1）。

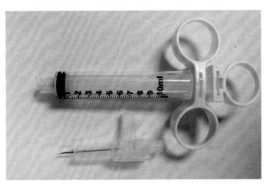

图 66.1 防止穿透血管结构的针帽

4. 用利多卡因凝胶行局部麻醉〔或者可以用西他卡因（Cetacaine，含苯佐卡因、盐酸丁卡因和对氨基苯甲酸丁酯）喷雾〕。

5. 用带有 27 号 1.5 寸长针头的 5ml 注射器抽取含肾上腺素的 1% 利多卡因，注射 1~2ml 到上述区域，使注射区域明显发白。

6. 戴指套，触诊口咽以评估脓肿波动程度。

7. 在喉镜手柄上安装 MAC 3 号或 4 号喉镜片并将光源打开。将镜片插入患者口腔并尽量靠后，注意不能引起患者呕吐。让患者握住喉镜手柄。也可以使用压舌板和头灯或其他光源。喉镜检查能够提供清晰的视野，手柄的重量有助于患者的嘴保持开放。

8. 用事先准备好的针帽盖上 12ml 注射器的 18~20 号针头，将针头插入波动感最强处（由之前的检查确定），一边抽一边进针（图 66.2）。波动感最强的区域通常位于扁桃体上极。

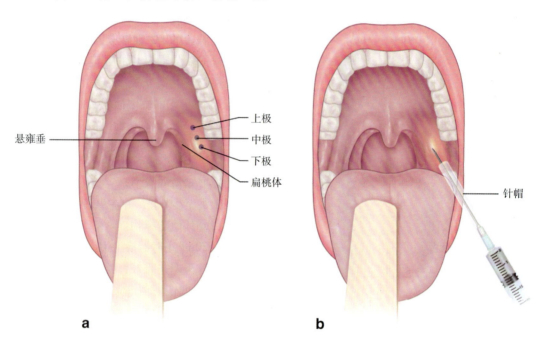

图 66.2 扁桃体周围脓肿抽吸：（a）先抽吸上极。如果没有吸到脓液，往下移 1cm 到中极。如果仍然没有脓液，再往下移 1cm 到下极做最后的尝试。（b）针帽使用示范

- 注意进针角度，不能偏向颈动脉一侧，这一点非常重要。还需注意，这是扁桃体周围脓肿，所以不要抽吸扁桃体。

9. 抽吸后，如果有脓液回流，尽可能清除脓液。一般脓液在 2~6ml。如果有大量脓液（>6ml），则需切开引流。（详细信息见后面）。

10. 如果抽吸后无脓液回流，往下移动注射器 1cm 到扁桃体周围间隙的中极尝试再次抽吸。如果仍然没有吸出脓液，再往下移动 1cm 到扁桃体周围间隙下极进行抽吸。

11. 应准备好吸引装置，防止患者吸入或吞咽引流出来的脓液。

12. 抽吸后撤针时，可能会有少量出血。

步骤：切开引流

1. 将床头抬高并如前所述进行局部麻醉。
2. 准备好带有扁桃体抽吸头的抽吸装置。
3. 如前所述，在口腔插入喉镜镜片后，让患者握住喉镜手柄。

4. 制作一个刀片帽并戴在 11 号或 15 号手术刀片上，使刀片头仅暴露 0.5cm。切开先前抽吸过的部位，必要时用吸引器吸引。
5. 将 Kelly 弯钳插入切口，打开脓腔（图66.3）。必要时用吸引器抽吸。

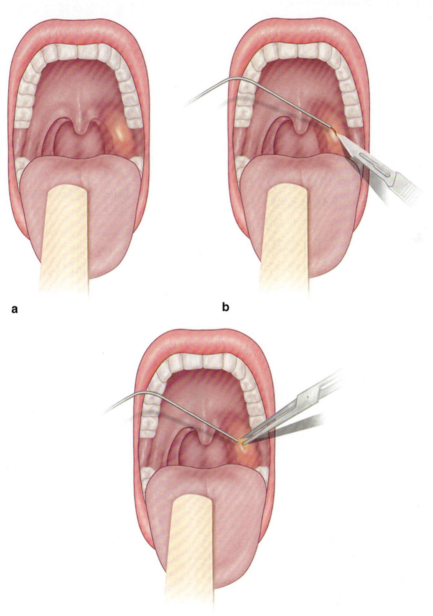

图 66.3　扁桃体周围脓肿的切开引流：（a）在合适的灯光照明下找到操作位置。（b）制作一个刀片帽并戴在 11 号或 15 号手术刀片上，使刀片头仅暴露 0.5cm。切开先前已抽吸过的区域。（c）将 Kelly 弯钳插入切口，轻轻打开，进入脓腔，弄破脓肿内的各腔室分隔。不要挤压脓腔

6. 让患者用盐水漱口并吐掉。

7. 脓肿腔内不要填塞。

8. 观察 2~4 小时以防止再出血。

并发症

- 抽吸或切开时伤及颈动脉。
- 大量出血。
- 吸入脓液。
- 疼痛。

经验分享和要点提示

- 应注意气道保护。对于有气道受损的大脓肿，必要时进行插管。
- 床边超声检查对扁桃体周围脓肿有诊断价值，可通过使用无菌手套包裹探头或其他探头插入口咽部进行。脓肿与其他类型脓肿的表现相似：一种有包膜的低回声结构。多普勒血流图也可用来确定颈动脉与脓肿的相对位置。
- 抽吸或切开引流后常规口服抗生素，其抗菌谱应覆盖 A 组链球菌和口腔厌氧菌。
  - 阿莫西林克拉维酸或氯林可霉素是最常用的。
- 单次给予大剂量类固醇激素可能有助于缓解症状。
- 不能耐受口服液体、不能使用口服抗生素或可能发生抗生素毒性反应的患者应当住院治疗。其他患者随访 24 小时。
- 颈动脉大约位于扁桃体后外侧的 2.5cm。注意：针头插入时不要太偏，否则会增加伤及颈动脉的风险。
- 切开扁桃体会引起大量出血，抽吸或切开扁桃体可能会完全错过脓肿，导致误诊。
- 有 1%~15% 的失败率和复发率。

推荐阅读

▷ Afarian H, Lin M. Tricks of the trade—say "ah!"—needle aspiration of peritonsillar abscess. ACEP News. 2008；27（5）：38.

▷ Braude DA, Shalit M. A novel approach to enhance visualization during drainage of peritonsillar abscess. J Emerg Med. 2008；35：297－8.

▷ Galioto NJ. Peritonsillar abscess. Am Fam Physician. 2008；77：199－202.

▷ Ozbek C, Aygenc E, Tuna EU, Selcuk A, Ozdem C. Use of steroids in the treatment of peritonsillar abscess. J Laryngol Otol. 2004；118：439－42.

▷ Roberts J, Hedges J, editors. Clinical procedures in emergency medicine. 5th ed. Philadelphia：Saunders；2009. p. 1184－9.

▷ Vieira F, Allen SM, Stocks RM, Thompson JW. Deep neck infection. Otolaryngol Clin North Am. 2008；41：459－83.

第 **67** 章
舌下脓肿切开引流术

Melinda W. Fernandez and Bobby K. Desai

适应证

- 舌下脓肿（图 67.1 ）。

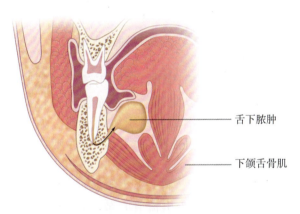

舌下脓肿

下颌舌骨肌

图 **67.1** 舌下脓肿

禁忌证

- 相对禁忌证
  - 儿童患者。

M. W. Fernandez
Department of Emergency Medicine, University of Florida
Health, Gainesville, FL, USA

B. K. Desai（✉）University of Central Florida, Orlando,
FL, USA
UCF/HCA Ocala Health Emergency Medicine, Ocala, FL,
USA

– 严重的牙关紧闭——可能需要镇静药
物或在手术室内进行引流。
– 不能配合的患者——可能需要镇静药
物或在手术室内进行引流。
– 凝血功能障碍，服用抗凝药物的患者
或者已知患有出血性疾病的患者。

材料和药物（图 67.2）

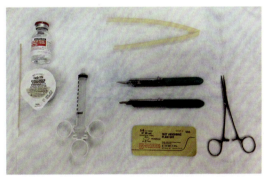

图 **67.2** 所需材料：**11** 号手术刀，止血钳，烟
卷式引流管，**4 – 0** 丝线，用于注射麻醉剂的
1.5 ~ 2 英寸长的 **25 ~ 27** 号针头，用于从药瓶中
抽取麻醉剂的 **18 ~ 20** 号针头，**5ml** 或 **10ml** 注射
器或可控注射器，利多卡因凝胶（或其他局部
麻醉剂），含肾上腺素的 **1%** 利多卡因，光源，
带有扁桃体抽吸头的抽吸装置，培养拭子（可
选）

- 11 号手术刀。
- 止血钳。

- 烟卷式引流管。
- 4 - 0 丝线。
- 用于注射麻醉剂的 25 ~ 27 号针头，1.5 ~ 2 英寸长。
- 18 ~ 20 号针头，用于从药瓶中抽取麻醉剂。
- 5ml 或 10ml 注射器或可控注射器。
- 利多卡因凝胶（或其他局部麻醉剂）。
- 含肾上腺素的 1% 利多卡因。
- 光源。
- 带有扁桃体抽吸头的抽吸装置。
- 培养拭子。

步骤：切开引流

1. 向患者解释好操作流程、风险和获益之后，把床头调整至操作人员和患者最舒适的位置。或者让患者坐在多体位式直立手术椅上。
2. 用棉签沾取利多卡因凝胶，局部擦拭要注射麻醉剂的区域，并让其停留 1 ~ 2 分钟。或者用麻醉剂喷雾喷洒局部。
3. 准备好带有扁桃体抽吸头的吸引装置。
4. 用 5ml 注射器抽取适量含肾上腺素的利多卡因（有条件的可用可控注射器）。
5. 将光源直接对准操作区域，以保证充足的照明，可选择头灯或可调式顶灯。
6. 将 5ml 注射器针头换成 27 号针头。采用下牙槽阻滞法，注射 1 ~ 2ml 含肾上腺素的利多卡因。或者对口腔底部波动感最强的区域进行麻醉。避免通过感染组织注射，以免感染扩散到更深的腔隙。

7. 用手术刀在口腔脓肿最低点轻轻切开（图 67.3），有助于腔内脓液的疏散。将抽吸导管放入患者的口腔，抽吸脓液。
8. 留取脓液标本行细菌培养和药敏试验。

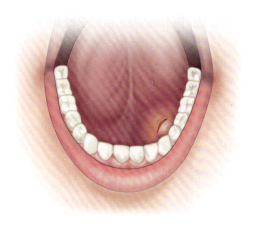

图 67.3　切开脓肿的最低位

9. 将止血钳插入切口以便引流，但不要打开切口以免损伤神经血管。轻轻按摩脓肿周围的软组织协助引流。如果需要，使用抽吸装置以避免吞咽或吸入脓液。
10. 充分引流后，将一条小的烟卷式引流管（或其他橡胶引流管）放入脓腔腔内，然后在一边用丝线缝合引流管和黏膜以固定（图 67.4）。
11. 让患者口含生理盐水或自来水漱口，再用稀释的过氧化氢溶液重复漱口。
12. 注意有无出血症状或上呼吸道症状。
13. 确保患者出院前能耐受口腔含漱液。

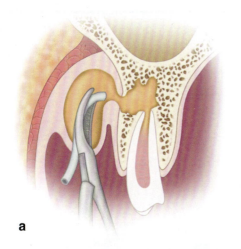
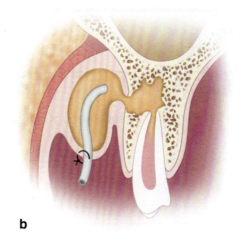

图 67.4　（a）用止血钳把小烟卷式引流管放入脓腔内。（b）用丝线缝合引流管和黏膜

并发症（一般很轻微）

- 出血过多（加压止血，尽量不要烧灼或结扎，防止潜在的神经损伤）。
- 脓液吸入（让患者坐直，切开脓肿后立即使用抽吸装置）。
- 疼痛。

经验分享和要点提示

- 气道保护是最重要的。此处感染可能迅速扩散到颌下区域，并且因颈部肿胀而压迫气道（路德维希咽峡炎）。
  - 评估唇舌底部抬高的程度，评估能否仰卧及是否有流口水、喘鸣和不安等症状。
  - 如果有这些体征，在切开引流前需要行紧急气管切开手术。
- 舌下空间受限于前方的口腔黏膜和后方的下颌舌骨肌。
- 由于前磨牙与第一磨牙内根尖位于下颌舌骨肌上方，两侧的感染会造成脓液进入这个空间。

- 切开引流后应尽快拔除磨牙感染源。
- 切开引流后常规口服抗生素，抗菌谱应该涵盖 A 组链球菌和口腔厌氧菌。青霉素是首选药物，氯林可霉素或阿莫西林/克拉维酸可作备选。
- 舌动脉、静脉和神经都在口底的外侧区域，舌下神经也在附近，在进行舌下脓肿切开引流术时，必须避开这些结构。

推荐阅读

▶ Flynn TR, Shanti RM, Levi MH, Adamo AK, Kraut RA, Trieger N. Severe odontogenic infections, part 1: prospective report. J Oral Maxillofac Surg. 2006; 64: 1093 – 103.

▶ Reichman E, Simon R, editors. Emergency medicine procedures. New York: McGraw – Hill Education; 2003. p. 1342 – 5.

▶ Roberts J, Hedges J, editors. Clinical procedures in emergency medicine. 5th ed. Philadelphia: Saunders; 2009. p. 1184 – 9.

▶ Vieira F, Allen SM, Stocks RM, Thompson JW. Deep neck infection. Otolaryngol Clin N Am. 2008; 41: 459 – 83.

第 68 章
腮腺管脓肿切开引流术

Melinda W. Fernandez and Bobby K. Desai

适应证

- 腮腺管脓肿。

禁忌证

- 绝对禁忌证
  - 无。
- 相对禁忌证
  - 儿童患者。
  - 严重的牙关紧闭——可能需要镇静药物或在手术室内进行引流。
  - 不能配合的患者——可能需要镇静药物或在手术室内进行引流。
  - 凝血功能障碍，服用抗凝药物的患者或者已知患有出血性疾病的患者。

材料和药物 (图 68.1)

- 11 号手术刀。
- 4 × 4 纱布。

M. W. Fernandez
Department of Emergency Medicine, University of Florida Health, Gainesville, FL, USA

B. K. Desai (✉)
University of Central Florida, Orlando, FL, USA
UCF/HCA Ocala Health Emergency Medicine, Ocala, FL, USA

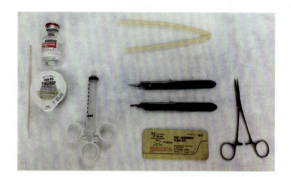

图 68.1 所需材料：11 号手术刀，止血钳，烟卷式引流管，4 – 0 丝线，用于麻醉药注射的 1.5 英寸 25~27 号针头，用于抽吸麻醉药的 18~20 号针头，5~10ml 注射器或可控注射器，利多卡因凝胶（或其他的局部麻醉药），含肾上腺素的 1% 利多卡因，光源，带扁桃体抽吸头的抽吸装置，培养拭子（可选）

- 止血钳。
- 烟卷式引流管或 1/4 英寸长的纱布。
- 光源（头灯或顶灯）。
- 培养拭子。
- 4 – 0 丝线。
- 25~27 号针头，1.5~2 英寸长。
- 18 号针头，用于从药瓶中抽取麻醉剂。
- 5ml 注射器。
- 黏性利多卡因凝胶或其他局部麻醉剂。
- 含肾上腺素的利多卡因。
- 带有 Frazier 或扁桃体抽吸头的抽吸装置。

步骤（图 68.2 和 68.3）

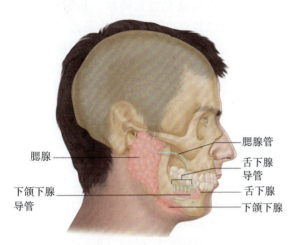

图 68.2　唾液腺的解剖图

腮腺管

舌下腺导管

舌下腺

下颌下腺

腮腺

下颌下腺导管

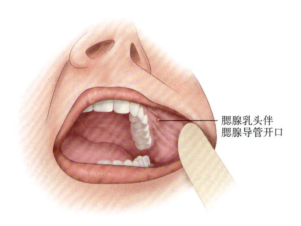

腮腺乳头伴腮腺导管开口

图 68.3　腮腺乳头：腮腺的开口，位于第三上磨牙附近

1. 向患者解释操作流程、风险和获益之后，把床头调整至操作人员和患者最舒适的位置，或者让患者坐在多体位式直立手术椅上。

2. 找到波动感最强的区域，用棉签沾取利多卡因凝胶局部涂抹要注射麻醉剂的区域。让其停留 1～2 分钟。或者用麻醉剂喷雾喷洒局部。

3. 备好带有扁桃体抽吸头的吸气装置。

4. 用 5ml 注射器抽取适量含肾上腺素的利多卡因（如果有条件，可使用可控注射器）。

5. 将光源直接对准操作区域，以保证充足的照明。可选光源包括头灯或可调型顶灯。

6. 将 5ml 注射器针头换成 25 号或 27 号针头。在黏膜表面下注射 1～2ml 含肾上腺素的利多卡因。避免通过感染组织注射，以免感染扩散到更深的腔隙。

7. 用手术刀在口腔内波动感最强的地方轻轻刺开（图 68.4）。将抽吸导管放入患者的口腔，并让脓液流入抽吸装置。

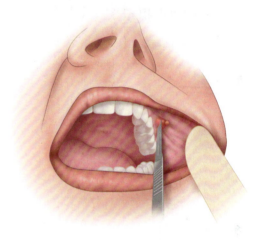

图 68.4　腮腺脓肿；轻轻刺开波动感最强的区域

8. 留取脓液标本行细菌培养和药敏试验。

9. 将止血钳插入切口以便引流，但不要打开切口以免损伤神经血管结构。轻轻按摩脓肿周围的软组织协助引流。按需调整吸引装置以避免吞咽或吸入脓液。

10. 让患者口含稀释的过氧化氢溶液漱口。

11. 将一条小的烟卷式引流管（或其他橡胶引流管）放入脓腔腔内，然后在一边用丝线缝合引流管和黏膜以固定。另外，也可以剪下 1/4 英寸的纱布条插入脓腔内。

12. 让患者口含生理盐水或普通自来水漱

口，再用稀释的过氧化氢溶液重复漱口。

13. 注意出血症状或上呼吸道症状。

14. 确保患者在出院前能耐受口腔含漱液。

并发症

- 并发症通常很轻，但可能包括：
  - 出血过多（加压止血，尽量不要烧灼或结扎，以免损伤神经）。
  - 脓液吸入（让患者坐直，切开脓肿后立即使用抽吸装置）。
  - 疼痛。

经验分享和要点提示

- 首先考虑保护气道。

- 口服抗生素是切开引流术后的常规处理，其抗菌谱应该覆盖 A 组链球菌和口腔厌氧菌。青霉素是首选药物，氯林可霉素或阿莫西林克拉维酸可作为备选。

- 不能耐受口服药、不能使用口服抗生素、儿童患者和可能发生抗生素毒性反应的患者应当住院治疗，其他患者随访 24 小时。

推荐阅读

▶ Reichman E，Simon R，editors. Emergency medicine procedures. New York：McGraw – Hill Education；2003. p. 1346 – 9.

▶ Roberts J，Hedges J，editors. Clinical procedures in emergency medicine. 5th ed. Philadelphia：Saunders；2009. p. 1184 – 9.

第 9 篇

口腔颌面外科救治技术

第 69 章

下颌麻醉技术

SusanaPerry, Joshua Perry, and Rosalia Rey

下牙槽神经阻滞麻醉

麻醉的神经

- 下牙槽神经, 下颌神经的一个分支［三叉神经的第三个分支（V3）］。
- 下颌切牙神经。
- 颏神经。
- 舌神经（通常）。

麻醉区域（图 69.1）

- 同侧下颌牙至中线。
- 下颌骨体。
- 颊黏膜, 下颌第一磨牙之前的黏膜。
- 舌前 2/3 和口腔底（通过舌神经）。
- 舌软组织和骨膜（通过舌神经）。

S. Perry
Department of Pediatric Dentistry, University of Florida College of Dentistry, University of Florida Health Shands Hospital, Gainesville, FL, USA

J. Perry (✉)
Department of Prosthodontics, University of Florida College of Dentistry, University of Florida Health Shands Hospital, Gainesville, FL, USA

R. Rey
Department of Restorative Dental Sciences, University of Florida College of Dentistry, University of Florida Health Shands Hospital, Gainesville, FL, USA

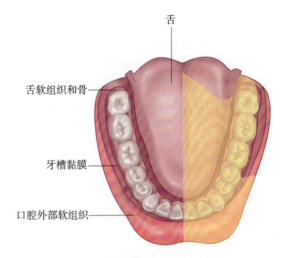

舌

舌软组织和骨

牙槽黏膜

口腔外部软组织

图 69.1　下牙槽神经阻滞麻醉区域

适应证

- 需要口腔软组织麻醉时。
- 需要舌侧软组织麻醉时。
- 需要对同一个象限内多个下颌牙进行操作时。

禁忌证

- 注射部位存在感染或者急性炎症。
- 可能出现误咬唇舌的患者（例如, 年幼儿童, 或者生理、精神存在缺陷的儿童或成年人）。
- 与局部麻醉药使用有关的禁忌证。

绝对禁忌证

- 局部麻醉过敏。
- 避免使用相同化学药品进行局部麻醉

（如酯类）。

● 酸性亚硫酸盐过敏：
　-避免使用含有血管收缩剂成分的药物
　　局部麻醉。

相对禁忌证

● 血浆胆碱酯酶异常。

● 高铁血红蛋白血症（特发性或先天性）。

● 严重的肝功能异常（美国麻醉医师学会
　ASA 3-4 级）。

● 严重的肾功能异常（美国麻醉医师学会
　ASA 3-4 级）。

● 严重的心血管疾病（美国麻醉医师学会
　ASA 3-4 级）。
　-避免使用高浓度的血管收缩剂。
　-使用局麻药混合 1:200 000 或 1:100
　　000 的肾上腺素，或者 3% 甲哌卡因或

4% 普鲁卡因。

● 甲状腺功能亢进（美国麻醉医师学会
　ASA 3-4 级）。
　-避免使用高浓度的血管收缩剂。
　-使用局麻药混合 1:200 000 或 1:100
　　000 的肾上腺素，或者 3% 甲哌卡因或
　　4% 普鲁卡因。

材料和药物

● 局部麻醉的容器（1.7~1.8ml）。
　-3% 甲哌卡因（含肾上腺素 1:100
　　000）。
　-4% 盐酸阿替卡因（含肾上腺素
　　1:100 000 或 1:200 000）。
　-2% 盐酸利多卡因（含肾上腺素
　　1:5 000 或 1:10 000）（图 69.2）。

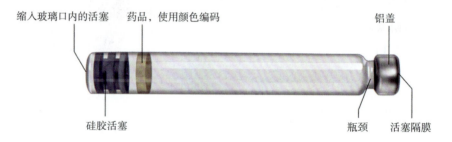

图 69.2　局部麻醉的容器

-0.5% 盐酸布比卡因（含肾上腺素 1:
200 000）。

● 可回吸注射器（图 69.3）。

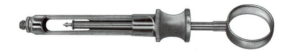

图 69.3　可回吸注射器

● 针头（图 69.4）。
　-规格指的是注射器的内腔：数值越小
　　代表内径越大。
　-针头规格可以通过颜色区分：红色代表
　　25 号，黄色为 27 号，蓝色为 30 号。

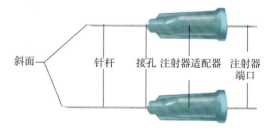

图 69.4　针头

　-推荐：对于下牙槽的麻醉，建议使用
　　25 号针头。

● 口腔支撑器。

● 牵开器。

步骤

1. 注射位点：下牙槽神经麻醉进针方向需要向下，朝向下颌孔。

2. 位置标记：
   a）冠状切迹。
   b）翼下颌皱襞。
   c）下颌后磨牙的咬合面。

3. 步骤：
   a）术者取正确位置。
   （i）对于右侧麻醉，右利手的术者应位于患者的8点钟方向。
   （ii）对于左侧麻醉，右利手的术者坐在患者的10点钟方向的位置，面向患者同一方向。
   b）建议患者仰卧位，保持大张口。
   c）拇指放在冠状切迹，示指于口腔外放置在下颌支后缘，评估两点之间的距离（图69.5）。

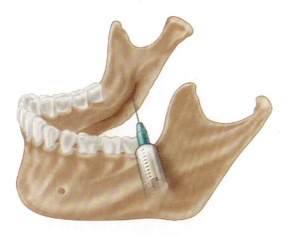

图69.5 下颌神经麻醉进针方向

   （i）进针点应位于从冠状切迹到翼下颌皱襞间距离的3/4处。
   d）注射器置于对侧口角处，一般对应着前磨牙。
   e）慢慢进针直至遇到骨性阻力。
   （i）对于焦虑或敏感的患者，可于进针点软组织给予小剂量麻醉剂。

（ii）进针深度20~25mm可达骨面，一般为针头长度的2/3~3/4。

（iii）如果触到骨面时进针过浅（少于针头长度的1/2），针尖可能过于靠近下颌支前缘。矫正方法是：轻微回撤针头，注射器向切牙或者尖牙移动，重新进入至正确的深度（20~25mm）。

（iv）如果触到骨面时进针过深，可能是针尖过于偏后，矫正方法：
   ·轻微回撤针头（组织内保留大概1/4的长度），向后移动注射器（到下颌磨牙上方）。
   ·继续进针直至骨面，深度为20~25mm。

   f）回抽无血，慢慢注入1.5ml麻醉药，时间需>60秒。

   g）等待3~5分钟后进行牙科操作。

4. 警惕：若没有接触到骨面，不要推注麻醉药，因为针尖可能接触到腮腺区的面神经（第七颅神经），引起短暂的面部麻痹。

颊神经麻醉

麻醉的神经
- 颊神经，下颌神经的前分支。

麻醉区域（图69.6）
- 同侧下颌磨牙颊侧黏膜和软组织。

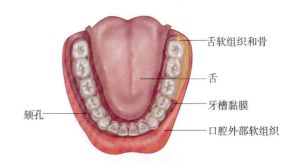

图69.6 颊神经阻滞麻醉区域

步骤

1. 推荐使用 25 号的长针头。
2. 下颌磨牙和颊黏膜转折处。
3. 注射时针尖斜面朝向骨组织。
4. 摆正术者正确位置：
   a）对于右侧麻醉，右利手的术者应位于患者的 8 点钟方向。
   b）对于左侧麻醉，右利手的术者应位于患者的 10 点钟方向。
5. 步骤：
   a）使用示指将注射部位颊部软组织向外拉开，暴露视野。
   b）注射器与牙合平面平行。
   c）进针点为最后一颗磨牙的远端偏颊处（图 69.7）。
6. 推药直至见到注射部位组织肿胀为止。

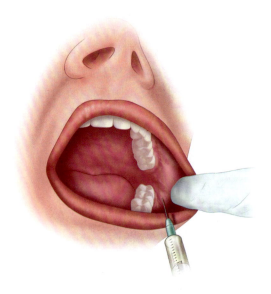

图 69.7　颊神经阻滞麻醉进针方向

颏神经阻滞

麻醉的神经

- 颏神经，下牙槽神经的终末分支。

麻醉的区域（图 69.8）

- 颏孔（约在第二前磨牙处）至中线的颊黏膜及下唇皮肤。

适应证

- 须行颊侧软组织麻醉的操作：
  – 软组织活检。
  – 软组织缝合。

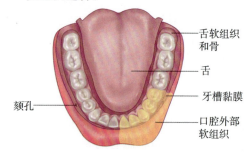

图 69.8　颏神经阻滞麻醉区域

舌软组织和骨
舌
牙槽黏膜
口腔外部软组织
颏孔

步骤

1. 注射区域：颏孔对应的或之前的颊黏膜转折处。
2. 注射时针尖斜面朝向骨组织。
3. 操作者应坐在患者前面，使注射器低于患者视线。
4. 定位颏孔：
   a）将示指放在第一磨牙区域的颊黏膜转折处，将组织压向下颌骨体。
   b）向前移动手指直至感受到骨组织出现凹陷。
   c）颏孔通常位于第二前磨牙的根尖处。
   d）针尖斜面朝向骨组织。
   e）穿过注射部位的黏膜，慢慢进针，深度为 5～6mm。
   f）回抽无血，缓慢注入注射器内 1/3 的麻醉药，时间 >20 秒。
   g）如果注射部位出现鼓包，停止注射，退出针头。

推荐阅读

▶ Bennett CR. Monheim's local anesthesia and pain control in dental practice. 6th ed. St. Louis：Mosby；1978.

▶ Gow – Gates GAE. Mandibular conduction anesthe-

sia: a new technique using extraoral landmarks. O-
ral Surg. 1973; 36: 321 – 8.

▶ Jastak JT, Yagiela JA, Donaldson D. Local anes-
thesia of the oral cavity. Philadelphia: WB Saun-
ders; 1995.

▶ Malamed SF. The Gow – Gates mandibular block: e-
valuation after 4275 cases. Oral Surg. 1981; 51:
463.

▶ Malamed SF. Handbook of local anesthesia. 5th e-
d. St. Louis: Mosby; 2004.

第 70 章

颞下颌关节脱位的复位

Christopher J. Spencer and Geraldine Weinstein

适应证

- 闭口困难：与打哈欠、呕吐或者张口过大有关。
- 闭口困难：与牙科操作有关。
- 闭口困难：与内镜操作有关。
- 闭口困难：与经口插管有关。
- 时间：3 周以内为急性期。

禁忌证

- 绝对禁忌证
  - 头面部创伤合并颅骨、上颌骨和下颌骨或者下颌髁突骨折。
- 相对禁忌证
  - 脱位超过 30 天或者更长（不经全身麻醉或者开放手术很难复位）。

材料和药物

- 局部麻醉注射器。

C. J. Spencer (✉)
Department of Diagnostic Sciences, Orofacial Pain Specialty, LSU
Health Sciences Center, New Orleans, New Orleans, LA, USA
e – mail：cspen4@lsuhsc.edu

G. Weinstein
Department of Restorative Dentistry, Temple University Kornberg School of Dentistry, Philadelphia, PA, USA

- 2% 利多卡因 1~2ml。
- 25~27 号注射器（长度接近或超过 2 英寸，约 5cm）。
- 聚维酮碘或者其他皮肤消毒剂。
- 纱布。
- 考虑使用肌松剂。
- 考虑使用镇静麻醉剂。

步骤

不需要局部麻醉的手法复位（图 70.1）

1. 令患者保持端坐姿势，其颞下颌关节高度与医师肘关节高度一致（医师保持舒适的体位）
2. 用纱布包裹拇指，防止复位时用力咬合造成的咬伤，将拇指放在下颌磨牙处。
3. 施加双侧、稳定、向下的力。
4. 在复位时，为使髁突滑入关节囊内，髁突须越过关节结节，因此下颌骨须迅速向下向后运动。

在局麻下进行手法复位

- 由于疼痛刺激导致咀嚼肌收缩，髁突移动受阻，使得仅靠拇指下压难以完成复位。
1. 局部麻醉能减少颞下颌关节复位时产生的疼痛。
2. 耳颞神经（V3）阻滞麻醉。
   · 耳颞神经支配颞下颌关节，于关节囊下方麻醉。可以通过耳屏前的体表标志定位进针点。

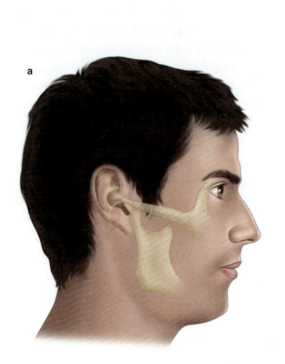

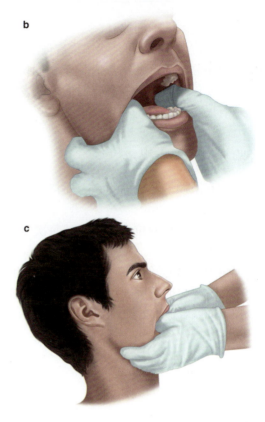

图 70.1 关节复位：(a) 颞下颌关节脱位时，髁突位于关节结节前上方。(b) 将拇指放置于下颌磨牙处，施加稳定向下的力，使髁突脱离颞下颌关节，以便能够重新复位至关节窝完成颞下颌关节复位。(c) 侧视图：施加向下的力使髁突脱离颞下颌关节

· 保持大张口（颞下颌关节脱位时已经处于该状态），可在髁突的后下方扪及明显的三角形间隙。以 20° 的前倾角，在耳屏下进针（图 70.2），针头斜面保持向前。

· 针头应进入下颌升支后缘，深度约 2cm，朝向下颌升支后缘的近中点方向。如果触及下颌升支后缘，进针点应该进一步向后移动。然后推入 1% ~2% 利多卡因。

3. 麻醉满意后，采用与前相同的手法复位，将拇指放置于下颌磨牙处，然后向下用力使髁突脱离颞下颌关节。

4. 如果患者感到恐惧和焦虑，可以使用镇静麻醉剂。

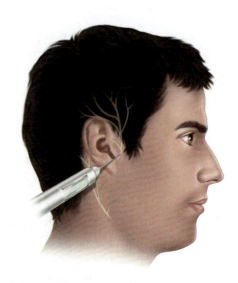

图 70.2 第五颅神经浸润麻醉，耳颞神经（V3）麻醉

并发症

- 手法复位失败后，可能会采取有创治疗。
- 如果是急性期（≤24 小时）且与创伤无关，复位操作一般不会有明显的并发症或者风险。

经验分享和要点提示

- 施加在下颌磨牙处的力，需要持续且稳定。
- 如果是两侧均脱位，可以尝试每次复位一侧关节。
- 复位时磨牙咬合会产生巨大的咬合力，因此在复位时医师要注意保护拇指，避免瞬间咬合造成损伤。

推荐阅读

▶ Chan TC, Harrigan RA, Ufberg J, Vilke GM. Mandibular reduction. J Emerg Med. 2008；34：435.

▶ Donlon WC, Truta MP, Eversole LR. A modified auriculotemporal nerve block for regional anesthesia of the temporomandibular joint. J Oral Maxillofac Surg. 1984；42：544.

▶ Huang IY, Chen CM, Kao YH, Chen CM, Wu CW. Management of long – standing mandibular dislocation. Int J Oral Maxillofac Surg. 2011；40：810 – 4.

▶ Prabhakar V, Singla S. Bilateralantersuperior dislocation of the intact mandibular condyles in the temporal fossa. Int J Oral Maxillofac Surg. 2011；40：640 – 3.

▶ Thagarajah T, Mcculloch N, Thangarajah S, Stocker J. Bilateral temporomandibular joint dislocation in a 29 – year – old man：a case report. J Med Case Rep. 2010；4：270.

第 71 章

干槽症（牙槽骨炎、纤维蛋白溶解性牙槽炎）

Michael A. Abraham，Amir Azari，Jennifer Westcott，
and Franci Stavropoulos

适应证（图 71.1）

- 定义：拔牙 2~3 天后出现剧烈疼痛。
- 近期拔牙史，尤其是下颌牙或下颌阻生第三磨牙拔除术后。
- 部分可见或者完整可见的空虚牙槽窝。
- 强烈的放射痛（经常放射至耳颞部）。
- 伴恶臭但未化脓。
- 不伴肿胀、淋巴结炎或者菌血症。
- 拔牙窝内可见异物。

禁忌证

- 绝对禁忌证
  - 骨髓炎。
  - 颌骨骨折。

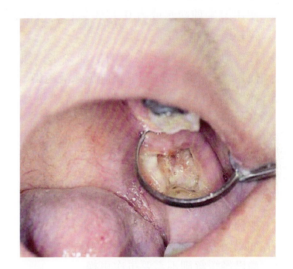

图 71.1 干槽症的临床照片，需有相应的临床病史

- 相对禁忌证
  - 残根
  - 感染。

M. A. Abraham (✉)
United States Air Force, Dental Corps, Minot, ND, USA

A. Azari
Department of Oral and Maxillofacial Surgery, Oregon Health
and Science University, Portland, OR, USA

J. Westcott
Private Practice, Palm Beach Gardens, FL, USA

F. Stavropoulos
Department of Dental Specialties - Oral and Maxillofacial
Surgery, Gundersen Health System, La Crosse, WI, USA

材料和药物

- 温生理盐水或者 0.12% 氯己定溶液。
- 12ml 带有弯曲尖端的注射器（Monoject® 品牌）。
- 25 号针头和注射器。
- 局部麻醉剂，2% 利多卡因，1:100 000 肾上腺素。
- 细头吸引器或者纱布。
- 牙槽窝敷料：

- 明胶海绵或小纱布条。
- 牙槽窝药物：
  - 苏丹干槽症软膏（含有愈创木酚、秘鲁香脂、1.6 % 三氯叔丁醇），碘仿或者丁香酚（氧化锌丁香酚水门汀）。
- 弯镊。

步骤

1. 如有必要，实施局部麻醉。
2. 拆除拔牙处所有的缝线。
3. 使用温生理盐水或者 0.12% 氯己定溶液轻轻地冲洗伤口。
4. 轻柔地吸除或蘸干多余的生理盐水；须使用纱布或者棉球隔湿，避免唾液污染。
5. 使用镊子向牙槽窝内轻柔地放置碘仿纱条、沾有丁香油的明胶海绵，或用钳子/Monoject 牌注射器向牙槽窝内填放苏丹干槽症软膏。
6. 根据病情在前 2 ~ 3 天用生理盐水冲洗，并根据需要更换敷料，之后每隔 2 ~ 3 天换药一次。
7. 如果药物未溶解，则去除敷料；如果疼痛已经缓解则不需要再次更换。
8. 如果有必要，可以全身使用止痛药物（非甾体类抗炎药或者麻醉药品）。
9. 口腔科随诊。

并发症

- 愈合延迟。
- 伤口裂开。

经验分享和要点提示

- 第一次治疗时，伤口冲洗可能引起剧烈疼痛，可应用不含血管收缩剂的局部麻醉药物进行麻醉。
- 在放置药物及敷料后，患者疼痛能在数分钟内显著缓解。
- 如果敷料放置时间超过 2 周，需要重新评估发生骨髓炎的风险。
- 干槽症不是进展性疾病，无论治疗与否症状都会持续 10 ~ 14 天，治疗仅为缓解疼痛。
- 指导患者避免以下能够引起口腔内压力改变的行为：
  - 吸烟。
  - 用吸管。
  - 吐痰/吐口水。
  - 喝碳酸饮料（如汽水、苏打水，啤酒）。
- 避免过度治疗干槽症，因为这样会增加骨质暴露的面积和疼痛。

推荐阅读

▶ Bloomquist D, Hooley J, Whitacre R. A self – instructional guide：surgical complications. 3rd ed. Stroma；Seattle；1983.

▶ Matocha DL. Postsurgical complications. Emerg Med Clin North Am. 2000；18：549 – 71.

▶ Roberts G, Scully C, Shotts R. Dental emergencies. West J Med. 2001；175：51.

第 72 章

拔牙后出血的处理

Michael A. Abraham, Amir Azari, Jennifer Westcott, and Franci Stavropoulos

适应证

- 近期拔牙的位置出血程度超过轻微渗血。
- 充分评估出血量、监测生命体征，评估出血的原因，包括凝血功能障碍和使用抗凝药物。

禁忌证

- 绝对禁忌证
  - 无。
- 相对禁忌证
  - 无。

材料和药物

- 2×2 纱布垫。
- 生理盐水。
- 25 号针头和注射器。

M. A. Abraham (✉)
United States Air Force, Dental Corps, Minot, ND, USA

A. Azari
Department of Oral and Maxillofacial Surgery, Oregon Health and Science University, Portland, OR, USA

J. Westcott
Private Practice, Palm Beach Gardens, FL, USA

F. Stavropoulos
Department of Dental Specialties – Oral and Maxillofacial Surgery, Gundersen Health System, La Crosse, WI, USA

- 局部麻醉剂：不含血管收缩剂的 2 % 利多卡因。
- Gelform 明胶海绵（可吸收的压缩明胶海绵）或者氧化纤维素。
- 外用的凝血酶。
- 缝合工具，包括 3 – 0 铬制肠线或 3 – 0 Vicryl®缝合线（人工合成的无菌的可吸收外科缝合线，由 90% 乙交酯和 10% 丙交酯聚合而成）。
- 止血剂。

步骤

1. 使用吸引器和生理盐水轻轻冲洗出血区域。如果存在血凝块，使用吸引器冲洗并移除。
2. 如果使用含血管收缩剂的局麻药品，会影响寻找出血点，因此尽可能在不用局部麻醉的情况下明确出血的源头。
3. 折叠好的 2×2 纱布垫用生理盐水浸湿，直接放置在拔牙处。
4. 嘱患者持续紧咬纱布，观察 1 小时，必要时可以更换纱布。
5. 如果持续出血，应进行口内牙槽用局麻填塞药纱止血。
   - 优先使用浸润麻醉。在出血位点使用含肾上腺素的麻醉药进行浸润麻醉，因为血管收缩作用仅可暂时性止血。
6. 轻轻地清理牙槽窝，去除血凝块和肉芽组织。

7. 检查软组织是否存在动脉相关的出血。
   - 如果是软组织出血，进行加压或者血管结扎。

8. 将 Gelform 明胶海绵压缩成小圆柱形，置入牙槽窝。

9. 将 Gelform 明胶海绵和外用的凝血酶或者 Surgicel（可吸收的止血剂）放入牙槽窝，使用 3－0 铬制肠线或 3－0 薇乔缝合线进行"8"字缝合，将其固定于牙槽窝内（图72.1 和72.2）。

10. 将折叠好的 2×2 纱布垫用生理盐水浸湿，放在缝合处。

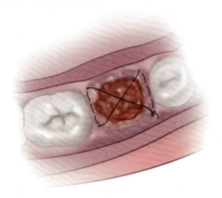

图 72.1　使用可吸收缝线对拔牙位点行"8"字缝合

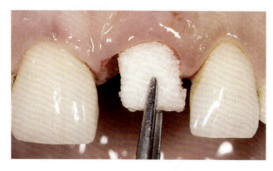

图 72.2　将 Gelform 明胶海绵（可吸收的压缩明胶）放入牙槽窝（由 Michael Abraham 医师供图）

11. 嘱患者紧咬纱布垫 30 分钟；必要时可以重复。

12. 口腔科随诊。

并发症

- 患者缺乏依从性导致持续出血。
- 凝血功能障碍或者使用抗凝药物导致持续出血。
- 如果持续出血且已明确存在凝血功能障碍，必要时可以进行静脉输血。

经验分享和要点提示

要点

- 若出现轻微出血，可嘱患者在家中将茶叶袋放在出血的部位，咬住 30 分钟（茶叶中的丹宁酸有血管收缩的作用）。
- 拔牙后 12～24 小时内，牙槽窝轻微渗血是正常现象，若睡醒后发现枕头上有血迹也是正常的。
- 指导患者避免以下引起口腔内压力改变的行为：
  - 吸烟。
  - 使用吸管。
  - 吐痰/吐口水。
  - 喝碳酸饮料（如汽水、苏打水，啤酒）。

难点

- 少量的出血混合着唾液可能被误认为大量出血。

推荐阅读

▶ Bloomquist D, Hooley J, Whitacre R. A self － instructional guide: surgical complications. Seattle: Stroma; 1983. p. 50－5.
▶ Hupp JR, Ellis E III, Tucker MR, editors. Contemporary oral and maxillofacial surgery. 5th ed. St. Louis: Mosby Elsevier; 2008. p. 195－7.

第 73 章

牙折的修复

Varun Solanki andGeraldine Weinstein

适应证（图 73.1）

- 在口腔科医师进行随诊之前，需对急性牙折进行临时修复。

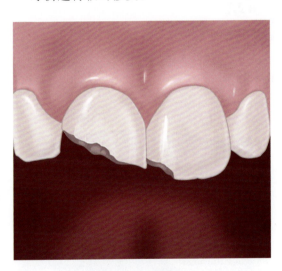

图 73.1　牙折示例

牙折的机制

- 头部或颌面部的外伤。
- 摔倒。
- 大面积的龋齿导致牙体缺损。

V. Solanki · G. Weinstein (⊠)
Department of Restorative Dentistry, Temple University Kornberg School of Dentistry, Philadelphia, PA, USA
e – mail：geraldine. weinstein@Temple. edu

- 咬到坚硬物体。

牙折的四种类型（图 73.2）

- 类型一：部分牙釉质存留，无症状，口腔医师可以使用复合树脂进行充填修复。
- 类型二：牙折涉及牙本质层。患者可能出现对温度改变和咀嚼比较敏感的症状。依据严重程度，可以进行根管治疗及修复治疗。
- 类型三：牙折露髓，需要进行牙髓治疗。
- 类型四：根折导致不可修复，需进行拔除。需要通过根尖片的影像学检查以明确诊断。

禁忌证

- 相对禁忌证
  – 患者因醉酒、中毒和精神状态异常处于误吸的高风险状态。

材料和药物

- 用于冲洗组织和牙齿的生理盐水或者0.12% 氯己定溶液。
- 冲洗用注射器。
- 细头吸引器。
- 止血纱布。
- 如果有软组织撕裂伤，需要可吸收缝线和局部麻醉。

- 暂时性修复材料，如过渡修复材料/暂封材料（IRM）和玻璃离子水门汀（如 Fuji）。

复合粘接材料和正畸线。

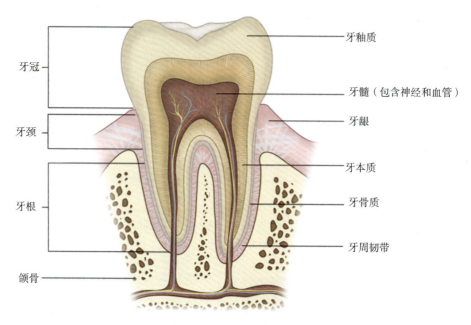

图 73.2　牙齿解剖示意图

步骤

1. 让患者用温水漱口清除碎片，并用冰袋冰敷伤处以缓解肿胀。
2. 麻醉外伤区域，在根尖进行浸润麻醉，或进行神经阻滞麻醉（颏神经或者下牙槽神经）。
3. 冲洗外伤区域：评估口内牙折情况，检查软组织的撕裂伤。以手指用力按压纱布控制软组织或牙齿的出血。
4. 检查牙齿和骨性结构是否松动。如果有松动，须尽快请口腔科医师或口腔外科医师会诊。
5. 类型二的牙折（牙本质折断）：使用水门汀等暂封材料对断面进行封闭。必要时，可以选择氰基丙烯酸酯（多抹棒）（图73.3）。
6. 类型三的牙折（牙折露髓）：

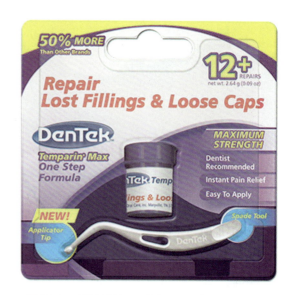

图 73.3　暂封材料/牙科水门汀示例（图片来自 DenTek Oral Care，Inc.）

- 立即请口腔科会诊，并给予止痛药。
- 给予广谱抗生素如青霉素或者克林霉素。

- 夹板和固定：目前的证据支持使用短期、被动和灵活的夹板对剥脱、撕脱和牙根骨折的牙齿进行支具固定。在牙槽骨骨折的情况下，牙齿夹板可用于固定牙齿的骨段。当使用金属丝 - 复合夹板时，可以用直径可达 0.4mm 的不锈钢丝获得生理稳定性。
- 为了保持重新定位的牙齿复位，并有利于初始愈合，同时提供舒适和控制功能，夹板固定被认为是最好的做法。

并发症

- 无法保留患牙。
- 感染或者脓肿。
- 牙齿或折片的误吸误咽。
- 畸形愈合影响美观。

经验分享和要点提示

- 必须进行全面的口腔内检查，寻找牙折片和撕裂伤，避免遗漏碎片。
- 口腔局部麻醉可以有效控制疼痛。
- 如果牙齿没有松动，但是牙髓暴露在外，立即请口腔科医师会诊（在几小时以内），进行拔牙或者牙髓治疗。不推荐使用暂时性的修复材料，因为可能加重症状。当牙髓暴露且患者 24 小时内不能接受口腔科医师的治疗，建议给予止痛药物和抗生素。
- 如果牙齿没有松动且牙髓未暴露，在口腔科医师会诊前可以给予暂时性的修复材料。需要保存断裂的折片，以备重新使用。
- 除类型一的牙折外，所有牙科骨折都需要在 24 小时内进行牙科随访。
- 患者指导：患者对随访和家庭护理的依从性有助于外伤性牙齿损伤（TDI）后

更好的愈合。应建议患者和父母或监护人保护受伤的牙齿/牙齿和组织，以达到最佳愈合。避免参与接触性运动，防止进一步的损伤。
- 注意口腔卫生，并使用 0.12% 葡萄糖酸氯己定等抗菌剂冲洗。

推荐阅读

▷ Levin L, Day PF, Hicks L, et al. International Association of Dental Traumatology guidelines for the management of traumatic dental injuries：General introduction. Dent Traumatol 2020；36：309 - 313. https：//doi. org/10. 1111/edt. 12574.

▷ Bourguignon C, Cohenca N, Lauridsen E, et al. International Association of Dental Traumatology guidelines for the management of traumatic dental injuries：1. Fractures and luxations. Dent Traumatol 2020；36：314 - 330. https：//doi. org/10. 1111/edt. 12578.

▷ Kenny KP, Day PF, Sharif MO, Parashos P, Lauridsen E, Feldens CA, et al. What are the important outcomes in traumatic dental injuries? An international approach to the development of a core outcome set. Dent Traumatol. 2018；34：4 - 11.

▷ Kwan SC, Johnson JD, Cohenca N. The effect of splint material and thickness on tooth mobility after extraction and replantation using a human cadaveric model. Dental Traumatol. 2012；28：277 - 81.

▷ Kahler B, Heithersay GS. An evidence - based appraisal of splinting luxated, avulsed and root - fractured teeth. Dent Traumatol. 2008；24：2 - 10.

▷ Oikarinen K, Andreasen JO, Andreasen FM. Rigidity of various fixation methods used as dental splints. Endod Dent Traumatol. 1992；8：113 - 9.

▷ Andreasen JO, Andreasen FM, Mejare I, Cvek M. Healing of 400 intraalveolar root fractures. 2. Effect of treatment factors such as treatment delay, repositioning, splinting type and period and antibiotics. Dental Traumatol. 2004；20：203 - 11.

第 74 章

牙脱位的治疗

Laura Tucker and Abimbola O. Adewumi

适应证

- 牙齿从牙槽窝完全脱出，与牙髓神经营养血管离断，并且与牙周膜分离（图74.1）。
- 诊断：
  - 临床诊断：牙槽窝空虚或者仅有血凝块。
  - 影像学诊断（受累牙位和周围组织的咬合片、根尖片、侧位片）（图74.2）。
- 确认空虚的牙槽窝。
- 确认缺失的牙未嵌入组织。
- 诊断有根折或者牙槽骨骨折。

禁忌证

- 绝对禁忌证
  - 脱位牙为乳牙。
    - 不要对脱位乳牙进行再植或复位。
    - 乳牙再植易导致牙髓坏死，增加破坏恒牙牙胚的风险。
- 相对禁忌证

L. Tucker (✉) · A. O. Adewumi
Department of Pediatric Dentistry, University of Florida Health
Shands Hospital, Gainesville, FL, USA

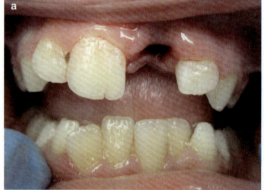
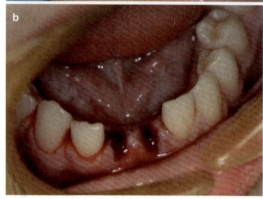

图74.1（a，b） 创伤性牙脱位导致牙槽窝空虚

- 根折（牙再植前需要进一步处理）。
- 牙槽骨骨折（牙再植前需要进一步处理）。
- 脱位牙长时间暴露于口外导致干燥，或未用适当溶液进行保存（超过1小时）。
- 患者免疫功能不全或者患有先天性心脏病。

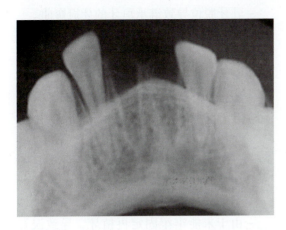

图 74.2　下颌咬合片示下颌左、右中切牙的完全性脱位

- 严重的癫痫，发作时累及气道，同时有患牙脱位的风险。
- 患者气道反射功能差。

材料和药物

- 牙再植前，使用 Hank 平衡盐溶液或者牛奶保存牙齿。
  - 如果二者均没有，可以使用生理盐水。
- 生理盐水冲洗。
- 用 20 号或 18 号的注射器轻轻冲洗牙槽窝。
- 若存在牙龈撕裂伤，使用可吸收缝线缝合。
- 柔性夹板：
  - 圆丝。
  - 使用扁平的、可弯曲的金属材料固定脱位牙及脱位牙两侧的 2 颗牙齿（例如呼吸面罩的金属鼻夹）。
- 松牙固定：
  - 牙齿粘结剂。
  - 多抹棒或者其他品牌的用于粘合皮肤的氰基丙烯酸酯粘结剂。

步骤

1. 确保脱位牙为恒牙，而非乳牙。

2. 若患者未行患牙冲洗，则须将患牙在水中轻轻冲洗约 10 秒。
   - 确保手持的位置是牙冠而非牙根（图 74.3）。

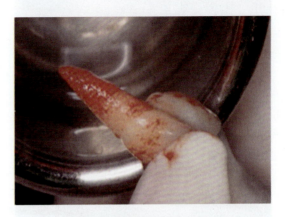

图 74.3　手持脱位牙的正确方法

3. 如果不能即刻行牙再植，则将牙齿浸泡在 Hank 平衡盐溶液或牛奶中。
4. 如果没有合适溶液可以保存牙齿，嘱患者将牙齿放在颊黏膜与牙龈之间。
5. 使用手指的力量尽可能将牙齿放在解剖位置上（图 74.4）。
   - 利用临床经验评估位置。
   - 通过影像学检查确认。
6. 如果存在牙龈撕裂伤，需进行缝合。
7. 安放柔性夹板，保证脱位牙固定在邻牙上。
   - 可以使用皮肤粘结剂，将脱位牙与邻牙固定。如果有条件，可以在去口腔科就诊之前使用临时夹板。
     - 尽可能擦干牙齿。
     - 将皮肤粘结剂（使用标准的涂药器）涂在周边牙齿的边缘，保证能与撕脱牙齿紧密接触。
     - 如果有圆丝，可以在 3 颗牙齿的颊侧面（受伤的牙齿和邻近的 2 颗）涂上粘结剂，粘结圆丝（图 74.5）。
8. 全身应用广谱抗生素。
9. 确保患者接受过破伤风抗毒素治疗，如不确定时可以再次使用。

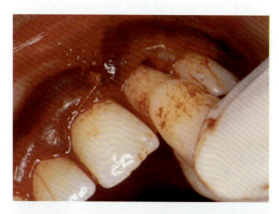

图74.4　使用手指的力量轻轻安放牙齿

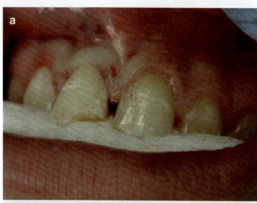

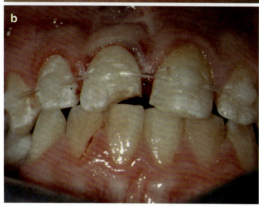

图74.5（a，b）　夹板固定

并发症

- 乳牙

　　- 乳牙脱位导致继承恒牙的牙冠弯曲。
　　- 乳牙脱位可导致继承下颌恒切牙釉质缺损。

- 恒牙

　　- 恒牙脱位导致牙髓失活，使得牙冠变色。
　　- 牙槽嵴粘连影响功能和美观。
　　- 再植牙吸收，慢慢地被骨组织取代。
　　- 外部炎症性吸收，导致牙及牙槽骨的破坏，最终导致失牙。
　　- 感染。
　　- 由于未能牢牢固定再植牙，导致误吞误吸。

经验分享和要点提示

- 在初次检查时，确保发现所有脱位的牙齿：

　　- 必要时进行影像学检查确保牙齿没有嵌入牙槽骨及牙龈，确认没有冠缺失的根折牙。

- 对于儿童，需要考虑非意外性创伤（虐待）。

- 短期和长期的口腔科随诊十分重要。

- 如果没有找到所有脱位的牙齿，脱位牙被误吸误吞的可能性增大。

- 预后：

　　- 取决于脱位牙处于口外及干燥的时间（脱离口腔且没有保存在正确溶液中的时间）。

　　　　· 在理想状态下，牙齿应该在5分钟之内再植。
　　　　· 牙齿处于口外及干燥的时间超过60分钟，预后较差。

　　- 取决于脱位牙牙根发育的阶段（图74.6）。

- 牙根发育越完全，牙髓恢复和存活的可能性越低。

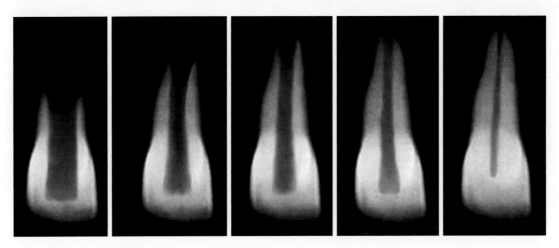

图74.6 牙根发育的不同阶段，从初始期（开放的根尖，左侧）到成熟期（闭合的根尖，右侧）

推荐阅读

- AAPD Council on Clinical Affairs. Guideline on management of acute dental trauma. AAPD reference manual. Chicago: American Academy of Pediatric Dentistry; 2010 – 2011. 202 – 12.
- Andreasen FM, Andreasen JO. Avulsions. In: Andreasen JO, Andreasen FM, Andersson L, editors. Textbook and color atlas of traumatic injuries to the teeth. 4th ed. Oxford: Blackwell; 2007. p. 444 – 88.
- Andreasen JO, Jensen SS, Sae – Lim V. The role of antibiotics in preventing healing complications after traumatic dental injuries: a literature review. Endod Topic. 2006; 14: 80 – 92.
- Finucane D, Kinirons MJ. External inflammatory and replacement resorption of luxated, and avulsed replanted permanent incisors: a review and case presentation. Dent Traumatol. 2003; 19: 170 – 4.
- Flores MT, Andersson L, Andreasen JO, et al. Guidelines for the management of traumatic dental injuries. II. Avulsion of permanent teeth. Dent Traumatol. 2007; 23: 130 – 6.
- Hile LM, Linklater DR. Use of 2 – octyl cyanoacrylate for the repair of a fractured tooth. Ann Emerg Med. 2006; 47: 424 – 6.
- The dental trauma guide. Available at: www. dentaltraumaguide. org.

第 10 篇

胃肠道损伤救治技术

第 10 章

第 75 章
血栓性外痔切除术

Latha Ganti

适应证

- 72 小时内急性疼痛发作的痔。
- 肛周疼痛最剧烈处可见青紫血栓（图 75.1）。

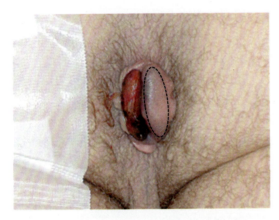

图 75.1 血栓性外痔的青紫外观，椭圆标注出椭圆切口区域（经 Fargo 及 Latimer[1] 许可使用）

禁忌证

- 绝对禁忌证
  - 严重凝血功能障碍。
  - 血流动力学不稳定。

- 伴有直肠脱垂的内痔。
  - 无痛性直肠肿块（记住：外痔几乎均有疼痛，无痛性肿块不考虑血栓性外痔）。
- 相对禁忌证
  - 局麻药过敏。
  - 并发肛周感染。
  - 炎性肠病。
  - 可能增加操作风险的严重全身疾病。

材料和药物

- 无菌手套。
- 铺巾。
- 酒精棉签或纱布。
- 10% 聚维酮碘或氯己定制剂。
- 含肾上腺素的 2% 利多卡因。
- 5ml 或 10ml 注射器。
- 25 号或 27 号及 8 号针。
- 11 号或 15 号手术刀片及刀柄。
- 手术无影灯。
- 镊子。
- 虹膜剪。
- 4×4 纱垫。
- 胶带。
- 3 - 0 可吸收缝线。
- 1/4 英寸碘伏纱条。
- 硝酸银棒。
- 无菌敷料。

L. Ganti (✉)
College of Medicine, University of Central Florida, Orlando, FL, USA

步骤

1. 患者应取俯卧位、左侧卧位或折刀位（图 75.2）。

2. 经两侧臀部从下背部至大腿上部垂直粘贴 2 条胶带，然后与上述胶带垂直粘贴胶带向各方向牵拉臀部，固定轮床（图 75.3）。

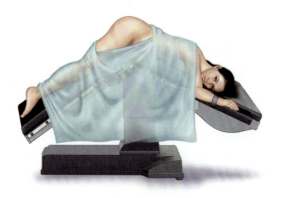

图 75.2　折刀位

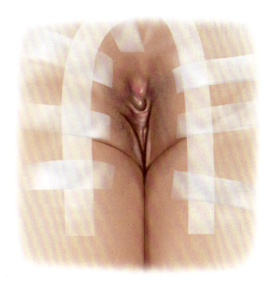

图 75.3　用胶带粘贴臀部以充分显露痔疮

3. 无菌单（或手术巾）铺于手术区域，灯光直射手术区域（图 75.4）。

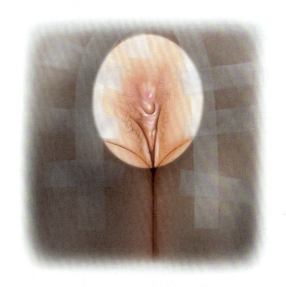

图 75.4　光源直接照射术野

4. 用酒精清洗术野。

5. 将 1~2ml 的麻醉剂注入痔疮的基部。

6. 术前再次用聚维酮碘或氯己定消毒。

7. 在痔疮的顶端做一个椭圆形的切口，小心操作，避免损伤肛门括约肌。

8. 清除血栓，注意经常存在多个血栓。

9. 如果出现大量出血，可用硝酸银棒灼烧止血（也可以采用 8 号线缝合）。

10. 用 8 号可吸收缝线缝合伤口；如果不缝合，可以用 1/4 英寸的碘仿纱布填塞（但请勿缝合）。

11. 用 4×4 的纱布对折包扎伤口，绷带固定（图 75.5）。

- 出院带药：
  - 布洛芬和/或对乙酰氨基酚用于镇痛。避免服用阿片类药物，因为这可能会导致便秘。
  - 粪便软化剂，每天服用 2~3 次。
  - 不需要抗生素。
- 出院医嘱：
  - 温水坐浴，每次持续 20 分钟，每日 3~4 次。

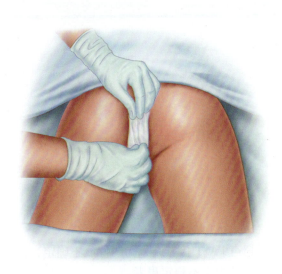

图 75.5　用无菌纱布包扎伤口

- 填充物应在 2 天内自行脱出。
- 保证充足液体摄入。
- 使用纱布保护衣物免受污渍/血液污染。
- 如果疼痛持续 48 小时以上，急诊就诊。

并发症

- 常见：
  - 出血：通常为自限性出血。可采用烧灼或 8 号线缝合止血。
  - 疼痛：通常用布洛芬和/或乙酰氨基酚控制。
  - 肛周皮赘：良性。
- 少见：
  - 感染，发生率在 5%[2]。
  - 复发，复发率在 5% ~19%，简单切开复发率 30%[3]。

- 狭窄和/或失禁：可通过预防肛门内外括约肌损伤避免。

经验分享和要点提示

- 椭圆切口的痔疮复发率低于简单切口的复发率。
- 血栓性外痔的危险因素包括便秘、过度牵拉、妊娠和创伤性阴道分娩。
- 环型痔疮切除时可能会导致肛门狭窄。
- 切除无痛性包块：如果它是无痛的，说明不是血栓性外痔。

参考文献

[1] Fargo MV, Latimer KM. Evaluation and management of common anorectal conditions. Am Fam Physician. 2012；85（6）：624 – 30.

[2] Lorber BW. Thrombosed external hemorrhoid excision. Medscape. com. www. emedicine. medscape . com/article/81039. Accessed 27，July 2014.

[3] Rivadeneira DE. Outpatient and surgical procedures for hemorrhoids. UpToDate. com. http：// www. uptodate. com/contents/outpatient – and- surgical – procedures – for – hemorrhoids. Accessed 27 July 2014.

推荐阅读

▶ Fargo MV, Latimer KM. Evaluation and management of common anorectal conditions. Am Fam Physician. 2012；85（6）：624 – 30.

▶ Jongen J, Bach S, Stübinger SH, Bock JU. Excision of thrombosed external hemorrhoid under local anesthesia：a retrospective evaluation of 340 patients. Dis Colon Rectum. 2003；46（9）：1226 – 31.

第 76 章

诊断性腹腔灌洗

Latha Ganti and Larissa O. Dub

适应证（表 76.1）

- 由于仪器及操作人员问题无法行腹部超声 FAST 检查。
- 超声 FAST 检查结果为阴性或不确定，血流动力学不稳定患者。

表 76.1　DPL、FAST 及 CT 的特征比较[1]

	DPL（诊断性腹腔灌洗）	FAST（腹部超声）	腹部 CT
速度	10 ~ 15 分钟	最快，<5 分钟	可变
可重复性	是，但很少做	是，且频繁操作	是，但不经常做
花费	$	$ $	$ $ $
有创性	是	否	否
可移动性	是	是	否
优势	对肠系膜及空腔脏器损伤最敏感	特异性最强	准确性极高，但可能会受患者呼吸运动的影响
劣势	易遗漏腹膜后及膈损伤	易受皮下及腹腔内气体、肥胖、骨盆骨折干扰；假阴性率较高	易遗漏膈、小肠及胰腺损伤；辐射暴露相关性疾病，但风险较小；无法床旁操作

禁忌证

- 绝对禁忌证

L. Ganti (✉)
College of Medicine, University of Central Florida, Orlando, FL, USA

L. O. Dub
Department of Emergency Medicine, Envision Physician Services, Plantation, FL, USA

  – 存在剖腹手术指征。
- 相对禁忌证
  – 中、晚期妊娠。
  – 下腹部手术史。
  – 操作人员无经验。
  – 腹壁感染。
  – 凝血功能障碍。
  – 肝硬化。
  – 病态肥胖。

材料和药物

- 10% 聚维酮碘。
- 含肾上腺素的 1% 利多卡因。
- 洞巾。
- 10 号手术刀刀片和刀柄。
- 皮肤牵引器。
- 止血剂。
- 诊断性腹腔灌洗（DPL）导管（标准腹膜透析导管）。
- 10ml 注射器。
- 温热的乳酸林格液或生理盐水。
- 皮肤缝合器。
- 简单缝合托盘及缝合材料。

步骤

患者准备

- 患者取仰卧位。
- 确保已置鼻胃管及尿管。
- 准备并用洞巾覆盖从脐至耻骨联合区域。
- 用含肾上腺素的 1% 利多卡因麻醉中线上要切开的皮肤（图 76.1）。

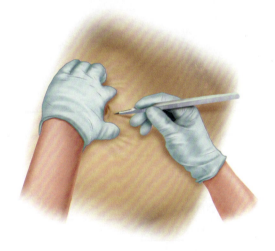

图 76.1　麻醉切口部位皮肤（此处展示脐上切口，也可在脐下切开）

三种 DPL 技术

- 半开放（Seldinger）技术
  1. 使用 10 号手术刀，在脐上或脐下做一个 2cm 切口。
  2. 分离皮下脂肪直至白线暴露。
  3. 皮肤牵引器拉开切口（图 76.2）。

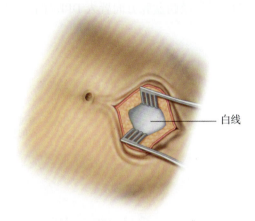

——白线

图 76.2　用皮肤牵引器拉开切口

  4. 用止血钳钳夹中线两侧筋膜。
  5. 以 45° 朝向骨盆方向刺入 18 号针（图 76.3）。

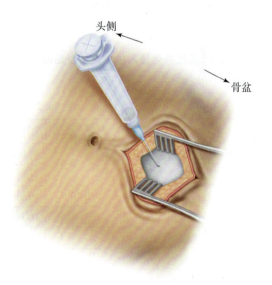

头侧

骨盆

图 76.3　18 号针以 45° 角朝向骨盆方向进针

6. 穿透筋膜时会听到第一声"噗"。
7. 穿透腹膜时会听到第二声"噗"。
8. 通过针芯置入导丝至盆腔（通过时应轻松无阻力）。
9. 保持导丝稳固拔出针芯。
10. 通过导丝置入扩皮器扩张筋膜，然后拔出（图76.4）。
11. 沿导丝朝盆腔方向置入 DPL 导管。

12. 用注射器回抽，若抽出血液，提示腹腔灌洗呈阳性，意味着需立即行开腹手术（停止 DPL）。
13. 如果没有明显看到血液，连接 DPL 导管与温热的乳酸林格液（LR）或生理盐水（NS）进行灌洗（确保装置引流通畅，腹腔内液体需充分混合）。
14. 当装乳酸林格液或生理盐水的袋子几乎空了的时候将其置于地面（成人最少 300～350ml 或儿童 10～15ml/kg），让腹内液体回流（图76.5）。
15. 将液体送检（表76.2）。

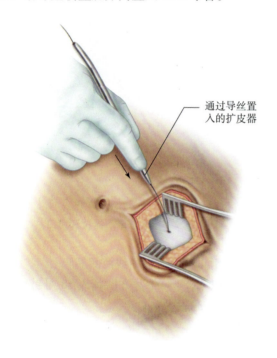

通过导丝置入的扩皮器

图76.4 通过导丝置入扩皮器扩张筋膜，然后拔出

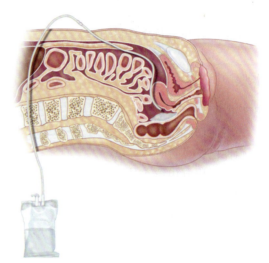

图76.5 灌洗

表76.2 诊断性腹腔灌洗的标准[2]

	阳性	可疑
立即可见导管内血液回流	任何数量	
立即可见食物残渣及肠内容物	任何数量	
抽出血液	10ml	
钝挫伤的红细胞（/mm³）	100 000	20 000～100 000
穿透伤的红细胞（/mm³）	10 000	5000～10 000
枪击伤的红细胞（/mm³）	5000	1000～5000
淀粉酶水平（IU/L）	≥175	
碱性磷酸酶水平（IU/L）	≥3	
白细胞（/mm³）	>500	250～500

16. 冲洗伤口，缝合皮肤。
- 开放技术
  1. 在脐下白线上做一个 5cm 切口，直接观察腹腔。
  2. 关闭筋膜（用可吸收缝线）和皮肤（用不可吸收缝线）。
- 封闭技术
  1. 通过经皮针进入腹腔。
  2. 不需要手术关闭。

并发症

- 伤口感染或裂开。
- 腹腔脏器损伤或血管损伤（医源性腹腔积血）。
- 腹直肌鞘或切口出血所致腹腔灌洗呈假阳性而导致不必要的剖腹手术。
- 灌洗液回流失败的潜在原因：
  - 导管错置于腹膜外。
  - 粘连造成液体分隔。
  - 液体流出受阻（例如，被网膜堵塞）。
  - 横膈损伤导致液体聚积于胸腔内。
- 切口疝。

经验分享和要点提示

- 如果处置方法得当，诊断性腹腔灌洗并发症发生率极低。
- 一般无须预防性应用抗生素。
- 胃和膀胱未充分减压会增加腹腔脏器损伤的风险；因此，胃肠减压及导尿是行诊断性腹腔灌洗前的重要步骤。

参考文献

[1] Jagminas L. Diagnostic peritoneal lavage. Medscape. com. http：//emedicine. medscape. com/article/82888 – overview#a17. Accessed 28 Aug 2014.

[2] Marx JA. Diagnostic peritoneal lavage. In：Ivatury RR，Cayten CG，editors. The textbook of penetrating trauma. Baltimore：Williams & Wilkins；1996. p. 337.

推荐阅读

▶ Whitehouse JS，Weigelt JA. Diagnostic peritoneal lavage：a review of indications，technique，and interpretation. Scand J Trauma Resusc Emerg Med. 2009；17：13.

第 77 章

腹外疝的手法复位

Latha Ganti

腹外疝是腹腔脏器通过腹壁上的孔道或薄弱区向外突出。表 77.1 列出腹外疝的类型，图 77.1 根据腹部解剖结构标出各类型腹外疝的位置。

表 77.1 腹外疝的类型

类型	缺陷	多发群体	注释
腹股沟疝	肠管或膀胱通过腹壁突出或进入腹股沟管内	此区域存在生理缺陷的男性多见	96% 腹股沟区的疝是腹股沟疝，4% 为股疝
股疝	肠管沿股动脉走行通道至大腿上部	女性，尤其是妊娠及肥胖女性	
切口疝	肠管在既往腹部手术位置突出腹壁	腹部手术后卧床的老年及超重患者	
脐疝	部分小肠在脐部突出腹壁	新生儿，肥胖女性或经产妇	对于儿童，5 岁前无须修补，因其常可自愈
裂孔疝	胃上部通过食管裂孔挤入膈肌上方		

适应证

- 嵌顿疝。

禁忌证

- 绝对禁忌证
  - 绞窄疝（可能导致坏死肠管进入腹腔）。

- 相对禁忌证
  - 无法使患者充分放松。
  - 既往手法复位失败。

材料和药物

- 冰袋。

L. Ganti (✉)
College of Medicine, University of Central Florida, Orlando, FL, USA

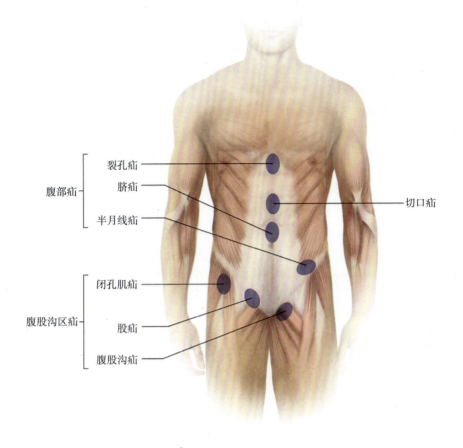

图 77.1　腹外疝的类型

（图中标注：）

腹部疝
- 裂孔疝
- 脐疝
- 半月线疝

腹股沟区疝
- 闭孔肌疝
- 股疝
- 腹股沟疝

切口疝

- 能保持仰卧位的担架或病床。
- 如需镇静，准备合适的镇静药。
- 复位后束带。

步骤

1. 患者体位：
   - 腹部疝：患者仰卧位。
   - 成人腹股沟疝：20°头低足高位。
   - 儿童腹股沟疝：一侧青蛙腿位（图 77.2）。
2. 冰敷疝局部以减轻肿胀。
3. 予患者阿片类药物镇痛或适度的镇静。
4. 等待 30 分钟。因为肿胀减轻、患者放松后疝可能自行缓解。

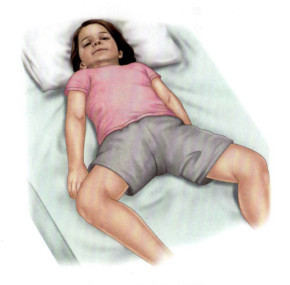

图 77.2　儿童青蛙腿位

5. 用一只手轻轻按压疝囊颈远侧组织，另一只手引导疝内容物通过疝囊颈。远侧的压力过大会导致疝进一步膨胀，使手法复位变得困难。全过程一般需要 15 ~ 20 分钟，不要太快。

6. 疝一旦减轻，疼痛将会缓解。

7. 外部支持装置或束带（图 77.3）可以帮助复位的疝保持原位，并作为修补手术前的一个临时手段。

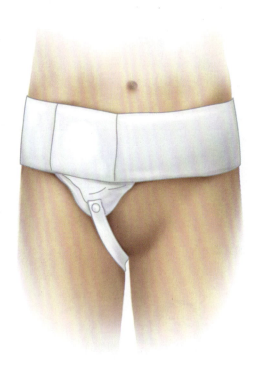

图 77.3　束带或外部支持装置示例

8. 建议患者择期行手术修补。

9. 如果不能手法复位疝，请外科会诊。不要强行反复尝试。

并发症

- 疼痛。
- 手法复位失败导致疝绞窄。
- 绞窄疝致腹膜炎及脓毒症。
- 复发。
- 阴囊积液。

经验分享和要点提示

- 疝的最终治疗方式是手术治疗（疝修补术）。不手术的话，疝会变得越来越大，而不会消失。小型疝更容易修补且并发症少。
- 唯一可自愈的疝是儿童脐疝。
- 束带、绷带和胶带能提供一些帮助，但不能降低疝嵌顿及绞窄的风险。
- 应在疝复位后的位置使用。不宜在炎热环境下使用。
- 受挤压的疝囊颈及整个疝囊一同被还纳入腹腔（集体还纳），而没有复位疝本身，虽然看起来疝已经复位，但随后会发生疝绞窄。
- 如果复位后仍有疼痛，可能是复位失败，或坏死的肠管被还纳入腹腔。
- 漏诊的绞窄疝会导致肠管坏死、腹膜炎及脓毒症。

推荐阅读

► Campanelli G, Canziani M, Frattini F, et al. Inguinal hernia: state of the art. Int J Surg. 2008; 6 Suppl 1: S26 - 8.

► Jenkins JT, O'Dwyer PJ. Inguinal hernias. BMJ. 2008; 336 (7638): 269 - 72.

► Moses S. Hernia reduction. 2014. http://www.fpnotebook.com/mobile/Surgery/GI/HrnRdctn.htm. Accessed 15 Sept 2014.

第 78 章

扩展的创伤超声快速评估（EFAST）

Javier Rosario, Coben Thorn, and L. Connor Nickels

适应证

- 钝性腹部或胸部创伤。
- 腹部或胸部刺入伤。
- 不明原因低血压。
- EFAST 中 "E" 指在 FAST 检查过程中使用同样仪器或者不使用额外传感探头能发现肺部疾病（如气胸或血胸）的扩展功能。
- 可在 EFAST 检查中发现的特殊情况：
  - 心包积液。
  - 胸腔积液。
  - 腹膜内游离液体。
  - 气胸。

禁忌证

- 需急诊手术干预的情况。

J. Rosario (✉)
Department of Emergency Medicine, Osceola Regional Medical Center, Kissimmee, FL, USA
e-mail: javier.rosario@ucf.edu

C. Thorn
Department of Emergency Medicine, Bon Secours St. Francis Health System, Greenville, SC, USA

L. C. Nickels
Department of Emergency Medicine, University of Florida Health Shands Hospital, Gainesville, FL, USA

材料和药物

- 超声设备。
- 探头（s）：首选凸阵探头（12MHz），但如果需要，也可使用相控阵探头（5 ~ 11MHz）：
  - 相控阵探头面积较小，更便于探查肋间隙（图78.1）；然而，凸阵探头可

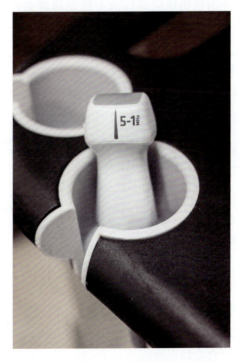

图78.1 相控阵探头面积较小，有助于肋间隙探查，且可用于创伤时超声重点评估检查（FAST）

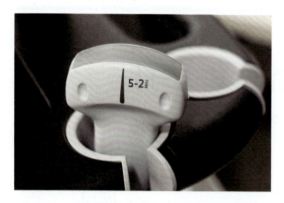

图 71.2　凸阵探头（C60）对深部图像有更高的分辨率，可用于 FAST 检查及肺部检查

提供更好的图像分辨率（图 78.2）。线性阵列探头（13～16MHz）适用于肺部图像。

- 耦合剂。
- 有经验的操作人员。
- 心电监护仪、2 个大号注射器。
  - 有创伤风险或病情不稳定患者必须准备以上物品。

步骤

1. 超声设备预设为腹部模式。
2. 患者仰卧位。
3. 以相控阵或凸阵探头行 FAST 检查，线性探头检查肺部组织。
4. 开始对患者进行系统检查。
   - 彻底扫描可疑区域，所有视野都应扫描到，以最大限度采集信息。
   - 每次以同样的顺序扫描所有视野。
   - 扫描检查包含 4 个视野，气胸时为 5 个视野。
5. 游离液体呈无回声或黑色。

剑突下四腔心视野（图 78.3）

1. 检查心包积液。
   - 心肌和心包无回声（暗区）带。
2. 探头置于剑突下区。

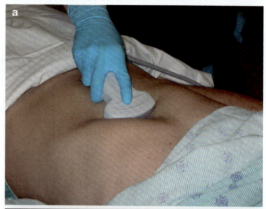

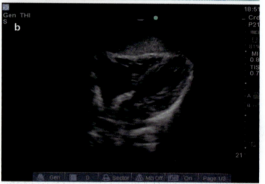

图 78.3　（a）图像示意如何使用凸阵探头获得剑突下四腔心视野（图片由 F. Eike Flach，MD 提供）；（b）四腔心的超声图像（已获 First aid for the emergency medicine clerkship 3rd Ed，McGraw Hill，2011 许可）

3. 指示器指向患者右侧。
4. 探头朝向患者左肩。
5. 使用较小角度按照从头到脚方向扫查。
6. 以下解剖标志要充分暴露：
   - 肝缘。
   - 右心室。
   - 左心室。
   - 右心房。
   - 左心房。
7. 上述体位无法获得满意图像时可置于胸骨旁长轴位：
   - 探头垂直置于左胸骨旁线处。
   - 第 3 或 4 肋间隙处。
   - 指示器指向患者右肩方向。

- 心脏长轴冠状位需充分显露以下结构：
  - 右心室。
  - 左心室。
  - 二尖瓣。
  - 左心房。
  - 主动脉瓣。
  - 主动脉流出道。

右上象限视野（图 78.4）

1. 以下部位游离液体的检测：
   - 右侧胸内区域：
     - 横膈上的无回声区。
   - Morison 间隙（肝肾间隙）：
     - 肝肾间无回声条纹。
   - 右结肠周围间隙：
     - 肾下极周围无回声区。
2. 探头置于右腋中线上。
3. 指示器指向患者头部。
4. 探头置于冠状面，角度可倾斜，由前向后扫描。

左上象限视野（图 78.5）

1. 检查下述区域的游离液体：
   - 左胸内区域：
     - 膈上无回声区域。
   - 膈下区域：
     - 膈下脾上的无回声条纹。
   - 脾肾间隙：
     - 脾脏及肾脏之间的无回声条纹。
   - 左结肠间隙：
     - 肾脏顶端下部周围的无回声聚集区。
2. 探头置于左腋中线上。
3. 指示器朝向患者头部。
4. 探头置于冠状位，从前向后扫描时角度可略倾斜。

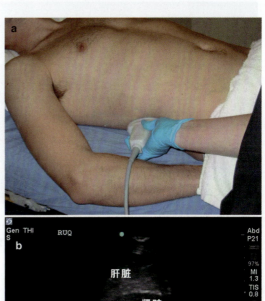
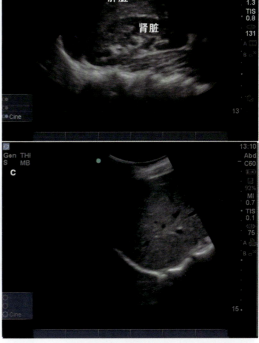

图 78.4　（a）图像示意如何使用凸阵探头行 FAST 检查获取右上象限视野。探头在肋间隙冠状位略倾斜以获得更好的视野（图片由 F. Eike Flach，MD 提供）；（b）肝脏的超声图像；（c）肝肾交界区的超声图像（Morison 间隙）。

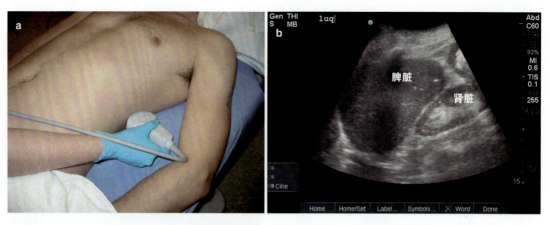

图 78.5 （a）图像示意如何使用凸阵探头行 FAST 检查获取左上象限视野。同样，探头可以略倾斜，且可放置于超过腋中线的位置（图片由 F. Eike Flach，MD 提供）；（b）脾肾间隙的超声图像。

骨盆（图 78.6 及 78.7）

1. 检查骨盆腹膜内游离液体：
   - 骨盆前，膀胱上：
     - 膀胱上无回声液体。
   - 陷凹后（Douglas 陷凹）：
     - 膀胱或子宫后无回声液体。
2. 探头置于膀胱上耻骨联合上方。
3. 从两个面扫描：

- 横切面（图 78.6）：
  - 指示器指向患者右侧。
  - 按照从头侧至脚侧的方向扫描膀胱。
- 纵切面（图 78.7）：
  - 指示器指向患者头侧。
  - 按照从右至左的方向扫描膀胱。

肺部 EFAST（图 78.8 及 78.9）

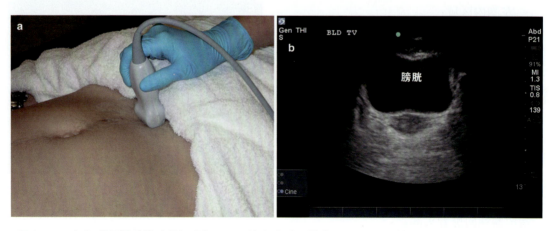

图 78.6 （a）使用间歇脉冲式探头行 FAST 检查的骨盆横截面视野。适度用力，将探头下压以便观测到耻骨联合后及膀胱图像（图片由 F. Eike Flach，MD 提供）。（b）膀胱横切面超声图像

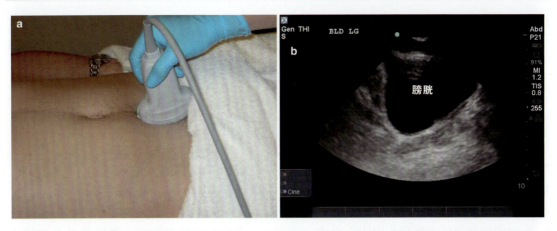

图 78.7　（a）使用凸阵探头（C60）行 FAST 检查的骨盆矢状位视野。适度用力，将探头下压以便观测到耻骨联合后及膀胱图像（图片由 F. Eike Flach，MD 提供）；（b）膀胱纵切面的超声图像。

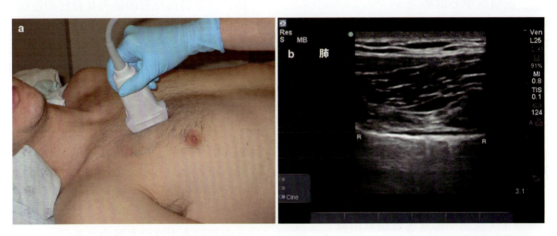

图 78.8　（a）使用线性探头（L38）行 EFAST 检查右肺视野。探头以矢状位置于前胸壁腋中线第 2 肋间，然后沿胸膜线向中心滑动（图片由 F. Eike Flach，MD 提供）。（b）肺部超声图像。R：肋骨声影

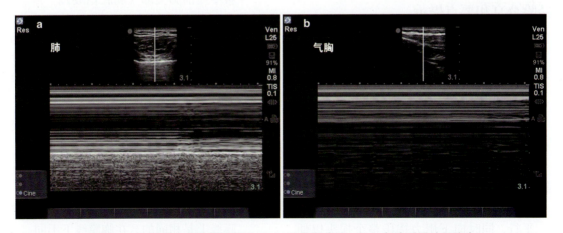

图 78.9　M 型超声下肺视图显示（a）正常滑动征。（b）气胸时滑动征消失

1. 检查气胸。
   - 胸膜滑动征：
     - 缺乏：气胸。
     - 存在：正常肺。
   - M 型超声（图 78.9）：
     - 沙滩征：正常肺。
     - 条码征或平流层征：气胸。
2. 探头置于前胸腋中线位置。
3. 第 2～4 肋间隙水平。
4. 矢状位。
5. 在肋间隙胸膜线上将探头向中心滑动。
   - 找到肋骨，探头朝向头侧或脚侧，向胸膜线中心滑动。
6. 观察胸膜滑动征。
7. 按 M 模式沿胸膜线移动，然后再次按 M 模式获取图像。
8. 检查前面的其他区域，向远侧移动，在腋中线旁边移动，从上到下。

注意事项

- 过度依赖超声排除腹部损伤：
  - FAST 检测不能发现腹膜后出血、实质脏器损伤、包膜下的血肿和肠道损伤。
- 未扫描到有损伤的脏器可能导致假阴性。

经验分享和要点提示

- 对病情不稳定的患者始终遵循 ABC 原则（气道、呼吸、循环）。
- 确保按压深度足够。
  - 建议开始时更深，确保不会遗漏阳性发现，然后以此进行调整。
- 如有必要可始终使用凸阵探头，使 EFAST 更便捷。

剑突下四腔心视野

- 对于肥胖人群，在剑突下探头要与身体平行，同时向下用力按压整个探头以便寻找心脏。

- 在剑突下区域向患者右侧移动整个探头，同时保持朝向左肩，用肝窗可以改善图像质量。
- 脂肪垫：
  - 可能会被误认为是心包积液。
  - 有回声，是低回声而不是无回声。
  - 应该只出现在前面。
- 液体应该是重力依赖性的，包绕心脏，可在多个视野中看到。

右上象限视野

- 当存在胸腔积液时，脊柱的缺失和镜面反射征被掩盖。相反，则可见无回声液体，以及镜面反射的缺失及脊柱的连续。

左上象限视野

- 与右上象限视野相同。
- 与右上象限视野相比，更难寻找以下内容：
  - 脾脏及肾脏更靠后及靠上。
  - 脾脏更小，小于一个观察窗。

骨盆视野

- 肠道可能会被误认为游离液体，反之亦然，但探头静止时观察可加以区分
  - 肠道会出现蠕动。
  - 内部回声也许会在肠内出现。

肺部视野

- 超声比仰卧位床旁胸片更敏感
  - 腋中线前肺尖部（胸腔积液）。
- 肋骨：
  - 强回声水平线后伴强声影。
  - 均匀分布在胸部。
- 胸膜线：
  - 肋骨深部第一条强回声线。
  - 实际上包括脏层及壁层胸膜，但仅表现为一条线。
  - 胸膜滑动征会在正常肺部出现。
  - 彗星尾征。
  - M 模式超声下，正常肺部及气胸在胸膜线上是相同的，在胸膜线下不同。
- 海岸沙滩征：

– 表现为海浪冲刷岸边。

– 颗粒外观代表运动。

- 平流层征：

– 表现为直线。

– 条形码表现。

推荐阅读

▶ Brunett P, Cameron P. Trauma in adults. In：Tintinalli J, Stapczynski J, Ma OJ, Cline ▶ D, Cydulka R, Meckler G, editors. Emergency medicine：a comprehensive study guide. 7th ed. New York：McGraw Hill；2012. p. 1678 – 5.

▶ Ma JO, Mateer JR, Blaivas M. Trauma. In：Emergency ultrasound. Course materials. New York：McGraw Hill；2008. p. 7 – 109.

▶ Saul T, Rivera M, Lewiss R. Ultrasound image quality. ACEP News. 2011；4：24 – 5.

第 79 章

鼻胃管放置

David P. Nguyen，L. Connor Nickels，and Giuliano De Portu

适应证

- 上消化道（GI）出血（黑便史或咖啡样呕吐物）的评估。
  - 只用于能明确看到出血的情况，检测上消化道出血的敏感性和特异性很差。
  - 它不应用于诊断目的。鼻胃管主要用于从胃中清除血液，从而引起刺激和呕吐。它还有助于确定活动性出血（洗胃不清楚）。
- 常用于胃肠减压（不完全性/完全性小肠梗阻）。
- 防止插管患者误吸和胃潴留。
- 急性中毒时洗胃和/或清除毒素（活性炭）。

禁忌证

- 绝对禁忌证
  - 可能存在筛板骨折的面部损伤。
- 相对禁忌证

D. P. Nguyen (✉)
Department of Emergency Medicine，Rush – Copley Medical Center，Aurora，IL，USA

L. C. Nickels · G. De Portu
Department of Emergency Medicine，University of Florida Health
Shands Hospital，Gainesville，FL，USA

  - 严重的凝血功能障碍。
  - 食管狭窄和服用碱性溶剂（有食管穿孔可能）。
  - 食管静脉曲张（研究表明，它实际上是安全的）。

材料和药物

- 对于清醒患者，考虑预处理：利多卡因凝胶（2%）/雾化利多卡因（4% 或 10%），血管紧张素（如苯肾上腺素 0.5%）和止吐药（如昂丹司琼4mg）。
- 16F 或 18F 胃管，润滑剂。
- 50 或 60ml 注射器和听诊器。

步骤

- 准备
  1. 对清醒的患者，应在置管前 15 分钟应用止吐药物。
  2. 置管前 5 分钟麻醉两侧鼻孔。
     - 将血管收缩剂喷入两侧鼻孔。
     - 沿鼻腔注射约 5ml 利多卡因凝胶。
     - 通过面罩予雾化利多卡因也可减少鼻和咽不适。
  3. 将床头抬高到垂直位置（如果可能）。
  4. 测量从剑突到耳垂，然后到鼻尖的距离来估计管插入深度，在此估算距离中加 6 英寸，并记下总距离。这有助于鼻胃管定位于胃中，并防止滞留于食管中或卷曲在胃中。用记号笔或胶带在鼻胃管上标记所需长度。

5. 润滑鼻胃（NG）管。

- 插入（图 79.1）

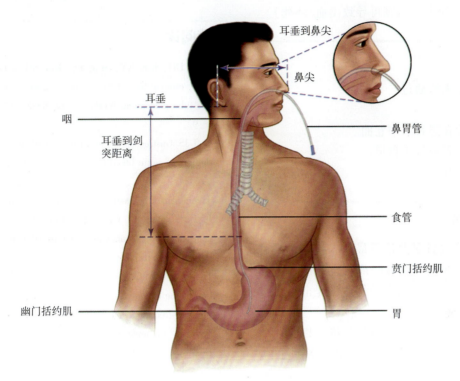

耳垂到鼻尖

鼻尖

耳垂

咽

耳垂到剑突距离

鼻胃管

食管

贲门括约肌

幽门括约肌

胃

图 79.1　鼻胃管位置

1. 在直视下，始终保持轻柔地将导管插入鼻孔，保持低位插入（不要指向上方）。

2. 如果遇到阻力，可尝试施加少量压力，如果仍无法前进则须停止，试试另一侧。注意防止出血或组织损伤。

3. 当鼻胃管在鼻咽部时，让患者向前低头，这有助于将鼻胃管引导至食管，而不是进入气管。让清醒且配合的患者通过吸管吸水，在鼻胃管通过口咽时吞下。

4. 将鼻胃管放在冷水中使其更加坚硬，这将有助于管路的推进，因为鼻胃管遇热会趋于卷曲。

5. 一旦鼻胃管进入食管中，根据之前标记的深度，将鼻胃管迅速推入胃中。

- 确认鼻胃管位置：

1. 通过 50 或 60ml 的注射器将空气注入鼻胃管的末端，同时听诊上腹部是否有气过水声。

2. 吸出胃内容物（pH < 4，鼻胃管放置于胃内可能性 > 90%）。

3. 清醒且配合的患者应该能够说话，如果发生咳嗽或严重不适，应考虑插入气管。

4. 影像评估：
   - "金标准"是 X 线片。
   - 考虑用于昏迷患者。

- 固定管路

1. 将管子和鼻子粘在一起以固定鼻胃

管。通常使用蝶形绷带。一些公司为管子生产了专用的固定装置。

2. 将管子固定在不会压迫内侧或外侧鼻孔的地方（否则可导致出血/坏死）。

并发症

- 鼻胃管无法通过。
- 出血。
- 鼻胃管在患者口中卷曲。
- 误入气管或位于食道。
- 鼻腔坏死。

注意事项

- 鼻胃管放置是急诊里最令人痛苦的操作之一，所以使用麻醉剂甚至静脉注射抗焦虑药来维持患者的舒适度是非常重要的。
- 放置之前估计管的适当长度，以免将管的前端置于食管中或过度地卷绕在胃中。

- 如果长时间留置鼻胃管，确保将负压吸引装置设置为"间歇"或"关闭"，防止由于直接压力而刺激胃黏膜。

推荐阅读

▶ Chun DH, Kim NY, Shin YS, Kim SH. A randomized, clinical trial of frozen versus standard nasogastric tube placement. World J Surg. 2009；33：1789－92.

▶ Goff JS. Gastroesophageal varices：pathogenesis and therapy of acute bleeding. Gastroenterol Clin N Am. 1993；22：779.

▶ Henneman PL. Gastrointestinal bleeding. In：Marx J, Hockberger R, Walls R, editors. Rosen's emergency medicine：concepts and clinical practice. 7th ed. Philadelphia：Mosby；2010.

▶ Tho PC, Mordiffi S, Ang E, Chen H. Implementation of the evidence review on best practice for confirming correct placement of nasogastric tube in patients in an acute care hospital. Int J Evid Based Healthc. 2011；9：51－60.

第 80 章

食管异物取出术

DavidP. Nguyen，L. Connor Nickels，and Rohit Pravin Patel

适应证

- 患者出现以下一种或多种情况：
  - 异物（FB）感觉。
  - 喉咙或下颈部。
  - 胸骨下/上腹部区域。
  - 有明确的异物吞咽史。
  - 吞咽困难。
  - 气道不畅。
  - 流涎。
  - 液体吞咽困难。
  - 固体吞咽困难。
  - 穿孔征象。
  - 活动性出血。
- 所有生命体征不稳定的患者应马上开通气道，并采用内窥镜检查。
- 在会诊医师（耳鼻喉科、消化内科或普外科）在场的情况下，会厌上部的异物可由急诊科医师取出。

禁忌证

- 绝对禁忌证
  - 无。
- 相对禁忌证
  - 在异物可能阻塞气道的情况下实施快速气管插管术（RSI）。
  - 如果患者可以自主呼吸，需要与医师更好地配合以确保气道安全（在急诊室、重症室或手术室里）。
  - 反复使用胰高血糖素引起呕吐或无效。
  - 本应通过手术取出异物的患者却采取了保守治疗。

材料和方法

- 食管镜是确诊并治疗食管内异物的技术手段。
  - 通常情况下，清除术不应由急诊医师实施。
  - 手术器械包括钳子、篮子、圈套器及捕网。
  - 内镜下操作包括推入胃中、分割成小块、用钳子取出异物，用其他器械取出异物（篮子、圈套器或捕网）。
- Foley 导管移除法：
  - 广泛用于移除近期吞入的光滑、钝性且不透 X 线的单个物品。
  - 12 ~ 16 号 Foley 导管。

D. P. Nguyen (⌧)
Department of Emergency Medicine, Rush – Copley Medical Center, Aurora, IL, USA

L. C. Nickels · R. P. Patel
Department of Emergency Medicine, University of Florida Health Shands Hospital, Gainesville, FL, USA

- 各种型号的镊子（齿镊及平镊）。
- 通常在造影引导下完成。
- 扩张术：
  - 无呼吸窘迫及食管疾病患者 24 小时内吞入的单个平滑物品（如硬币）可通过扩张术成功推入胃中。
  - 扩张器大小根据年龄选择：
    · 1~2 岁：28F。
    · 2~3 岁：32F。
    · 3~4 岁：36F。
    · 4~5 岁：38F。
    · >5 岁：40F。
- 松弛食管下括约肌：
  - 一些卡在食管下括约肌的异物可以通过松弛括约肌得以解决。
  - 大多数吞咽的异物和阻塞的食团可自行通过。
    · 静脉注射胰高血糖素 1~2mg。
    · 舌下含服 0.4~0.8mg 硝酸甘油。
    · 舌下含服 5~10 mg 硝苯地平。
    · 碳酸饮料。

步骤

- 异物推动和分割（通常由专业人员来实施手术）：
  1. 首先获取知情同意。
  2. 吹入气体后用内窥镜顶端以适当的压力轻推异物。
  3. 如果轻推无法松动卡住的异物，可以采取破碎异物的办法，但通常不建议这样做，因为不确定造成异物阻塞的病理。
- Foley 导管移除法：
  1. 适量使用镇定剂以及鼻咽表面麻醉。
  2. 确保患者头朝下俯卧位。
  3. 检查 Foley 导管的气囊充气正常对称。
  4. 在造影引导下，将导管的末端穿过异物。

5. 向气囊缓缓充入 3~5ml 的盐水或造影剂。
6. 在气囊充盈的状态下，缓慢地沿食管向上轻拉导管，将异物带出。
7. 当拉到咽喉部可以肉眼看到异物时，用手或者器材将其拽出。

- 扩张术：
  1. 建议表面麻醉。
  2. 盲置食管扩张术的方法有点类似于经口胃管的置入。
  3. 确保患者采取坐位。
  4. 将润滑过的合适型号的扩张器沿着口腔、软腭的生理弧度送达咽部。
  5. 指导患者做吞咽动作（帮助扩张器通过环咽肌）。
  6. 让患者发声以助于除外误入喉部。
  7. 当扩张器通过环咽肌后，嘱患者仰头以助于器械进一步移向胃部。
  8. 术后行 X 线扫描确保异物进入胃内。
- 松弛食管下括约肌：
  1. 术前使用止吐药，如昂丹司琼。
  2. 患者坐位，在 1~2 分钟内静脉注射 1~2mg 的胰高血糖素（儿童 0.02~0.03mg/kg，总量不超过 0.5mg）。
  3. 高血糖素注射完毕后，吞咽碳酸饮料以提高手术成功率。
  4. 胰高血糖素的替代药物可以选择舌下含服的硝酸甘油（0.4~0.8mg）或者硝苯地平（5~10mg），以松弛食管下括约肌。
  5. 此方法不适用于生理结构异常的患者。

并发症

- 食管异物压迫食管导致局部水肿、组织坏死、感染、撕裂伤，甚至穿孔。
- 注意异物存留时间（异物阻塞越久，发生并发症的概率越大）以及治疗方案的副作用（如果出现呕吐，不要继续给患者水或胰高血糖素）。

- 术中误吸和穿孔。
- 晚期并发症：食管狭窄、脓肿、纵隔炎症、气管食管瘘、血管损伤、气胸、心包炎、吸入性肺炎、声带麻痹。

经验分享和要点提示

- 食管异物易卡在食管的上部、中部和下1/3处，诱发的原因如下：
  - 上部：颈部网状结构、Zenker憩室。
  - 中部：嗜酸性食管炎、癌症、放射性损伤、痉挛性运动障碍。
  - 下端：消化道狭窄、嗜酸性食管炎、癌症、失弛缓性食管憩室、痉挛性运动障碍。
- 通常食块嵌塞是由其他病理原因导致的，

应考虑进一步检查，找到根源。
- 当发现有异物卡在食管，要尽快处理，不应超过24小时。
- 卡在食管里的纽扣电池应紧急取出。
  - 这类异物极易在短时间内导致液化坏死和穿孔。
  - 通常误食的来源是助听器的电池。
  - 如果电池在胃里，患者无症状，等待治疗时间可以延至24小时。
- 尖锐物品（需马上清除）。
  - 尖锐物品极易造成并发症（可多达35%）。
  - 在内窥镜引导下取出尖锐物体是唯一恰当的手段。
- 吸铁石（紧急）。
  - 吸铁石可以吸附在食管黏膜上，导致组织坏死、食管瘘。
- 硬币（应在24小时内清除）（图80.1）。

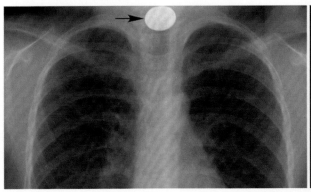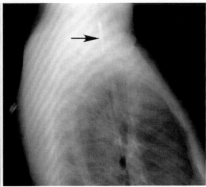

图80.1 （a）正位（AP）和（b）侧位X线片诊断食管内硬币。气管内硬币会有不同表现——在正位胸片上是竖位的，在侧位胸片上是横位的（获得使用许可：McGraw-Hill：Stead LG, et al. First Aid for the Pediatrics Clerkship. New York：McGraw-Hill, 2010）

- 如果硬币卡在食管下段，80%的病例可在无任何干预下24小时内自行排出。吞咽单个硬币后，若患者无症状，可以考虑以观察为主的治疗方案。
- 在这些清除术中，主要并发症有轻微出血、唇部撕裂伤、Foley导管减缓心率、牙齿受损。

- 在整个手术过程中，必要的常规急救措施，如紧急气管插管，应列入急救预案中。

参考文献

[1] Stead LG, Kaufman MS, Waseem M. First aid for the pediatrics clerkship. New York：McGraw Hill；

2010.

推荐阅读

▶ Abdurehim Y, Yasin Y, Yaming Q, Hua Z. Value and efficacy of Foley catheter removal of blunt pediatric esophageal foreign bodies. ISRN Otolaryngol. 2014；2014：679378, 4 pages. https：//doi. org/10. 1155/2014/679378.

▶ Bhargava R, Brown L. Esophageal coin removal by emergency physicians：a continuous quality improvement project incorporating rapid sequence intubation. CJEM. 2011；13：28 – 33.

▶ Fung BM, Sweetser S, Wong Kee Song LM, Tabibian JH. Foreign object ingestion and esophageal food impaction：an update and review on endoscopic management. World J Gastrointest Endosc. 2019；11（3）：174 – 92. https：//doi. org/10. 4253/wjge. v11. i3. 174.

▶ Mohanty CR, Singh N, Mehta S, Das S. Point – of – care ultrasound as an aid to upper esophageal foreign body removal. Saudi J Anaesth. 2019；13（1）：89 – 90. https：//doi. org/10. 4103/sja. SJA _ 716 _ 18. PMID：30692902；PMCID：PMC6329244. Schaefer TJ, Trocinski D. Esophagial foreign body. ［Updated 2020 Aug 24］. In：StatPearls ［internet］. Treasure Island （FL）：StatPearlsPublishing；2020. Available from：https：//www. ncbi. nlm. nih. gov/books/NBK482131/.

第 81 章

活性炭吸附技术

Deylin I. Negron Smida and Judith K. lucas

适应证

- 单次剂量活性炭（AC）（图 81.1）

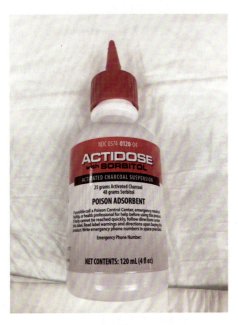

图 81.1　活性炭（AC）

D. I. Negron Smida
Department of Emergency Medicine, University of Pittsburgh
Medical Center, Saint Margaret Hospital, Pittsburgh, PA,
USA

J. K. Lucas (✉)
Department of Emergency Medicine, University of Florida
College of Medicine, University of Florida Health Shands
Hospital, Gainesville, FL, USA
e-mail: judithklucas@ufl.edu

- 未达到胃排空标准。
- 胃排空伤害性过大。
- 吞食的有毒物质可被活性炭吸附。
- 毒物摄入时间窗适合活性炭吸附，或临床证据证明，并不是所有的毒物均已被吸收。
- 具有放大效应及缓释效应的毒物。

- 多剂量活性炭（MDAC）
  - 摄入物危及生命：
    - 卡马西平。
    - 苯巴比妥。
    - 奎宁。
    - 茶碱。
    - 氨苯砜。
  - 经肠肝循环成为一种威胁生命的毒物，但可被活性炭吸附。
  - 摄入大量缓释毒物。
  - 摄入物可形成凝固物或胃石，例如阿司匹林。

禁忌证

- 绝对禁忌证
  - 胃穿孔。
  - 胃肠梗阻、功能障碍或蠕动减弱。
  - 未插管患者存在气道保护反射消失的风险。
  - 肠梗阻。
  - 摄入腐蚀性物质和石油馏出物。

- 相对禁忌证
    - 意识水平改变或下降，除非有气管插管。
    - 呕吐。
    - 异物毒性有限。
    - 摄入剂量低于致病剂量。
    - 已摄入数小时。
    - 几乎无中毒迹象或症状。
    - 摄入异物有高效解毒剂。
    - 服用活性炭会增加误吸风险（如碳氢化合物）。

材料和药物

- 鼻胃管（NG）/口胃管（OG）（图81.2）。

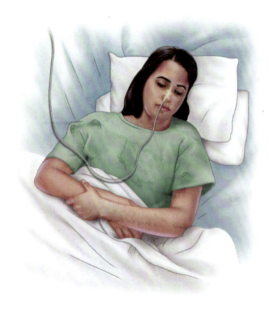

图81.2　口服活性炭（通过杯子、鸭嘴杯、瓶子）是有效的，也可通过鼻胃管或口胃管注入

- 婴儿奶瓶（专为喝浆果混合物设计，如婴儿食品）或吸管杯。
- 吸水垫。
- 盆。
- 水溶性润滑剂。
- 连接吸引装置的管路。

- 糖浆或果汁。

步骤

- 单剂量方案：
    - 成人：
        - 如果患者配合，可通过杯子或吸管喝下。
        - 活性炭的最佳剂量未知。
        - 50～100g/kg，服用速度不低于12.5g/h。
        - 如果预计会呕吐，可静脉予止吐剂。
    - 儿童：
        - 活性炭 1g/kg 或以活性炭：麻醉药 10:1 的比例摄入。
        - 如大量摄入有毒物质，可予 2g/kg 活性炭。
        - 许多孩子会使用瓶子或鸭嘴杯喝悬浊液，尤其是其中添加了果汁或风味糖浆（如巧克力、草莓）。
- 多剂量活性炭方案：
    - 成人：每2～4小时0.5～1g/kg，持续24～48小时。
    - 儿童（<12岁）：每2～4小时0.25～0.5g/kg 或以每小时 0.2g/kg 的速度持续24～48小时。
- 混合物：
    - 待饮用状态。
    - 粉状物。
        - 添加 8 份水至粉末中。
        - 可以加果汁来帮助调节味道及口感。
        - 儿童患者可以加入：冰巧克力或其他喜爱的糖浆以遮盖味道。
    - 摇晃悬浊液 1 分钟。
    - 如果患者呕吐，可小剂量、多次服用，也可应用止吐剂。

并发症

- 吸入性肺炎。

- 短暂便秘。
- 粪石。
- 肠梗阻。
- 腹泻、脱水、高镁血症、高钠血症。
- 呕吐。
- 误入眼睛致角膜损伤。

经验分享和要点提示

- 如果使用口胃管或鼻胃管，应在管道移除前将最后一剂活性炭灌入胃中。在移除胃管前抽吸管路可预防活性炭误吸。
- 对于儿童，应用更冷更甜的溶液，用带盖子的杯子或鸭嘴杯将会更容易成功。
- 没有证据支持活性炭吸附可以改变预后。
- 活性炭的吸附能力（表81.1）。

表 81.1　活性炭对异物的吸附能力

吸附效果好	吸附效果差
对乙酰氨基酚	碱
安非他酮	氯磺丙脲
咖啡因	多虑平
卡马西平	乙醇或其他醇类
十氯酮	乙二醇
氨苯砜	氟化物
洋地黄	重金属
纳多洛尔	丙咪嗪
苯巴比妥	无机盐
苯基丁氮酮	铁
苯妥英	锂
水杨酸	甲氨蝶呤
茶碱	无机酸
	钾
	妥布霉素
	丙戊酸钠
	万古霉素

- 错误应用（如进入肺中）导致误吸，如未及时发现会有致命危险。
  - 鼻胃管/口胃管错置入气管中。
  - 予肠梗阻患者服用活性炭（例如抗胆碱能药物过量）。
- 活性炭吸附对孕妇无特殊禁忌。然而，腹泻或患高钠血症可能会对胎儿产生不利影响。

推荐阅读

▶ American Academy of Clinical Toxicology; European Association of Poisons Centres and Clinical Toxicologists. Position statement and practice guidelines on the use of multi – dose activated charcoal in the treatment of acute poisoning. J Toxicol Clin Toxicol. 1999; 37: 731 – 51.

▶ Chyka PA, Seger D. American Academy of Clinical Toxicology; European Association of Poisons Centres and Clinical Toxicologists. Position statement: single – dose activated charcoal. J Toxicol Clin Toxicol. 1997; 35: 721 – 41.

▶ Gude A, Hoegberg LCG. Techniques to prevent gastrointestinal absorption. In: Nelson LS, Lewin NA, Howland MA, et al., editors. Goldfrank's toxicologic emergencies. 9th ed. New York: McGraw – Hill; 2011. p. 93 – 7, 431.

▶ Lie D. Use of activated charcoal in drug overdose. Medscape family medicine. 25 Mar 2004. www. medscape. com/viewarticle/471331.

▶ Olson KR. Emergency evaluation and treatment. In: Olson KR, Anderson IB, Benowitz NL, et al., editors. Poisoning and drug overdose. 5th ed. New York: McGraw – Hill; 2007. p. 1 – 56.

▶ Stead TS, Jeong J, Ganti L, et al. Massive acetaminophen overdose. Cureus. 2020; 12 （7）: e-9262. https: //doi. org/10. 7759/cureus. 9262.

第 82 章

洗胃术

Deylin. I. Negron Smida and Judith K. Lucas

适应证

- 摄入时间较短（＜30～60分钟）。
- 高度怀疑毒物在胃中威胁生命而清除有毒物质可改善预后（如铁、三环类抗抑郁药）。
- 摄入物质不能被活性炭吸附（如杀虫剂、碳氢化合物、铁、醇、锂和溶剂）。
- 活性炭不可用。
- 摄入量超过活性炭的吸附能力（如＞100mg/kg的药物）。
- 药剂摄入可能造成顽固的团块或过量应用后形成胃石。

禁忌证

- 呕吐。
- 失去气道保护反射的患者。

D. I. Negron Smida
Department of Emergency Medicine, University of Pittsburgh
Medical Center, Saint Margaret Hospital, Pittsburgh, PA,
USA

J. K. Lucas (✉)
Department of Emergency Medicine, University of Florida
College of Medicine, University of Florida Health Shands
Hospital, Gainesville, FL, USA
e – mail: judithklucas@ufl.edu

- 摄入物质存在误吸风险而无气管插管（如碳氢化合物）。
- 摄入腐蚀性物质（碱性或酸性）。
- 摄入锋利的金属。
- 吞食异物（如药物包）。
- 存在胃肠道穿孔出血风险。
- 吞食物质过大，大于胃容量。
- 吞食物质无毒。

材料和药物

- 胃管（埃瓦尔德管或洗胃包）（图82.1）：
  - 成人和青少年：36～40F。
  - 儿童：22～28F。
- 笔或胶带，用以标记胃管的长度。

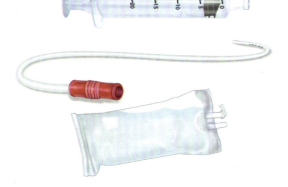

图 82.1　洗胃物品包括大口径鼻胃管、非螺旋口注射器、溶液（一般用生理盐水）

- 水溶性润滑剂。
- 抽吸装置。
- 呕吐盆。
- 吸水纱布。
- 装有2ml水/生理盐水的注射器，用于检查胃管的位置。
- 室温灌洗液。
- 牙垫或口咽通气道，防止患者咬管。

步骤

1. 如果有潜在的气道风险，洗胃前应行气管插管。
2. 如果患者恢复意识或出现抽搐，放置牙垫或口咽通气道以防止咬坏气管插管。
3. 确保抽吸装置可用，功能正常。

4. 如患者清醒，取半坐位。
5. 如果患者神志不清，取左侧卧位。
6. 胃管置入前，应测量合适的置管长度，即从嘴部、耳后，向下至胸腹部前方的距离，若胃管未达到此点，提示胃管可能在食管下括约肌以上水平（图82.2和82.3）。
7. 若患者清醒，插入胃管至会厌，然后鼓励患者吞咽。
8. 置入胃管。
　（a）咳嗽、有气流，或胃管中可见雾气升起提示误入气管。
9. 插入胃管后，需确保胃管前端在胃中，注入5～10ml气体可于胃部听到气过水声。也可拍X线片确定位置。

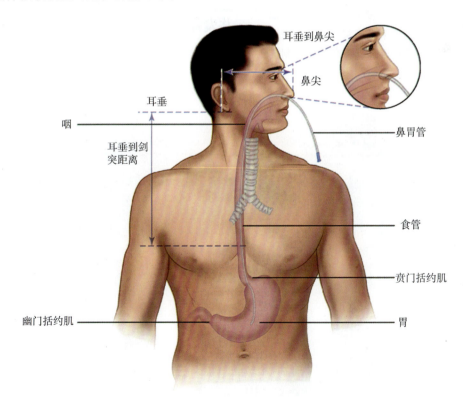

图82.2　洗胃管放置的合适位置

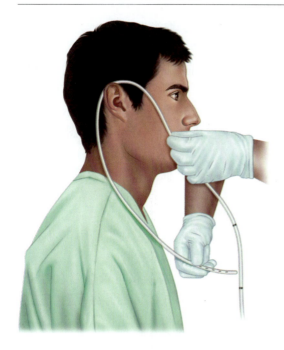

图 82.3　测量洗胃管的合适长度。将管的前端置于胃上，然后绕过耳朵（通常是右耳，因为通常从右侧鼻孔进管）至鼻孔。鼻孔处的刻度或标记长度即为置入长度

10. 成人，每次将 250ml 温生理盐水灌洗液通过灌洗注射器缓慢注入；儿童，每次 10~15ml/kg，最多注入 250ml。然后将管连于抽吸设备以低至中等力度抽吸。重复注入并抽出灌洗液（图 82.4）。

11. 成人洗胃应持续几升，儿童至少 0.5~1L，直至抽出液无残渣、无悬浮微粒，灌洗液清亮。

12. 医护人员需使用护目镜、口罩、防护服和手套，时刻处于防护状态。如果摄入的毒素通过肺或皮肤吸收，应立即将毒物收集在隔离的抽吸装置内。

13. 胃内容物均应抽吸出来，如胃中有大量可被活性炭吸附的毒物，应考虑立即给予活性炭。

并发症

● 呕吐。

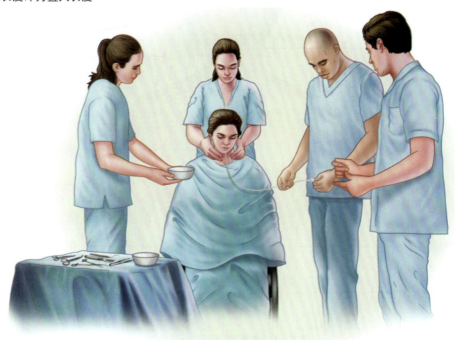

图 82.4　洗胃过程

- 胃管置入后食管撕裂或穿孔。
- 误入气管、气道损伤。
- 吸入性肺炎。

经验分享和要点提示

- 需使用大口径胃管以达到最大效力。
- 选择左侧卧位使幽门开口朝上，有助于防止毒物通过幽门。
- 大药包、积聚成块的大量药片、植物和蘑菇碎片无法通过40号灌洗管。

推荐阅读

▶ Gude A, Hoegberg LCG. Techniques to prevent gastrointestinal absorption. In: Nelson LS, Lewin NA, Howland MA, et al. , editors. Goldfrank's toxicologic emergencies. 8th ed. New York: McGraw – Hill; 2006. p. 91 – 3.

▶ Olson KR. Poisoning & drug overdose. In: Olson KR, Anderson IB, Benowitz NL, et al. , editors. Emergency evaluation and treatment. 6th ed. New York: McGraw – Hill; 2012.

▶ Smilktein MJ. Techniques used to prevent gastrointestinal absorption of toxic compounds. In: Nelson LS, Lewin NA, Howland MA, et al. , editors. Goldfrank's toxicologic emergencies. 7th ed. New York: McGraw – Hill; 2002. p. 46 – 8.

第 83 章

全肠道灌洗

JudithK. Lucas

适应证

- 全肠道灌洗不应常规应用于中毒患者（因为没有临床证据表明它可以改变临床预后）。
- 服用大量药物：
  - 不能被活性炭吸附：
    - 铅、锂、砷、锌。
    - 大量的铁（高致病性且无其他有效胃肠净化方式）
  - 缓释药物或肠溶药物。
  - 皮肤贴片（芬太尼、可乐宁、尼古丁）。
  - 药物结石。
  - 摄入毒品包。

禁忌证

- 绝对禁忌证
  - 机械性肠梗阻。
  - 肠穿孔。
  - 非机械性肠梗阻。
  - 血流动力学不稳定。

- 气道保护功能受损
  - 剧烈呕吐。
- 相对禁忌证
  - 同时或近期已服用活性炭（可能会降低活性炭的有效性）。

材料和药物

- 局部麻醉，不是必需的，但可减轻鼻胃管置入的痛苦。
  - 10% 利多卡因喷雾剂。
  - 利多卡因凝胶。
- 小口径（12F）鼻胃管（图 83.1）。
- 固定鼻胃管的胶带。
- 用于鼻饲的喂养袋或储水袋（图 83.2）。
- 静脉注射器。
- 便盆（图 83.3）。
- 聚乙二醇电解质溶液（PEG – ES）（图 83.4）。
- 止吐剂。
  - 无须预防性用药。
  - 注入过程中出现呕吐可能对病情有帮助。
    - 胃复安（止吐剂），可促进胃蠕动。

J. K. Lucas （✉）
Department of Emergency Medicine, University of Florida College of Medicine, University of Florida Health Shands Hospital, Gainesville, FL, USA
e – mail：judithklucas@ufl.edu

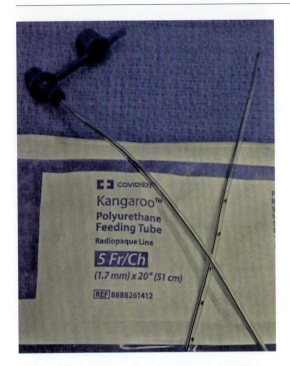

图 83.1　鼻胃管。灌洗液要求输注速度较快，口服达不到，所以可放置鼻胃管。因为灌洗液黏度较低，可放置小口径鼻胃管以提高舒适性

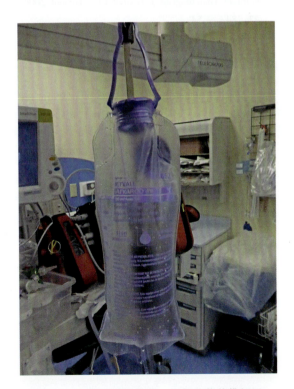

图 83.2　装灌洗液的袋子，与胃肠营养袋相似

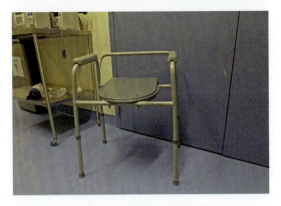

图 83.3　患者通常要坐在便携式马桶上或将其置于近处，一旦灌洗液开始排出，将会立即排便

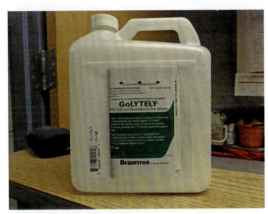

图 83.4　肠道电解质灌洗液品牌示例

步骤

1. 需置入鼻胃管，因为大部分患者不能快速喝下聚乙二醇电解质溶液。
2. 小口径鼻胃管（12F）放置足够距离，使管前端位于胃中部。
3. 通过 X 线照片确定鼻胃管位置。
4. 连接管路与装有聚乙二醇电解质溶液的储水袋，并悬挂于较高位置（延长的静脉注射杆）。
5. 患者取半坐位。
   - 利于麻醉药物置于胃远端位置。
   - 减少呕吐的可能性。
6. 剂量：

- 9 个月至 6 岁儿童：500ml/h。
- 6 ~ 12 岁儿童：1000ml/h。
- 青少年/成人：1500 ~ 2000ml/h。

7. 收集流出的污物。

8. 继续输注。

- 直到肠道流出物与输入液体颜色相同，这一过程通常需 4 ~ 6 小时。
- 若临床证据表明此法有效，在液体澄清前需持续输注。
  - 在流出物中持续可见药物残渣及药包。
  - X 线片表明药品、药物结石或包装仍存在。

并发症

- 恶心、呕吐和腹胀。
- 鼻胃管错位。
- 鼻胃管导致的食管穿孔。
- 吸入性肺炎。

经验分享和要点提示

- 总体来说，全肠道灌洗比洗胃更有效，但在预防毒物吸收方面不如活性炭吸附有效（当毒物可被活性炭吸附时）。
- 呕吐：
  - 通常为摄入物的副作用（可导致呕吐的毒物，如铁）。
  - 可能是输注速度的原因。
    - 速度减半输注 30 ~ 60 分钟。
    - 然后调回原速。
- 如果在鼻胃管放置过程中遇到阻力，不要强行放置，旋转并改变方向。

推荐阅读

▶ Bailey B. To decontaminate or not to decontaminate? the balance between potential risks and foreseeable benefits. Clin Pediatr Emerg Med. 2008；9：17 - 23.

▶ Hanhan UA. The poisoned child in the pediatric intensive care unit. Pediatr Clin N Am. 2008；55：669 - 86. xi.

▶ Lheureux P, Tenenbein M. Position paper：whole bowel irrigation. American Academy of Clinical Toxicology/European Association of Poison Centres and Clinical Toxicologists. J Toxicol Clin Toxicol. 2004；42：843 - 54.

▶ Othong R. Whole - bowel irrigation. MedScape Reference：drugs, diseases, and procedures. Updated：Aug 2011

▶ Postuma R. Whole bowel irrigation in pediatric patients. J Pediatr Surg. 1982；17：350 - 2.

第 84 章
三腔二囊管置入术

ThomasT. Nguyen，Cardine Burmon，and Stephanie Nguyen

适应证

- 药物及内镜治疗效果不佳且威胁生命的食管胃底静脉曲张破裂出血。
- 药物治疗无效且无法行内镜治疗的威胁生命的食管胃底静脉曲张破裂出血。

禁忌证

- 绝对禁忌证
  - 已知食管破裂。
  - 无法插管或维持气道通畅。
- 相对禁忌证
  - 既往食管肿瘤或食管狭窄病史。
  - 近期行胃食管连接部手术。
  - 已缓解或正在缓解的静脉曲张出血。

材料和药物

- 三腔二囊管（图 84.1）。
- 注射器（图 84.2）。

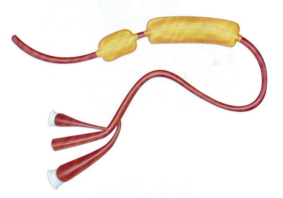

图 84.1　三腔二囊管

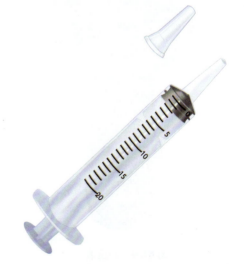

图 84.2　注射器

T. T. Nguyen (✉) · C. Burmon
Department of Emergency Medicine，Mount Sinai Beth Israel，
New York，NY，USA
e-mail：thomas. nguyen@ mountsinai. org

S. Nguyen
Department of Emergency Medicine，University of Rochester
-Thompson Hospital，Canandaigua，NY，USA

● 血压计（图84.3）及测压表（图84.4）。

● Y形连接器（图84.5）或三通阀（图84.6）。

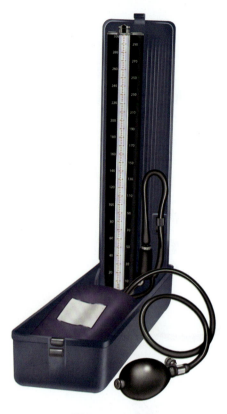

图84.3　血压计

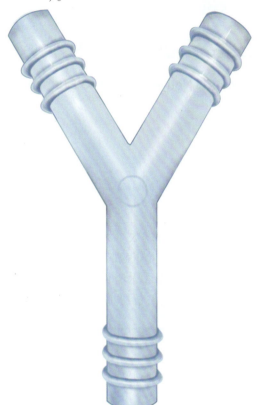

图84.5　Y形连接器

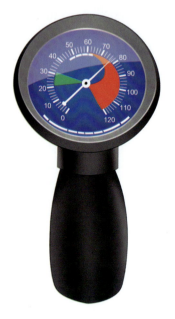

图84.4　测压表

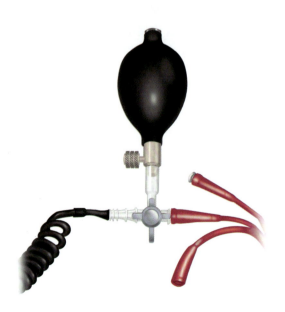

图84.6　三通阀

- 真空吸引器及吸引管（图 84.7）。
- 止血钳（图 84.8）。

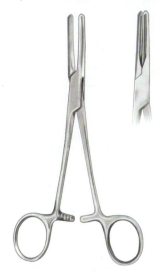

图 84.8 止血钳

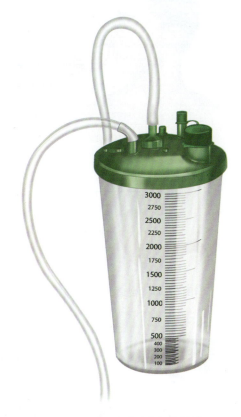

- 润滑剂（水溶性）。
- 利多卡因喷雾剂或凝胶。
- 固定装置，如橄榄球头盔或口腔气管内插管支架（图 84.9）。
- 如果患者清醒，准备水及吸管。
- 剪刀（图 84.10）。
- 插管设备。
- 无菌注射用水。

图 84.7 真空吸引器及吸引管

a

b

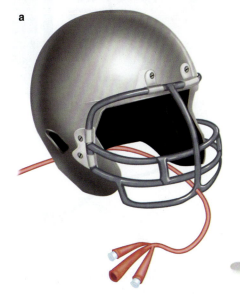

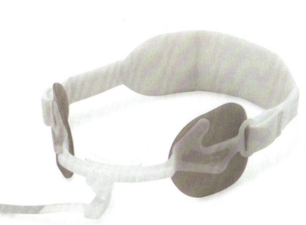

图 84.9 （a）橄榄球头盔；（b）ET 支架固定装置

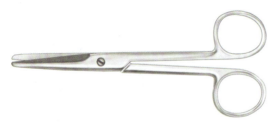

图 84.10　剪刀

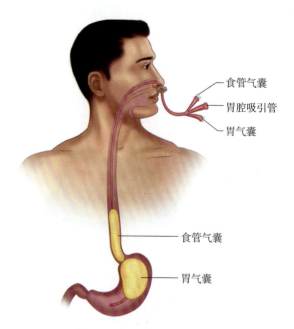

食管气囊
胃腔吸引管
胃气囊

食管气囊

胃气囊

图 84.11　合适的气囊位置

步骤

1. 为使患者在操作过程中能配合，予患者镇静和/或气管插管。

2. 抬高床头 45°。

3. 向三腔二囊管气囊加压和充气，确保球囊不漏气。

4. 洗胃，将大量无菌注射用水注入胃中。

5. 以润滑液或利多卡因凝胶从远端到近端涂抹三腔二囊管。用利多卡因喷雾剂喷鼻腔。

6. 沿鼻胃通道或口胃通道（气管插管患者）置入三腔二囊管大概 50cm 长。

7. 首先用 50ml 空气给胃气囊充气，用 X 线确认放置位置。然后再充入 200ml 的空气，并夹闭胃气囊管道。

8. 施加约 1kg 的牵引力，直到胃气囊卡在胃食管连接处（图 84.11）。

9. 将导管固定在患者头部的锚点（例如，橄榄球头盔或防护罩）或口腔气管插管支架上（图 84.9）。

10. 抽吸并灌洗胃管口。如果仍有出血，试着放气和重新定位胃气囊。

11. 放置 NG 管，抽吸食道内（胃气囊上方）的血液，如果仍有出血，以三通阀连接食管端与血压计或测压表（图 84.12）。可用 Y 形管代替。

12. 向食管气囊充气至止血最低压力，通常为 20~45mmHg，夹闭。

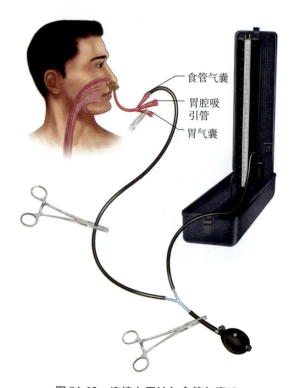

食管气囊
胃腔吸引管
胃气囊

图 84.12　连接血压计与食管气囊端

13. 放置一根鼻胃管至三腔二囊管食管气囊

顶端，可通过抽吸及灌洗确认食管近端出血情况。鼻胃管可帮助清除分泌物。

14. 拍摄 X 线片确定三腔二囊管位置。

15. 食管端应以能止血的最低压力充气24小时，或直到获得其他确定的治疗方式。

并发症

- 食管破裂
  - 由于食管气囊过度充气及填塞影响组织灌注导致食管侵蚀及坏死，最终致食管破裂。
- 气道梗阻
  - 由于胃气囊未充气或漏气使食管气囊移位阻塞气道。在床旁准备剪刀，必要时切断三腔二囊管管腔并拔出管路。
- 反流和/或吸入性肺炎
  - 由于未能充分引流口咽分泌物引起吸入性肺炎。

经验分享和要点提示

- 如果胃气囊可止血，食管气囊不必充气。
- 不能在胃气囊充气前给食管气囊充气，先给胃气囊充气可防止气囊滑入气道阻塞气道。

- 极可能发生恶心、呕吐、误吸。可于操作前使用止吐药及洗胃。
- 如果存在气道风险及误吸风险，需气管插管。
- 食管气囊充气仅需能止血的最小压力。
- 对于仰卧位患者，接球手面罩更易操作、更舒适。
- 注意：三腔二囊管刺激可能产生呃逆。

推荐阅读

▶ Bauer J, Kreel I, Kark A. The use of the Sengstaken – Blakemore tube for immediate control of bleeding esophageal varices. Ann Surg. 1974；179：273 – 7.

▶ Henneman PL. Gastrointestinal bleeding. In：Rosen P, Barkin RM, editors. Emergency medicine. 6th ed. St. Louis：Mosby；1998.

▶ Remonda G, Morachioli N, Petruzzelli C. The use of the Sengstaken – Blakemore tube for immediate control of bleeding esophageal varices. Ann Osp Maria Vittoria Torino. 1981；24：115 – 20.

▶ Sengstaken RW, Blakemore AH. Balloon tamponade for the control of hemorrhage from esophageal varices. Ann Surg. 1950；131：781 – 9.

▶ Treger R, Graham T, Dea S. Sengstaken – Blakemore tube. Available at http：//emedicine. medscape. com/article/81020 – overview#a01. Accessed 18 May 2014.

第 85 章

胃/空肠造瘘管置换术

Lee Barker, Stephanie Iken, and Bobby K. Desai

适应证

放置适应证

　　放置胃造瘘管（G 管）通常是在无法口服或口服摄入不足时需要改变途径进行肠内喂养、水化和给药的一种替代途径。以下原因通常会放置 G 管。

适应证	举例
意识或认知水平减退	头部损伤或代谢紊乱
神经系统疾病	咳嗽变异性哮喘（CVA）、痴呆、帕金森病、脱髓鞘病变（MS）等
梗阻	食道癌，口咽癌等
其他	营养不良，烧伤，囊性纤维化，短肠综合征

更换的适应证

- G 管或 J 管机械脱出。
- G 管老化。
- PEG 管损坏。
- 传统的疏通措施无法再通堵塞的 G 管。

L. Barker
Department of Emergency Medicine, Ocala Regional Medical Center, Ocala, FL, USA

S. Iken · B. K. Desai (✉)
University of Central Florida, Orlando, FL, USA
UCF/HCA Ocala Health Emergency Medicine, Ocala, FL, USA

禁忌证

- G 管周围有感染迹象，如广泛红斑、渗出或发热（图 85.1）。
- 初次置管后 4 周内 G 管移位或故障（由于窦道尚未形成）。
- 任何腹膜炎的迹象。
- 如果导管已经脱出超过 24 小时，并且窦道已经变窄或关闭。
- 严重出血。
- 如果更换违背家属或精神健全患者的意愿。

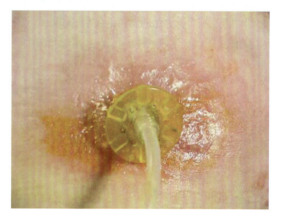

图 85.1　G 管入口周围组织红斑和压痛，提示局部蜂窝织炎。这种并发症通常应该给予局部伤口护理和口服抗生素

材料和药物

- G 管或 J 管（与原管尺寸相同，一根或两根直径小一号管）（图 85.2）。

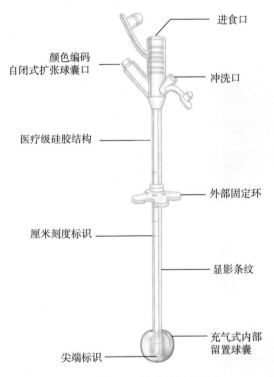

图 85.2　标准 G 管及其相关部件

进食口
颜色编码自闭式扩张球囊口
冲洗口
医疗级硅胶结构
外部固定环
厘米刻度标识
显影条纹
尖端标识
充气式内部留置球囊

- 无菌手套。
- 润滑剂。
- 注射器（用于扩张球囊：5 ~ 10ml）。
- 用于扩张球囊的无菌水。
- 缝合工具和缝线（如果需要导管缝合固定时）。
- 胶布。
- 预成型放在外部固定环与皮肤之间导管周围的衬垫（如果没有预成型衬垫，剪一个 4×4 纱布作衬垫）。
- 利多卡因凝胶（如果需要时，但目前还没有文献支持使用利多卡因凝胶）。

步骤

1. 操作前需要签知情同意书。如果无法获得患者或看护人的同意，可以在紧急情况下进行。
2. 选择与之前放置导管最相似的 G 管，直径是最重要的。最好使用相同的制造商，但不是必需的。
3. 准备一根或两根直径稍细的管子，以防相同尺寸的导管无法通过造口窦道。切勿强行将导管穿过造口。当将导管穿过造口时，过于用力会导致不必要的创伤和/或导致胃与腹壁的分离。
4. 这不属于无菌操作，用温和的清洁液清洗皮肤即可。
5. 放置前，请阅读包装说明，以确定扩张球囊所需的水量或盐水量。
6. 打开包装，给球囊充气并检查是否有漏气。
7. 润滑 G 管的末端，并使用轻微的压力将其插入造口。如上所述，您可以使用利多卡因凝胶来减轻插入时的疼痛。
8. 通过造口窦道插入导管，直到外部固定环紧贴皮肤。使用包装上所示的无菌水扩张球囊，并向外拉管，直到感觉到有阻力为止。该阻力是指球囊碰到胃壁，并表明该装置现在已从内部固定（图 85.3）。
9. 您可以向下滑动外部固定环，直到其紧贴皮肤，或者您可以将其留在初始位置，直到在 X 线下确认。
10. 为了检查 G 管的位置，让患者取仰卧位进行腹部 X 线检查，将 20 ~ 30 ml（MLS）的水溶性碘化造影剂注入 G 管。应在造影剂注射后 1 ~ 2 分钟内进行 X 线检查。如果管子在正确的位置，胃的皱褶在 X 线下是可见的。为了对肠黏膜的刺激最小，通常使用水溶性造影剂。此外，即使放置不当，进入腹膜腔的造影剂吸收时的刺激也比较小。

11. 一旦通过 X 线确认更换的 G 管在胃腔，抓住管子，向外拉，直到球囊靠在胃黏膜上，并通过向下滑动外部固定环使其靠在皮肤上进行固定。将带有预成型或定制开口的单个 4×4 纱布用作衬垫放在外部固定环与皮肤之间的导管周围。

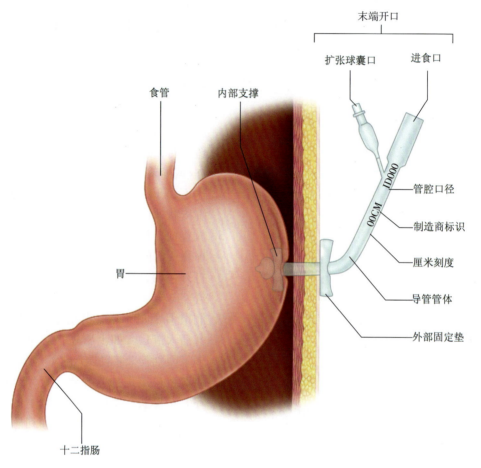

图 85.3　完全固定的 G 管内部和外部结构。并非所有 G 型管都具有相同数量的端口或内部支撑。

并发症

- 局部组织感染。
- 出血。
- G 管堵塞。
- G 管漏。
- G 管移位至腹腔。误置于腹腔内的 G 管可能导致腹膜炎，因此，在出院前检查导管的位置是非常重要的。将泛影葡胺注入 G 管后，通过腹部 X 线检查对 G 管位置进行评估。

故障排除

- G 管漏：
  - 需要拔除并更换 G 管。
  - 用注射器将球囊排空后，轻轻牵引取出 G 管。如果注射器不能使球囊排空，可以切断球囊进气口。

- 按上述步骤更换 G 管。
- G 管堵塞：
  - 当患者无法通过 G 管进行喂食和 / 或给药时。
  - 使用 60 ml 注射器来回抽吸，注射少量温水，尝试清除堵塞物。如果不成功，向 G 管注入温水并静置 20 ~ 30 分钟。
  - 可将 Clogzapper 酶溶液或 Viokase 胰酶补充剂注入 G 管，并静置 30 分钟以发挥作用。另一种选择是使用胰脂肪酶，并将 650mg 碳酸氢盐片碾碎，在 10ml 注射器中与温水混合后注入。
  - 可以购买机械疏通器来疏通 G 管。Bionix 肠内饲管疏通器是一种末端带有螺纹的塑料装置，可插入 G 管中并转动以粉碎堵塞物（图 85.4）。

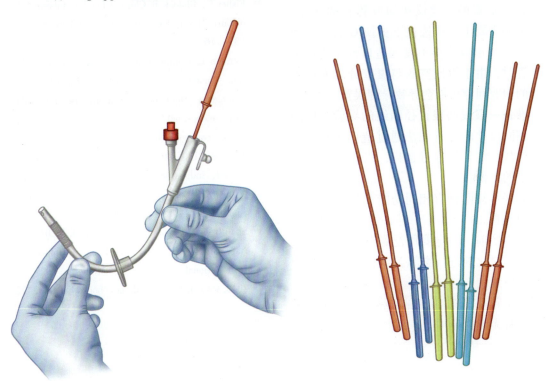

图 85.4　可以购买机械疏通器来疏通 G 管。Bionix 肠内饲管疏通器是一种末端带有螺纹的塑料装置，可插入管中通过转动来粉碎堵塞物

经验分享和要点提示

- 请记住，G 管不能脱出造口太久，尽早更换导管对病人最有利。造口是可变化的，一些文献建议 G 管脱出造口不应超过 2 小时，也有一些文献则建议不超过 24 小时。即使是再好的造口，也可能在导管移出仅几个小时就开始闭合。造口窦道通常在 8 ~ 24 小时就开始闭合，并将随着时间的推移逐步变窄。
- 如果 G 管已经取出几个小时，它的造口可能已经开始关闭。若发生这种情况，可以放置较细的 G 管和 / 或可以尝试使用连续的红色橡胶导管扩张造口。
- 如果不能及时更换 G 管，可以在造口中放置直径尺寸相同的 Foley 导管使造口保持开放，直到可以放置正确的导管。为了测试 Foley 导管是否在正确的位置，可以抽取胃酸并通过 pH 试纸进行测试。如果 pH 值为 5.5 或更低，则可能在胃内。

- 确保在尝试更换之前准备好所有用品。
- 再者，在造口窦道形成的确切时间上还未达成共识。一般来说，一个新的 G 管放置后窦道形成大约需要 2~4 周（有些迟至 6 周）。如果脱出的 G 管是新的或看起来是新的，建议通知放置它的医生，可能需要手术或透视下更换 G 管。在窦道未成形或成形不良的造口部位更换 G 管时，由于胃或空肠与腹壁分离而产生的腹腔间隙可能会导致导管误置。
- 准备一根或两根直径稍细的导管，以防相同尺寸的导管无法通过造口窦道。切勿强行将导管穿过造口，以免造成不必要的损伤。
- 最好熟知两种有相同功能和尺寸的型号的导管。
- 在更换前，一定要用泛影葡胺或其他水溶性对比剂进行腹部 X 线检查确认 G 管的位置。
- 当留置 G 管患者出现发热时，首先要考虑有无腹膜炎可能。

- 尝试对患者的 G 管或 J 管进行疏通时，一定要向您的同事询问您所在机构常用的方法。
- 如果患者不知道他们的 G 管的尺寸，或者原来的导管已经丢失，则从 16F 或 18F G 管或 Foley 导管开始替换。

推荐阅读

▶ Fisher C, Blalock B. Clogged Feeding tubes: A Clinician's Thorn. Practical Gastroenterology. 2014；37（3）：16.

▶ Herman L. Troubleshooting G - tubes & J - tubes: com - mon scenarios/tips & tricks. EmDOCs. net - Emergency Medicine Education, 14 July 2016. www. emdocs. net/ troubleshooting - g - tubes - j - tubes - common - scenarios - tips - tricks/

▶ Schraga ED. Gastrostomy tube replacement. Background, indications, contraindications, Medscape, 9 July 2018. https：//emedicine. med - scape. com/article/149589 - overview

▶ Shah R. Gastrostomy tube replacement. NCBI - The National Center for Biotechnology Information, U. S. National Library of Medicine, 27 Oct 2018. www. ncbi. nlm. nih. gov/books/NBK482422/

第 86 章

腹腔穿刺术

Shalu S. Patel and Bobby K. Desai

适应证

- 感染性腹水。
- 恶性腹水。
- 创伤时血性腹水。
- 缓解腹腔压力、疼痛和继发于腹水的呼吸困难。

禁忌证

- 严重的凝血功能障碍:
  - 凝血酶原时间(PT) >21 秒。
  - INR >1.6。
  - 血小板 <50 $\times 10^9$/L。
- 穿刺部位皮肤感染。
- 需要手术的急腹症。
- 怀孕。
- 肠管扩张。
- 腹腔粘连。

S. S. Patel
Department of Emergency Medicine, Florida Hospital Tampa, Florida Hospital Carrollwood, Tampa, FL, USA

B. K. Desai (✉)
University of Central Florida, Orlando, FL, USA
UCF/HCA Ocala Health Emergency Medicine, Ocala, FL, USA

材料和药物

- 18 ~ 22 号针或留置针, 25 号针。
- 1% 或 2% 利多卡因(10ml)。
- 注射器:
  - 10ml(1 个), 50ml(2 个)。
- 1L 空瓶(4 个)(如果持续引流)。
- 穿刺套管或任何高压力套管(如果持续引流)。
- 无菌手套。
- 手术记号笔。
- 聚乙烯吡咯酮碘(必妥碘)或其他皮肤消毒剂。
- 无菌铺巾。
- 无菌纱布(4 × 4)。
- 绷带。
- 床旁超声(推荐)。

步骤(图 86.1)

1. 患者取仰卧位。如果可能的话,将床头抬高 45°角以利于液体积聚。有时,让患者侧卧位有利于排水。
2. 超声检查腹部确定有无可引出的包裹性积液,使医师明确进针深度和不损害肠管的置管深度(图 86.2)。
3. 记号笔标注进针位置。
4. 消毒皮肤,覆盖无菌铺巾。

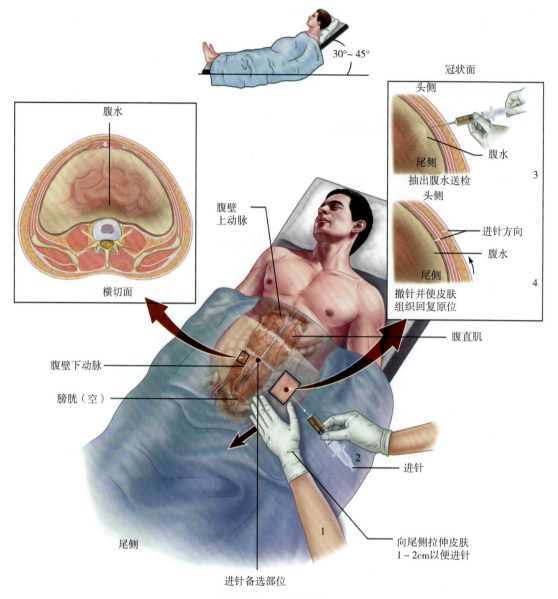

图 86.1　穿刺步骤

5. 利多卡因局麻，先打一皮丘，然后逐层进针，注射麻药，直到可回抽出腹水。

6. 撤针。

7. 准备行穿刺术时，绷紧皮肤，插入带着负压的针或留置针（与注射器相连）。然后，松开皮肤并继续进针通过腹膜，直到回抽出腹水。行"Z"形进针通路可减少经皮肤的腹水渗漏。

8. 一旦见到腹水，放置导管，拔出针或固定针。

9. 从导管内回抽以确保其位置合适。

10. 如果回抽容易，更换 50ml 注射器并回抽直至装满腹水。可如此操作两次。另外，如果此操作为治疗目的，将导管与带空瓶的管路相连，用空瓶收集腹水。

11. 如果腹水不易回抽，需重置导管，或旋转 45°。

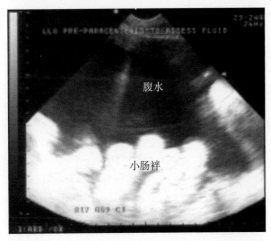

图 86.2　超声检查是否存在可抽取的包裹性积液

12. 一旦腹水抽尽，拔出针及导管，覆盖纱布并稍用力按压穿刺部位，可减少出血。

13. 穿刺部位用绷带或其他物品包扎。

14. 腹水送检。一般来说，实验室分析包括蛋白质、白蛋白、比重、葡萄糖、胆红素、淀粉酶、脂肪酶、甘油三酯、乳酸脱氢酶（LDH）、细胞计数和分类、细菌培养和药敏、革兰染色、抗酸染色（AFB）、真菌培养、细胞学和 pH 值。

并发症

- 穿刺点渗漏。
- 腹壁血肿。
- 肠穿孔。
- 继发感染。
- 低血压（大量放腹水后）。
- 稀释性低钠血症。
- 肝肾综合征。
- 出血。
- 穿刺后循环功能障碍。

经验分享和要点提示

- 穿刺部位首选腹中线。
- 血清腹水蛋白梯度（SAAG）可以用来鉴别腹水的原因。其计算方法为腹水蛋白减去血清蛋白。高梯度（> 1.1g/dl）提示门静脉高压，而梯度较低（<1.1g/dl）提示其他原因。
- 穿刺后循环功能障碍（PPCD）常继发于肝硬化患者大量放腹水（>4L）后的低血容量。它与恶性低钠血症、肾功能障碍、短期内腹水复发及死亡率增加相关。PPCD 的预防：每放 1L 腹水补充 6~8g 白蛋白。
- 多核淋巴细胞 >250×10^6/L 可诊断自发性细菌性腹膜炎。

推荐阅读

▶ Aponte EM, Katta S, O'Rourke MC. Paracentesis. 2020 Sep 9. In: StatPearls [Internet]. Treasure Island (FL): StatPearls Publishing; 2020. PMID: 28613769.

▶ Mildon J, Willers J, Thomson SJ. Paracentesis model for junior doctors. Clin Liver Dis (Hoboken). 2018; 12 (3): 89 – 92. https://doi.org/10.1002/cld.734. PMID: 30988919; PMCID: PMC6385920.

▶ Millington SJ, Koenig S. Better with ultrasound: paracentesis. Chest. 2018; 154 (1): 177 – 84. https://doi.org/10.1016/j.chest.2018.03.034.

▶ Wong CL, Holroyd – Leduc J, Thorpe KE, Straus SE. Does this patient have bacterial peritonitis or portal hypertension? How do I perform a paracentesis and analyze the results? JAMA. 2008; 299: 1166 – 78.

第 87 章

肛裂的治疗

Larissa O. Dub, David P. Nguyen, L. Connor Nickels, and Giuliano De Portu

肛裂是肛缘黏膜的溃疡（图87.0.1）。

80.1 适应证

- 排便疼痛。

- 它是突发直肠大量出血的最常见原因。
- 中后部肛裂是最常见的类型（90%）。
  - 青年多见（30～50岁），可发于任何年龄。

a

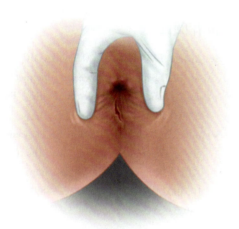

b

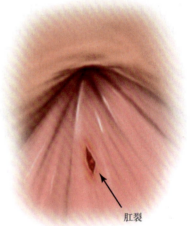

肛裂

图 87.1 (a, b)　肛裂

- 通常与便秘及慢性腹泻相关。
- 大多数单纯肛裂在 3～4 周缓解。
- 可在便中及便后发生剧烈疼痛。
- 可分为急性（<6 周）及慢性（>6 周）。

L. O. Dub (✉)
Department of Emergency Medicine, Envision Physician Services, Plantation, FL, USA
e-mail: Larissa.Dub@shcr.com

D. P. Nguyen
Department of Emergency Medicine, Rush-Copley Medical Center, Aurora, IL, USA

L. C. Nickels · G. De Portu
Department of Emergency Medicine, University of Florida Health Shands Hospital, Gainesville, FL, USA

禁忌证

- 除非不能确诊，否则应避免直肠指检。

- 药物治疗 1 ~ 3 个月无缓解应选择手术治疗。

材料和药物

- 施术者需标准防护措施。
- 光源良好。
- 可选择的急诊治疗：
  - 局部麻醉/制剂［安那素（盐酸丙吗卡因、氧化锌）加可的松］。最好在排便前 10 分钟使用。
  - 硝酸甘油（0.2%）或硝苯地平凝胶（2%）（放松肌肉、改善血流）。

步骤

1. 在私密环境中暴露臀部，以便目视检查。
   - 这可能会增加患者的疼痛及痉挛。
   - 如果裂口可清晰辨认则停下。
2. 为减轻症状应用局部麻醉（非必需，当医师进行下述治疗时提供）。
3. 不适用于保守治疗患者。
4. 急性肛裂患者需行包括饮食在内的医疗管理［WASH（温水坐浴、镇痛、通便剂、高纤维饮食）管理］
   - 温水坐浴：
     - 每次 20 分钟；
     - 建议每次排便后坐浴；
     - 如果无排便，每天至少 2 次。
   - 高纤维饮食。
   - 增加液体摄入。
   - 如果需要，添加通便剂。
   - 如果是慢性的或既往管理方案无效，需考虑以下方法：
     - 0.2% ~ 0.4% 硝酸甘油软膏涂于直肠区域。
       · 可能引起头痛。
       · 建议戴手套以防皮肤吸收。
     - 钙通道阻滞剂：
       · 局部用硝苯地平。

       · 2% 地尔硫䓬软膏。
     - A 型肉毒素注射：
       · 存在争议：此法比手术的成功率更低。
5. 不能治愈的创口推荐手术治疗。
   - 可选择侧方内括约肌切开术。

并发症

- 感染。
- 脓肿。
- 出血。
- 慢性裂口形成。
- 便秘/粪便嵌塞。
- 术后大便失禁。

经验分享和要点提示

- 要点
  - 原发性肛裂没有明确的原因。
  - 继发性（慢性）肛裂可继发于克罗恩病、结核病、梅毒、人类缺陷病毒（HIV）或恶性肿瘤。有以下情况时应有所怀疑：存在多发或复发性裂隙；在后中线以外的部位发现；持续 > 8 周。
- 难点
  - 如果发现儿童有肛裂，应考虑儿童受到虐待。
  - 何时提及：
    · 成人患者 > 8 周的肛裂（怀疑为继发性原因）。
    · 儿童持续了 2 周以上的肛裂。

推荐阅读

▶ Nelson R. Anal fissure（chronic）. BMJ Clin Evid. 2010；2010：0407. PMID：21718564；PMCID：PMC2907591.
▶ Newman M，Collie M. Anal fissure：diagnosis，man-

agement, and referral in primary care. Br J Gen Pract. 2019; 69 (685): 409 – 10. https: // doi. org/10. 3399/bjgp19X704957.

▶ Oztük H, Onen A, Dokucu AI, Otçu S, Yağmur Y, Yucesan S. Management of anorectal injuries in children: an eighteen – year experience. Eur J Pediatr Surg. 2003; 13: 249 – 55.

第 11 篇

泌尿生殖器官损伤救治技术

第 88 章

导尿术

Maritza A. Plaza – Verduin and Judith K. Lucas

适应证

- 留取无菌尿液标本。
- 防止或解除尿潴留。
- 留置尿管以密切监测尿量。
- 急诊膀胱尿道造影。
- 儿童会阴部挫伤或烧伤及存在尿道水肿或梗阻风险。
- 暂时解除下尿道梗阻。
- 神经源性膀胱。
- 膀胱冲洗治疗肉眼血尿。

禁忌证

- 绝对禁忌证
  - 创伤所致潜在的尿道损伤。
    - 骨盆骨折。
    - 明确的尿道损伤。
    - 尿道口出血。

M. A. Plaza – Verduin
Department of Emergency Medicine, Arnold Palmer Hospital
for Children, Orlando, FL, USA

J. K. Lucas (✉)
Department of Emergency Medicine, University of Florida
College of Medicine, University of Florida Health Shands
Hospital, Gainesville, FL, USA
e – mail: judithklucas@ufl.edu

- 相对禁忌证
  - 近期接受泌尿生殖系统手术（留置尿管前需请泌尿外科医师会诊）。

材料和药物

- 导尿包:
  - 无菌手套。
  - 无菌洞巾。
  - 聚维酮碘（碘伏）溶液。
  - 用于消毒的无菌棉球或棉签。
  - 润滑剂。
  - 标本杯。
  - 尿液收集袋。
  - 导尿管:
    - 新生儿用 5F 鼻饲管。
    - 婴儿用 8F 导尿管。
    - 青少年用 10 ~ 12F 导尿管。
    - 成年人用 12 ~ 15F 导尿管。
- 局部麻醉（必要时可使用 2% 盐酸利多卡因凝胶）。
- 吸水垫。

步骤

1. 检查所需导尿器械及物品。
2. 患者取仰卧位，将吸水垫置于患者身下。
   a）女性将双腿固定成如图的蛙腿位（图 88.1）。

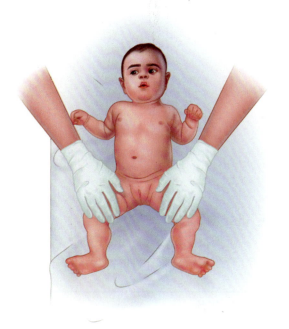

图 88.1　婴儿插管的蛙腿位

3. 术区消毒前，用非惯用手定位尿道开口。

4. 准备好可能会用于擦拭患者会阴部的粉剂以及药膏。

5. 放置无菌洞巾，会阴部消毒，然后对该区域进行消毒。

6. 如有需要予以局部麻醉：

   （a）用麻醉药物（2% 盐酸利多卡因凝胶）浸润棉球后，置于尿道开口 2 分钟。

   （b）用麻醉药物行尿道局部注射麻醉。

7. 男性导尿：

   （a）如果未割包皮，轻轻地翻开包皮，清洁和暴露尿道口。

   （b）用非主利手将患者阴茎提起，与身体成 90°（图 88.2）。

   （c）润滑导尿管前端。

   （d）将导尿管插入尿道口，轻轻牵拉阴茎根部同时将导尿管继续插入。

   （e）如果遇到阻力，继续轻轻推导尿管。

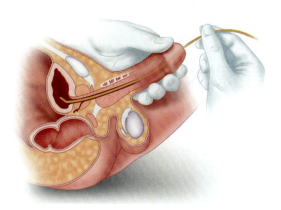

图 88.2　男性导尿术，阴茎应与身体垂直

- 不可强行推入导尿管，以免形成错误通道或造成创伤性瘘道。

   （f）推进尿管直至有尿液从内流出，尿管置入深度稍长于阴茎长度。

   （g）充气球囊。

   （h）将导尿管连接到尿液收集袋上。

   （i）整理清洁术区，擦净碘伏溶液。

   （j）如果患者未割包皮，此时还需将包皮复位以免引起包茎。

8. 女性导尿：

   （a）消毒范围应从前到后。

   （b）助手协助分开患者大阴唇。

   - 如果没有助手，则用非主利手分开患者大阴唇。

     · 轻轻将大阴唇向两侧分开后再向外上方牵拉，这样有助于暴露尿道口（图 88.3）。

     · 用棉签向下轻拉阴道口皱襞，以暴露尿道口（图 88.4）。

   （c）润滑导尿管前端。

   （d）将已润滑的导尿管从尿道口插入，直至管内可见尿液流出为止（图 88.5）。

   （e）充气球囊。

   （f）将导尿管连接到尿液收集袋上。

   （g）清洁术区，擦净碘伏溶液。

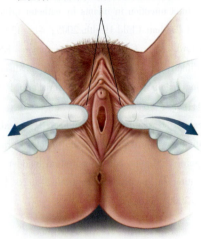

轻轻将大阴唇向两侧再向外上方牵拉

图88.3 牵拉阴唇以更好地暴露尿道口

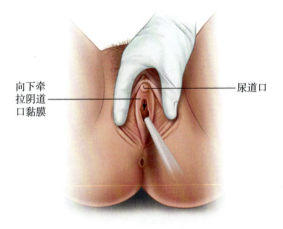

向下牵拉阴道口黏膜 | 尿道口

图88.4 向下牵拉阴道口黏膜可以更好地暴露尿道口

并发症

- 尿道或膀胱损伤。
- 术区消毒不充分可引起尿路感染。
- 未将包皮正确复位可引起包茎。

经验分享和要点提示

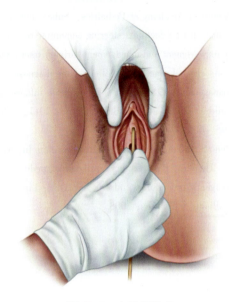

图88.5 女性导尿术

- 不必完全将患者包皮翻下。这样可能会导致创伤并增加引起包茎的风险。在男婴或者男童时期，包皮已经变得松弛，自然存在的粘连可以自行松解。
- 女婴的尿道口常常藏匿在冗余的处女膜上方（与之相比，成年女性的尿道口更靠前），因而看上去像一道浅窝或者小的盲袋。
- 对于未割包皮的男性，在操作结束后确保将包皮复位至包裹龟头以免引起包茎。
- 通过导尿术留取儿童尿液查感染源时，无论尿常规结果如何均应送培养，因为在年龄较小的婴幼儿，可能尿常规结果呈假阴性，而尿培养结果阳性。
- 对于女性，如果导尿管误入阴道，需要更换导管。

推荐阅读

▶ American Academy of Pediatrics, Subcommittee on urinary tract infection, steering committee on quality improvement and management. Urinary tract infection: clinical practice guideline for the diagnosis and management of the initial UTI in febrile infants and children 2 to 24 months. Pediatrics. 2011; 128: 595 –609.

▶ Beno S, Schwab S. Bladder catheterization. In: King C, Henretig FM, editors. Textbook of pediatric emergency procedures. 2nd ed. New York: Lippincott Williams & Wilkins; 2008.

▶ Cheng YW, Wong SN. Diagnosing symptomatic urinary tract infection in infants by catheter urine culture. J Paediatr Child Health. 2005; 41: 437 –40.

▶ Gerard LL, Cooper CS, Duethman KS, et al. Effectiveness of lidocaine lubricant for discomfort during pediatric urethral catheterization. J Urol. 2003; 170: 564 –7.

▶ Kozer E, Rosenbloom E, Goldman D, et al. Pain in infants who are younger than 2 months during suprapubic aspiration and transurethral bladder catheterization: a randomized, controlled study. Pediatrics. 2006; 118: e51 –6.

第 89 章
盆腔检查和涂片检查

Nauman W. Rashid，Elaine B. Josephson，and Muhammad Waseem

适应证

- 下腹部或盆腔疼痛。
- 阴道出血或溢液。
- 肿瘤筛查。
- 怀孕。
- 性传播疾病暴露史。
- 异物残留。
- 性侵史。

禁忌证

- 生理缺陷或精神异常。
- 近期有妇科手术史。
- 晚期妊娠伴出血。
- 经前期的女性（不包括无性生活史的青春期女性，除非存在溢液、出血、怀疑存在虐待或异物）。

N. W. Rashid
Department of Emergency Medicine，WellStar Kennestone Hospital，Marietta，GA，USA

E. B. Josephson
Department of Emergency Medicine，Lincoln Medical and Mental Health Center，Weill Cornell Medical College of Cornell University，Bronx，NY，USA

M. Waseem (✉)
Department of Emergency Medicine，Lincoln Medical and Mental Health Center，New York，NY，USA

- 如果需要窥器检查，应该考虑全麻下进行。

材料和药物

- 带有脚蹬的检查台（图 89.1）。

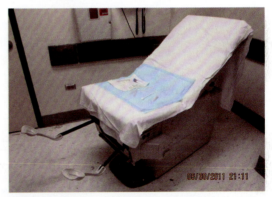

图 89.1　带有脚蹬的检查台

- 稳定的光源。
- 型号适合的窥器（图 89.2）。

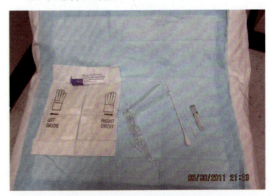

图 89.2　手套、窥器、大号棉签

- 淋病及衣原体培养拭子。
- 用于留取阴道溢液或出血的大号棉签（图89.2）。
- 取环钳。
- pH试纸。
- 用于做涂片的盐水和氢氧化钾滴瓶。
- 润滑用凝胶。
- 一次性手套（图89.2）。

步骤

1. 检查前取得患者同意。
2. 需要有第三人在场陪护（医务人员）。
3. 确保检查台清洁并且垫好衬垫。

4. 嘱患者着宽松舒适衣服。
5. 患者取截石位卧于检查台上，双腿分开置于脚蹬上，盆腔尽可能地靠近检查台边缘。
6. 打开检查灯，调至最佳亮度，戴一次性手套。
7. 向患者充分解释整个操作过程。
8. 检查外生殖器。依次检查局部皮肤、大阴唇、小阴唇、阴蒂、尿道口、阴道及巴氏腺（图89.3）。观察是否存在皮肤异常、伤口、肿块、皮疹、表皮脱落、脓肿、分泌物、流血及创伤，触诊是否有压痛。

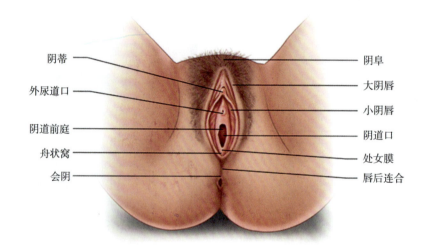

阴蒂 — 阴阜
外尿道口 — 大阴唇
小阴唇
阴道前庭 — 阴道口
舟状窝 — 处女膜
会阴 — 唇后连合

图89.3 女性外生殖器

9. 润滑大小合适的窥器（一般为中号），轻轻向下用力由阴道开口插入窥器。在见到宫颈口之前，窥器置入过程不应该遇到任何阻力。
10. 观察阴道壁是否存在损伤或肿块（图89.4），观察宫颈口是开放还是闭合，用棉签留取检查淋病或衣原体的宫颈分泌物并送微生物学检查。
11. 用大号棉签留取白带或阴道流血标本，需

要记录其颜色、气味及量的多少。检测阴道分泌物的pH值，正常pH值应<4.5，若pH值升高则表明存在感染（表89.1）。
12. 接下来需要行双合诊检查（图89.5）。将润滑用凝胶涂抹在非主利手上，将其示指和中指伸入阴道内直至可触及宫颈，另一只手置于腹部行子宫和卵巢触诊。放在腹部的手轻轻向下压，置于阴道内的手向上抬。

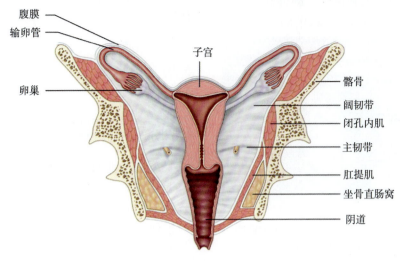

图 89.4　女性内生殖器

表 89.1　涂片检查识别

病原菌	准备物品	pH	镜检	宫颈	白带性状
细菌性阴道病	盐水	>4.5	"线索细胞"	泛红色	稀薄、乳白色、腥臭味
滴虫病	盐水	>4.5	运动鞭毛	草莓样红色	黄绿色泡沫样
真菌	氢氧化钾	3.8～4.5	出芽酵母假菌丝	正常	白软干酪样

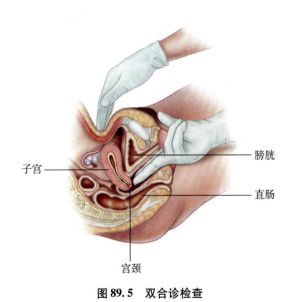

图 89.5　双合诊检查

13. 触诊宫颈引出宫颈举痛。子宫触诊需记录其大小、位置及活动性。附件触诊需了解是否存在肿块及压痛，若触及肿块，需记录其大小、活动度、规则性及压痛。

14. 最后行直肠阴道指诊。润滑左手的食指和中指，将食指伸入阴道，中指伸入直肠，触诊是否存在瘘管或肿块，还需用手指检查骶子宫韧带、阔韧带以及盆腔侧壁。之后，轻轻抽出手指，观察指套上是否有黏性分泌物或血迹。

15. 留取白带行涂片检查。将白带装入含有盐水的小瓶中并充分混合，取一滴于载玻片上，在高倍镜下查找"线索细胞"（图 89.6）以诊断细菌性阴道病，查找滴虫（图 89.7）以诊断滴虫性阴道炎；对于真菌，可将两滴溶液与两滴氢氧化钾溶液混合。见到菌丝，则可诊断为念珠菌（真菌）感染（图89.8）。

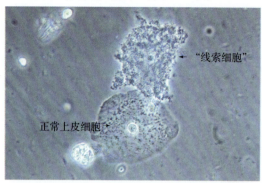

图89.6 阴道涂片显微图中显示两个上皮细胞，一个是正常的上皮细胞，另一个是表面附着细菌而变得粗糙、有斑点的上皮细胞，称为"线索细胞"（来自 CDC 公共卫生图像库）

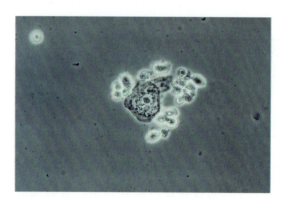

图89.7 生理盐水中滴虫的显微图片（来自 CDC 公共卫生图像库）

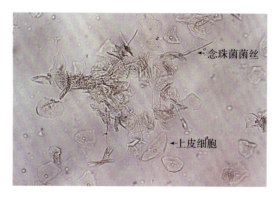

图89.8 阴道涂片中的白色念珠菌（来自 CDC 公共卫生图像库）

并发症

- 泌尿系感染。
- 阴道出血。
- 绞痛。

经验分享和要点提示

- 良好的沟通对保证患者舒适和减少焦虑是必要的。
- 陪护人员应是医务人员。
- 即使患者月经来潮，也不能略过盆腔检查。
- 如果宫颈难以看清，轻微取出窥器并施加下压。
- 行盆腔检查时不要忘记行完整的腹部查体，以排除胃肠道疾病。
- 在中老年女性中（＞50 岁），直肠指诊时指套染血可能系操作所致。

推荐阅读

► Brown J，Fleming R，Aristzabel J，Gishta R. Does pelvic exam in the emergency department add useful information? West J Emerg Med. 2011；12：208 – 12.

► Butler J，Barton D，Shepherd J，Reynolds K，Kehoe S. Gynaecological examinations. Good not bad medicine. BMJ. 2011；342：d1760.

► Carr SE，Carmody D. Outcomes of teaching medical students core skills for women's health：the pelvic examination educational program. Am J Obstet Gynecol. 2004；190：1389.

► Katz VL，Lentz G，Lobo RA，Gershenson D，editors. Comprehensive gynecology. 5th ed. Philadelphia：Mosby；2007.

► Tiemstra J，Chico P，Pela E. Genitourinary infections after a routine pelvic exam. J Am Board Fam Med. 2011；24：296 – 303.

第 90 章

前庭大腺脓肿/囊肿引流

Amanda Webb

适应证

- 前庭大腺脓肿或囊肿疼痛。
- 坐浴、温水浴和止痛药等保守治疗失败。

禁忌证

- 绝对禁忌证
  - 无。
- 相对禁忌证
  - 无症状的小囊肿不需要引流。

材料和药物

- 碘溶液。
- 无菌手套。
- 1% 或 2% 利多卡因，含或不含肾上腺素。
- 27 号或更小针头用于注射利多卡因。
- 5ml 注射器用于注射利多卡因。
- 3ml 注射器用于导管充气。
- 11 号手术刀。
- 小止血钳。
- 1 英寸 25G（5 号）针用于膨胀导管。
- 生理盐水用于冲洗和膨胀导管。
- 纱布。

A. Webb (✉)

Department of Emergency Medicine, HCA Florida Brandon Hospital, Graduate Medical Education, Brandon, FL, USA

- 导管（图 90.1）或环形导管（图 90.2）。

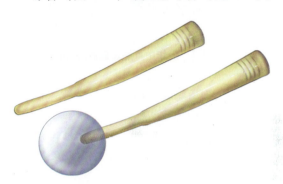

图 90.1 导管（膨胀/未膨胀）

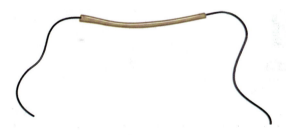

图 90.2 环形导管

步骤

1. 患者取截石位（图 90.3）。
2. 用含碘或其他抗菌溶液消毒阴唇和会阴区。
3. 将利多卡因注射到脓肿预定切口的阴道黏膜侧（图 90.5）。

4. 使用 11 号手术刀在脓肿处做一个小（<5mm）穿刺切口。破入腔内会有明显的脓或黏液流出。可以使用带齿钳轻轻抓住囊肿/脓肿壁，因为当囊肿/脓肿引流并塌陷后，很容易形成假腔（图90.5）。

5. 插入小止血钳，扩开任何脓腔。

Word 导管操作步骤：

- 用 2～3ml 生理盐水测试 Word 导管，然后抽出生理盐水。
- 插入 Word 导管并在球囊完全进入腔内后进行球囊充盈（图90.6和90.7）。
- 用 2～3ml 生理盐水充盈球囊。轻轻拉扯导管，确保它不会脱出，并将导管的末端塞入阴道内。

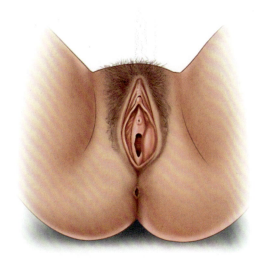

图 90.3　操作中可触及囊肿/脓肿

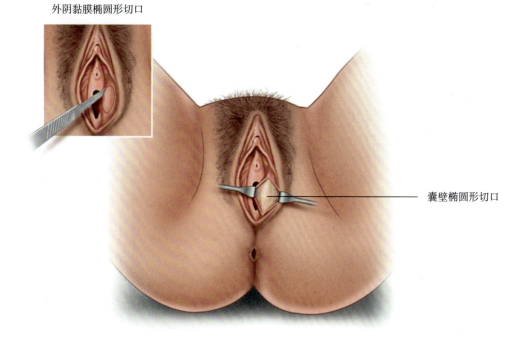

外阴黏膜椭圆形切口

囊壁椭圆形切口

图 90.4　在预定的切口部位注射利多卡因 1～4ml

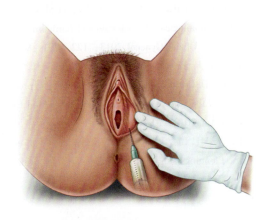

图 90.5　可能需要牵引阴唇以完全暴露囊肿/脓肿

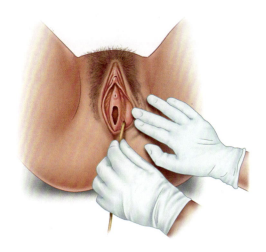

图 90.6　将 Word 导管尽可能深地插入切口部位

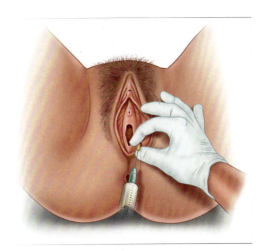

图 90.7　用针和注射器将 2~3ml 生理盐水或水注入球囊，使 Word 导管的球囊充盈

Jacobi 环形导管操作步骤：

- 用止血钳抓住 Jacobi 环的一端，并将其穿过初始切口。
- 将 Jacobi 环形导管穿过脓肿腔（注意不要将导管内缝线拉出），并做第二个切口作为导管出口。
- 将导管的两端打结，形成一个环。

6. 出院指导：
  （a）糖尿病患者和孕妇应服用广谱抗生素。
  （b）应指导患者在 48 小时内不要将任何物品放入阴道。
  （c）由于术后可能会有分泌物流出，建议使用护垫。
  （d）坐浴可增加局部舒适感。

并发症

- 假腔可发生在黏膜内，特别是在较小的囊肿中，导致导管放置不正确和引流失败。
- 局部疼痛、不适。
- 出血，通常为很少量。
- 复发，较常见。
- 感染。

经验分享和要点提示

- 在怀孕期间也可进行囊肿引流。
- 考虑使用辅助止痛剂，因为尽管使用了局部麻醉，手术过程仍可能相当痛苦。
- 不要做太大切口，因为导管可能会脱落。
- 脓肿通常由多种微生物引起，大肠埃希菌是最常见的病原体。通常不需要抗生素，除非有蜂窝织炎的迹象或切口引流后未能改善。
- 如果无法使用 Word 导管，可使用 8Fr Foley 导管。

参考文献

[1] Acknowledgments The contributions of Holly H. Charleton, MD; Marylin Otero, MD; Diane F. Giorgi, MD; and Joseph A. Tyndall, MD to the version of this chapter in the first edition are gratefully acknowledged.

推荐阅读

▶ Kessous R, Aricha – Tamir B, Sheizaf B, Shteiner N, Moran – Gilad J, Weintraub AY, et al. Clinical and microbiological characteristics of bartholin gland abscesses. Obstet Gynecol. 2013; 122: 791 – 9.

▶ Mercado J, Brea I, Mendez B, Quinones H, Rodriguez D. Critical obstetric and gynecologic procedures in the emergency department. Emerg Med Clin North Am. 2013; 31: 207 – 36.

▶ Tuggy ML. In: Pfenniger JK, Fowler GC, editors. Pfenninger and Fowler's procedures for primary care. 3rd ed. Philadelphia: Elsevier; 2011.

第 91 章

性侵相关法医鉴定

Rajnish Jaiswal，Mary T. Ryan，and Muhammad Waseem

当性侵受害者寻求医疗救助时，除了要满足其医疗需要，还要考虑法医鉴定需要。该检查最好能由经过"性侵相关法医鉴定（SAFE）"训练的专业人士施行。若检查者为护士，他/她最好是性侵检查员（SANE）。在特定机构，法医和护士、医师、执法人员、社工以及患者代讼人一起组成性侵反应小组（SART）。

对性侵受害者关怀的持续发展反映了法医学、司法改革的进步和我们对性侵受害者心理的理解。

然而，当出现紧急医疗情况时，需要指定一个医疗团队予以鉴定。此时，SAFE 检查应该摆在次要地位。危及生命或躯体的损伤总是优先于法医取证，而且实施紧急医疗措施常常不会破坏已存在的证据。

适应证

- 性侵受害者寻求并同意行法医检查。
- 不同地区之间取证截止时间均有所不同（如纽约地区要求截止时间为 96 小时以内[1]）。

R. Jaiswal
Department of Emergency Medicine，New York Medical College，Metropolitan Hospital Center，New York，NY，USA

M. T. Ryan · M. Waseem (✉)
Department of Emergency Medicine，Lincoln Medical and Mental Health Center，New York，NY，USA

禁忌证

- 绝对禁忌证
  - 受害者不同意取证。
- 相对禁忌证
  - 超过了取证截止时间。

材料和药物

- 最好能够指定一间用于 SAFE 检查的房间。
- 标准性侵证据采集包。
- 手套。
- 相机。
- 便携光源。
- 棉签干燥机。
- 伍氏灯。
- 肛门镜。
- 阴道镜，最好带有摄像头。
- 给受害者准备的物品：说明手册、检查用衣物。
- 预防药物：抗生素、抗逆转录病毒药物及避孕药物。

检查过程："让患者做好准备，准备好房间"

1. 知情同意
   - SAFE 前需要取得单独的知情同意。

检查前征求受害者的同意有着重要的心理社会意义，在此关键时刻重新予以受害者"控制"和"选择"的权利[2]。如果受害者选择不接受 SAFE，那么检查者必须尊重其决定；受害者可选的并非只能是"全部"或者"无"两种极端，受害者可以选择接受其中的某一部分检查而拒绝其他检查。检查者应充分尊重受害者的决定。

- SAFE 知情同意的内容包括证据采集、法医学拍照、将证据向执法部门公开以及允许与侦查人员讨论 SAFE 的结果。

2. 执法部门参与

- 从对性侵的上报要求看，不同地区的法律存在差异，检查者必须熟知其所处地区的具体要求。所有 SAFE 都需要执法部门参与，并告知受害者这么做的益处。

3. 证据采集

- 性侵证据采集包是一种预先包装好的专用包，内含采集和保存证物所需材料（图 91.1），包括手写说明、棉签、信封、躯体图解以及检查者使用的密封条。

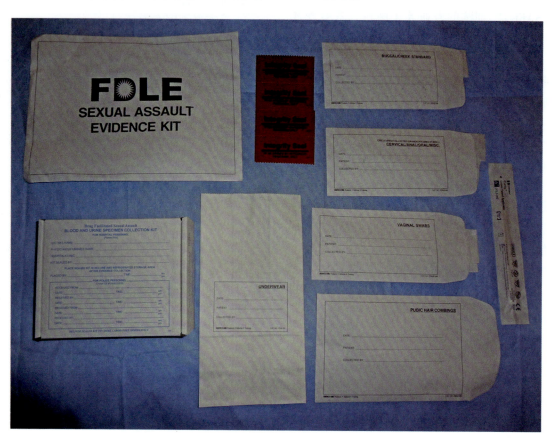

图 91.1　性侵证据采集包

4. 法医谈话及信息采集

- 法医谈话是 SAFE 的第一步。其与法医检查有着同样的作用，与受害者之间建立良好的关系、为其提供帮助、收集信息从而协助医疗救助和直接证据采集。信息获取是一个持续过程，直至 SAFE 过程结束。

- 应将受害者着重强调的内容记录下来。记录与案件相关的事实。避免使用带有主观偏见的语言，例如"据说"或"要求"。重要信息包括受到侵害的时间、接触类型（罪犯－受害者，受害者－罪犯）、涉及人数以及侵害发生以来受害者的行为，还包含基本医疗及妇产科病史情况。SAFE 谈话不属于调查审问，对性侵的调查审问属于执法部门的工作范畴。

5. 常规体格检查

- 要求受害者站在铺好的纸上脱去衣物，这样便于收集掉落物用于取证。给其穿上宽松的检查衣，然后从头至脚进行系统的检查。辨识所有损伤，包括非常微小的损伤。在躯体图解中标记损伤位置（图91.2），条件允许时对损伤部位进行拍照。对容易忽略的地方需要更加注意，如口中、耳后、颏下以及足底。触诊头皮区域明确是否存在局部压痛。

6. 损伤记录

- 记录过程通常需要花费较多时间。需要描述损伤类型——擦伤、挫伤、裂伤或咬痕，记录损伤部位及大小，最好能够在照片上利用工具进行测量。通常使用由美国法医牙科学委员会（ABFO）提供的标尺（图91.3）。如果损伤呈现特定形状（如线形、环形、曲线形或点状），只需描述而无须给出具体结论。

7. 咬痕

- 咬痕需要另行评估，因为咬痕中可能存在唾液从而提供更多相关证据。除了对咬痕进行描述、拍照之外，还需使用取证包中的干棉签擦拭。

8. 法医相关盆腔检查

- 进行生殖系统检查（包括外生殖器检查及窥器检查）的目的是为了明确局部损伤并进行法医学取证。

9. 视诊

- 观察外生殖器。分开阴唇，观察皮肤褶皱及阴唇系带后方是否存在损伤。TEARS 记忆法有助于观察和记录各种损伤（T＝撕裂，E＝瘀斑，A＝擦伤，R＝发红，S＝肿胀）。外生殖器损伤可用标准相机（数码相机或35mm 胶片相机）或具有放大功能的阴道镜拍照。

10. 窥器检查

- 置入预先湿化处理的内窥镜，在充足光源下观察子宫穹隆及宫颈是否存在损伤或任何可能需要收集的证据痕迹（分泌物、毛发、遗留的避孕套及其他残留物）。阴道镜（图91.4）是一种非常有用的工具，它可以观察得更加细致，在发现细小损伤及拍照取证时作用尤为突出。
- 双合诊检查应用于某些情况中，但不是必需的。

11. 直肠检查

- 观察局部是否存在裂伤、流血或分泌物。在存在肛门侵入并且受害者允许的情况下，使用肛门镜进行检查，记录检查结果并拍照。

12. 证据采集

- 打开取证包并将内含物依次摆开。一旦取证包打开，则全程都需要有人看守。每个信封上都需要记录受害者名字及取证时间和日期。所需棉签和玻片也包含在取证包内。

13. 采集生物学资料

- 证据采集包括口腔、肛门、阴道内拭子。在放回信封前，棉签应在空气中晾干。需要采集痕迹证据，包括指甲碎片、干燥的分泌物、遗留的毛发以及其他异物（如粪便、避孕套）。伍氏灯可以帮助检查者发现遗留在皮肤

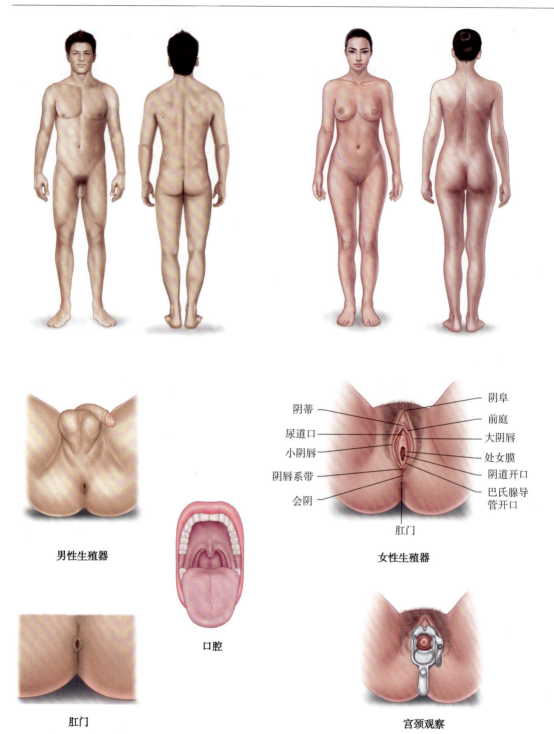

男性生殖器

口腔

女性生殖器

阴蒂

尿道口

小阴唇

阴唇系带

会阴

阴阜

前庭

大阴唇

处女膜

阴道开口

巴氏腺导管开口

肛门

肛门

宫颈观察

图91.2 检查图示

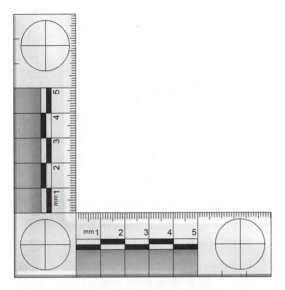

图 91.3　美国法医牙科学委会会员（OBFO）的标尺（Courtesy Bronx SART Program）

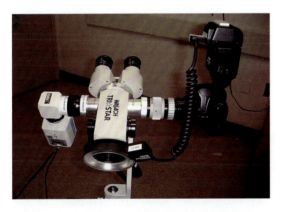

图 91.4　阴道镜（Courtesy Bronx SART Program）

或衣物上干燥的分泌物。当所有操作都结束之后，给每个信封封好口，并由检查者签名后放回取证包中。

- 上述操作结束后，包好性侵取证包（SAECK），贴上事先提供的封条，封条上需检查者签字并注明日期，然后将证据转交给执法部门（经受害者允许）。如果执法部门尚未介入案件调查，则先将证物包保存在事先指定的安全区域。证据在不同人之间进行传递时，每一个接触者都必须手写签名，保证证据没有任何形式的破坏或篡改。这就是最基本的"保持监管链完整"原则，证据链必须完整才能被法庭采纳。

14. 衣物收集
- 在某些案件中，衣物也可以被当作证据并收集。根据案件的不同，这些衣物可能包括内裤和女性卫生用品，这些小件衣物大小可能与取证包相符，可以放入其中。大件衣物和/或鞋子需要单独保存，放入大小合适的纸袋中，并在表面标记受害者名字。与其他证据一样，证据包也需要封口并由检查者签名、签注日期。任何附加证据都需要与 SAECK 放置在一起。需要给受害者提供更换的衣物和内裤。

15. 法医拍照
- 尽管检查者可能不是专业的法医摄影人员，但是损伤的照片记录依然是 SAFE 中重要的一部分，此时需要签署一份额外的知情同意书。可以使用 35mm 胶片相机或高分辨率数码相机进行拍照。
- 至少有一张图片需要包含受害者的脸部或其他可供识别的特征性标志。必须拍摄近景照和远景照。拍照时相机必须与表面成 90°角，避免图片出现扭曲变形。拍摄损伤部位时，照片内还需包含卷尺以供参考，如果可能，医疗记录编号或案件编号之类的辨识物也需要出现在照片中。如有拍照，检查者需进行如实记录。

16. 实验室检查
- 血清学检查需包括梅毒、乙肝病毒、丙肝病毒及 HIV 检查。尿液需要送检行尿常规及早孕检查。在特定案件中，对尿液进行毒理学检查也非常重要。有人提出在预防性使用抗生素治疗前要进行淋病及衣原体检查，但仍存争议。

17. 预防性治疗
- 需要给受害者提供避孕，常见性传播疾病、乙型肝炎以及艾滋病的预防性治疗。目前美国疾病控制与预防中心（CDC）指南推荐如下：
  - （a）对未曾接种乙肝疫苗的受害者在进行检查之初，就需要为其接种乙肝疫苗。对于已接种乙肝疫苗，但无乙肝免疫球蛋白的受害者，需要进行抗乙肝感染治疗。在第一次疫苗接种后，剩余疫苗需在之后的 1~2 个月及 4~6 个月进行接种。
  - （b）经验性抗微生物治疗包括抗衣原体、淋病以及滴虫治疗。
    - ·推荐疗法：
      - – 肌肉注射头孢曲松钠，250mg/次，1 次/日。
      - – 合用：口服阿奇霉素 1g/次，1 次/日。
      - – 合用：口服甲硝唑，2g/次，1 次/日。
      - – 或替硝唑，2g/次，1 次/日。
  - c）紧急避孕方法依不同地区和组织而异。阴性的孕检结果需要在取证之前进行记录。
  - d）放宽破伤风应用指征。
  - e）HIV 暴露后预防。
    - ·所有存在明确暴露史的受害者都需要接受检测前咨询并且按照 CDC 指南进行暴露后预防[3]。

经验分享和要点提示

- 受害者需要接受医疗及心理社会方面的随诊。医疗随诊包括将妇科相关项目及血清学检查结果与基础值进行对比，完成乙肝疫苗接种情况等。
- 应开通 24 小时医疗咨询热线。从性侵中恢复需要一个过程，可以通过长期的支持和帮助得以实现[4]。
- 据估计，性侵案件中男性受害者不足 10%，但大量男性性侵案件并未上报。对于男性性侵案件，取证及预防治疗原则与上述相同。

参考文献

[1] Department of Health, State of New York. Acute care of the adult patient reporting sexual assault. 2004.

[2] Criminal Victimization in the United States 2010. Washington, DC：US Department of Justice, Office of Justice Programs, Bureau of Justice Statistics；2010.

[3] Varghese B, Maher JE, Peterman TA, et al. Reducing the risk of sexual HIV transmission. Sex Transm Dis. 2002；29：38 – 43.

[4] Parekh V, Brown CB. Follow up of patients who have been recently sexually assaulted. Sex Transm Infect. 2003；79：349.

第 92 章

阴茎异常勃起的治疗

Jeffrey Kile，Katrina John，and Amish Aghera

适应证

- 缺血性（低流量性）阴茎异常勃起。

禁忌证

- 海绵体抽吸/冲洗：
  - 非缺血性（高流量性）阴茎异常勃起。
  - 表皮蜂窝织炎。
  - 未能控制的失血。
  - 注射部位皮肤感染。
- 海绵体内注射血管活性药物（α‑肾上腺素能受体激动药）：
  - 严重高血压。
  - 心律失常。
  - 应用单胺氧化酶抑制剂。

材料和药物（图 92.1）

- 无菌手套。

J. Kile (✉)
Emergency Department, Sharp Coronado Hospital, Coronado, CA, USA

K. John
Emergency Department, Tri‑City Medical Center, Oceanside, CA, USA

A. Aghera
Department of Emergency Medicine, Maimonides Medical Center, Brooklyn, NY, USA

- 抗菌溶液及棉签。
- 4×4 医用纱布。
- 局麻药物（1% 利多卡因 5ml，0.5% 布比卡因 5ml，不含肾上腺素）。
- 10ml 注射器。
- 20ml 注射器。
- 19 号或 21 号蝶形或直形针头。
- 钝针头。
- 27 号针头。
- 生理盐水 1000ml。
- 1% 苯肾上腺素溶液（10mg/ml），1ml。

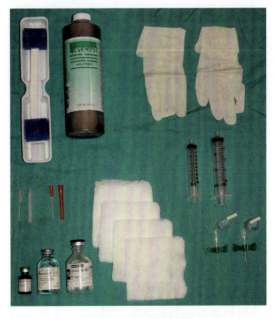

图 92.1　材料和药物

操作前无创治疗

1. 予以镇痛治疗（肠外应用阿片类药物，如苯二氮䓬）。

2. 一旦疑诊，立即皮下注射特布他林治疗（0.25～0.5mg，股四头肌、三角肌或臀大肌处皮下注射）。
   - 如果皮下注射特布他林后，阴茎异常勃起未能缓解，则继续进行海绵体灌注疗法。

步骤

阴茎背侧神经阻滞：常不必要

1. 患者取仰卧位。

2. 用4×4纱布垫和碘伏对阴茎和阴囊充分消毒。

3. 环形清洁龟头及阴茎体。

4. 在阴囊和阴茎体之间、阴茎体以上和两侧铺巾，建立无菌区（图92.2）。

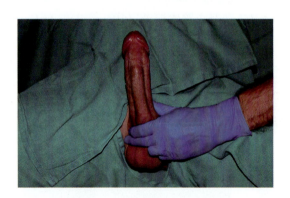

图92.2　无菌区域内勃起的阴茎

5. 用同一个注射器抽取5ml 0.5%的布比卡因与5ml 1%的利多卡因（均不含肾上腺素）。

6. 使用27号针头分别在尽可能贴近阴茎根部的背侧2点钟与10点钟的位置皮下注射局麻药，形成皮丘。

7. 将针头穿入阴茎根部2点钟位置的皮丘内，直至耻骨联合。

8. 将针头退回少许，将进针方向稍向下调整，继续进针，直至刚通过耻骨联合下方，再继续进针约5mm（图92.3）。

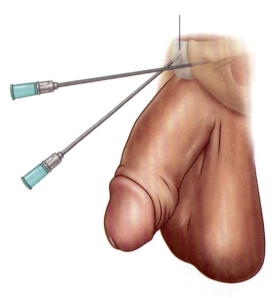

图92.3　阴茎背神经阻滞的解剖示意图

   - 穿透耻骨联合下的阴茎浅筋膜时，可以感受到有突破感。

9. 回抽注射器确认针头未在血管内。

10. 注射4ml溶液。

11. 在阴茎根部背侧10点钟位置重复上述操作，麻醉右侧阴茎背侧神经（图92.4）。

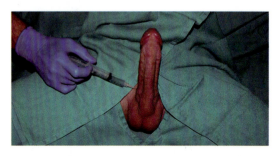

图92.4　注射局部麻醉剂

海绵体注射

1. 抽取0.1ml 标准1%（10mg/ml）苯肾上腺素到10ml注射器内，加生理盐水至总量 10ml，制备浓度为 100μg/ml（1mg/10ml）的苯肾上腺素。

2. 给注射器装上 25 号或 27 号针头。

3. 在距阴茎根部 1cm 耻骨弓侧 2 点钟或 10 点钟的位置（距中线 + 60° 或 - 60°）进行海绵体穿刺。

   ● 只在阴茎的一侧进行穿刺。

4. 通过从海绵体中抽出血液确认针的位置。

5. 每 3～5 分钟注入 1ml 苯肾上腺素溶液。

   ● 重复注射苯肾上腺素（最大剂量为 1000μg）直至异常勃起情况缓解。只有当重复注射不见效的情况下，才转而采用创伤更大的海绵体抽吸分流手术。

6. 用无菌纱布或弹力绷带包扎消肿的阴茎防止异常勃起复发，同时压迫穿刺点。

海绵体抽吸术

1. 给注射器装上 19 号或 21 号蝶形针头或直针头。

2. 在距阴茎根部 3cm 耻骨弓侧 2 点钟或 10 点钟的位置（距中线 + 60° 或 - 60°）扎入海绵体，将穿刺针朝向海绵体中心。

   ● 禁止选龟头作为穿刺点。

3. 缓慢进针，同时回抽注射器，直至可见回血（通常血液回抽很通畅）。

4. 一旦回血，则不再继续进针，固定针头，用一只手抽吸 20～30ml 血液，同时使用另一只手挤捏海绵体（图 92.5）。

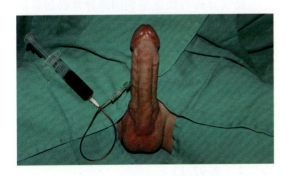

图 92.5　抽吸阴茎海绵体血液

● 一旦回抽出血液则保持穿刺针固定，

不再继续进针，将损伤海绵体动脉的风险降至最低。

● 避免过度负压回抽，因为这可能引起血液抽吸不畅。

● 如果上述步骤仍未能消肿，则进行以下步骤。

5. 在进行穿刺抽吸的同侧，距阴茎根部约 1cm 的位置插入冲洗用针头。

6. 通过近端针向海绵体内注入 20～30ml 生理盐水冲洗乏氧血，用以交换抽吸出的血液（图 92.6）。

7. 由远端针抽吸出 20～30ml 血液，再通过近端针注入等量的生理盐水，重复循环，直至抽出的血液颜色由暗红色（乏氧）转为鲜红色（富氧）或阴茎消肿（图 92.7）。

   ● 海绵体抽吸结束拔针后，压迫穿刺点 1 分钟左右，以免形成血肿。

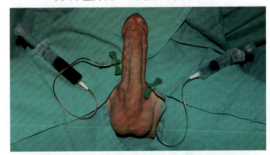

图 92.6　抽吸和灌洗阴茎海绵体血液

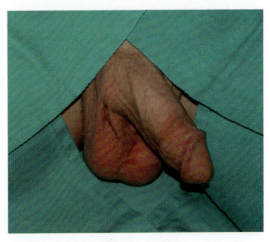

图 92.7　消肿

8. 用无菌纱布或弹力绷带包扎消肿的阴茎，防止异常勃起复发，同时压迫穿刺点（图92.8）。

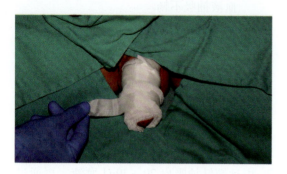

图92.8 加压包扎消肿的阴茎

并发症

- 海绵体内血管活性药物（α-肾上腺素能受体激动药）注射：
  - 海绵体纤维化、疼痛、阴茎坏死、尿潴留。
  - 苯肾上腺素中毒。
  - 急性高血压、头痛、反射性心动过缓、心动过速、心悸、心律失常。
- 海绵体注射/冲洗术：
  - 血肿（穿刺点）。
  - 感染（穿刺点或全身）。
  - 血栓形成。
  - 动静脉瘘。
  - 假性动脉瘤形成。
  - 背侧阴茎或尿道针刺损伤。
  - 出血（常继发于导管脱出）。
  - 脑血管意外（常继发于空气栓塞）。

经验分享和要点提示

- 缺血性异常勃起时，触诊阴茎及海绵体坚硬且有压痛。

- 引起缺血性异常勃起的常见原因有血液高凝状态、肿瘤、感染、神经功能障碍（脊髓休克）、使用血管活性药物。
- 在海绵体内注射过程中，需密切监测患者是否出现使用拟交感神经能药物的副作用，如高血压、头痛、反射性心动过缓、心动过速、心悸、心律失常。
- 遇到阴茎异常勃起的患者时尽早请泌尿外科医师会诊。
- 可以通过海绵体血气分析或血流彩色多普勒超声评估异常勃起是否缓解。
- 选用苯肾上腺素作为阴茎海绵体内注射药物，是因为相较于其他血管活性药物，该药引起副作用的风险更小。如果没有苯肾上腺素，可选用肾上腺素、去甲肾上腺素。
- 持续48小时及以上的缺血性异常勃起用海绵体内抽吸/灌洗/注射难以缓解，此时立即外科分流是一线治疗。
- 肿胀消除后，局部残留未经代谢的血管活性药物可进入血液循环。因此，需密切监测注射血管活性药物的剂量。
- 缺血性异常勃起的最常见并发症为阳痿。

总结

血气分析

血气分析可快速鉴别阴茎异常勃起是缺血性因素还是非缺血性因素所致。在缺血性阴茎异常勃起的患者中，从其海绵体抽出的血液呈暗红色，其氧分压（PO_2）< 30mmHg，二氧化碳分压（PCO_2）> 60mmHg，pH < 7.25。在非缺血性阴茎异常勃起的患者中，阴茎海绵体血液血气分析结果为 PO_2 > 90mmHg，PCO_2 < 40mmHg，pH 为 7.4（表92.1）。

表 92.1 阴茎海绵体血液血气分析结果小结

	pH	PO$_2$（mmHg）	PCO$_2$（mmHg）
缺血性阴茎异常勃起	＜7.25	＜30	＞60
动脉血	7.40	＞90	＜40
混合静脉血	7.35	40	50

PCO$_2$：二氧化碳分压；PO$_2$：氧分压

镰状细胞试验

镰状细胞溶血试验可以用来监测是否存在镰状血红蛋白（阳性结果提示患者可能存在镰状细胞或镰状细胞相关性疾病）。血红蛋白电泳结果中 HbS≥10% 即提示存在镰状细胞相关性疾病。在该疾病中，还可出现贫血或网织红细胞计数增加。

血红蛋白电泳

镰状细胞溶血试验结果为阳性时，镰状细胞相关性疾病的确诊试验。

全血细胞计数

白细胞计数（WBC）可以提示是否存在感染或血液恶液质。血红蛋白及网织红细胞计数可以提示是否存在镰状细胞相关性疾病。

彩色多普勒超声

在缺血性阴茎异常勃起中，海绵体动脉血流消失或极少；而在非缺血性阴茎异常勃起患者中，海绵体动脉血流量正常或增多。

尿毒检和精神活性药物筛查

下列药物与阴茎异常勃起相关：抗高血压药、抗凝药、抗抑郁药、酒精、大麻、可卡因以及其他违法药品。使用前列地尔、罂粟碱、前列腺素 E1、酚妥拉明等进行海绵体内注射治疗可能造成阴茎异常勃起。

推荐阅读

▶ Burnett AL, Bivalacqua TJ. Priapism: new concepts in medical and surgical management. Urol Clin North Am. 2011；38：185 - 94.

▶ Dubin J, Davis JE. Penile emergencies. Emerg Med Clin North Am. 2011；29：485 - 99.

▶ Montague DK, Jarow J, Broderick GA, et al; Members of the Erectile Dysfunction Guideline Update Panel; American Urological Association. American Urological Association guideline on the management of priapism. J Urol. 2003；170：1318 - 24.

▶ Shrewsberry A, Weiss A, Ritenour CW. Recent advances in the medical and surgical treatment of priapism. Curr Urol Rep. 2010；11：405 - 13.

▶ Vilke GM, Harrigan RA, Ufberg JW, Chan TC. Emergency evaluation and treatment of priapism. J Emerg Med. 2004；26：325 - 9.

第 93 章

包茎/包皮嵌顿的复位

Justin Chen and Muhammad Waseem

适应证

- 包茎：出现急性尿道梗阻症状时。
- 包皮嵌顿：出现动脉闭塞症状和征兆时。

禁忌证

- 绝对禁忌证
  - 未能排除由其他情况导致的阴茎水肿及疼痛（如包皮炎/龟头包皮炎、血管神经性水肿、昆虫咬伤、束带导致）。

材料和用药

- 无滑石粉的无菌手套。
- 局麻药物：
  - 不含肾上腺素的 2% 利多卡因（推荐）。
  - 2% 利多卡因凝胶或混合型局麻药膏（EMLA）（2.5% 丙胺卡因及 2.5% 利多卡因）。
  - 1.5 英寸的 25 号或 27 号针头（2 根）。
  - 10ml 塑料注射器（1 个）。

J. Chen
Department of Emergency Medicine, North Shore University Hospital, Manhasset, NY, USA

M. Waseem (✉)
Department of Emergency Medicine, Lincoln Medical and Mental Health Center, New York, NY, USA

- 冰袋（1 个）。
- 2 英寸弹力绷带（1 卷）。
- 无菌纱布（1 块）。

操作步骤：包皮嵌顿手法复位

1. 患者仰卧位，仔细观察阴茎处有无束带或异物（如穿刺饰品）。
2. 依据患者病情的紧急程度、患者年龄及其配合程度，施行阴茎阻滞麻醉。
3. 尝试复位前需先缓解局部组织水肿，此时可使用以下方法：
   (a) 冰袋冰敷（一次 3 分钟）；
   (b) 表面敷以砂糖（由于需要一定时间才起效，紧急情况下禁用）；
   (c) 手法加压（挤压包皮和龟头 5 分钟）；
   (d) 加压包扎（2 英寸弹力绷带加压包扎龟头 5 分钟）。
4. 一只手抓住肿胀的包皮，向上抬高，另一只手将龟头推入包皮内。
5. 将双手拇指置于龟头上，双手示指和中指置于嵌顿包皮组织的近端。用拇指推压将龟头还纳至包皮内，同时将嵌顿包皮拉向远端，可能需要持续加压数分钟（图 93.1）。
6. 也可使用 Babcock 钳（每个象限内使用一次）或 Adson 钳（在 3 点及 9 点钟位置）夹住嵌顿包皮（图 93.2）。

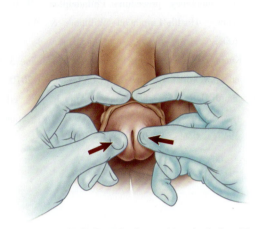

图 93.1　用拇指推压龟头，还纳至包皮内，同时将嵌顿包皮拉向远端

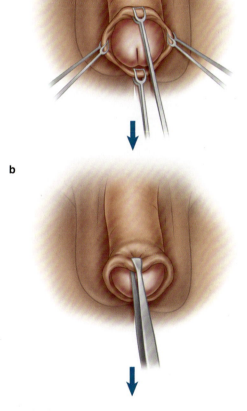

图 93.2　（a）Babcock 钳；（b）Adson 钳

（a）如果因严重水肿导致上述方法效果不佳，请泌尿外科医师急会诊。

（b）建议后期泌尿外科随诊：在感染或水肿缓解后，可行包皮环切术以免复发（图 93.3）。

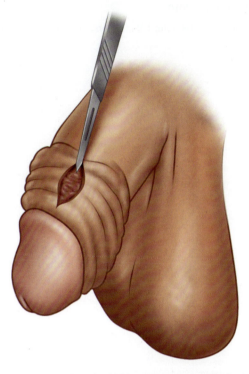

图 93.3　感染或水肿缓解后进行包皮环切术以防止复发

并发症

- 注射部位出血或感染。
- 包皮处局部操作可导致包茎及瘢痕形成。
- 使用 Babcock 钳或 Adson 钳可引起包皮及龟头的轻度擦伤或挫伤。

经验分享和要点提示

- 若嵌顿性包茎出现动脉损害症状时，在泌尿外科医师无法会诊的情况下需要急诊科医师尝试复位处理。
- 对包茎患者进行包茎复位，可导致包皮

急性嵌顿。

推荐阅读

▶ Doherty GM, editor. Current diagnosis and treatment: surgery. 13th ed. New York: McGraw – Hill Medical; 2010.

▶ King C, Henretig FM, editors. Textbook of pediatric emergency procedures. Philadelphia: Wolters Kluwer Health/Lippincott Williams & Wilkins; 2008.

▶ Knoop KJ, editor. Atlas of emergency medicine. 3rd ed. New York: McGraw – Hill Professional; 2010.

▶ Smith DR, Tanagho EA, McAninch JW, editors. Smith's general urology. New York: Lange Medical Books/McGraw – Hill; 2008.

第 94 章
睾丸扭转手法复位

Sapan Shah and Latha Ganti

睾丸扭转，即睾丸绕着精索旋转（图94.1），是一种常见的泌尿系统急症，需要立即在急诊科进行评估和干预。它通常出现在男性出生后或青春期，25 岁以下男性的发病率为 1 / 4000。早期发现和手法复位是预防睾丸梗死和防止由此导致不育的关键，特别是在不能立即进行手术探查和睾丸固定术时。睾丸扭转是一种临床诊断，如有疑问可通过超声检查确诊（图94.2）。

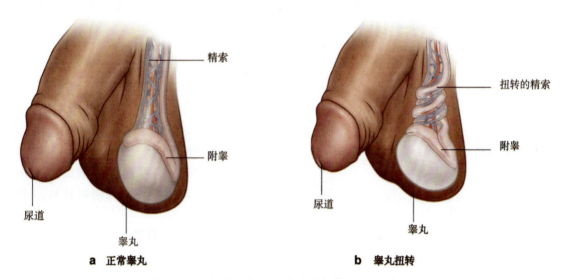

a 正常睾丸　　　　　**b 睾丸扭转**

图 94.1　睾丸正常（a）和睾丸扭转（b）示意图

S. Shah
Albany Medical College, Albany, NY, USA

L. Ganti（✉）
College of Medicine, University of Central Florida, Orlando, FL, USA

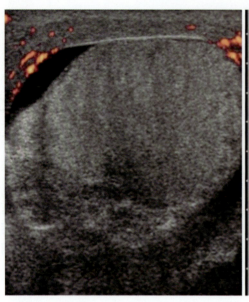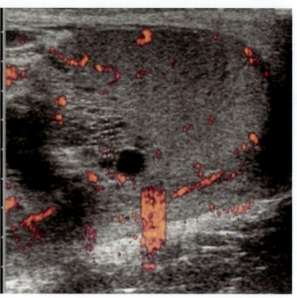

图 94.2 双侧睾丸多普勒超声示右侧睾丸肿胀，内有低回声区，动脉信号减少，提示睾丸扭转坏死（左图）。与左侧睾丸正常血流（右图）相比。（转载自 **Bhagra et al. 2008**）

适应证

- 睾丸绕精索扭转。
- 可表现为：
  - 急性发作不对称的严重阴囊疼痛。
  - 阴囊水肿。
  - 精索增厚。
  - 提睾反射消失。
  - 恶心呕吐。
  - 病变睾丸上方可触及柔软的"结状"肿块。

禁忌证

- 阴囊壁明显增厚。
- 扭转持续时间 >12 小时。

材料与设备

- 临床用隔离措施。

步骤

1. 让患者取卧位或直立位，站于患者前方。
2. 用对侧手拇指和食指夹住患侧睾丸。
3. 向上推，促进提睾反射，如同打开一本书，将患睾丸从内侧向外侧旋转 180°（右睾丸顺时针，左睾丸逆时针）（图 94.3）。
4. 评估患者是否仍有睾丸疼痛。
5. 如果疼痛没有立即停止，继续横向旋转受影响的睾丸 180°，将尾侧向头侧抬高（因为如果精索多次扭曲，可能需要旋转不止一次）（图 94.4）。
6. 在睾丸疼痛停止后，评估受影响睾丸的下降程度和提睾反射的逐渐恢复，以确认复位成功。

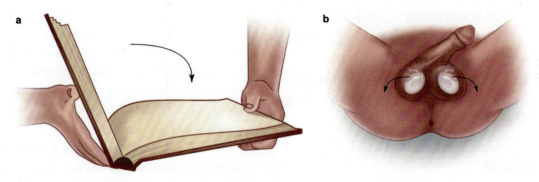

图 94.3　（a）像打开一本书一样，横向旋转睾丸，远离中线。（b）受影响的睾丸应从内侧向外侧旋转 180°

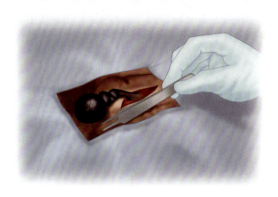

图 94.4　因睾丸扭转而行外科阴囊睾丸固定术。由于扭转可能大于 180°，可能需要多次旋转才能完全复位受影响的睾丸

经验分享和要点提示

经验分享

- 如果旋转 1080°（6 次）后疼痛仍未停止，则需通过手术探查，患者可能存在侧向扭转或残余扭转。
- 成功的睾丸复位不排除需要泌尿外科探查和睾丸固定术；症状消失后残余扭转和症状复发是常见的。
- 鉴别诊断包括附睾炎（最常见）、精索静脉曲张、鞘膜积液、尿路感染和性传播感染。
- 睾丸缺血和疑似扭转（TWIST）检查标

准有助于睾丸扭转的诊断。6～7 分是高风险，要避免延误治疗，可以考虑直接手术探查。6 分以下应考虑超声检查。

睾丸肿胀	有 = 2 分
睾丸质硬	有 = 2 分
提睾反射	无 = 2 分
恶心/呕吐	有 = 1 分
睾丸升高	有 = 1 分

要点提示

- 如果没有早期发现和干预，睾丸有缺血和血管充血的风险，可能会导致终身不育。
- 因影像学检查或患者转运延误扭转睾丸的手法复位，会直接影响睾丸的预后（Frohlich 等，2017）：
  - <6 小时，90% 以上
  - 6～12 小时，20%～50%
  - >12 小时，<10%
- 在复位手术中不建议使用镇痛或局部麻醉，因为疼痛的缓解是手术成功的标志。
- 睾丸扭转很容易被误认为是附睾睾丸炎，必须在解除扭转前进行鉴别。以下症状可以确认为睾丸扭转：
  - 无提睾反射（附睾 - 睾丸炎存在提睾

反射）。

- 受累睾丸超声检测无多普勒信号。
- 病变睾丸超声检查显示漩涡征（Whirlpool sign）。

致谢　我们非常感谢 Brandon R. Allen 和 L. Connor Nickels 博士对本章（第一版）所做的贡献。

推荐阅读

▶ Bhagra A, Suravaram S, Schears RM. Testicular torsion – a common sur – gical emergency. Int J Emerg Med. 2008；1（2）：147.

▶ Cornel EB, Karthaus HF. Manual derotation of the twisted spermatic cord. BJU Int. 1999；83（6）：672 – 4.

▶ Epomedicine. Manual detorsion of testis in Testicular Torsion. Epomedicine；2017 Oct 28. Available from：https：//epomedicine. com/ emergency – medicine/ manual – detorsion – testis – testicular – torsion/.

▶ Frohlich LC, Paydar – Darian N, Cilento BG Jr, Lee LK. Prospective val – idation of clinical score for males presenting with an acute scrotum. Acad Emerg Med. 2017；24（12）：1474 – 82. https：//doi. org/10. 1111/ acem. 13295.

▶ Laher A, Ragavan S, Mehta P, Adam A. Testicular torsion in the emer – gency room：a review of detection and management strategies. Open Access Emerg Med. 2020；12：237 – 46.

▶ Sessions AE, Rabinowitz R, Hulbert WC, Goldstein MM, Mevorach RA. Testicular torsion：direction, degree, duration and disinforma – tion. J Urol. 2003；169（2）：663 – 5.

第 12 篇

皮肤和软组织损伤
救治技术

第 95 章
局部麻醉

Derek Ailes，Muhammad Waseem，James Chiang，and Ilya Aleksandrovshiy

适应证

- 割伤（撕裂伤）的修复。
- 脓肿切开及引流。
- 伤口探查。
- 血管通路的建立。
- 异物的移除。
- 腰椎穿刺术。

禁忌证

- 麻醉药过敏（通常是酯类麻醉药过敏，如普鲁卡因、丁卡因），而胺类麻醉药（如利多卡因、布比卡因、卡波卡因）在酯类麻醉药过敏时可做替代用药；相应地，胺类麻醉药过敏时可用酯类麻醉药替代。麻醉药物过敏患者可应用 1% 苯海拉明（4ml 生理盐水:1ml 5% 静脉注射用苯那君混合物）行局部麻醉。

D. Ailes · M. Waseem
Department of Emergency Medicine，Lincoln Medical and Mental Health Center，New York，NY，USA

J. Chiang
UCF/HCA GME Consortium Emergency Medicine Residency of Greater Orlando，Orlando，FL，USA

I. Aleksandrovskiy (✉)
Department of Emergency Medicine，Ocala Regional Medical Center，Ocala，FL，USA

- 黏膜、烧伤、剥擦伤以及眼部的局部用药，原因是吸收增加，会导致潜在毒性作用及角膜损伤。
- 一般避免应用含有肾上腺素成分的药物来麻醉耳、鼻、阴茎以及手指及足趾部位，以免这些部位的终末动脉收缩缺血。然而，最近的前瞻性研究以及综述均不能证明以上风险的存在[1,2]。

麻醉用品及药物（图 95.1）

- 1% 利多卡因（含有或不含有 1:200 000 肾上腺素），0.25% 布比卡因溶液。8.4%（1ml/ml）碳酸氢钠（可选）。

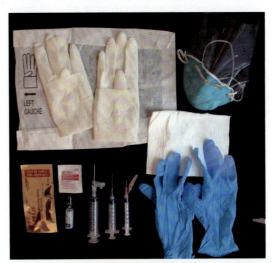

图 95.1 局部麻醉用品

- 18 号注射针、25 号、27 号针头，10ml 注射器。
- 无菌手套及普通医用手套、面罩。
- 酒精纱布、碘伏棉签。

步骤

1. 舒适的体位（仰卧位、坐位，以备可能出现的血管迷走神经反应）。
2. 应用 18 号针头注射器进行麻醉，注意不同局部组织的麻醉药最大用量，以避免组织毒性（表 95.1）。
3. 尽量减少浸润注射带来的疼痛。

表 95.1　常用麻醉药及其特性

药物	起效时间（分钟）	持续时间（分钟）	不含肾上腺素的麻醉药最大剂量（mg/kg）	含有肾上腺素的麻醉药最大剂量（mg/kg）
布比卡因	5 ~ 10	240 ~ 480	2 ~ 2.5	3.0
利多卡因	2 ~ 5	50 ~ 120（不含肾上腺素） 60 ~ 180（含肾上腺素）	4 ~ 5	5 ~ 7
甲哌卡因	2 ~ 5	50 ~ 120；60 ~ 180	5	5 ~ 7
普鲁卡因	5 ~ 10	60 ~ 90	7 ~ 10	NA
利多卡因 – 普鲁卡因	60	60 ~ 120	1 ~ 2g 每 10cm^2 面积	NA
利多卡因 – 肾上腺素 – 丁卡因	20 ~ 30	45 ~ 60	NA	1 ~ 3ml
丁卡因凝胶	30 ~ 45	240 ~ 360	1g 每 6.25cm^2	

4. 用碘伏消毒周围皮肤，铺无菌单。
5. 应用 25 号或 27 号针头打皮丘，如果是清洁伤口，可在伤口边缘注射。局部麻醉位置浅于大血管，所以一般不需要抽回血。
6. 对污染伤口或者脓肿切开引流进行区域阻滞时，先从伤口周围干净完整的皮肤开始进针，环形围绕伤口麻醉，下一针进针部位应在上一针已经麻醉的区域（图 95.2）。
7. 等待数分钟以取得最佳麻醉效果。
8. 利用针头或其他尖锐物体检验麻醉部位的疼痛感觉。

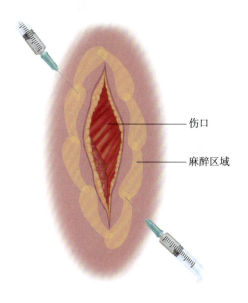

伤口

麻醉区域

图 95.2　围绕伤口进行麻醉，下一针进针部位在上一针已经麻醉的区域

并发症

- 组织系统毒性。
- 过敏反应。
- 感染。
- 手指、足趾血管在意外注射肾上腺素后出现血管痉挛（可通过硝酸甘油局部用药及皮下注射酚妥拉明逆转）。
- 血管迷走神经反应。

经验分享和要点提示

- 可使用以下方法减少或消除浸润注射引发的疼痛：
  - 利多卡因在使用前加热（应用电热毯或水浴）[3]。
  - 每 10ml 利多卡因加入 8.4% 的碳酸氢钠 1ml，每 10ml 布比卡因加入 8.4% 的碳酸氢钠 0.05 ~ 0.1ml（可能引起沉淀）。
  - 应用型号较小的针头（如 27 号），缓慢注射。
  - 应用容量较小的注射器（如 1 ~ 3ml）以减小注射压力。
  - 退针时，针头退至皮下变方向，再次注射。
  - 围绕伤口进行麻醉，下一针进针部位在上一针已经麻醉的区域，这样一来患者只感受到一次进针疼痛（图 95.2）。
  - 向皮下浸润而不是向真皮层浸润。
  - 考虑在浸润麻醉前使用表面麻醉药，如儿科［利多卡因 - 肾上腺素 - 丁卡因（LET）］。
- 用药不超过最大剂量以避免组织毒性，尤其对于大的或多发撕裂伤。如果不慎将药物注入血管或注射在黏膜上，即便正常剂量也可造成组织毒性。
  - 将单位 "% mg/ml" 换算为 "mg/kg"，小数点右移一位（如 1% 利多卡因转换为 10mg/kg，0.25% 布比卡因转换为 2.5mg/kg）。
  - 利多卡因每 30 分钟的安全浸润剂量可达 3.5mg/kg，最大剂量可达 300mg。如果加入肾上腺素，5 ~ 7mg/kg 是安全的。
  - 布比卡因的安全浸润剂量可达 2.5mg/kg。如果加入肾上腺素，3.5mg/kg 是安全的。可以每隔 3 小时注射一次，每日最大剂量可达 400mg。
- 在治疗伤口时，先进行局部麻醉对于后续伤口切开、清理和冲洗非常重要。
- 选择合适的麻醉药。利多卡因可持续作用大约 75 分钟，布比卡因可作用数小时。加入肾上腺素使血管收缩，减少全身吸收，可以显著延长麻醉药物作用时间。
- 儿科常用表面麻醉药，可与局部浸润麻醉联合使用或作为局部浸润麻醉的替代方案。TAC 是 0.5% 丁卡因、0.05% 肾上腺素和 11.8% 可卡因的混合物，LET 是 4% 利多卡因、0.1% 肾上腺素和 0.5% 丁卡因的混合物。LET 已被证实更安全，性价比更高[4]。

参考文献

［1］ Muck AE, Bebarta VS, Borys DJ, Morgan DL. Six years of epinephrine digital injections: absence of significant local or systemic effects. Ann Emerg Med. 2010; 56: 270 - 4.

［2］ Schnabl SM, Ghoreschi FC, Scheu A, Kofler L, Häner HM, Breuninger H. Use of local anesthetics with an epinephrine additive on fingers and penis - dogma and reality. J Dtsch Dermatol Ges. 2021; 19（2）: 185 - 96. https://doi.org/10.1111/ddg.14434.

［3］ Hogan ME, vanderVaart S, Perampalades K, Machado M, Einarson TR, Teddio A. Systematic review and meta – analysis of the effect of warming local anesthetics on injection pain. Ann Emerg Med. 2011; 58: 86 – 98.

[4] Kumar M, Chawla R, Goyal M. Topical anesthesia. J Anaesthesiol Clin Pharmacol. 2015; 31 (4): 450 – 6. https: //doi. org/10. 4103/0970 – 9185. 169049.

第 96 章

神经阻滞麻醉

Derek Ailes，Muhammad Waseem，and James Chiang

适应证

- 需要修复的伤口处在解剖学标志位置或者有精确的解剖学位置（如唇红缘）。
- 关节脱位和骨折的疼痛控制。
- 脓肿的切开引流。
- 烧伤和伤口护理。
- 广泛或多处撕裂伤（减少局部麻醉药用量）。
- 异物的移除。

禁忌证

- 对局部麻醉药过敏（见第 95 章）。
- 出血疾病或凝血障碍病史。
- 感染的伤口组织。
- 无法配合的患者。
- 解剖标志有变异者。

材料和药物（图 96.1）

- 碘伏、氯己定或酒精棉签。

D. Ailes · M. Waseem
Department of Emergency Medicine, Lincoln Medical and Mental Health Center, New York, NY, USA

J. Chiang (✉)
UCF/HCA GME Consortium Emergency Medicine Residency of Greater Orlando, Orlando, FL, USA

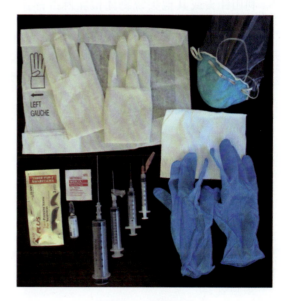

图 96.1 麻醉用品

- 无菌手套、孔巾。
- 局部麻醉药，如利多卡因、布比卡因（含有或不含有肾上腺素）。
- 18 号、20 ~ 30 号针头，长度 2 英寸。
- 22 ~ 24 号腰椎穿刺针。
- 60ml 注射器。

步骤：一般部位神经阻滞

1. 向患者及家属解释操作的风险，包括暂时的感觉异常以及神经阻滞的预计持续时间，取得知情同意。在操作前进行神经系统查体，记录下异常情况。

2. 取合适的体位（最好是仰卧位），以备可能出现的血管迷走神经反应。

3. 确定神经阻滞的标志点，用碘伏或氯己定消毒穿刺部位周围皮肤，铺巾。

4. 进针前在皮下打皮丘。

5. 进针时需要保证回抽无血，避免针头进入血管。

6. 如果出现感觉异常，稍退针，待感觉好转再注射。

7. 等待 5 ~ 15 分钟以取得最佳的阻滞效果。

8. 利用针头或其他尖锐物体检验麻醉部位的疼痛感觉并记录。

并发症

- 感染。
- 出血。
- 血肿。
- 过敏反应。
- 全身毒性（超过最大剂量或者不慎注入血管）。
- 感觉异常，疼痛。
- 神经内注射导致缺血。
- 动脉内注射肾上腺素导致血管痉挛和组织缺氧。

经验分享和要点提示

- 与局部麻醉不同，阻滞麻醉进针更深，更靠近大血管，注射药物前需要回抽无血。
- 针头触及神经会引起刺痛及感觉异常，此时抽回针头 2mm，等待感觉异常消失再注射。
- 在神经阻滞作用消失前，患者的动作可能导致四肢或手指、足趾的损伤。需要嘱咐患者在感觉和运动恢复前不要移动阻滞部位。如果进行大面积神经阻滞，需要在急诊室监护患者直到其恢复到阻滞之前的神经功能。
- 一般避免应用含有肾上腺素成分的药物

来阻滞终末动脉（如手指及足趾部位），以免导致这些部位的终末动脉收缩缺血。然而，应用含有肾上腺素的利多卡因出现血管功能不全或坏死的证据不足。但是患者有外周血管疾病时，仍需避免使用肾上腺素[1,2]。

特定部位的神经阻滞

- 禁忌证及用品与一般部位神经阻滞相同。

面神经阻滞：三叉神经（图 96.2）[2,3]

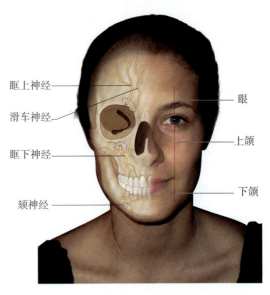

眶上神经

滑车神经

眶下神经

颏神经

眼

上颌

下颌

图 96.2　经瞳孔中央的垂直平面显示眶上孔、眶下孔及颏孔

眶上神经（图 96.3）和滑车神经阻滞

- 适应证：
  - 从眼窝边缘到顶点的前额部的皮肤麻醉。眶上神经从眶上孔（切迹）走行，是三叉神经中眼神经的一束分支；滑车神经也是三叉神经中眼神经的一束分支，走行在眼眶的内上侧。
- 步骤：
1. 在前额眉部水平的中线位置注射。
2. 应用 25 号或 27 号针头穿过皮丘，皮下注射 3 ~ 5ml 局部麻醉药。

3. 在上眼睑上轻压，防止上眼睑滤过和肿胀。

4. 当针稍穿过眼眶中线时，停止浸润麻醉。

5. 按摩该区域 10～15 秒，以使麻醉剂扩散。

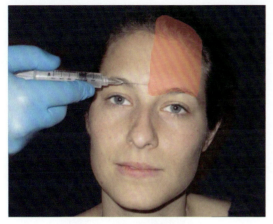

图 96.3　眶上神经阻滞

眶下神经阻滞

● 适应证：

– 面颊中部、上唇、人中、鼻唇之间的皮肤以及鼻翼部位的麻醉。眶下神经从眶下孔入眶，是三叉神经的上颌神经支。麻醉眶下神经也会阻滞其终末神经，即齿龈上神经。

– 口腔内途径更适宜，因为痛苦较小。

● 步骤：口腔外途径（图 96.4）。

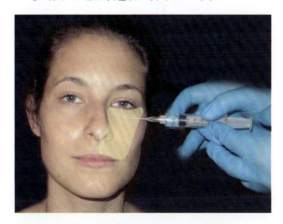

图 96.4　口腔外途径进行眶下神经阻滞

1. 触诊眶下孔的中间位置，眶下神经在眶下孔出口位置，触诊柔软。

2. 用 25 号或 27 号针头在眶下孔的上方注射 1～2ml 局部麻醉药。

3. 注意不要向眶下孔内注射，有神经内注射的风险。

4. 用手指按住眼窝下部以防注射引起下眼睑肿胀。

● 步骤：口腔内途径（图 96.5）[3]。

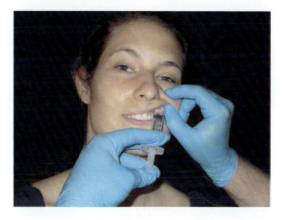

图 96.5　口腔内途径进行眶下神经阻滞

1. 应用苯佐卡因或利多卡因凝胶，注射部位在第一前磨牙顶端前方的颊黏膜皱襞，1～3 分钟后清洗掉即可。

2. 不持针的手捏起下眼睑的下缘和嘴唇。

3. 用 25 号至 27 号针头，斜面朝向骨骼，向眶下孔方向进针，达眶下孔周围、针接触骨膜，回抽无血后注射 1ml 麻醉药。

4. 注射后按压眶下孔 1 分钟，使麻醉剂通过眶下孔。

5. 如果进针困难或注射时患者感觉疼痛，调整方向再次进针。

6. 如果神经阻滞用于唇部而非眼睑，则选择在眶下孔下方浸润麻醉；如果用于眼睑，则选择在眶下孔上方浸润麻醉。

颏神经阻滞

* 适应证：
  - 麻醉下嘴唇和下颌，尤其适用于这些部位的撕裂伤。颏神经经颏孔走行，是三叉神经中下颌神经的一束分支。颏孔位于瞳孔中心垂直线与下颌骨体部中央的交点。
  - 口腔内途径更适宜，因为痛苦较小。
* 步骤：口腔外途径（图96.6）。

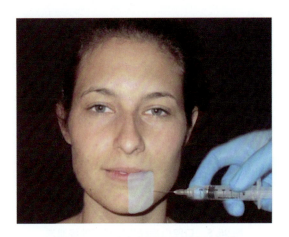

图96.6　口腔外途径进行颏神经阻滞

1. 在颏孔位置注射麻醉药打皮丘。
2. 应用25号或27号针头穿过皮丘在下颌骨注射1~2ml局部麻醉药。
* 步骤：口腔内途径（图96.7）[3]。

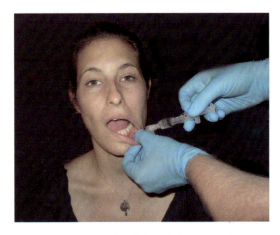

图96.7　口腔内途径进行颏神经阻滞

1. 应用苯佐卡因或利多卡因凝胶，注射部位在第一与第二前磨牙顶端之间前方的颊黏膜皱襞，1~3分钟后清洗掉即可。
2. 用25号至27号针头，斜面向下颌，向颏方向进针。
3. 进针至下颌骨深度1/3，继续进针达颏孔，注射1~2ml麻醉药。
4. 注射后按压颏孔2~3分钟，以麻醉整个区域，也可用于麻醉前牙下部。

外耳神经阻滞（图96.8）[4]

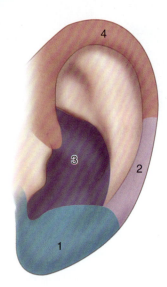

图96.8　外耳神经阻滞的四个受神经支配区域：1. 耳大神经；2. 枕小神经；3. 迷走神经耳部分支；4. 耳颞神经

* 适应证：
  - 用来麻醉整个外耳，除去外耳道和耳蜗部分。
  - 尤其适用于耳部及耳周皮肤的大范围撕裂伤、血肿清除以及脓肿的切开引流。
* 步骤：耳部环形阻滞（图96.9）[4]。
1. 应用25号至27号针头，在耳垂下进针，向耳屏方向进针。
2. 皮下抽吸无回血，向上进针至针尖位于耳屏前下方，沿针道缓慢注射2~3ml局麻药，避开软骨（图96.9，点1）。

3. 撤回针头但不完全拔出，转向后上方，边抽吸边向耳廓后沟下方进针至乳突，沿针道注射 2～3ml 局麻药（图96.9，点2）。

4. 抽出针头，在螺旋样注射轨迹顶部、耳上方头皮位置进针。

5. 皮下抽吸无血后向下进针至耳屏内侧上方，沿针道缓慢注射 2～3ml 局麻药，再次避开耳软骨（图 96.9，点3）。

6. 拔针后，针头向下向后，朝着乳突方向继续注射（图96.9，点4）。

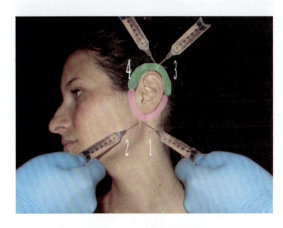

图 96.9　耳部环形阻滞

7. 注意避免注入颞浅动脉。颞浅动脉经过颧弓及耳中部。刺穿动脉需要按压 20～30 分钟止血。

腕部神经阻滞（图96.10）[3,5,6]

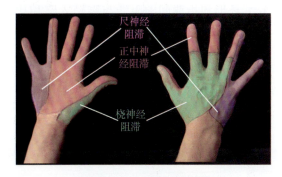

图 96.10　腕部神经阻滞

- 适应证：
  - 手部麻醉以进行撕裂伤修复、骨折及脱位的复位或止痛。

腕部神经阻滞：正中神经（图96.11）

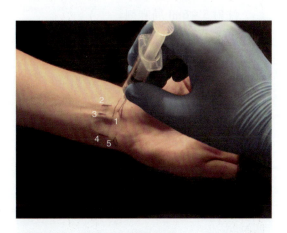

图 96.11　腕部正中神经阻滞：1. 邻近腕纹处的桡动脉；**2.** 桡侧腕屈肌肌腱；**3.** 掌长肌肌腱；**4.** 尺动脉；**5.** 尺骨茎突

- 步骤：
  1. 患者掌心朝上。
  2. 让患者握拳，屈腕，从而使掌长肌和桡侧腕屈肌肌腱突出。
  3. 在近端和远端皮肤皱褶（或距远端皮肤皱褶 2～3cm）之间的两肌腱间打皮丘。
  4. 针头垂直皮肤进针，直至出现感觉异常，或直至与骨接触；然后退针 1～2mm。
  5. 回抽无回血，注射 3～5ml 局麻药。
- 10%～20% 的人没有掌长肌肌腱，此时选择沿尺骨茎突到腕纹处打皮丘。

腕部神经阻滞：桡神经（图 96.12 和图 96.13[3,7,10]**）**

- 步骤：
  1. 患者拇指朝上置于中立位。
  2. 在掌屈褶痕近端触诊桡动脉搏动。于桡动脉外侧2mm进针，回抽确认没有误入血管后，于动脉附近的深度注射

2～5ml 局麻药。

3. 在上一进针点（鼻烟窝）外侧再次进针，浸润至拇长伸肌和拇短伸肌肌腱上方区域，直到手腕背侧中线，皮下注射 5～6ml 局麻剂。

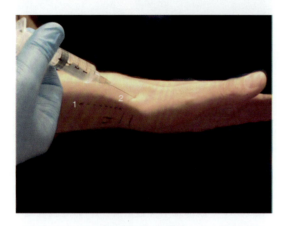

图 96.12 桡神经阻滞：1. 桡动脉；2. 鼻烟窝

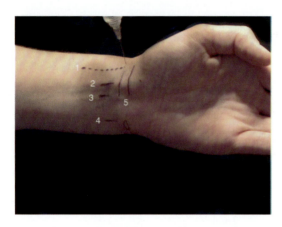

图 96.13 桡神经阻滞：1. 桡动脉；2. 桡侧腕屈肌肌腱；3. 掌长肌肌腱；4. 尺动脉；5. 腕部纹路

腕部神经阻滞：尺神经（图 96.14）

● 步骤。

1. 患者掌心朝上。

2. 触诊尺骨茎突和豌豆骨，找到尺动脉搏动和尺侧腕屈肌腱。尺神经紧邻尺动脉内侧，位于肌腱深处。

3. 在近茎突的尺侧腕屈肌腱外侧打一皮

丘。进针部位在腕褶痕水平。

4. 在尺侧腕屈肌腱下边抽吸边进针，注射 3～5ml 局麻药。

5. 将针头转向腕关节内侧，于腕关节周围至背中线注射 5～6ml 局麻药以麻醉尺神经皮支。

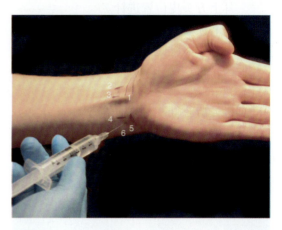

图 96.14 尺神经阻滞：1. 腕部纹路；2. 桡侧腕屈肌肌腱；3. 掌长肌肌腱；4. 尺动脉；5. 尺骨茎突；6. 尺侧腕屈肌肌腱

手指神经阻滞：环形、网状以及腱鞘（图 96.15）[3,8－11]

● 适应证：

－手指麻醉以进行撕裂伤修复、甲床修复、关节复位或止痛。

● 经验分享和要点提示

－旨在使麻醉药浸润位于环形、指蹼间隙区域的神经，以麻醉手指背外侧和趾外侧区域。

－环形和指蹼间隙阻滞与腱鞘入路相比效果相当，易于操作，所致痛苦更小，但其对近节指骨背侧麻醉效果较差。

－趾神经阻滞与手指环形阻滞类似，而大脚趾因其在趾面特殊的神经分布，可能还需趾面注射。

－在环形阻滞中，存在血管压迫致指端缺血的风险，因此麻醉剂用量不要超过推荐剂量。

环形阻滞（图 96.16）[3,10]

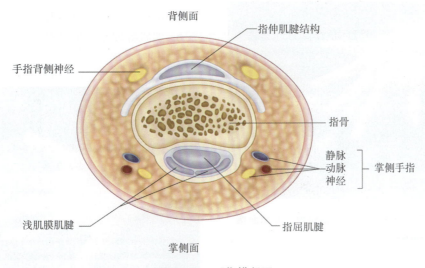

图 96.15　手指横断面

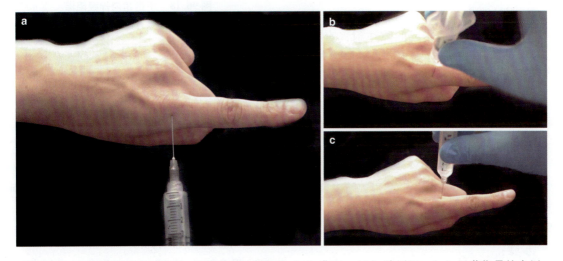

图 96.16　手指背侧面环形阻滞。阻滞需要注射部位（a）背面；（b）外侧面；（c）近节指骨的内侧面

- 步骤：
  1. 将一根 27～30 号针头刺入要麻醉的手指的近节指骨正下方背侧面的皮肤，注射 1ml 局麻药。

  2. 改为垂直进针或外侧向重新进针，边抽吸边将针尖推至指骨外侧面，注射 1ml 局麻药。
  3. 在指骨内侧重复进行以上步骤。

指蹼间隙手指神经阻滞（图 96.17）[9]

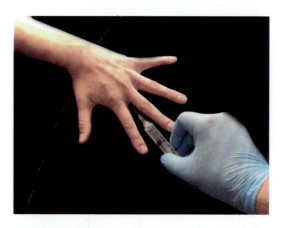

图 96.17　手指神经阻滞，需要对内、外侧面指蹼间隙进行麻醉

- 步骤：
  1. 嘱患者外展手指。
  2. 触诊掌指关节，选用 25 号至 27 号针头向手指侧面指蹼间隙注射，直接向背侧面进针，注射 1ml 局部麻醉药。
  3. 在皮下调整位置，向掌侧面进针，直到针头触碰掌指关节，注射 1ml 局部麻醉药。
  4. 在指蹼间隙内侧面重复以上步骤。手指神经阻滞需要对指蹼间隙内、外侧面进行麻醉。

手指鞘内神经阻滞：指屈肌腱腱鞘（图 96.18）[8]

- 步骤：
  1. 直接向指屈肌腱腱鞘注射麻醉药。触诊掌指关节及其相邻的掌侧面，手指稍微弯曲可以更好地暴露腱鞘。嘱患者外展手指。
  2. 用 25 号针头，与皮肤成 45°角进针，沿手指长轴方向在手指远端指关节纹路水平处进针。
  3. 注射 2ml 局部麻醉药，麻醉药可以在鞘内自由流动，如果不能流动，则可能在肌腱内，需要缓慢撤针。

4. 手指鞘内神经阻滞的禁忌证是局部感染和已有的指屈肌腱损伤。
5. 进针前务必消毒以避免发生腱鞘炎。
6. 如肌腱损伤，麻醉药可能会从伤口漏出。

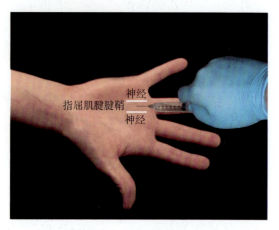

图 96.18　手指鞘内神经阻滞

致谢

感谢 Katy Howard 作为模特协助拍摄了本章节大部分的演示图片。

参考文献

[1] Muck AE，Bebarta VS，Borys DJ，Morgan DL. Six years of epinephrine digital injections：absence of significant local or systemic effects. Ann Emerg Med. 2010；56：270 – 4.

[2] Waterbrook AL，Germann AC，Southall JC. Is epinephrine harmful when used with anesthetics for digital blocks？Ann Emerg Med. 2007；50：472 – 5.

[3] Reichman EF，Simon RR，editors. Emergency medicine procedures. New York：McGraw – Hill Medical；2004. p. 961 – 3.

[4] Benko K. Fixing faces painlessly：facial anesthesia in emergency medicine. Available at：Emergency Medicine Practice（ebmedicine. net）. 2009；11.

［5］ Rosh AJ. Ear anesthesia. Medscape reference. A-
available at：http：//emedicine. medscape. com/
article/82698 – overview#a15.

［6］ Butterworth JF. Atlas of procedures in anesthesia
and critical care. Philadelphia：WB Saunders；
1992. p. 160 – 4.

［7］ Brown DL. Atlas of regional anesthesia. Philadel-
phia：WB Saunders；1992. p. 52.

［8］ Morrison WG. Transthecal digital block. Arch
Emerg Med. 1993；10：35 – 8.

［9］ Mueller J, Davenport M. Digital nerve block（web
space and tendon sheath）. New York：McGraw

– Hill's Access Emergency Medicine. Availa-
ble at：http：//www. accessemergencymedi –
cine. com/videosPDF/DigitalNerveBlock. pdf .

［10］ Roberts J, Custalow B, Thomsen T. Nerve blocks
of the upper extremity. Roberts and Hedges'
clinical procedures in emergency medicine and a-
cute care. 7th ed. Elseviers；2019.

［11］ Hung VS, Bodavula VK, Dubin NH. Digital an-
aesthesia：comparison of the efficacy and pain
associated with three digital nerve block tech-
niques. J Hand Surg Br. 2005；30（6）：581.

第 97 章

烧伤的处理

Ilya Aleksandrovskiy, Thomas Parry, and Jeffrey Pepin

烧伤分度

烧伤分类系统现采用更符合生物学的烧伤分度。用烧伤三度四分法取代了传统的一度、二度和三度烧伤的命名法。

- 浅 I 度烧伤：局限于表皮的烧伤（例如晒伤）。皮肤呈红斑，轻度疼痛，毛细血管再充盈完好。
- 浅 II 度烧伤：至真皮层浅层的烧伤。可以看到水疱，表面潮湿，疼痛加重，毛细血管再充盈完好。
- 深 II 度烧伤：至真皮层深层的烧伤。皮肤苍白或呈樱桃红色，毛细血管再充盈缓慢。疼痛感较轻，通常需要植皮以最大程度地减少瘢痕并加快愈合。
- 深度烧伤：烧伤累及皮肤各层及皮下组织、筋膜、肌肉和骨骼。皮肤呈白色、蜡样、棕色或韧如皮革，无毛细血管再充盈，通常无疼痛，需要外科手术干预。

I. Aleksandrovskiy (✉)
Department of Emergency Medicine, Ocala Regional Medical Center, Ocala, FL, USA

T. Parry
Department of Emergency Medicine, Lincoln Hospital and Mental Health Center, New York, NY, USA

J. Pepin
Department of Emergency Medicine, University of Minnesota Medical Center Fairview, Minneapolis, MN, USA

适应证

- 浅 II 度烧伤、深 II 度烧伤，深度烧伤。
- 浅 I 度烧伤一般只需支持治疗。

材料和药物

- 镇痛药。
- 抗生素软膏。
- 磺胺嘧啶银软膏（避免脸部使用）。
- 耳部使用磺胺米隆。
- 可选择杆菌肽及多黏菌素 B 软膏。
- 清洗用氯己定和水。
- 盆。
- 油纱。
- 4×4 无菌纱布数块。
- 绷带。
- 胶布。
- 手套。

所有烧伤患者均会有创伤和吸入性中毒反应，因此，气道、呼吸、循环以及颈椎的情况需要在处理烧伤伤口前立刻评估。切记：怀疑吸入性损伤和一氧化碳中毒的患者需要接受 100% 高压氧治疗，直至碳氧血红蛋白恢复正常。因为吸入性损伤可能会在液体复苏开始后才显现，所以此种情况推荐尽早行气管插管。氰化物中毒也与烧伤有关，应该予以考虑。

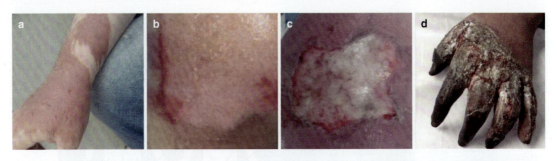

图 97.1　儿童胸部及肩部瘢痕显示出烧伤深度的不同。D，deep，深度烧伤，Ⅱ 或 Ⅲ 度烧伤；I，intermediate，中度烧伤，Ⅱ 度烧伤；S，superficial，浅表烧伤，Ⅰ 度烧伤。（报道来自：Enoch S，Roshan A，Shah M. Emergency and early management of burns and scalds. BMJ. 2009；338：b1037，with permission from BMJ Publishing Group Ltd. ）

烧伤范围评估

总体表面积（Total body surface area，TBSA）被划分为数个不同区域，做九分法评估（Rule of Nines）。

- 成人：
  - 头、颈：9%。
  - 上肢：各 9%。
  - 下肢：各 18%。
  - 躯干：前后各 18%。
  - 会阴部、掌部：1%。
- 新生儿/儿童：
  - 头、颈：18%。
  - 上肢：各 9%。
  - 下肢：各 14%。
  - 躯干：前后各 18%。

对于 TBSA < 15% 的烧伤，另一种评估 TBSA 的方法是以患者手掌面积为参照，每一个手掌面积大小记为 1%。

TBSA 还可以使用 Lund & Browder 量表评估（图 97.2）。

液体复苏

烧伤早期就必须开始液体复苏，应用 Parkland 公式评估烧伤患者的液体需要量。患者体重以公斤为单位，乘以部分和全层烧伤体表面积（TBSA）的百分比，所得数字再乘以 2ml，以此作为乳酸林格氏液的补液量。前 8 小时输注此量的一半，剩余的一半量在随后的 16 小时持续输注。复苏目标是使成人尿量保持在 0.5ml/（kg·h）左右或 30 ~ 50ml/h。

步骤

1. 适当的镇痛。
2. 用抗菌溶液和水清洗伤口（如果是干化学烧伤，在冲洗伤口前刷去伤口化学品）。
3. 用干燥的 4×4 纱布或纱布卷拭掉疏松、失活的皮肤及异物，以促进愈合并减少感染风险。
4. 使用无黏性的敷料，以减少移除时产生的疼痛。
5. 将以凡士林为基质的抗生素软膏涂抹在敷料上；然后将敷料敷于伤口上。
6. 使用散开的 4×4 纱布，并将其制成松软的厚垫放在油纱上，可吸收多余的水分并使敷料透气。
7. 最后用纱布卷包裹或在松软的 4×4 油纱上缠绕一小层 4×4 纱布。

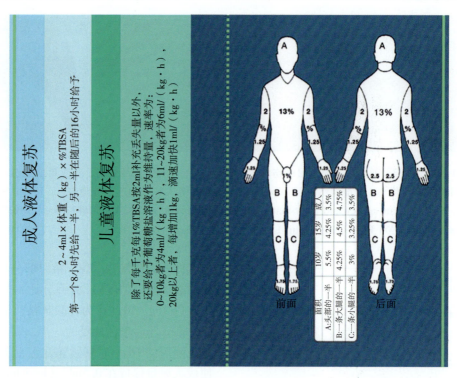

图 97.2　评估 TBSA 的 Lund & Browder 量表以及建议的液体复苏疗法［报道来自：Malic CC，Karoo RO，Austin O，Phipps A. Resuscitation burn card – a useful tool for burn injury assessment. Burns. 2007；33（2）195 – 9，with permission from Elsevier］

并发症

- 伤口感染。
- 不愈合伤口需要植皮手术（深Ⅱ度和Ⅲ度烧伤）。
- 骨筋膜室综合征（圆形烧伤可能需要行焦痂切开术）。
- 横纹肌溶解。

经验分享和要点提示

- 要点
  - 一开始准确判断烧伤深度可能比较困难（特别是当覆盖着油污时）。伤口发白有痛感，则表示烧伤在较浅的皮层。
  - Ⅰ度烧伤不需要应用烧伤评分计算液体复苏。
  - 烧伤面积评估影响液体复苏和后续治

疗计划。
  - 烧伤面积 > 20% TBSA 需要静脉内补充液体。
  - 液体复苏需要根据生理反应进行调整，如尿量（成人 30 ~ 50ml/h，儿童 1ml/kg/h）。
  - 确保破伤风抗毒素的及时使用。
- 难点
  - 烧伤可在最初几天内恶化，因此 48 ~ 72 小时内很难了解烧伤的真实程度。
  - 前几个小时使患者保持体温，无需降温。
  - 应去除患者佩戴的所有饰品。
  - 不推荐预防性应用抗生素。
  - 烧伤患者复苏不足或过度复苏。复苏不足会导致低灌注和终末器官损伤。过度复苏会导致水肿加重，烧伤深度进展或肢端骨筋膜室综合征。复苏目标是维持尿量的平衡。

- 避免在脸部使用磺胺嘧啶银，因为可能使皮肤着色。

对水疱的处理比较有争议。近来的研究提出，除非水疱张力高或跨越关节，应该保持水疱的完整，大多数水疱 2~4 天破裂，应清除破裂水疱及其周围多余的皮肤。大多数烧伤科接诊患者时会擦除所有的水疱。

伤口应保持清洁以防感染，转运前应包裹盐水浸润的无菌纱布。

伤口每日换药，先擦掉旧的药膏再涂抹新的抗生素软膏，换药前 30 分钟给予镇痛。

接诊标准

- 非关键部位 Ⅱ 度烧伤损伤，除外眼部、耳部、面部、手足及会阴部，成人 10%~20% BSA 烧伤。
- 非关键部位 Ⅱ 度烧伤，小于 10 岁儿童 5%~10% BSA 烧伤。
- 怀疑非偶然性创伤。
- 门诊无法处理的伤口。
- 以下情况需要迅速请烧伤科医师协助诊治：
  - >10% TBSA 面积的 Ⅱ 度和 Ⅲ 度烧伤。
  - 眼部、耳部、面部、手足、会阴部及烧伤部位跨越关节的 Ⅱ 度和 Ⅲ 度烧伤。
  - 所有年龄段深度烧伤。
  - 电击伤，包括闪电击伤，伤口表面以下的损伤可能很大，导致急性肾衰竭或其他并发症。
  - 严重的化学品腐蚀伤。
  - 吸入性损伤。
  - 在原有疾病基础上的烧伤，可能导致处理更复杂，恢复更缓慢，死亡率增加。

- 伴有创伤的烧伤，患病率、死亡率均可能增加，在转至烧伤科前应在创伤科稳定病情。
- 儿童烧伤，由于人员与器材的限制，在病情初步稳定后应转至烧伤科。
- 烧伤患者需要特殊的社会心理干预或长期的康复支持，包括对儿童虐待和疏于看管导致烧伤的病例。

参考文献

[1] Jiao C, Su K, Xie W, Ye Z. Burn image segmentation based on Mask Regions with Convolutional Neural Network deep learning framework: more accurate and more convenient. Burn Trauma. 2019; 7 (6) https://doi.org/10.1186/s41038-018-0137-9.

[2] Malic CC, Karoo RO, Austin O, Phipps A. Resuscitation burn card – a useful tool for burn injury assessment. Burns. 2007; 33 (2): 195-9.

推荐阅读

▷ Advanced Burn Life Support Course Provider Manual, 2018. http://ameriburn.org/wp-content/uploads/2019/08/2018-abls-providermanual.pdf. Accessed 14 Feb 2021.

▷ ATLS Advanced Trauma Life Support 10th Edition. American College of Surgeons; 2018. ISBN 0996826238

▷ Bezuhly M, Fish JS. Acute burn care. Plast Reconstr Surg. 2012; 130 (2): 349e-58.

▷ Rex S. Burn injuries. Curr Opin Crit Care. 2012; 18 (6): 671-6.

▷ Wasiak J, Cleland H, Campbell F, Spinks A. Dressings for superficial and partial thickness burns. Cochrane Database Syst Rev. 2013; (3): CD002106.

第 98 章

闭合伤口

Oliver MichaelBerrett，Jeffrey Joseph Harroch，
Karlene Hosford，Muhammad Waseem，and Nicholas Fusco

适应证

- 皮肤黏膜组织的开放性伤口。
- 目的：
  - 保留功能。
  - 控制出血。
  - 促进愈合。
  - 美容。

禁忌证

- 动物或人咬伤。
- 污染、感染或穿刺伤口。
- 复杂伤口（需要手术室）。

方法

- 缝合线缝合。

O. M. Berrett · K. Hosford · M. Waseem
Department of Emergency Medicine, Lincoln Medical and
Mental Health Center, New York, NY, USA

J. J. Harroch
Department of Emergency Medicine, University of Miami
Miller School of Medicine, University of Miami Hospital,
Miami, FL, USA

N. Fusco (✉) Department of Emergency Medicine, Univer-
sity of Central Florida, UCF Lake Nona Medical Center, Or-
lando, FL, USA

- 组织黏合剂。
- 胶带。
- 皮肤缝合器。

准备工作

- 采集完整的受伤病史：
  - 损伤原因。
  - 损伤时长。
  - 是否注射破伤风抗毒素。
  - 并发症。
- 探查伤口范围，清除污染，清除失活组织，探查异物。如怀疑有异物或骨折，需要进行影像学检查。
- 用生理盐水充分冲洗伤口。
- 用碘伏溶液消毒伤口周围。
- 铺无菌单。
- 用 25 号或 27 号针头在伤口周围进行局部麻醉。常用 2% 利多卡因，含或不含 1% 肾上腺素（最大剂量：不含肾上腺素为 3mg/kg，含肾上腺素为 5mg/kg）。
- 应用合适方法闭合伤口。
- 包扎。
- 需要时再次注射破伤风、白喉抗毒素。

伤口缝合

材料和药物

- 市售缝合包含有以下材料（图 98.1）：

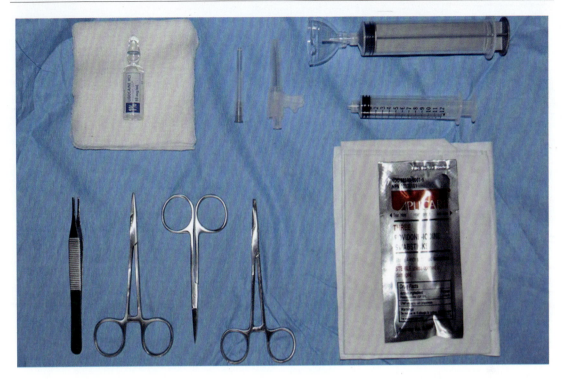

图 98.1　缝合包

- 碘伏溶液。
- 冲洗用生理盐水。
- 25 号针头连接 5～12ml 注射器。
- 麻醉药。
- 持针器。
- 镊子。
- 剪刀。
- 缝合用品。
- 无菌单、手套、纱布。

一般准则

- 局部麻醉应用 1% 利多卡因或含有肾上腺素的 1% 利多卡因。
- 尽量减少在组织上直接进行器械操作。
- 伤口边缘外翻已达到最佳的治疗和美容效果。缝合针垂直进入皮肤。
- 缝合时应保持等间距，每一针相距 1～3mm，与伤口边缘相距 2mm。
- 打结时注意张力适当，伤口边缘较松弛。

缝合线材料

- 不可吸收缝合线

- 丝线：特殊应用，组织反应大，不牢固。
- 尼龙（爱惜良）、聚丙烯（普理灵）：强度好，适合侵及皮肤的伤口。
- 聚丙烯：强度大，难以使用。
- 需要特定时间拆线。
- 可吸收缝合线
  - 在组织中可快速降解，60 天内张力消失。
  - 适应证：埋线缝合以减少伤口张力。
  - 薇乔：用于皮下和黏膜。
  - 铬：用于口腔内撕裂伤。
  - 不需要拆线。

缝合技术

- 单纯间断缝合（图 98.2）。
  - 最常用的方法。
  - 距伤口边缘 2mm 垂直进针，向对侧伤口边缘环形进针，注意两侧进针在同一水平，在对侧伤口边缘 2mm 处出针，打结。

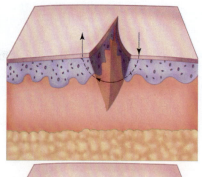

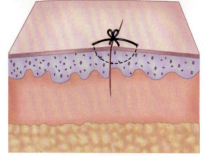

图 98.2　简单间断缝合

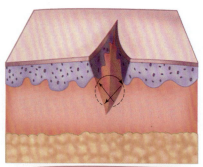

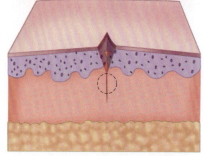

图 98.3　深层缝合

- 深层真皮缝合（图 98.3）。
  - 也叫埋线缝合，用于减少伤口张力。
  - 使用可吸收缝合线。
  - 在伤口深层进针，在同侧较浅层出针。之后向对侧同水平进针，在其伤口深部出针，打结，注意打结位置在伤口深部。
- 单纯连续缝合（图 98.4）。
  - 此种方法可以快速闭合长线性伤口。
  - 同侧进针缝合，打结，剪去多余缝合线，针留在缝线上，以 65°角在对侧进针，跨过伤口表面。再垂直进针，在对侧距伤口 3mm 处出针，不打结，重复进行缝合，注意张力大小。完成最后一针，在一边将缝合线留出松弛的一段环形，这样所有的末端可以一起打结。
- 垂直褥式缝合（图 98.5）。
  - 适用于一般缝合和深层缝合，用于深层的洞状伤口以及关节等高张力伤口。
  - 在伤口边缘 1cm 垂直进针，与伤口垂直环形进针，在对侧对称位置出针，在同侧伤口边缘 2mm 处进针，对侧对称位置出针，打结。

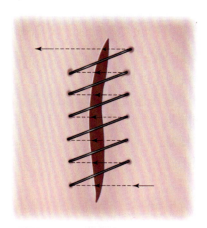

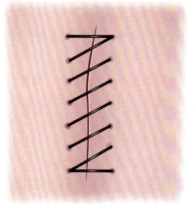

图 98.4　连续缝合

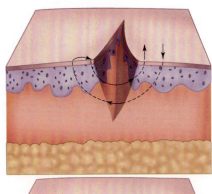

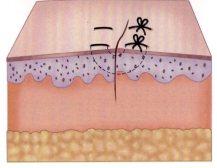

图 98.5　垂直褥式缝合

- 水平褥式缝合（图 98.6）。

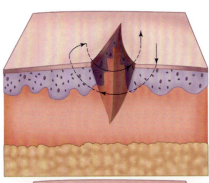

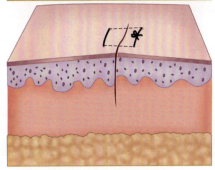

图 98.6　水平褥式缝合

- 适用于有张力的大伤口。
- 与间断缝合方式类似，但不打结，在同侧出针位置 5mm 处再次进针，对侧出针，打结。注意打结方向与伤口平行。
- 半包埋式水平褥式缝合（图 98.7）。
  - 适用于皮瓣。
  - 一侧水平进针，水平经过皮瓣顶端，跨过对侧出针，打结。

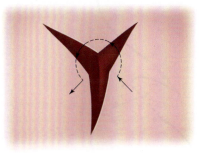

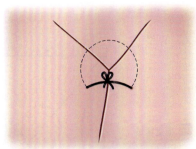

图 98.7　半包埋式水平褥式缝合

- 8 字缝合（图 98.8）。
  - 用于控制被其他组织包绕且不易察觉的血管出血，以及不能通过直接压迫或止血材料止血时。
  - 不适用于大动脉。
  - 确定出血部位。可能需要清洗和清洁该区域并清除所有坏死组织及异物。
  - 以出血部位为中心，将该区域想象成一个方框。
  - 缝合时，从点"1"开始，由浅至深，横穿至点"2"出针。
  - 下一次进针点与第一针的出针点在同一对角线上，这使得缝合线自出血区域的中间穿过。从点"3"进针，再一次由浅至深，横穿至点"4"出针。

- 拉起点"1"和点"4"缝合线的末端，打结，确保缝合线有适当的张力以便止血。出血血管的周围组织此时已被缝线压迫。

- 若仍有出血，可在同一区域再次行8字缝合，以进一步控制/压迫血管周围组织。

- 术后重新检查神经血管的状态。当你压迫血管周围组织时，要确保修复远端区域的大动脉血供是完好的。

- 确保使用可吸收线，因为它可以止血并保留于伤口内部。如果缝线不可吸收，将会成为感染源。

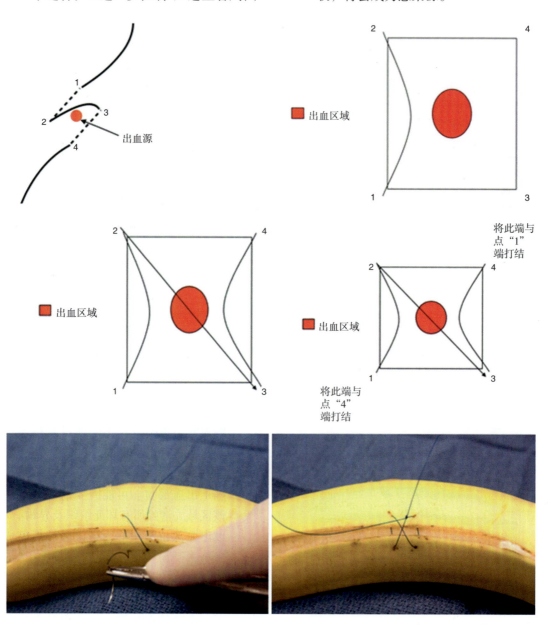

图98.8　8字缝合技术：图示以及在香蕉皮上的演示

缝线尺寸推荐

- 面部：
  - 5.0～6.0 尼龙线。
  - 3～5 天拆线。
- 头皮：
  - 2～3 尼龙线或头皮钉。
  - 8～10 天拆线。
- 手：
  - 4.0～5.0 尼龙线，垂直或水平褥式缝合。
  - 5.0～6.0 Moncryl 缝线用于甲床。
  - 10～14 天拆线，如果跨关节则延长拆线时间。
- 四肢：
  - 非活动皮肤：3.0～4.0 尼龙线，8～10 天拆线。
  - 跨关节：3.0～4.0 尼龙线，10～14 天拆线。
- 躯干：
  - 前面：3.0～4.0 尼龙线，8～10 天拆线。
  - 后面：2.0～3.0 尼龙线，10～14 天拆线。
  - 缝合钉。
- 口腔黏膜：
  - 黏膜：4.0 Vicryl 缝线；5～7 天。
  - 舌头：3.0 Vicryl 缝线；5～7 天。

其他伤口闭合方法

氰基丙烯酸酯组织黏合剂

见第 99 章。

胶布

- 优点：
  - 快速、疼痛少。
  - 廉价。
  - 美容效果好。
- 缺点：
  - 强度小。

- 禁忌证：
  - 对胶布过敏。
- 预防措施：
  - 黏合时减少伤口张力。
- 步骤：
  - 如前所述彻底清洗消毒伤口。
  - 估计伤口范围。
  - 直接黏合胶带，每条间隔 2～3mm。
  - 应用安息香等可增强附着黏性。

皮肤缝合器（图 98.9）。

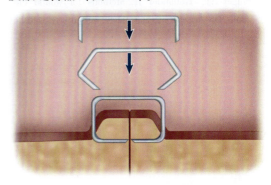

图 98.9　皮肤缝合器

- 优点：
  - 快速。
  - 廉价。
- 缺点：
  - 强度小。
- 禁忌证：
  - 面部、手、足伤口。
- 步骤：
  - 如前所述彻底清洗消毒伤口。
  - 麻醉伤口边缘。
  - 估计伤口范围（需要两人操作）。
  - 使用皮肤缝合器。

经验分享和要点提示

- 缝合线一定要在推荐时间内拆线。如果伤口在拆线时没有愈合，应该先拆线，之后可应用组织黏合剂。
- 切记核实是否注射破伤风抗毒素。

- 慎用抗生素。
- 谨防伤口感染。
- 不完全愈合可能导致伤口开裂。
- 组织对缝合线或组织黏合剂的反应。
- 麻醉药过敏。

推荐阅读

▶ http：//apps. med. buffalo. edu/procedures/repair-oflacerations. asp？p = 17. Accessed 19 May 2014.

▶ Singer AJ, Hollander JE. Methods for wound closure. In：Ma OJ, Cline DH, Tintinalli JE, Kelen GD, Stapczynski JS. Emergency medicine manual. 6th ed. New York：McGraw Hill；2003：Chap. 13, Fig. 13 – 14.

▶ Singer AJ, Hollander JE, editors. Laceration and acute wounds：an evidence – based guide. Philadelphia：FA Davis；2003. p. 122.

▶ University of Connecticut Health Center, suturing 101. fi tsweb. uchc. edu/suturing101. Accessed 19 May 2014.

▶ Zuber TJ. The mattress sutures：vertical, horizontal and corner stitch. Am Fam Physician. 2002；66：2231 – 6.

第 99 章

应用组织黏合剂闭合伤口

Pratik S. Patel and Latha Ganti

适应证

- 小的、表浅的皮肤切口或撕裂伤修复，需要 5.0 或直径更小的缝合线。

禁忌证

- 绝对禁忌证
  - 大的、不规则撕裂伤。
  - 感染、受污染伤口。
  - 动物、人咬伤。
  - 穿刺伤。
  - 挤压伤。
  - 皮肤溃疡。
  - 黏膜与皮肤黏膜相接处。
  - 腋窝与会阴（较潮湿）。
  - 张力性伤口。
- 相对禁忌证
  - 手部伤口（除非是可以保持干燥的伤口）。
  - 关节（除非使用夹板固定）。

P. S. Patel
Pulmonology, Critical Care Medicine, Newark Beth Israel Medical Center, Newark, NJ, USA

L. Ganti (✉)
College of Medicine, University of Central Florida, Orlando, FL, USA

材料和药物

- 组织黏合剂（2 – 辛基 – 氰基丙烯酸盐黏合剂）。
- 碘伏溶液。
- 生理盐水。
- 20ml 注射器。
- 无菌手套。
- 4 ×4 干纱布。

其他材料

- 局部麻醉药。
- 1∶1000 肾上腺素溶液。
- 镊子。
- 杆菌肽药膏或无菌凡士林软膏。
- 防护衣和眼镜。
- 夹板。

步骤

1. 嘱患者坐好或躺好。
2. 通用防护措施：无菌手套（伤口冲洗时需要防护衣和眼镜）。
3. 用 0.9% 生理盐水冲洗伤口。
4. 应用局部麻醉药，如 LET 或 EMLA（eutectic mixture of local anesthetics，共晶局部麻醉药混合物）软膏（利多卡因和丙胺卡因），用 1∶1000 肾上腺素溶液浸润纱布，可用于出血伤口的止血。

5. 用手指估计伤口范围，应用齿镊或其他器具，在镊子或手套指尖上涂抹杆菌肽软膏或凡士林，抹掉多余软膏防止其黏着在镊子或手套上。

6. 将黏合剂立起，并用拇指、食指挤压黏合剂，使黏合剂流入给药器前端（图99.1）。

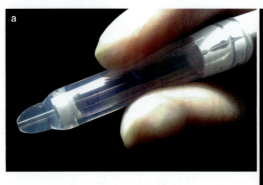
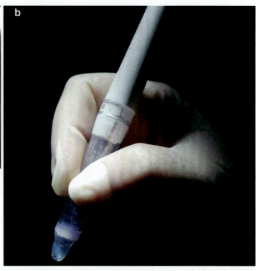

图 99.1　（a）未挤压黏合剂；（b）黏合剂流入给药器前端

7. 轻轻挤压黏合剂使前端滴出液体。

8. 用前端在伤口边缘轻柔地涂抹黏合剂，不要在伤口上按压（图99.2）。

9. 伤口表面覆盖单层黏合剂。

10. 按住伤口边缘30秒到1分钟，将黏合剂晾干。

11. 圆形或椭圆形涂抹伤口及周围2～3层，增加黏附强度。

12. 如果需要，用纱布擦掉伤口周围多余的黏合剂。

13. 遇跨越关节的伤口，可用夹板固定关节。

14. 嘱患者保持伤口干燥4～5天，患者洗澡后不要用毛巾擦拭伤口。

15. 应用组织黏合剂前后均不推荐使用抗生素。

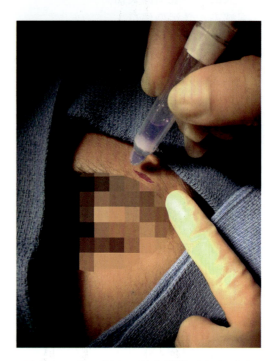

图 99.2　伤口闭合：用多抹棒（组织黏合剂）划过撕裂伤口

并发症

- 伤口开裂。
- 伤口感染。

经验分享和要点提示

- 组织黏合剂与缝合线相比，优势在于快速，患者（尤其儿童）易于接受，防水，无须拆线（5～10 天可擦除）。
- 组织黏合剂也可用于皮肤薄而脆弱的患者（例如老年人）的伤口周围，以"加固"皮肤，以便随后缝合皮肤。
- 多抹棒黏性很强，注意不要将手指、无菌单、纱布或其他器械不慎粘在患者伤口上。杆菌肽软膏或凡士林软膏不要与黏合剂黏着，也不要粘在手套、手指和镊子上。
- 避免在眼睛附近使用组织黏合剂。如果组织黏合剂不慎接触到眼睑、睫毛和眼睛，使用抗生素眼膏配合轻柔的手法缓慢牵引分离黏合剂。组织黏合剂干燥后会变得坚硬且粗糙，若不慎入眼应评估患者角膜磨损情况。

推荐阅读

▶ Bruns TB, Worthington JM. Using tissue adhesive for wound repair: a practical guide to Dermabond. Am Fam Physician. 2000; 61: 1383 - 8.

▶ Farion K, Osmond MH, Hartling L, et al. Tissue adhesives for traumatic lacerations in children and adults. Cochrane Database SystRev. 2002; (3): CD003326.

▶ Joyce K, Potter S. A novel skin closure technique for the management of lacerations in thin - skinned individuals. Cureus. 2020; 12 (9): e10702. Published 2020 Sep 29. https://doi. org/10. 7759/cureus. 10702.

第 100 章
鱼钩的拔除

Judith K. Lucas

适应证

- 非关键部位鱼钩的拔除（图 100.1）。

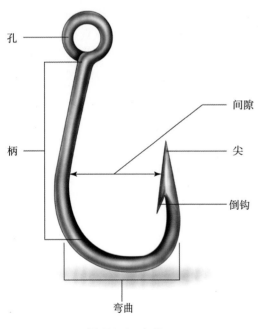

孔

柄

间隙

尖

倒钩

弯曲

图 100.1 鱼钩

J. K. Lucas (✉)
Department of Emergency Medicine，University of Florida
College of Medicine，University of Florida Health Shands
Hospital，Gainesville，FL，USA
e‑mail：judithklucas@ufl.edu

禁忌证

- 位于眼球、眼睑或其周围，嵌入神经血管组织或其他重要结构（如腹膜、睾丸或尿道）。
  - 以上部位鱼钩的拔除需要咨询专科医师。

材料和药物（根据方法准备）

- 抗菌洗液。
  - 必妥碘（碘伏）。
  - 氯己定。
- 局部麻醉药。
  - 1% 利多卡因（含或不含肾上腺素）。
- 持针器。
- 18 或 20 号针头。
- 3 号缝合丝线或胶带。
- 钢丝钳。
- 护目镜。

步骤

- 倒退手法（图 100.2）：最简单，创伤小，成功率低。适用于小型或中型鱼钩、浅表嵌入的鱼钩、没有倒钩或者有一个倒钩的鱼钩。
1. 分离其他鱼钩、鱼线及异物（如鱼饵、鱼、杂物）。

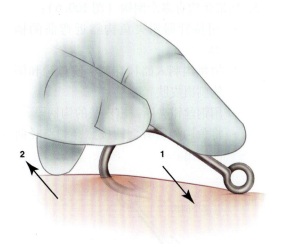

图 100.2　倒退手法：1. 向下按压柄部并轻轻向前推，松解鱼钩倒钩。2. 向后沿刺穿路径拔出鱼钩，始终保持下压力量

2. 抗菌溶液消毒刺穿部位及周围皮肤。
3. 局部麻醉刺穿部位及周围。
4. 下压柄部或靠近孔部的柄部，使倒钩与组织分离。
5. 沿刺穿路径拔出鱼钩。

- 拉直提拉手法（图 100.3）：适用于小型或中型鱼钩。通常不需局部麻醉，适用于深层柔软组织，不适用于不固定部位，如耳垂。

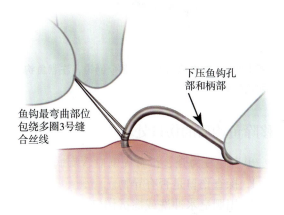

鱼钩最弯曲部位包绕多圈3号缝合丝线

下压鱼钩孔部和柄部

图 100.3　拉直提拉手法

1. 鱼钩可能弹出，需要做好眼部防护。
2. 分离其他鱼钩、鱼线及异物（如鱼饵、鱼、杂物）。
3. 抗菌溶液消毒刺穿部位及周围皮肤。
4. 必要时可局部麻醉刺穿部位。
5. 在鱼钩的最弯曲部位周围缠绕多圈 3 号缝线、鱼线或胶带，鱼钩柄部朝着临床医生的反方向。
6. 线的游离端需要拿紧，可以用铅笔或压舌板包绕游离端。
7. 固定刺穿位置皮肤，同时下压鱼钩孔部和柄部。
8. 快速拉直鱼钩，注意持续向柄部施加下压力量。
9. 检查拔出的鱼钩，确保倒钩完整，没有折断于伤口内。

- 针头覆盖手法（图 100.4）：适用于单个倒钩的大鱼钩，尤其适用于浅表嵌入。

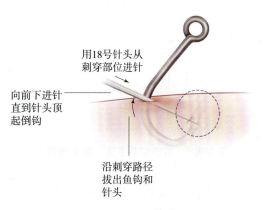

用18号针头从刺穿部位进针

向前下进针直到针头顶起倒钩

沿刺穿路径拔出鱼钩和针头

图 100.4　针头手法

1. 分离其他鱼钩、鱼线及异物（如鱼饵、鱼、杂物）。
2. 抗菌溶液消毒刺穿部位及周围皮肤。
3. 局部麻醉刺穿部位及周围。
4. 用 18 号针头从刺穿部位进针，与鱼钩柄部平行，斜面向下，朝倒钩与尖端方向。
5. 向前下进针直到针头顶起倒钩，针头置于倒钩与鱼钩尖端之间。

6. 鱼钩与针头向前，使倒钩分离。

7. 沿刺穿路径拔出鱼钩和针头。

- 前进切割手法（图 100.5）：一般均可成功，但会造成额外组织损伤。

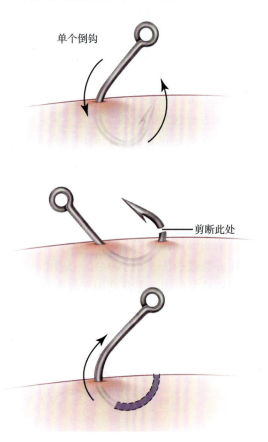

图 100.5　前进切割手法，单个倒钩

1. 分离其他鱼钩、鱼线及异物（如鱼饵、鱼、杂物）。

2. 抗菌溶液消毒刺穿部位及周围皮肤。

3. 局部麻醉刺穿部位及周围。

4. 如果鱼钩只有单个倒钩：
   - 用持针器钳夹鱼钩靠近弯曲的柄部。
   - 按鱼钩刺入路径穿刺，使鱼钩和倒钩完全刺出皮肤。
   - 在最接近倒钩下部割断鱼钩，注意眼部防护，鱼钩可能弹出。
   - 将剩余鱼钩按照刺穿路径拔出。

5. 如果鱼钩有多个倒钩（图 100.6）：
   - 用持针器钳夹鱼钩靠近弯曲的柄部。
   - 按鱼钩刺入路径穿刺，使鱼钩和倒钩刺出皮肤。
   - 用钢丝钳夹断露出皮肤的钩柄段。
   - 将鱼钩和所有倒钩按照穿刺路径向前拔出。

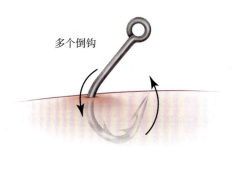

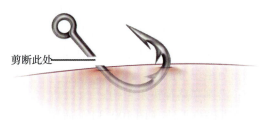

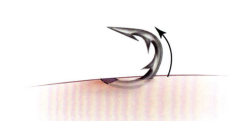

图 100.6　前进切割手法，多个倒钩，注意鱼钩切割位置

移除鱼钩后的伤口处理

- 患者免疫力强，没有周围血管疾病：
  1. 探查伤口是否有异物。
  2. 用肥皂水冲洗或擦拭伤口。
  3. 用抗生素软膏或无菌纱布包扎。
  4. 接种破伤风抗毒素超过 5 年的患者需要再次注射。

5. 24 ~ 48 小时检查伤口。

- 患者免疫力低下，或患有周围血管病：
  1. 与前述相同。
  2. 建议预防性应用抗生素，如喹诺酮类、第三代头孢菌素或氨基糖苷类抗生素。

并发症

- 感染。
- 残留异物。
- 移除方法不当可能导致血管神经结构损伤。
- （眼部）保护不充分可能导致医师受伤。

经验分享和要点提示

- 首先使用倒退手法和拉直提拉手法，因为这些手法对组织损伤最小并且容易执行，尽管成功率低。
- 眼部保护是必要的，尤其使用拉直提拉或切割手法，鱼钩或者零件可能高速弹出，方向不可预知。
- 使用向前切割手法时，当鱼钩不能向前或前进有阻力时，应该立即停止。此时可能刺到骨骼或神经血管组织。
- 当鱼钩嵌入眼球或者眼睑，应在刺穿部位覆盖金属眼罩或杯子，并立刻请眼科会诊。
- 密切跟踪观察是否有感染征象。
- 使用向前切割手法时，确保抓住鱼钩的另一部分再进行切割。

推荐阅读

▶ Ahmad Khan H, Kamal Y, Lone AU. Fish hook injury: removal by "push through and cut off" technique: a case report and brief literaturereview. Trauma Mon. 2014; 19 (2): e17728. https://doi.org/10. 5812/traumamon. 17728. Epub 2014 Mar 24. PMID: 25032153; PMCID: PMC4080619.

▶ Beasley K, Ouellette L, Bush C, Emery M, Wigstadt S, Ambrose L, Jones J. Experience with various techniques for fishhook removal inthe emergency department. Am J Emerg Med. 2019; 37 (5): 979 – 80. https://doi.org/10. 1016/j. ajem. 2018. 09. 028. Epub 2018 Sep 22.

▶ Julian E, Mammino J. Don't get hung up on fishhooks: a guide to fishhook removal. Cutis. 2016; 97 (3): 195 – 8.

第 101 章
蜱虫的拔除

David N. Smith and Judith K. Lucas

适应证

- 从皮肤拔除蜱虫。

禁忌证

- 无。

材料和药物

- 手套。
- 皮肤消毒剂（如氯己定、异丙醇和碘伏）。
- 细齿钳。

步骤

1. 患者取合适的体位，暴露蜱虫。
2. 紧贴皮肤钳夹蜱虫（如口器部位）。

3. 用稳定、垂直、均匀的力量轻轻向上提拉（图 101.1，图 101.2）。
4. 移除后，消毒叮咬部位，应用抗生素软膏。

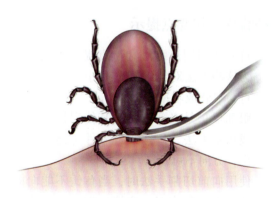

图 101.1　将钳子尽量靠近蜱虫的口器，夹紧后，平稳、轻柔地向上提拉

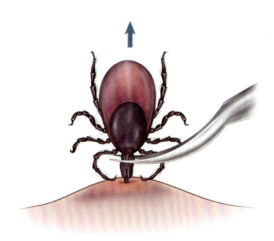

图 101.2　平稳地向上提拉

D. N. Smith
Department of Pediatric Emergency Care, Palms West Hospital, Loxahatchee, FL, USA

J. K. Lucas (✉)
Department of Emergency Medicine, University of Florida College of Medicine, University of Florida Health Shands Hospital, Gainesville, FL, USA
e-mail: judithklucas@ufl.edu

并发症

- 蜱虫叮咬可能导致多种疾病：
  - 莱姆病。
  - 人粒细胞和单核细胞埃里希体病。
  - 巴贝西虫病。
  - 回归热。
  - 落基山斑疹热。
  - 科罗拉多壁虱热。
  - 兔热病。
  - Q 热病。
  - 蜱虫麻痹。
- 继发感染［耐甲氧西林金黄色葡萄球菌（MRSA）、A 群链球菌］。
- 抓伤可导致皮肤苔藓样变。
- 罕有病例报道叮咬头皮导致脱发。

经验分享和要点提示

- 要点
  - 轻轻向上提拉，避免过度牵拉，否则蜱虫口器可能残留在皮肤内。若蜱虫口器残留于皮肤中，无需处理，它们通常会自行脱落。
  - 不要碾压蜱虫。
  - 不要应用火柴、汽油或其他有毒物质驱除蜱虫（易激惹蜱虫释放体内物质）。
  - 莱姆病传染机会在叮咬 24 ~ 48 小时后显著增加，所以需要尽早移除蜱虫。
  - 向患者宣教 30 天内可能出现的征象，包括游走性红斑（牛眼皮疹）在内都是莱姆病的征象（图 101.3）。
  - 预防性抗生素治疗（单次剂量多西环素）仅用于肩突硬蜱叮咬超过 36 小时的患者，并于去除蜱虫 72 小时内给药。
  - 蜱叮咬无需进行莱姆病的血清学实验。

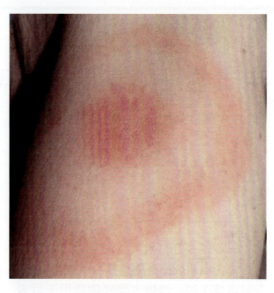

图 101.3　游走性红斑（牛眼皮疹）是莱姆病的征象，由于按压失色常被忽略

- 难点
  - 皮下注射利多卡因会激惹蜱虫，使其胃内容物回流，增加疾病传染风险。
  - 蜱虫唾液可引起一过性红斑，不应与游走性红斑相混淆。

推荐阅读

- Benzoni T, Cooper JS. Tick removal. In：StatPearls［Internet］. Treasure Island（FL）：StatPearls Publishing；2020.
- Centers for Disease Control and Prevention. Tick removal. In： Ticks. 2019. http：//www.cdc.gov/ticks/removing_ a_ tick. html. Accessed14 Feb 2021.
- Roupakias S, Mitsakou P, Nimer AA. Tick removal. J Prev Med Hyg. 2011；52（1）：40 - 4.
- Schneider LA, Dissemond J. When professional forceps are not available：efficient tick removal using a no. 15 scalpel as a spade. Eur J Dermatol. 2015；25（2）：193 － 4. https：//doi. org/10. 1684/ejd. 2014. 2489.

第 102 章

电击枪（如泰瑟枪）飞镖的移除

Tracy MacIntosh

适应证

　　电击枪的应用有两种方法：直接电击和发射电极飞镖。电极飞镖移除适用于后者。如果电极飞镖仍在皮肤内，则应将其移除（图 102.1）。

禁忌证

无。

材料和药物

个人防护装备：

- 面罩和眼罩。
- 手套。
- 利多卡因。
- Kelly 钳。
- 11 号手术刀。

步骤

1. 用非主利手支撑患者的皮肤，使皮肤稳定、保持张力并提供对抗牵引。

T. MacIntosh (✉)
UCF/HCA Emergency Medicine Residency of Greater Orlando, Osceola Regional Medical Center, Kissimmee, FL, USA

University of Central Florida College of Medicine, Orlando, FL, USA

2. 用主利手手指捏住飞镖（图 102.2 和 102.3），如果不能保证徒手取出飞镖，则使用 Kelly 钳，快速地向飞镖尖端嵌入的反方向拔出。

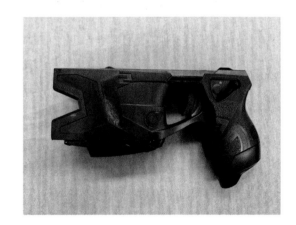

图 102.1　泰瑟枪 X26P

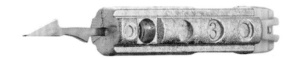

图 102.2　旧泰瑟枪飞镖

3. 伤及浅表血管时可能出血，引起血肿；必要时加压止血。

4. 如果飞镖嵌入组织中，不能轻易取出，则应考虑使用利多卡因，用手术刀在飞镖尖端处做小切口。

5. 必要时注射破伤风针。

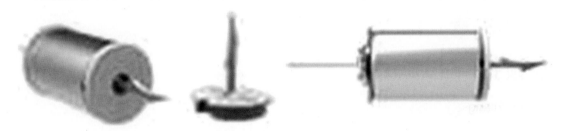

图 102.3　新型泰瑟枪飞镖

6. 将飞镖丢弃在锐器收纳容器中。

并发症

- 遇到飞镖插入眼部、喉部和尿道时，请考虑专科会诊。

经验分享和要点提示

- 应检查评估飞镖对肌肉、神经、骨骼和肺部的损伤。
- 在缺乏临床指征的情况下，一般不需要行常规实验室检查、心电图或其他诊断检查。

- 如果飞镖尖端倒钩嵌入骨骼和/或难以移除，则应考虑原位保留飞镖尖端的可行性。

推荐阅读

▶ Guidelines for Evaluation of Hospital Guest Receiving a TASER Device Application（TDA）. In AXON（Ed.）; 2012.

▶ Vilke CM, Bozeman WP, Chan TC. Emergency department evalu – ation after conducted energy weapon use: review of the literature for the clinician. J Emerg Med. 2011; 40（5）: 598 – 604. https: //doi. org/10. 1016/j. jemermed. 2010. 10. 019.

第 103 章
嵌顿指环移除术

James Chiang

适应证

- 由于创伤或者非创伤的原因，指环嵌顿在肿胀的手指或阴茎上，简单方法无法移除。

禁忌证

- 相对禁忌证
  - 受累手指有骨折、撕裂伤、撕脱伤以及脱套伤，拔除有潜在性神经血管损伤的风险，会明显加重撕裂伤或撕脱伤，或者造成受损肌腱结构的撕裂。

非切断技术

材料和药物

- 水溶性润滑剂或者液体肥皂。
- 缝线（可用 3.0 或者更粗的缝线，Penrose 引流管，或者脐带形胶布）。
- 手动或者电动的圆环切割器。
- 牙科钻，切割锯或者砂轮。
- 锁定钳或者老虎钳。
- 必要时应用镇痛镇静药。

J. Chiang (✉)
UCF/HCA GME Consortium Emergency Medicine Residency of Greater Orlando, Orlando, FL, USA

步骤：线圈法

1. 润滑手指。
2. 用镊子将线绳穿过指环，或者将线绳穿过缝针孔，用缝针的钝头穿过指环（图 103.1）。
3. 将线绳向指环的远端成环形紧紧地缠绕手指，直到近端指间关节的远端（图 103.2）。

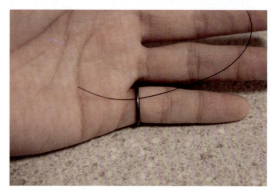

图 103.1　线圈法：用镊子将线绳穿过指环，或者将线绳穿过缝针孔，用缝针的钝头穿过指环

4. 将指环近端的线绳拉向指尖方向，指环在线绳逐渐解旋的时候会慢慢移向远端（图 103.3）。

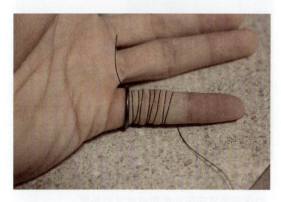

图 103.2　线圈法：将线绳成环形紧紧地缠绕手指直到近端指间关节的远端

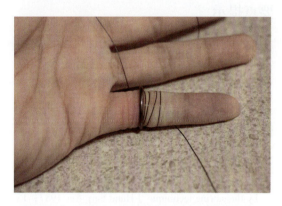

图 103.3　线圈法：将线绳的近端拉向指尖方向，指环在线绳逐渐解旋的过程中会慢慢移向远端

步骤：压迫法

1. 在近端指间关节远端绑紧 Penrose 引流管。
2. 润滑手指。
3. 从第一根紧绑的 Penrose 引流管位置开始用第二根 Penrose 引流管缠紧手指逐渐向指环靠近。目的是通过直接加压减轻手指的水肿和肿胀。
4. 去除第二根 Penrose 引流管尝试去除指环。
5. 步骤 3 和步骤 4 可以重复数次以便肿胀进一步减轻。
6. 可以结合线圈法和加压法，在手指被缠

紧后将 Penrose 引流管穿过指环，然后向手指尖牵引，指环在 Penrose 引流管解旋的时候会移向远端。

并发症

- 皮肤的撕裂伤和擦伤会在牵引皮肤的时候发生或加重。

经验分享和要点提示

- 去除指环前后要进行神经、血管检查，去除指环后彻底清洁手指，检查是否有擦伤和撕裂伤，考虑注射破伤风疫苗。
- 如果手指明显肿胀，非切断技术可能会失败。
- 如果出现缺血迹象（皮肤颜色斑驳，不正常的严重疼痛，两点辨别觉缺失），在切断技术之前仅可短时间尝试非切断技术。
- 圆环嵌顿在阴茎上超过 72 小时会造成尿道损伤或者阴茎的缺血或坏死，属于泌尿科的急症，需请泌尿科会诊。对于严重的病例，如果指环去除困难，可能要像处理阴茎异常勃起的病例那样进行阴茎海绵体穿刺，对阴茎海绵体进行手动加压或者抽吸。

切割法

适应证

- 非切割技术去除指环失败。
- 有手指缺血征象，需要迅速去除指环。

禁忌证

- 无。

材料和药物

- 手动或者电动的圆环切割器。
- 牙科钻，切割锯或者砂轮（用于硬金属比如钢，钛）。

- 锁定钳或者老虎钳（用于特别硬但易碎的金属，比如钨或者陶瓷指环）。
- 小钳子/止血钳。
- 必要时应用镇痛镇静药。

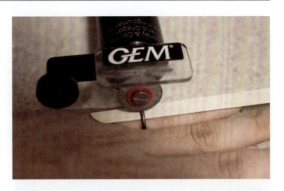

图 103.4　对于软的和硬的金属：把指环切割器的保护器放在手的表面或者足的跖面

步骤

对于软的和硬的金属：

1. 检查手指是否有开放的伤口，用纱布覆盖开放伤口，避免金属锉屑溅入伤口。
2. 明确指环最细的位置。
3. 把指环切割器的保护器放在手的表面或者足的跖面。如果在使用手动的锯或者砂轮时没有保护器，用其他物体比如压舌板、血管钳柄或手术刀柄保护手指。伤者手上覆盖纱布避免锯屑的烧伤。
4. 当锯达到接近最高速时将锯片轻触圆环，不要压力过大，否则锯片会减速并且切割效率低。间断用冷盐水给指环降温，避免烧伤病人。完全切断指环需要几分钟。
5. 指环切断后，用两个血管钳将指环拉开，将指环滑下手指时应格外小心，避免指环边缘割伤皮肤。

对于特别硬的金属（钨或者陶瓷）：

1. 施救者和患者都要保护好眼睛。
2. 如使用锁定钳，夹紧并调整锁定钳，使其轻柔地夹住圆环。
3. 松开锁定钳，锁定按钮转 1/4 圈到 1/2 圈，再次将钳子夹住圆环。
4. 随着逐渐夹紧，指环会碎裂。

并发症

- 金属碎屑进入开放伤口会造成异物反应和/或慢性炎症，因此要覆盖任何开放的伤口并且在去除指环后冲洗伤口。
- 切割中有潜在烧伤的风险。
- 如果没能保护好患者，可能无意中会锯伤皮肤。

要点提示

- 去除指环前后进行神经血管检查，去除指环后清洁手指，检查是否有擦伤和撕裂伤，考虑注射破伤风疫苗。

推荐阅读

▷ Fasano FJ Jr, Hansen RH. Foreign body granuloma and synovitis of the finger: a hazard of ring removal by the sawing technique. J Hand Surg Am. 1987; 12 (4): 621.

▷ Fuchs SM. Ring removal. In: Henretig FM, King C, editors. Textbook of pediatric emergency procedures. 2nd ed. Philadelphia: Lippincott, Williams, & Wilkins; 2008. p. 1107.

▷ Kalkan A, Kose O, Tas M, Meric G. Review of techniques for the removal of trapped rings on fingers with a proposed new algorithm. Am J Emerg Med. 2013; 31 (11): 1605. Epub 2013 Sep 23.

▷ Silberstein J, Grabowski J, Lakin C, Goldstein I. Penile constriction devices: case report, review of the literature, and recommendations for extrication. J Sex Med. 2008; 5 (7): 1747.

▷ Stone DB, Scordino DJ. Foreign body removal. In: Roberts JR, Custalow CB, Thomsen TW, editors. Roberts and Hedges clinical procedures in emergency medicine. 6th ed. Philadelphia: Elsevier Saunders; 2014. p. 708.

第 104 章
甲床血肿的排出

Pratik S. Patel and Latha Ganti

病因

- 手指、足趾挤压伤。
- 鞋子不合脚/脚趾空间不足。

适应证

- 指甲边缘完整，疼痛不能忍受。

禁忌证

- 相对禁忌证
  - 指甲边缘破坏。
  - 疼痛可忍受、能保守治疗。
  - 手指、足趾边缘皮肤感染。
  - 出血性疾病。

材料和药物

- 18 号单斜面针或 25 号双斜面针。
- 碘伏溶液。
- 手套。
- 局部应用抗生素。

P. S. Patel
Pulmonology, Critical Care Medicine, Newark Beth Israel Medical Center, Newark, NJ, USA

L. Ganti (✉)
College of Medicine, University of Central Florida, Orlando, FL, USA

可选用品

- 电烙工具。
- 夹板。
- 利多卡因（1% 或 2%，不含有肾上腺素）。

步骤

1. 嘱患者将手指平放在桌面上。
2. 采取通用防护措施：手套、防护外衣和护目镜。
3. 碘伏消毒备皮。
4. 可选操作（复杂甲床血肿）：应用 1% 或 2% 不含肾上腺素的利多卡因对手指进行神经阻滞。
5. 在甲床或血肿中央用拇指和示指轻轻推捻 18 号针头，直到感觉突破阻力。不要过于用力，防止损伤指甲。进入指甲可看到暗红色回血，此步骤也称为环钻术（图 104.1，图 104.2）。18 号针头仅需一个钻孔，25 号针头则可能需要多个钻孔。
6. 轻按指尖，促进血肿排出。为防止持续出血，抬高手指，包裹纱布按压手指。
7. 在穿刺部位应用局部抗生素（如杆菌肽）。

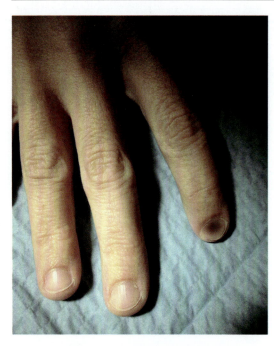

图 104.1   右侧示指的甲床血肿

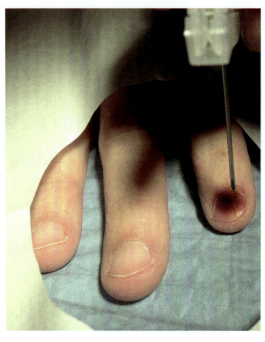

图 104.2   排出甲床血肿的穿刺位置

8. 用纱布或绷带包扎手指。
9. 应用夹板固定手指。
10. 嘱患者保持手指干燥，1~2 天后再次评估。

并发症（少见）

- 感染。
- 穿刺压力过大，甲床或者指骨损伤。
- 血肿排出不完全导致指甲脱离的病例极少见。

经验分享和要点提示

- 经验分享
  - 排出血肿可能需要穿刺多个位置。
  - 应用电烙工具穿刺甲床时需要注意可燃的甲片。
  - 避免用火焰加热回形针，因为许多回形针都是用铝制成的，很难加热到足够的温度来穿透指甲。即使指甲被穿透，也会增加向下受力，使甲床有受损伤的风险。医院内应避免使用明火。
  - 拍摄 X 线片排除手指骨折。
  - 探查有无指伸肌腱损伤。
  - 告知患者如果指甲完整，指甲可能脱落，并在数个月内长出。
  - 不推荐全身或口服应用抗生素。
  - 甲下血肿若无疼痛则无需引流。
- 要点提示
  - 在无外伤史的情况下，甲床颜色变深应考虑肿瘤可能，并进行相应的评估。
  - 不要通过移除指甲来评估甲床损伤。

推荐阅读

▶ Antevy PM，Saladino RA. Management of finger injuries. In：King C，Henretig FM，editors. Textbook of pediatric emergency procedures. 2nd ed. Philadelphia：Lippincott Williams & Wilkins；2008.

p. 939.

▶　Brown RE. Acute nail bed injuries. Hand Clin. 2002；18：561 –75.

▶ Dean B，Becker G，Little C. The management of the acute traumatic subungual haematoma：a systematic review. Hand Surg. 2012；17：151 – 4.

第 105 章
拔甲术和甲床撕裂伤的修复

James Chiang

适应证

- 挤压伤造成甲下血肿扩展到近端甲襞或者近端甲襞、侧甲襞的破坏或撕裂伤（图 105.1）。
- 指尖撕裂伤或撕脱伤包括甲基质且甲基质的对线不良。

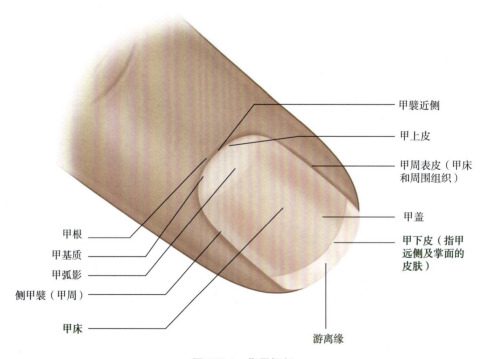

图 105.1　指甲解剖

甲襞近侧
甲上皮
甲周表皮（甲床和周围组织）
甲盖
甲下皮（指甲远侧及掌面的皮肤）

甲根
甲基质
甲弧影
侧甲襞（甲周）
甲床
游离缘

J. Chiang (✉)
UCF/HCA GME Consortium Emergency Medicine Residency of Greater Orlando, Orlando, FL, USA

禁忌证

- 没有绝对禁忌证。

材料和药物

- 抗菌清洗液。
- 1% 或 2% 的利多卡因，不加肾上腺素，0.25% 的布比卡因（可选）。
- 无菌手套，手术巾或手术敷料，4×4 的纱布。
- 撕裂伤修复包（持针器，血管钳，小剪刀/眼科剪刀）。
- 18 号的单斜针或电动工具。
- 6 - 0 的快速吸收缝线。
- 皮肤粘合剂。
- 5 - 0 的不可吸收缝线。
- 护眼装置和帽子。
- 手指用止血带（可使用 Penrose 引流管或常规的 IV 号止血带）。
- 手指夹板（可选）。

步骤

1. 用抗菌溶液冲洗受累手指及邻近手指。
2. 手指麻醉（见 96 章）。
3. 剪掉无菌手套对应患者受累手指位置，直到近端指间关节的胶皮，并给患者戴上。
4. 手指近端用止血带捆扎。
5. 用无菌巾或无菌敷料遮盖，形成无菌区。
6. 用眼科剪刀去掉指甲的侧甲襞和甲上皮。
7. 眼科剪刀闭合插入甲下皮并保持闭合尽量靠近指甲，避免损伤甲基质，向甲上皮方向推进 3 ~ 5mm，然后慢慢打开剪刀使甲基质脱离指甲（图 105.2）。保持指甲完整以便可能用于再附着。当完整的甲基质分离后，用钳子拔除指甲。
8. 彻底检查甲床是否有撕裂伤、残存的指甲碎片、骨折块，用无菌生理盐水冲洗甲床。确保甲基质没有嵌入骨折线中。
9. 如果侧甲襞上有皮肤裂伤，用 5 - 0 不可

吸收缝线间断缝合保证更好的对线，甲床裂伤用 6 - 0 可吸收缝线间断缝合，间断缝合技术参见 98 章。如果裂伤容易对线且没有明显畸形，可使用皮肤粘合剂修复甲床。

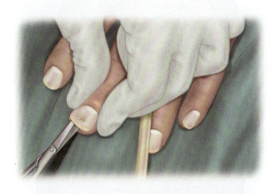

图 105.2　眼科剪刀闭合插入甲下皮并保持闭合尽量靠近指甲，避免损伤甲基质，向甲上皮方向推进 3 ~ 5mm，然后慢慢打开剪刀使甲基质脱离指甲

10. 去除的指甲用抗菌溶液彻底清洗，用 18 号针头在指甲中心钻孔以便于引流血肿。
11. 指甲再附着可以用皮肤粘合剂或不可吸收线缝合固定。
12. 如果缝合固定，采用 8 字方法固定（图 105.3）。
13. 如果整个指甲再附着，可考虑预先钻孔（图 105.4）。
14. 将指甲翻过来放在甲上皮下方，将指甲粘在正确位置或采用间断缝合，从侧孔处缝到侧甲襞上。
15. 如果因为外伤导致指甲不完整，可以做一个形状和大小和指甲相似的物体，采用上述方法放到指甲处。
16. 纱布包扎保护手指或应用手指夹板。
17. 3 ~ 5 天检查伤处，指甲再附着的缝线 2 周后拆除。再附着的指甲可能掉落或被新指甲挤出。新指甲将用 6 个月的时间再生。
18. 纱布覆盖手指时，应用合适的敷料或手

指夹板保护手指。

19. 必要时使用破伤风抗毒素和抗生素。

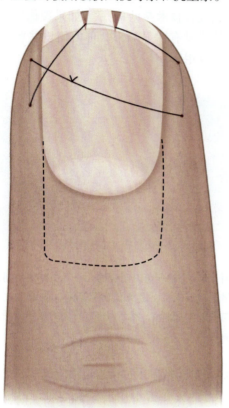

图 105.3　8 字缝合法修复甲床裂伤

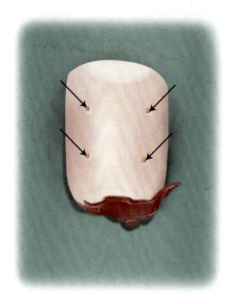

图 105.4　指甲再附着前预先钻孔

并发症

- 感染。
- 出血。
- 指甲缺失或畸形。

经验分享和要点提示

- 缝合前浸泡指甲使其变软，可减低再附着难度。
- 常规原则是甲下血肿超过指甲的 25% 就要拔甲并探查。但是单纯的甲下血肿，无论血肿的大小以及是否存在粉碎性骨折，经过甲床裂伤修复或者单纯钻孔，都不会改变以后指甲的美观度。
- 50% 的甲床裂伤会伴远节指骨或指端粉碎性骨折，因此在甲床裂伤修复过程中，需要充分评估骨折及异物，开放性骨折拔甲后要彻底清创。
- 修复甲床裂伤过程中，告知患者即使修补了甲床，也有可能预后效果不佳。

推荐阅读

▶ Chiche L, Jeandel C, Lyps C, Joly - Monrigal P, Alkar F, Louahem M Sabah D, et al. Fingertip nail bed injuries in children: compari - son of suture repair versus glue (2 - octylcyanoacrylate) with 1 - year follow - up. Hand Surg Rehabil. 2020; 39 (6): 550 - 5. https: //doi. org/10. 1016/j. han-sur. 2020. 09. 001.

▶ Hawken JB, Giladi AM. Primary management of nail bed and fingertip injuries in the emergency depart-ment. Hand Clin. 2021; 37 (1): 1 - 10. https: //doi. org/10. 1016/j. hcl. 2020. 09. 001.

▶ Wells ME, Scanaliato JP, Kusnezov NA, Nesti LJ, Dunn JC. The burden of fingertip trauma on the US military. Hand Clin. 2021; 37 (1): 155 - 65. https: //doi. org/10. 1016/j. hcl. 2020. 09. 010.

第 106 章
远节指骨撕脱性骨折咬骨钳修整术

Mortatha Al – Bassam and Bobby K. Desai

远节指骨的损伤在急诊中经常遇到。可能造成的原因包括撕裂伤、挤压伤以及撕脱伤。正确的修复可使指尖恢复功能且能尽量减少手术后的不良后果。当远节指骨在软组织受损后外露时，咬骨钳是闭合伤口操作时有用的工具。

适应证

- 远节指骨撕脱伤。
  - 在Ⅰ型和Ⅱ型软组织损伤中远节指骨外露。
  - 损伤未延伸至屈指肌腱止点位置。

材料和药物

- 27 号皮下注射针头。
- 注射器钝针头。
- 10ml 注射器。
- 1% 利多卡因或类似的局麻药。
- 防溅帽。

M. Al – Bassam （✉）
Department of Emergency Medicine, University of Central Florida – Ocala Regional Emergency Medicine Residency, Ocala, FL, USA
e – mail：Mortatha. albassam@hcahealthcare. com

B. K. Desai
University of Central Florida, Orlando, FL, USA
UCF/HCA Ocala Health Emergency Medicine, Ocala, FL, USA

- 1L 0.9% 生理盐水。
- 0.5% 碘伏溶液。
- 盆。
- 护眼装置。
- 咬骨钳。
- 撕裂伤修复包：
  - 有齿镊。
  - 持针器。
  - 剪刀。
  - 外科敷料。
  - 4×4 纱布。
  - 无菌手套。
- 4-0 或 5-0 不可吸收缝线。
- 油纱布，例如 Xeroform 纱布。
- 棉纱布。

步骤

1. 用钝针头抽出 10ml 1% 利多卡因或类似的局麻药。将钝针头换成 27 号皮下注射针头。
2. 局麻注射部位用碘伏纱布消毒，待碘伏自然干燥。
3. 在麻醉部位注入局麻药，充分等待，使麻药起效，充分麻醉手指。
4. 指根应用止血带（图 106.1）。如果没有止血带，可以将一个非乳胶手套在远端手指位置和根部剪下，将患指穿过去，形成一个环形可移动的止血带。

5. 使用防溅帽，用生理盐水彻底清洗伤口。探查异物，评估损伤程度，决定是否有必要截短外露的指骨。明确外伤是否未累及关节和屈肌腱。

6. 为保证皮瓣覆盖需要截短指骨时，尽量少去除骨质（图106.2）。不要扩展到远节指骨的近端甲床，否则会造成钩状指甲（图106.3）。如果损伤占比大于甲床的50%～60%，考虑全部去除甲床包括甲上皮，这会减少钩状指甲的形成。告知患者仍可能出现钩状指甲，尽管多数患者预后良好，但仍有少数存在原始基质存留并且有形成钩状指甲的可能。

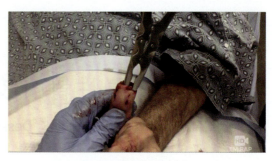

图106.2 为保证皮瓣覆盖需要截短指骨时，尽量少去除骨质

7. 将远端掌面的皮褶与背面的皮褶缝合（图106.4）。如果指甲完整，缝线可穿过指甲缝到背侧皮褶上（图106.5）。

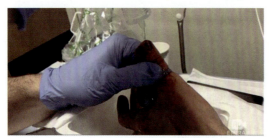

图106.1 指根应用止血带

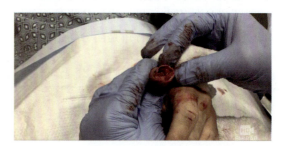

图106.3 不要扩展到远节指骨的近端甲床，否则会造成钩状指甲

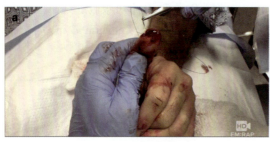
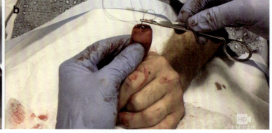

图106.4 将远端掌面的皮褶与背面的皮褶缝合

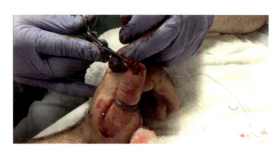

图106.5 如果指甲完整，缝线可穿过指甲缝到背侧皮褶上

8. 纱布包扎前去掉止血带，避免将纱布盖在止血带上（图106.6）。

9. 用油纱布覆盖伤口，棉纱布彻底包扎好（图106.7）。

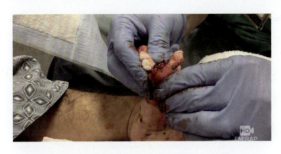

图 106.6　纱布包扎前去掉止血带，避免将纱布盖在止血带上

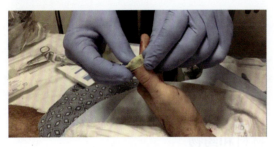

图 106.7　用油纱布覆盖伤口，棉纱布彻底包扎好

经验分享和要点提示

- 骨质的去除：

- 目的是去除足够的骨质，使远端皮瓣可以覆盖伤口。
- 如果不涉及到皮瓣的覆盖问题，不应去除骨质。
- 急诊处理的问题：
- 急诊科需要处理骨质时，可以使用咬骨钳。
- 如果外伤涉及关节或肌腱止点，建议请手外科专业医生评估患者。

参考文献

[1] EM：RAP. org. Bone rongeur for fingertip amputation. Accessed January 13, 2021. https：//www. emrap. org/episode/bonerongeurfor/ bonerongeurfor

推荐阅读

► Ramirez MA, Means KR Jr. Digital soft tissue trauma：a concise primer of soft tissue reconstruction of traumatic hand injuries. Iowa Orthop J. 2011；31：110－20.

第 107 章

脓肿切开引流

Ilya Aleksandrovskiy, Nicholas D. Caputo, Karlene Hosford, and Muhammad Waseem

适应证

- 可接触到的区域内直径 5mm 以上的脓肿（如腋窝、四肢或躯干）。

禁忌证

- 绝对禁忌证
  - 脓肿无波动。
  - 较大、较深、复杂脓肿，多腔隙脓肿。
  - 直肠周围、乳突周围脓肿。
- 相对禁忌证
  - 局部
    · 脸部（如鼻部、鼻唇沟）。
    · 手部脓肿。
    · 乳房脓肿（尤其是在乳晕或乳头附近）。
    · 可能由甲状舌管或鳃裂囊肿引起的前颈和侧颈脓肿。

I. Aleksandrovskiy (✉)
Department of Emergency Medicine, Ocala Regional Medical Center, Ocala, FL, USA

N. D. Caputo
Emergency Department Critical Care, Lincoln Medical and Mental Health Center, New York, NY, USA

K. Hosford · M. Waseem
Department of Emergency Medicine, Lincoln Medical and Mental Health Center, New York, NY, USA

  - 凝血障碍。
  - 复发的藏毛囊肿（需要手术切除）。
  - 出于美容考虑优先使用穿刺吸引。

材料和药物

- 切开引流包（图 107.1）。

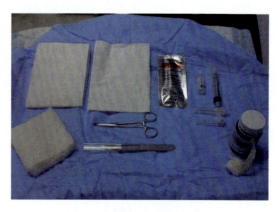

图 107.1 切开引流用具

  - 无菌单。
  - 碘伏棉签。
  - 1% 利多卡因。
  - 18 号和 27 号针头。
  - 12ml 注射器、纱布。
  - 11 号手术刀、蚊式止血钳。
  - 适当尺寸的碘仿填充物。
- 超声诊断仪（图 107.2）。

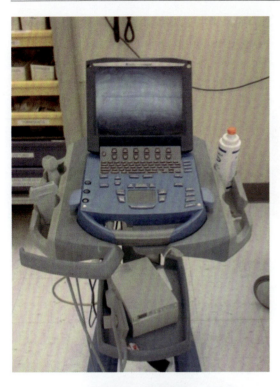

图 107.2　床旁超声

步骤

1. 脓肿缺乏波动时可用超声辅助检查，应用血管探头（7MHz），确认脓肿存在及其深度和宽度（图 107.3）。

2. 用碘伏棉球消毒皮肤，铺无菌单。

3. 用 27 号针头与皮下成锐角，皮下注射 1% 利多卡因 5ml（图 107.4a，b）。

4. 用 11 号手术刀沿长轴在脓肿部位切开 1 ~2cm 切口，切口需要通向脓腔（图 107.4c）。

   - 一些医师主张使用十字切口，但此方法瘢痕较大，应与患者提前沟通。

5. 等待脓肿自行排出，用手指轻压使脓液继续排出。

6. 用止血钳深入切口分离腔隙。这时应保持止血钳夹闭，弯头向下，随后打开止血钳并缓慢移出（图 107.4d）。

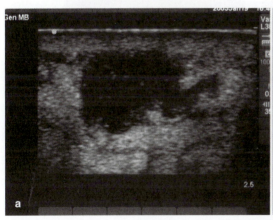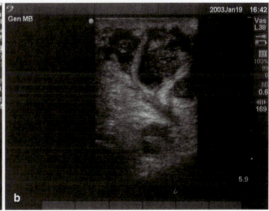

图 107.3　（a）床旁超声显示脓肿；（b）多腔脓肿

7. 传统方法是对脓肿进行填塞，但研究表明填塞在减少脓肿复发方面没有任何益处，且会增加术中及术后的疼痛。但对于大于 5cm 的脓肿、藏毛脓肿、免疫功能低下或糖尿病患者，可考虑填塞：

   - 如果填塞伤口，可以遵循以下步骤。

8. 用止血钳夹取碘仿填塞物填入切口内，直至无法再轻易放入另一块填料。不要过度填塞脓肿，以免造成周围组织缺血坏死。填塞的目的是保持脓肿开放而非吸收引流液。如果使用纱布垫而不是纱布条，一定要统计纱布垫的数量并记录，以确保后续治疗中去除所有的纱布。

9. 在切口外留出一段填充物（图 107.4e）。

10. 使用大量的 4×4 纱布覆盖伤口以吸除引流液，并用胶带固定。

11. 建议在 1~3 天内进行随访。未填塞的小脓肿应每日用棉签擦拭清洁脓腔底部。

12. 如果合并蜂窝织炎，可考虑给予能够治疗 MRSA 和链球菌的抗生素。

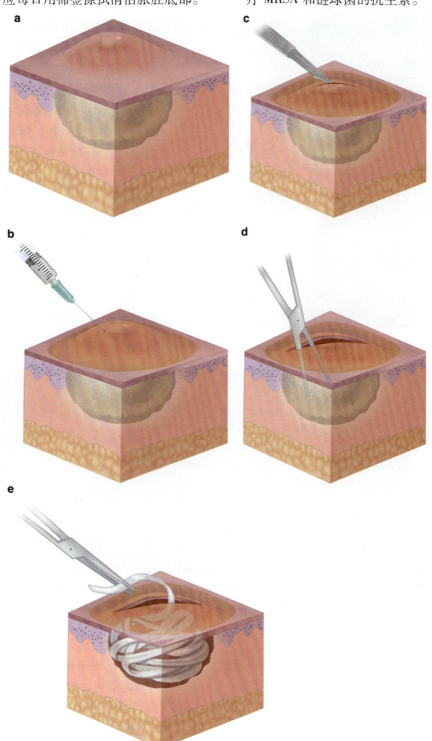

图 107.4 （a）脓疱；（b）利多卡因浅层注射；（c）11 号手术刀线性切开；（d）排出脓液，分离脓腔；（e）放置填充物

环形引流术

为了使皮肤切口更小，环形引流术应运而生。将填充物以"环形"填充脓肿腔，可长时间保持引流状态，使脓液引流充分。最初研究使用硅胶血管环、小号 Penrose 引流管或无菌橡皮筋作为填塞物：

1. 用 11 号刀片在脓肿周围做一个小切口（5～10mm）。若已经脓肿引流，则在引流处做一切口。
2. 用止血钳探查脓肿并分离腔隙（图 107.5a）。
3. 用止血钳探查脓肿的对侧边缘，将止血钳尖端置于下一个欲做切口的下方。
4. 用 11 号刀片距第一个切口 4cm 处做第二个切口。
5. 用止血钳夹住引流管末端，穿过伤口将其拉回。
6. 填充物两端打一无张力结。可以在皮肤和引流填充物之间放一注射器，以确保打结时无张力。再打约 5 个结（图 107.5b）。
7. 前三天患者每天冲洗引流管两次，每天至少更换两次敷料（敷料被渗液浸透时应及时更换）。每天来回拉动填充物一到两次以保持伤口呈开放状态。
8. 大约 5～10 天，当伤口无分泌物且蜂窝织炎好转时，可去除引流管。对于小的脓肿或愈合迅速的伤口可以更早去除引流管。

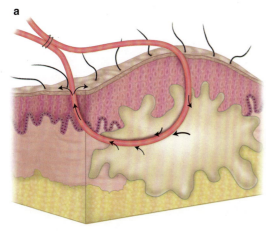
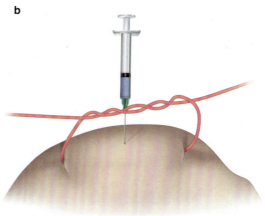

图 107.5　（a）用止血钳探查脓肿并分离腔隙；（b）填充物两端打一无张力结。可以在皮肤和引流填充物之间放一注射器，以确保打结时无张力。再打约 5 个结

并发症

- 脓肿复发。
- 蜂窝织炎进展。
- 邻近神经血管损伤。

要点

抗生素的应用存在争议。尽管 2014 年 IDSA 关于软组织和皮肤感染管理指南中不推荐对小于 2cm、无并发症脓肿的健康个体常规应用抗生素，但多项大型系统综述和随机对照研究发现，使用抗生素可以提高治愈率、降低复发率。耐甲氧西林金黄色葡萄球菌（MRSA）不仅是免疫缺陷患者和糖尿病患者需要关注的问题，而且在多达 51% 的脓肿患者中可检测到金黄色葡萄球菌，其中大约 75% 为 MRSA。预防治疗应使用克林霉素或复方新诺明（甲氧苄氨嘧啶/磺胺甲噁唑）。

推荐阅读

▶ Challen K, Bond C, Westafer L, Heitz C, Milne WK. Hot off the Press：LOOP technique versus drainage and packing in ED abscess management. Acad Emerg Med 2021. https：//doi. org/ 10. 1111/acem. 14230. Epub ahead of print.

▶ Gottlieb M, DeMott JM, Hallock M, et al. Systemic antibiotics for the treatment of skin and soft tissue abscesses：a systematic review and meta − analysis. Ann Emerg Med. 2019；73（1）：8.

▶ Leinwand M, Downing M, Slater D, et al. Incision and drainage of subcutaneous abscesses without the use of packing. J Pediatr Surg. 2013；48（9）：1962 − 5.

▶ Talan DA, Moran GJ, Krishnadasan A, et al. Subgroup analysis of antibiotic treatment for skin abscesses. Ann Emerg Med. 2018；71（1）：21.

第 13 篇

骨与关节损伤救治技术

第 108 章
石膏固定

Christopher H. Stahmer, Muhammad Waseem, and Jessica Houck

适应证

- 骨折、脱位、软组织损伤后需要制动。
- 怀疑四肢隐匿性损伤。
- 需要制动以缓解疼痛。

禁忌证

- 绝对禁忌证
  - 开放性骨折（需要手术干预）。
- 相对禁忌证
  - 感染。
  - 骨筋膜室综合征。

材料和药物（图 108.1）

根据您的习惯或需要选择以下固定材料:
- 石膏:
  - 速干: 5~8 分钟定型。
  - 特快干: 2~4 分钟定型。

C. H. Stahmer · M. Waseem
Department of Emergency Medicine, Lincoln Medical and
Mental Health Center, New York, NY, USA

J. Houck (✉)
University of Kentucky, Lexington, KY, USA
e – mail: jessica@houcknation.com

- 预制石膏固定材料:
  - OCL（骨科铸模实验室用）石膏。
    - 10~20 层有衬垫覆盖的石膏。
    - 更快捷，但少有定制。
- 玻璃纤维石膏:
  - 更强更轻。
  - 可塑性较差。
- 弹性织物:
  - 一些骨科医生不建议使用弹性织物，因为它可能会导致皮肤损伤。
- 棉垫（软性包裹物，如 Webril）。
- 弹性绷带（如 Ace 绷带）:
  - 各种尺寸视情况而定。
- 水。
- 卷尺。
- 毛巾。
- 剪刀。

步骤

1. 完全暴露并检查受累部位的组织、血管或神经是否损伤:
   (a) 在操作之前先处理各处损伤。
2. 通过测量对侧肢体决定所需夹板的长度。通常制作石膏的长度要比所测长度长 2cm:
   (a) 关于石膏的具体测量建议，见图 108.2。

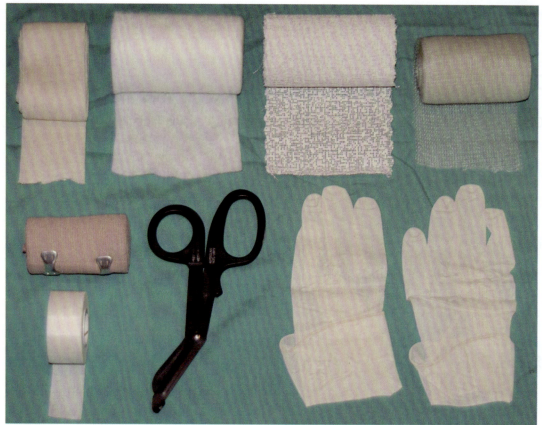

图 108.1　制作夹板材料：石膏、Ace 绷带和棉垫。注：棉垫有内外两层：内层面向患者（八层），外层垫在外面（两层）。

3. 在操作之前，准备好制作石膏所需的所有材料。
4. 使用适当的麻醉：
 （a）清醒镇静。
 （b）血肿内阻滞/关节腔内注射。
 （c）静脉或口服止痛药。
5. 如果存在移位骨折：
 （a）在复位前悬吊骨折远端肢体，这样可以放松肌肉，从而提高复位成功率。
 （b）避免患肢疼痛。
 （c）在保持复位的同时，使用相应的石膏。
6. 石膏应按以下顺序使用：
 （a）如果使用弹性织物，请根据肢体的粗细选择合适的直径（通常前臂使用 7.6cm 直径，下肢石膏使用更大的直径）（图 108.3）：
  （i）将弹性织物剪成比所需石膏的长度长约 20 cm 的长度。
  （ii）将弹性织物套于受伤肢体，使弹性织物覆盖超过石膏预放置区域远、近端各约 10 cm。
 （b）将棉垫沿圆周包裹在整个石膏区域周围，每一圈与前一圈重叠约其宽度的 25%（图 108.4）：
  （i）在骨突/关节上需要额外增加衬垫。
  （ii）将衬垫包裹超过石膏所需长度至少 2.5cm，以便稍后可以将其向后折叠以包裹石膏或玻璃纤维石膏的末端。

上肢夹板[1]			
拇指石膏 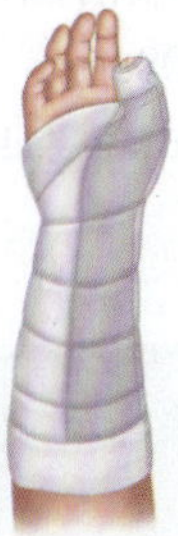	适应证： ● 舟骨和月骨损伤 ● 第一手指和第二掌骨损伤 ● 桡骨茎突狭窄性腱鞘炎 ● 牧场看守拇/滑雪拇 范围： ● 第一指骨中远节至前臂中部	桡侧石膏 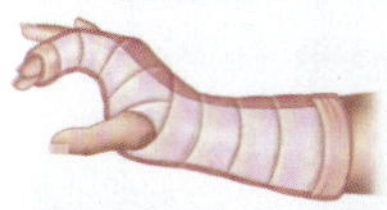	适应证： ● 第二和第三指骨损伤 ● 第二和第三掌骨损伤 范围： ● 前臂中部到第二和第三指骨远端 ● 为拇指在夹板上剪个洞 从第二和第三远端指间关节到前臂中前沿桡侧形成沟槽
尺侧石膏[2] 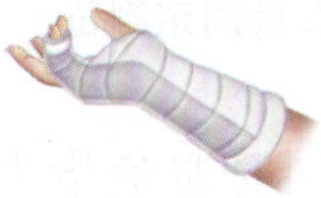	适应证： ● 第四或第五指骨损伤 ● 第四或第五掌骨损伤（拳击手骨折） 范围： ● 前臂中部至第五指骨末节 ● 从第五手指远间关节到前臂中部，沿尺侧形成沟槽	掌侧石膏 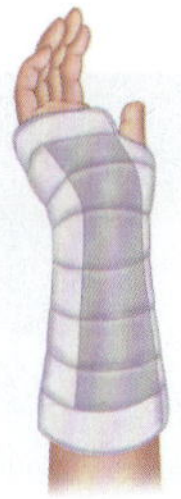	适应证： ● 手及腕部软组织损伤 ● 腕骨损伤 ● 第二至五掌骨损伤 范围： ● 掌骨远端至前臂远端
前臂石膏 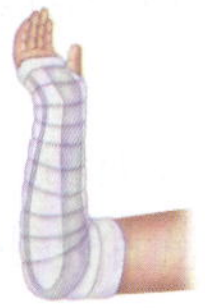	适应证： ● 尺桡骨远端损伤 范围： ● 从掌骨头跨过肘部包绕	上肢后长臂石膏 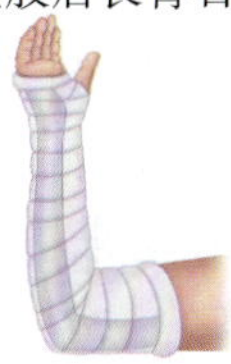	适应证： ● 鹰嘴损伤 ● 肱骨损伤 ● 桡骨头和桡骨颈损伤 范围： ● 上臂后中段至掌骨头
下肢夹板[3]			
后短石膏 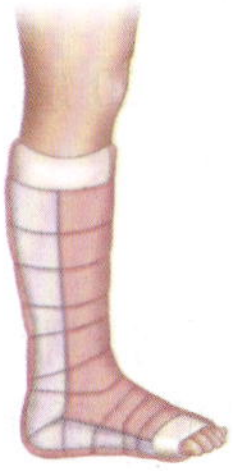	适应证： ● 脚踝扭伤 ● 胫腓骨远端损伤 ● 踝关节脱位复位 范围： ● 足底跖骨头到腓骨头水平 ● 使踝关节处于登马镫状	踝镫石膏 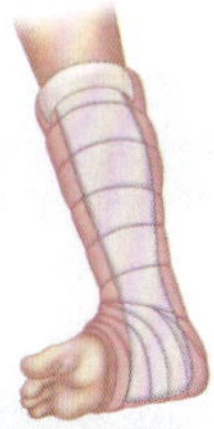	适应证： ● 脚踝扭伤 ● 胫腓骨远端损伤 ● 踝关节脱位复位 范围： ● 足底至胫骨近端 ● 首先放置后踝石膏

图 108.2　石膏特定测量建议

[1]所有上肢石膏应置于功能位置：腕部轻度伸展（10°~20°），掌指关节屈曲50°，近端和远端指间关节轻度屈曲（10°~15°）。如果肘部受累，应将其置于90°角的位置

[2]对于拳击手骨折，掌指关节应屈曲90°。

[3]踝关节应呈90°角。

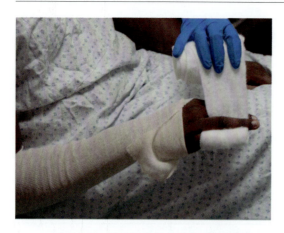

图 108.3　弹性织物套于前臂和手部

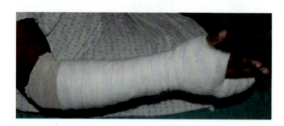

图 108.4　前臂和手部垫棉垫

（c）在温水中轻柔泡湿预制石膏材料。
立即用毛巾卷起石膏材料或用手展
开石膏材料，从上到下滑动来去除
多余的水，并使石膏平整：
　（i）如果使用熟石膏材料，请参见
　　　 108.4.7 说明。
（d）使用石膏材料，并让助手将石膏保
持在所需位置（图 108.5）。

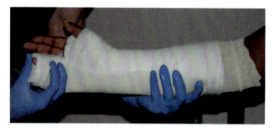

图 108.5　石膏沿前臂和手的尺侧折叠

（e）将下面的棉垫和弹性织物向后折叠
在石膏的末端，这样既能保护皮肤，

又能将石膏固定到位。
（f）在助手将石膏保持在所需位置的同
时，从一端开始向另一端沿圆周方向
用 Ace 绷带包裹（图 108.6）：
　（i）Ace 绷带包裹太紧可能会导致缺
　　　 血。

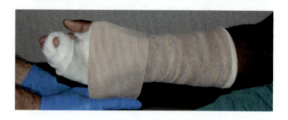

图 108.6　用弹性绷带将石膏固定到位

（g）用手掌塑形石膏，同时避免指尖形
成凹痕：
　（i）压痕会形成压力点，这可能导
　　　 致局部压疮。
（h）医生需将石膏保持适当的位置让石
膏定型。根据水温和石膏厚度，这
大约需要 5 分钟。
（i）再次检查患者的神经血管损伤。在石
膏固定 30 分钟后观察患者是否有刺
痛、烧灼感、疼痛或不适。
7. 制备熟石膏：
（a）确定适当的层数：
　（i）上肢：8～10 层。
　（ii）下肢：12～15 层。
　（iii）身材高大的人可达 20 层。
（b）分层折叠石膏，不重叠。
（c）完全浸入水中。
（d）团成球，不要放开石膏的末端。
（e）松开石膏的下端，同时将顶部紧紧
地固定在一起。
（f）用手指从上到下"刮"，使石膏平整
（图 108.7）。
（g）将 2～3 层棉垫贴在熟石膏的表面，
以便于垫衬和保持干燥。

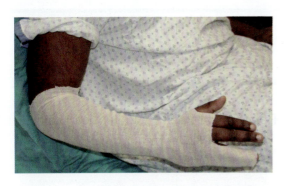

图 108.7 用一只手牢牢握住浸透的石膏顶部，同时用另一只手清除多余的水

并发症

- 如果石膏太紧，由于局部缺血可能导致骨筋膜室综合征。
- 使用熟石膏材料可能会诱发烧伤，因为石膏干燥过程会产热：
  - 如果疼痛使患者不适，移除石膏并增加更多衬垫。
- 压疮：
  - 应用充足的填充衬垫。
  - 抚平所有皱褶。
- 感染：
  - 在应用石膏前清洁并清除所有失活组织。
  - 需要密切随访以重新评估伤情。
- 长期制动会导致关节僵硬。
- 告知患者当不适加重时应及时回院就诊。

经验分享和要点提示

- 经验分享
  - 建议患者在以下情况下打开石膏：疼痛加剧；手指、脚趾或带石膏患肢末端皮肤颜色改变；肢体末梢感觉丧失。
  - 熟石膏价格低廉，虽然易于塑形，但易被水损坏，制备时间长，比预制石膏或玻璃纤维石膏更难清理。
  - 玻璃纤维石膏可快速凝固，不易被水损坏，比熟石膏和预制石膏更坚固、更轻，并可提供较好塑形，但不如预制石膏那样快速应用。
  - 预制玻璃纤维石膏可以快速应用，几乎不需要清理，并且不会被水损坏，但是相对昂贵，并且与简单的石膏卷相比，可塑形性较低。
- 要点提示
  - 避免石膏材料下方的棉垫起褶，因为一旦受到弹性绷带的压力，褶皱会造成不必要的皮肤压力。
  - 避免使用多于或少于推荐层数的石膏材料。层数过多可能导致在固定过程中产热过多和石膏太重，而层数不足可能导致石膏强度不够。

推荐阅读

▶ Fitch MT, Nicks BA, Pariyadath M, McGinnis HD, Manthey DE. Basic splinting techniques. N Engl J Med. 2008；359：e32.

▶ Marx JA, Hockberger R, Walls R, editors. Rosen's emergency medi - cine：concepts and clinical practice. 7th ed. Philadelphia：Mosby；2010.

▶ Simon R, Sherman S, Koenigsknecht S. Emergency orthopedics - the extremities. New York：McGraw - Hill；2007.

第 109 章
肩关节脱位复位术

Katrina Skoog Nguyen, L. Connor Nickels, Rohit Pravin Patel, and Jessica Houck

适应证

- 新发或复发脱位的主观病史结合临床评估确认的肩关节脱位。
  - 前脱位（96%）。
    - 损伤的典型机制是肩关节处于外展、过伸、外旋位时受到间接暴力。罕见的病例是由肩关节后方的直接暴力所致。
    - 肩关节前部表现为：肩峰突起伴有肩峰向下按压落空感，以及锁骨下区隆起。
  - 后脱位（4%）。
    - 损伤机制是肩关节处于内旋、内收、屈曲位时受到间接暴力。诱发因素包括癫痫发作、电击及摔伤。
    - 更细微的征象。患者手臂限制在内旋内收位；其手臂不能外旋。肩关节外观前方扁平，后方圆满。

K. S. Nguyen (✉)
Northwest Community Hospital, Arlington Heights, IL, USA

L. C. Nickels · R. P. Patel
Department of Emergency Medicine, University of Florida Health Shands Hospital, Gainesville, FL, USA

J. Houck
University of Kentucky, Lexington, KY, USA

- 超声检查可避免漏诊或延迟诊断（图 109.1 和 109.2 展示探头位置及异常超声解剖图）。
  - 下脱位（luxation erecta）
    - 手臂将被固定在头顶位置。
- 影像学检查显示肩关节脱位。
- 超声检查可用于识别脱位的类型（前或后），可根据肱骨头相对于关节窝和关节盂的位置确定。其优点包括较少的辐射（减少复位后 X 线检查）和未完全复位时的再镇静。尽管如此，由于会漏诊骨折，超声仍不能替代影像学检查。

禁忌证

- 合并骨折。
  - 需要骨科评估。
- 合并神经血管损伤。
  - 可以尝试一次复位，但避免多次尝试。

材料和药物

- 如果进行关节内局部麻醉，需要1%利多卡因、注射器、针头及碘伏。
- 如果进行适度的麻醉，需用合适的镇静药物。
- 用于牵引的床单。
- 用于 Stimson 法的悬挂重物。
- 吊带和绷带（或肩部固定装置）

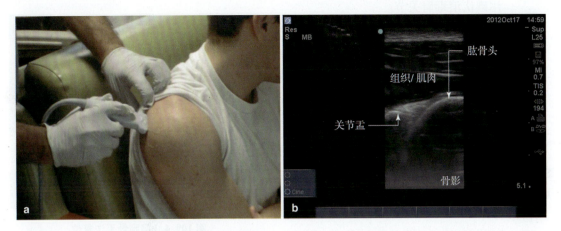

图 109.1 （a，b）正常肩关节解剖的超声图像。"点对点"的意思是从操作者的角度看超声，超声探头标志应与屏幕上显示的标记同向。这就保证了操作时，针的方向与探头的方向相同（图片由 Dr. Rohit Patel 提供）

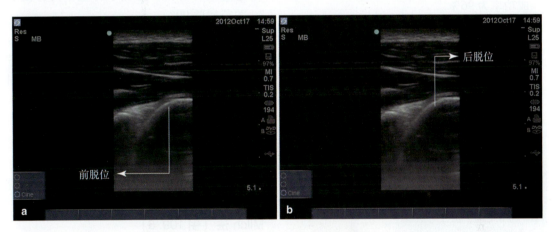

图 109.2 前脱位（a）和后脱位（b）（图片由 Dr. Rohit Patel 提供）

步骤

- 体格检查。
  - 与健侧肩部比较。
  - 进行全面的神经血管检查：检查腋神经、桡神经、尺神经、正中神经的感觉和运功是否正常。
- 影像学检查。
  - 需在尝试复位前进行，以评估排除可能的骨折脱位类型和位置。
  - 包括三个角度：正位片、肩胛骨 Y 位和腋窝侧位片。

- 前脱位：在侧位片或 Y 位片上可见肱骨头在肩胛盂前方。
- 后脱位：在前后位 X 线片上，关节盂空虚征、6mm 征、灯泡征；在腋位像或 Y 位片上，肱骨头出现在关节窝后方。
- 疼痛管理和镇静。
  - 麻醉及镇静镇痛的选择：关节内是否使用利多卡因与常规镇静和镇痛。
  - 关节内注射利多卡因：
    · 使用 10～20ml 的 1% 利多卡因。
    · 使用 1.5 英寸 20 号针头。

- 用碘伏消毒肩关节。
- 在肩峰侧外侧 2cm 处将针插入沟内。
- 回抽以确定针不在血管内，然后注射 10 ~ 20ml 利多卡因进入关节。

- 复位方法：对急诊医师来说，熟悉不同的复位方法是很重要的。下面介绍以下技术。

Stimson 法（图 109.3）

1. 患者俯卧位，手腕上悬挂 2.5 ~ 5kg 的重物。
2. 通过牵引、外旋手臂促使复位。
3. 据报道，联合使用俯卧位、悬挂重物、静脉内药物治疗以及肩胛骨手法复位，成功率为 96% 。
   - 优点：可以由一个人来完成。
   - 缺点：需要时间准备材料；患者有从担架上跌落的可能，需要医护人员看护。

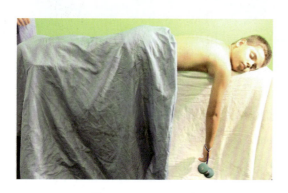

图 109.3 Stimson 法

肩胛骨手法复位（图 109.4）

1. 患者取俯卧位，患侧手臂下垂。
2. 向下牵引手臂。
3. 定位肩胛骨的下角，将肩胛骨下角推向脊柱，同时将肩胛骨上部推向外侧。即相反于肩胛骨下角方向
   - 优点：成功率高，>90% ；操作安全。
   - 缺点：需要患者保持俯卧姿势；可能需要另一个人来做牵引。

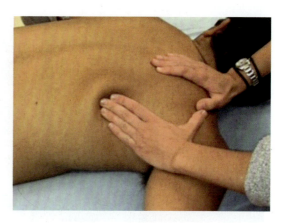

图 109.4 肩胛骨手法复位

外旋法（图 109.5）

1. 患者取仰卧位，患侧手臂置于身旁使肘关节屈曲 90°。
2. 操作者用一只手直接向下牵引患侧手臂，同时将其保持在患者身侧。
3. 操作者用另一只手握住患者的腕部，引导手臂缓慢外旋。
4. 通常外旋在 70°~110°左右复位。
   - 优点：无须操作者的力量；患者耐受性良好。
   - 缺点：患者可能在操作过程中持续脱位，需要操作者进行调整。

Milch 法（图 109.6）

1. 该方法看起来像是从树上摘苹果的动作。
2. 将患侧手臂外展位置于头顶。
3. 轻轻垂直牵引的同时外旋。
4. 如果不易复位，需进行调整；将肱骨头向上推入肩胛盂。
   - 优点：并发症少；患者可耐受。
   - 缺点：报道成功率不一：70% ~ 90% 。

Spaso 法（图 109.7）

1. 患者取仰卧位。
2. 操作者抓住患侧手臂，向上抬起伸直的手臂，同时纵向牵引。
3. 外旋。

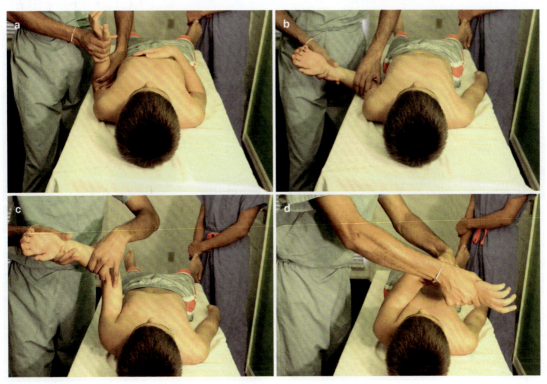

图 109.5　（a ~ d）Kocher 法：外旋法

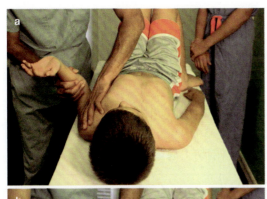

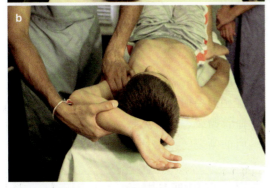

图 109.6　（a，b）Milch 法

- 优点：可单人操作，成功率高。
- 缺点：可能需要更多的时间使患者肩部肌肉放松。

牵引 – 对抗牵引法（图 109.8）

1. 患者坐位，助手将一块布单包绕在患者上胸部位于患侧腋下的位置，包绕到助手背后，之后患者平卧。
2. 用另一块布单包绕患侧手臂屈曲的肘部，置于操作者背后。
3. 操作员和助手都向后倾斜，进行轻柔的牵引。
   - 优点：许多老医师很熟悉此方法，因此成功率高。
   - 缺点：需要两个人操作，可能会导致老年患者皮肤撕裂。

肩关节后脱位复位

1. 给予充分的术前用药。
2. 患者平卧，在肱骨近端向外牵引。

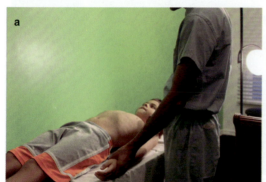

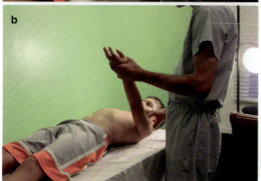

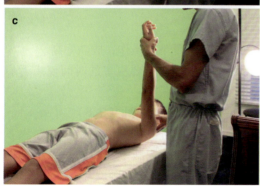

图 109.7　（a ~ c）Spaso 法（图片由 Pratik S. Patel 博士提供）

3. 助手按压肱骨头的后部向前推入复位。
   - 优点：复位的常规方法。
   - 缺点：由于后脱位常发现较晚，需要足够的术前用药；可能需要切开复位。

复位后处理

- 复位后进行 X 线检查。有关于使用超声确定充分复位的文献报道，相较于 X 线检查，超声能够在操作过程中反复评估，

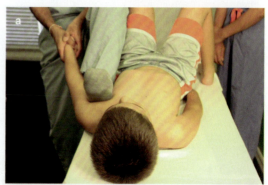

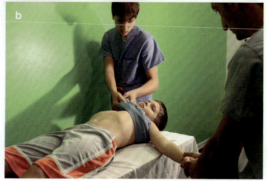

图 109.8　（a，b）Hippocrates 法/牵引对抗牵引法

并能减少辐射（见图 109.2 前脱位和后脱位的超声）。
- 复位后进行神经血管检查。
- 悬吊患侧手臂并用绷带或肩部固定器固定 2 ~ 3 周。
- 骨科随访 1 周。

并发症

- 骨折。
- 粘连性关节囊炎或冻结肩；尤其是长期悬吊制动的老年人需要注意。
- 臂丛神经损伤，特别是腋神经。
- 血管撕裂，最常见腋动脉撕裂。
- 肩袖撕裂。

经验分享和要点提示

- 有必要记录复位前、后神经血管状况。

- 如果不确定是否成功，试着将患侧手掌放在对侧肩部，如果可以完成上述动作，则表示复位成功。

致谢　感谢 Karthik Stead 小朋友在本章手法示范照片中当模特。

推荐阅读

▷ Beck S, Chilstrom M. Point – of – care ultrasound diagnosis and treatment of posterior shoulder dislocation. Am J Emerg Med. 2013；31：449. e3 – 5.

▷ Blakeley CJ, Spencer O, Newman – Saunders T, Hashemi K. A novel use of portable ultrasound in the management of shoulder dislocation. Emerg Med J. 2009；26：662 – 3.

▷ Dala – Ali B, Penna M, Mc Connell J, Vanhegan I, Cobiella C. Management of acute anterior shoulder dislocation. Br J Sports Med. 2014；48（16）：1209 – 15.

▷ Simão MN, Noqueira – Barbosa MH, Muqlia VF, Barbieri CH. Anterior shoulder instability：correlation between magnetic resonance arthrography, ultrasound arthrography, and intraoperative fi ndings. Ultrasound Med Biol. 2012；38：551 – 60.

▷ Yuen CK, Chung TS, Mok KL, Kan PG, Wong YT. Dynamic ultrasonographic sign for posterior shoulder dislocation. Emerg Radiol. 2011；18：47 – 51.

第 110 章

肘关节脱位复位术

Katrina John，Jeffrey Kile，Amish Aghera and Jessisa Houck

肘关节脱位方向是由尺骨与关节间隙的相对位置来确定的。脱位方向包括前脱位、后脱位、尺骨侧方脱位和分离脱位以及尺骨脱位（图 110.1）。

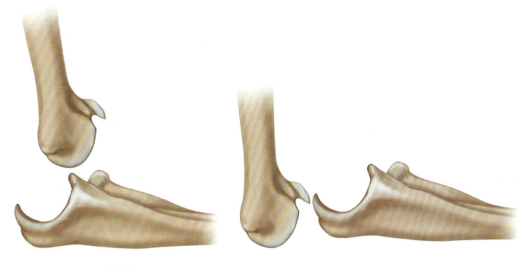

后脱位　　　　　　　　　　　　　　前脱位

图 110.1　解剖描述

K. John
Department of Emergency Medicine，Eisenhower Medical Center，Rancho Mirage，CA，USA

J. Kile
Emergency Department，Sharp Coronado Hospital，Coronado，CA，USA

A. Aghera
Department of Emergency Medicine，Maimonides Medical Center，New York，NY，USA

J. Houck（✉）
University of Kentucky，Lexington，KY，USA
e – mail：jessica@ houcknation. com

适应证

● 任何形式的肘关节脱位。

禁忌证

●相对禁忌证
　 −骨折合并脱位。
　 −开放性骨折/脱位。

材料和药物

- 静脉镇静和镇痛药物。
- 进行局部麻醉和关节腔内麻醉的药物。
- 夹板材料。
- 布袋。
- 棉衬垫。
- 弹性绷带。
- 胶带。
- 悬带。

复位的大致步骤

1. 检查患肢的神经血管情况。
2. 拍摄患肢标准侧位片和正位片。
3. 保证充分的镇静和镇痛。
4. 可考虑关节内镇痛。
5. 按照后面介绍的复位方法进行操作。
6. 在成功复位后，轻轻屈曲肘关节以确保活动范围不受限。
7. 肘关节屈曲 90°，放置一个长臂后夹板，常规悬吊固定。
8. 检查神经血管情况。
9. 复查复位后肘部 X 线片。

后脱位复位步骤

方法 A（图 110.2）

1. 患者仰卧在担架床上。
2. 患侧上肢外展，前臂保持掌面向上，肘关节略屈曲，术者与助手分别握住前臂、肱骨中段反向牵引。

方法 B（图 110.3）

1. 患者仰卧在担架床上。
2. 患肢伸出床边。
3. 患肢外侧前臂掌面向上，肘关节略屈曲，助手牵引前臂，同时术者双手握住肱骨远端，双手拇指向外侧推动尺骨鹰嘴，

将其推离肱骨以复位。

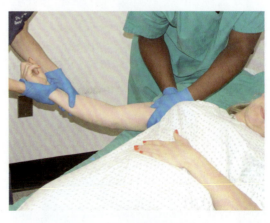

图 110.2　后脱位复位方法 A

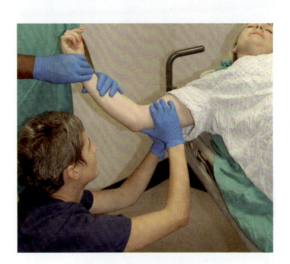

图 110.3　后脱位复位方法 B

方法 C（图 110.4）

1. 患者俯卧在担架床上。
2. 患肢伸出床边，垂向地面。
3. 术者一只手对旋前的前臂远端施以向下的牵引，另一只手置于患者肘窝处向操作者方向提起肱骨。

前脱位复位步骤（图 110.5）

1. 患者仰卧在担架床上，上臂外展，前臂掌面向上肘关节伸直。

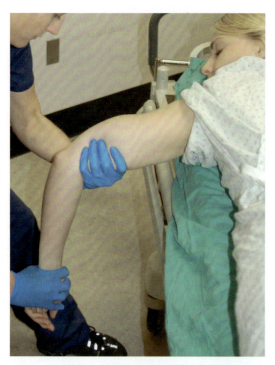

图 110.4 后脱位复位方法 C

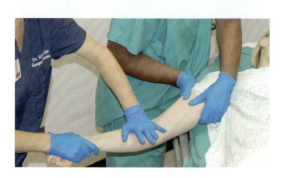

图 110.5 肘关节前脱位复位

2. 术者一只手握住前臂向外侧牵拉，另一只手于肘窝处将前臂近端向下后按压以复位。
3. 助手双手握住肱骨近端与术者形成反向牵拉。

步骤：桡骨头半脱位复位

1. 该操作通常无须镇静或静脉镇痛。
2. 患者通常为 1~3 岁的儿童。让患儿面对操作者坐在监护人膝盖上。
3. 握住患肢屈曲的肘部，用拇指按在桡骨头上。
4. 另一只手握住患儿的手和腕部，以一个连续动作过度旋前和屈曲前臂（图110.6，图 110.7）。

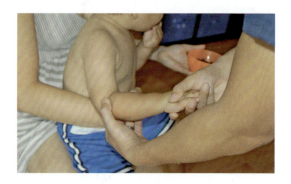

图 110.6 半脱位过度旋前

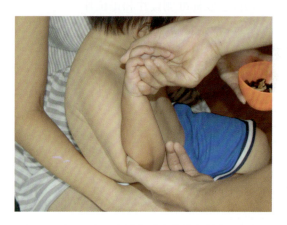

图 110.7 半脱位过度旋前和屈曲

5. 另一种方法是将前臂旋后、屈曲，而非过度旋前（图 110.8）。

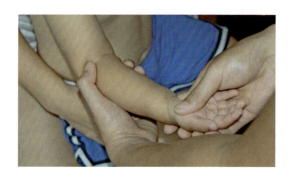

图 110.8 半脱位旋后

6. 离开诊室，鼓励监护人吸引孩子进行分散注意力的活动，10 ~ 20 分钟后再次检查，此时如复位成功，患儿应可以正常使用患肢。

7. 在复位后无须拍 X 线片或固定。

并发症

- 合并骨折。
- 血管损伤，最常见的是肱动脉。
- 正中神经损伤/卡压。
- 复发脱位（罕见）。

经验分享和要点提示

经验分享

- 标准侧位片对于准确发现和识别肘关节骨折、脱位和软组织异常（即脂肪垫征）是必要的。患者肘关节屈曲 90°，拇指朝上置于旋转中立位，手臂/前臂放在 X 线摄影暗盒上，射线垂直射向暗盒。在标准侧位片上，肱骨远端形成的"沙漏征"或"八字征"应清晰可见，肱骨小头和滑车的环形应是同心位置。
- 在儿童桡骨小头半脱位的复位过程中，应根据年龄采取不同方法分散孩子的注意力，尽可能减少其抵抗。

要点提示

- 在复位前、后的 X 线片上，应仔细排查经常合并骨折的部位，例如，肱骨远端、桡骨头及冠突部位的骨折。
- 复位后仍无法达到肘关节生理活动范围，提示可能存在骨折碎片，需行手术干预。
- 血管损伤或开放性损伤在前脱位时常见，建议尽早请骨科会诊。
- 90% 的单纯肘关节脱位是后脱位，且很少合并血管损伤。但是这种情况并不能完全排除，故临床诊疗规范要求每次复位后要进行血管评估。

推荐阅读

▶ Jain K, Shashi Kumar Y, Mruthyunjaya RR, Nair AV. Posterior dislocation of elbow with brachial artery injury. J Emerg Trauma Shock. 2010；3：308.

▶ Kuhn MA, Ross G. Acute elbow dislocations. Orthop Clin North Am. 2008；39：155 – 61.

▶ McDonald J, Witelaw C, Goldsmith LJ. Radial head subluxation. Comparing two methods of reduction. Acad Emerg Med. 1999；6：715.

▶ Sheps DM, Hildebrand KA, Boorman RS. Simple dislocations of the elbow：evaluation and treatment. Hand Clin. 2004；20：389 – 404.

▶ Villarin LA Jr, Belk KE, Freid R. Emergency department evaluation and treatment of elbow and forearm injuries. Emerg Med Clin North Am. 1999；17：843 – 58.

第 111 章
远端指间关节复位术

Justin Chen Muhammad Waseem, and Jessica Houck

远端指间（DIP）关节脱位罕见，发生于轴向应力作用于远端指骨之时（图111.1）。有时还伴有远端粉碎骨折和撕脱性骨折。常见并发症包括畸形和复发性脱位。

适应证

- 远端指间关节脱位。

禁忌证

- 绝对禁忌证
  - 未经影像学确认（正位、标准侧位和斜位）单纯远端指间关节脱位，尤其在儿科病例中。
- 相对禁忌证
  - 开放性关节脱位，合并骨折，或掌板嵌入。
  - 手指神经血管损伤。

J. Chen
Department of Emergency Medicine, North Shore University Hospital, Manhasset, NY, USA

M. Waseem
Department of Emergency Medicine, Lincoln Medical and Mental Health Center, New York, NY, USA
J. Houck (⊠)
University of Kentucky, Lexington, KY, USA
e-mail: jessica@houcknation.com

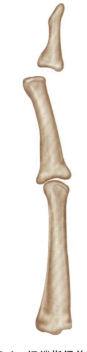

图 111.1 远端指间关节脱位

材料和药物

- 医用手套。
- 局部麻醉：不含肾上腺素的2%利多卡因（5ml），0.5%布比卡因（5ml）。
- 25号1.5英寸针（可以用27号或30号针替代）。
- 10ml注射器。
- 带衬垫的可塑铝制指夹板。
- 胶带。

步骤

1. 患者坐位，手臂置于床头柜上，或由助手扶持。
2. 手掌向下，将手置于平坦表面的桌子上。
   （a）如有戒指则摘掉。
3. 局部麻醉：
   （a）用 25 号针头在掌指关节处外侧打皮丘，进行皮肤浸润麻醉。
   （b）将针向前推进到掌指关节腔内，注射 1~2ml 局麻药。
   （c）在近端指间关节的内侧进行重复操作。
   （d）等待 10 分钟左右，使得手指被充分麻醉。
4. 关节复位：
   （a）纵向牵引使远端指间关节过伸，然后在远端指骨基底部使关节屈曲。
5. DIP 夹板：
   （a）切割一个铝制指背夹板，置于手指背侧，覆盖关节远节指骨。
   （b）将夹板放在手指的背侧，用胶带固定（图 111.2）。
   （c）建议患者佩戴夹板至少 2 周。
6. 建议复位后拍 X 线片进行确认。

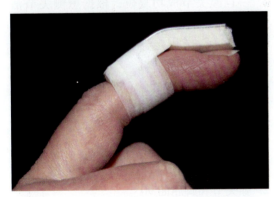

图 111.2　用带衬垫的铝制夹板使远端指间关节固定在屈曲位，防止过伸，但屈曲不受限（获得使用许可：**HandLab Clinical Pearls Feb 2011，No 12. www. handlab. com**）

并发症

- 不能复位的脱位。
- 关节僵硬。
- 复发脱位。
- 关节内伸肌滞后伴残留半脱位。
- 与背侧关节突起、天鹅颈/纽扣畸形及退行性关节炎有关。

经验分享和要点提示

经验分享

- 由于肾上腺素有使手指血管收缩的风险，因而用不含肾上腺素的利多卡因更合适。
- 无论创伤的机制如何，都应评估所有关节（远端指间关节、近端指间关节、掌指关节）的不稳定性。
- 伴有掌板嵌入的关节脱位可能需要手术修复（切开复位内固定）以成功复位。

难点

- 不能复位的远端指间关节脱位可能是由撕脱骨折、深肌腱或掌板嵌入引起。

推荐阅读

▶ Calfee RP, Sommerkamp TG. Fracture – dislocation about the finger joints［review］. J Hand Surg Am. 2009；34：1140 – 7.

▶ Knoop KJ. Atlas of emergency medicine. 3rd ed. New York：McGraw – Hill Professional；2010.

▶ Simon RR, Sherman SC, Sharieff GQ. Emergency orthopedics. 6th ed. New York：McGraw – Hill Medical；2011.

▶ Stone CK, Humphries RL. Current diagnosis & treatment emergency medicine. 6th ed. New York：McGraw – Hill；2008.

▶ Tintinalli JE, Stapczynski JS, Ma OJ, Cline D, Cydulka R, Meckler G, editors. Tintinalli's emergency medicine：a comprehensive study guide. 7th ed. New York：McGraw – Hill；2012.

第 112 章

髋关节脱位复位术

Katrina John, Jeffrey Kile, Amish Aghera, and Jessica Horck

适应证

不伴有股骨颈、股骨头或髋臼骨折的股骨头相对于髋臼的移位：

- 髋关节后脱位。
- 髋关节前脱位。闭孔、耻骨、髂骨、中央型或下方型。
- 人工髋关节脱位。

禁忌证

- 绝对禁忌证
  - 股骨颈骨折：尝试复位可能增加骨折的移位，增加缺血性坏死的可能性。
- 相对禁忌证
  - 患肢其他部位的骨折：患肢可能无法承受复位过程中所受的牵引力及压力。

K. John
Department of Emergency Medicine, Eisenhower Medical Center, Rancho Mirage, CA, USA

J. Kile
Emergency Department, Sharp Coronado Hospital, Coronado, CA, USA

A. Aghera
Department of Emergency Medicine, Maimonides Medical Center, New York, NY, USA

J. Houck (✉)
University of Kentucky, Lexington, KY, USA
e–mail：jessica@houcknation.com

材料和药物

- 静脉镇静和镇痛药物。
- 将骨盆固定在担架床上所用的床单或带子。
- 膝关节固定器。
- 外展枕。

步骤

1. 检查患肢的神经血管情况。
2. 摄取骨盆正位片及髋关节侧位片。
3. 确保充分的镇静和镇痛。
4. 选择确定复位方案（详见下文），并让患者取相应的体位。
5. 一旦髋关节成功复位，根据患侧关节活动范围来判断关节的稳定性。
6. 放置膝关节固定器，并在膝关节间放置一个外展枕。
7. 检查神经血管情况。
8. 再次摄取骨盆正位片。

Stimson 法

1. 患者俯卧于担架床上，患肢悬于床边，髋关节屈曲 90°。
2. 膝关节和脚屈曲 90°。
3. 用手（图 112.1）或膝（图 112.2）在腘窝稍远端的部位向下压，同时握住踝关节处内、外旋髋关节。
4. 助手同时用双手在患侧臀部向下按压，

使脱位的股骨头回到原位（图 112.3）。

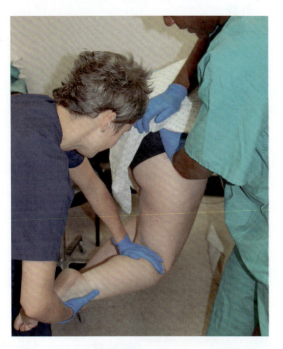

图 112.1　用手进行的 Stimson 法

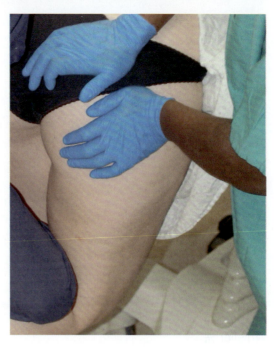

图 112.3　向下按股骨头

Allis 法

1. 患者仰卧于担架床上。
2. 操作者应站在担架床上，或让患者躺在置于地面的背板上，以获得最大的杠杆作用。
3. 助手向下压双侧髂嵴。
4. 屈髋屈膝 90°，术者向上持续、轻轻地牵引，同时内、外旋髋关节（图 112.4）。

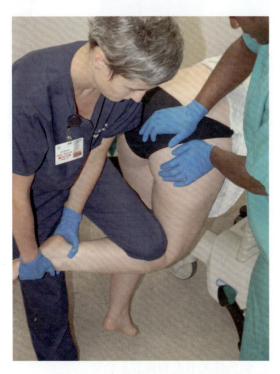

图 112.2　用膝进行的 Stimson 法

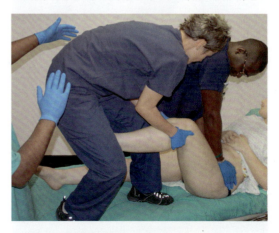

图 112.4　Allis 屈曲法

5. 另一助手在大腿中部进行侧方牵引。

6. 一旦股骨头越过髋臼外唇，继续牵引同时保持髋关节外旋，并轻轻外展和伸直髋关节（图112.5）。

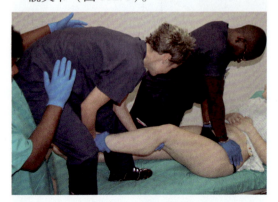

图 112. 5　Allis 伸直法

Whistler 法

1. 患者仰卧于担架床上，膝、髋屈曲45°。

2. 助手向下按压双侧髂嵴，固定骨盆。

3. 站在患肢侧面，面向患者脚侧，术者靠近患者一侧手臂自患侧下肢膝关节下方去固定健侧膝关节，同时肩部抵住患侧腘窝。

4. 用另一只手固定患肢的踝关节，抬高对侧肩部，在大腿远端提供向上的牵引力以及强有力的支点以进行复位（图112.6）。

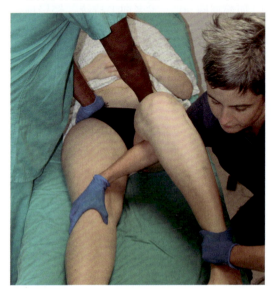

图 112. 6　Whistler 法

5. 另一只手可在同侧的踝关节处进行内、外旋。

Captain Morgan 法

1. 患者仰卧于担架床上，膝、髋屈曲90°。

2. 用床单将骨盆和床牢牢地系上，以固定骨盆。

3. 操作者站在患肢侧，操作者的脚应该垂直踏在担架床上，膝关节置于患者膝关节下方。

4. 术者通过脚趾跖屈将患者的膝关节抬起。术者一只手置于患者膝关节后方托住膝关节，另一只手握住患侧踝关节施加向下的压力。

5. 如果有必要，可以通过轻微扭动踝关节进行内、外旋（图112.7）。

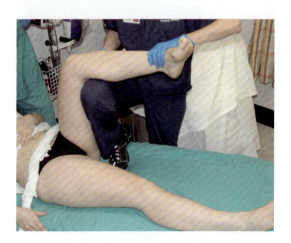

图 112. 7　Captain Morgan 法

并发症

- 坐骨神经损伤。
- 不恰当的复位迟延导致股骨头缺血性坏死。
- 由于隐匿性骨折和骨折碎片、关节囊或相关肌腱的嵌顿，而无法进行复位。
- 不稳定或不可复位的脱位。
- 创伤性关节炎和关节不稳定。

经验分享和要点提示

经验分享

- 在正位片上，更易识别后脱位，因为股骨头相较于健侧更小以及小粗隆显示差。
- 在正位片上，可以通过股骨头较大和股骨干旁清晰的小粗隆来识别前脱位。
- 后髋关节脱位占 80%～90%，髋关节前脱位占 10%～15%。髋关节脱位可分为闭孔型、阴部型、髂型、中央型或下型。中央脱位与髋臼粉碎性骨折相关，而下脱位非常罕见，通常发生在 7 岁以下的儿童中。
- 应密切关注股血管和坐骨神经。坐骨神经损伤最常影响腓总神经，导致大踇趾伸展和足背屈无力。足背感觉障碍。
- 检查确认髋臼内股骨头完整清晰，关节间隙对称，小粗隆轮廓清晰。
- 在需要固定骨盆时，一种替代办法是用床单或绑带将患者固定在担架床上。
- 为了减少复位过程中肌肉收缩带来的阻力，进行充分的肌肉松弛和稳定、持久的牵引是很重要的。
- 如果操作者站在担架床上，助手应站在地上，从后面为操作者提供支撑。

要点提示

- 强大的外力是造成髋关节脱位的原因，因此医师应将这种损伤作为一种危险信号，考虑并排除其他可能的危及生命或造成肢体不可逆伤的情况。
- 髋关节脱位是一种真正的骨科急诊情况，必须及时治疗。延迟复位，尤其是超过 6 小时，会导致股骨头缺血性坏死和坐骨神经损伤的发生率增加。
- 仔细查看影像结果，因为经常可发现合并股骨头、股骨颈及髋臼骨折。
- 建议骨科医师在手术室全身麻醉下进行前脱位复位。前脱位通常比较复杂且难以复位，而且手术室内闭合复位失败后可直接进行切开复位。
- 在急诊科不应多次尝试复位，因为这些措施可能无效，反而会延误正确的处置，并导致并发症增加。

推延阅读

▶ Hendey GW, Avila A. The captain Morgan technique for the reduction of the dislocated hip. Ann Emerg Med. 2011；58：536-40.

▶ Newton EJ, Love J. Emergency department management of selected orthopedic injuries. Emerg Med Clin North Am. 2007；25：763-93.

▶ Nordt WE. Maneuvers for reducing dislocated hips. Clin Orthop Relat Res. 1999；360：160-4.

▶ Rupp JD, Schneider LW. Injuries to the hip joint in frontal motor - vehicle crashes：biomechanical and real - world perspectives. Orthop Clin North Am. 2004；35：493-504.

▶ Walden PD, Hamer JR. Whistler technique used to reduce traumatic dislocation of the hip in the emergency department setting. J Emerg Med. 1999；17：441-4.

第 113 章
膝关节脱位复位术

Jeffrey Kile，Katrina John，and Amish Aghera

适应证

- 膝关节/腓骨头/髌骨脱位。

禁忌证

- 绝对禁忌证
  - 无。
- 相对禁忌证
  - 骨科可立即参加会诊。

材料和药物

- 静脉镇静和镇痛药物。
- 膝关节固定器或夹板材料。

步骤

膝关节（股骨/胫骨）脱位复位

1. 评估神经血管功能。
2. 预先对患者进行适度的镇静或镇痛。

J. Kile (✉)
Emergency Department, Sharp Coronado Hospital, Coronado, CA, USA

K. John
Emergency Department, Tri–City Medical Center, Oceanside, CA, USA

A. Aghera
Department of Emergency Medicine, Maimonides Medical Center, Brooklyn, NY, USA

3. 患者仰卧，将患侧腿完全伸直。
4. 指导助手站在患者患侧的髋部附近，面对患者受累膝关节，用双手紧握股骨远端使其固定。
5. 术者站在患者脚边，面对患者患膝，握住胫骨远端，向远端直接牵引。
   - 如前所述，通常仅靠纵向牵引 – 对抗牵引就可以复位。如果未能复位，继续进行以下步骤。
6. 用主利手在胫骨向远端直接牵引的同时，非主利手进行如下操作：
   （a）前脱位复位：将胫骨近端向后方推（图 113.1）。

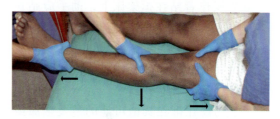

图 113.1　膝关节前脱位复位：将胫骨近端向后方推。箭头所示为在脱位复位过程中操作者施加力的方向

   （b）后脱位复位：将胫骨近端向前方提起（图 113.2）。
   （c）外侧脱位复位：将胫骨近端向内侧推（图 113.3）。
   （d）内侧脱位复位：将胫骨近端向外侧推（图 113.4）。

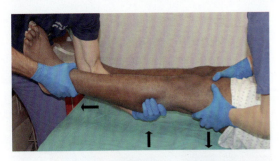

图 113.2　膝关节后脱位脱位：将胫骨近端向前方提。箭头所示为在脱位复位过程中操作者施加力的方向

（e）旋转脱位复位：将胫骨近端旋转到与股骨内髁合适的对线位置上（图113.5）。

- 由两名助手协助比仅一名助手更易复位。第二名助手抓住胫骨远端，并向远端牵引，使操作人员能够如前所述用双手操作胫骨近端。

7. 复位后，重新评估神经血管功能，如果条件允许，进行血管造影。

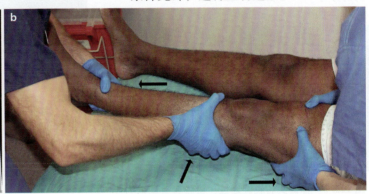

图 113.3　（a）AP位X线片显示膝关节外侧脱位；（b）膝关节外侧脱位复位：将胫骨近端向内侧推。箭头所示为在脱位复位过程中操作者施加力的方向

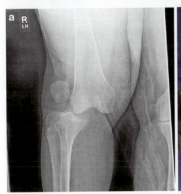

图 113.4　膝关节内侧脱位复位：将胫骨近端向外侧推。箭头所示为在脱位复位过程中操作者施加力的方向

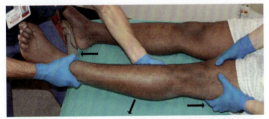

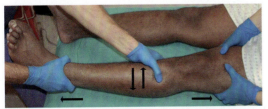

图 113.5　膝关节旋转脱位复位：将胫骨近端旋转到与股骨髁合适的对线位置上。箭头所示为在脱位复位过程中操作者施加力的方向

8. 屈膝15°，用膝关节固定器或长腿后夹板进行固定。

腓骨头脱位复位

1. 评估神经血管功能。
2. 预先对患者进行适度的镇静或镇痛。
3. 患者仰卧位。
4. 膝关节屈曲90°，放松股二头肌肌腱。
5. 指导助手站在患者髋部附近，面向患者患膝，用双手紧紧抓住股骨远端适当固定。
6. 操作者站在患者脚旁，面对患者患膝，用主利手抓住胫骨远端向远端直接牵引，非主利手如下操作。

（a）前脱位复位：将腓骨头向后方推（图113.6）。

（b）后脱位复位：将腓骨头向前方提（图113.7）。

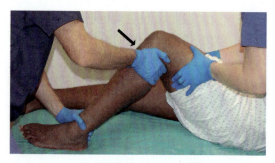

图 113.6 腓骨头前脱位复位：将腓骨头向后方推。箭头所示为在脱位复位过程中操作者施加力的方向

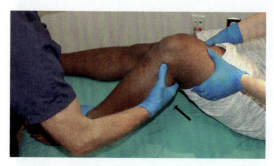

图 113.7 腓骨头后脱位复位：将腓骨头向前方提。箭头所示为在脱位复位过程中操作者施加力的方向

- 两名助手协助比仅一名助手更易复位。如果有第二名助手，指导其站在患者脚旁，面向患者患膝，抓住胫骨远端并向远端直接牵引。这使操作者能够如前所述用双手抓住并牵引腓骨近端。
- 腓骨迅速回到原位时可感觉到，也可听到咔哒声。

7. 复位后，重新评估神经血管功能，如果条件允许，进行血管造影。

- 复位后，患者应转诊骨科，最初 2 周避免负重，之后的 6 周逐渐增加负重。
- 通常情况下，单纯股骨头脱位复位后无须固定。

髌骨外侧脱位复位

1. 预先对患者进行适度的镇静或镇痛。
2. 站在患膝旁，面对膝关节，一只手抓住

胫骨远端并缓慢伸直膝关节，同时另一只手向内侧方向轻轻向髌骨施加压力。

- 在复位过程中，可以将髌骨外缘稍抬高，以便于它在股骨髁上移动（图 113.8）。

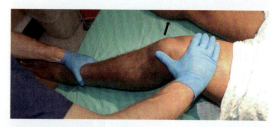

图 113.8 髌骨外侧脱位复位：将髌骨向内侧推。箭头所示为在脱位复位过程中操作者施加力的方向

- 复位后，应使用膝关节固定器或长腿后夹板将膝关节固定在完全伸直位，并应转诊骨科，最初 2 周避免负重，之后 6 周逐渐增加负重。

并发症

膝关节（股骨/胫骨）脱位

- 远端缺血（甚至需要截肢）。
- 退行性关节炎。
- 韧带损伤导致关节不稳定。

腓骨脱位

- 腓总神经损伤。
- 腓骨头不稳定/半脱位。
- 退行性关节炎。

髌骨脱位

- 复位失败。
- 退行性关节炎。
- 复发性脱位/半脱位。

经验分享和要点提示

膝关节（腓骨、胫骨）脱位

经验分享

- 膝关节脱位以胫骨相对于股骨的位置来

确定。

- 所有膝关节脱位均需尽早请骨科评估。
- 由于合并腘动脉和腓总神经损伤发生率高，应在任何复位或膝关节操作前后进行神经血管检查。
- 膝关节脱位应尽快复位，尤其是存在远端神经血管损伤时。
- 韧带修复手术应该在复位后 2 周后进行（或急性水肿缓解），这样可以保证韧带功能得到最大程度的恢复。

要点提示

- 当握住脚水平抬起腿时，如果膝关节过伸超过 30°，则考虑膝关节严重不稳。这可能是由于先前脱位造成，因此，应评估膝关节脱位的神经血管并发症。
- 因为膝关节脱位时关节囊常会被破坏，关节液可能浸润到周围组织，因此关节积液可能并不常见。
- 后外侧脱位可能是不可复位的，因为股骨内侧髁会将内侧关节囊嵌顿在关节内。

腓骨脱位

经验分享

- 腓骨头脱位通常是前外侧，不会导致神经血管损伤。
- 通常腓骨头脱位不会出现膝关节积液，因为胫腓韧带在一个独立的滑膜内。
- 前脱位通常是腿屈曲内收时摔倒造成的，常合并踝关节扭转。
- 膝关节屈曲使腓骨副韧带松弛，降低胫腓关节的稳定性。
- 上脱位合并骨间膜损伤以及外踝向近端移位。

要点提示

- 腓骨头后脱位通常是对屈曲膝关节直接作用的创伤造成，可能合并腓总神经损伤。

髌骨脱位

经验分享

- 髌骨脱位在青少年中最为常见。
- 髌骨脱位通常发生在外旋伴有强大的外翻力量和股四头肌收缩时。
- 髌骨脱位以髌骨相对于正常膝关节的位置来确定。
- 最常见的髌骨脱位是外侧脱位。
- 如果出现自发复位，检查时可能发现关节积液和沿髌骨内侧面的压痛，以及髌骨恐惧试验阳性。
- 进行髌骨恐惧试验时，屈曲膝关节 30°，并向外推髌骨。如果患者感到即将再次脱位，则试验为阳性。
- 单纯髌骨外侧脱位通常不需要住院治疗，但由于可能存在持续不稳定，建议进行骨科随访。
- 髁间脱位和上脱位需要手术切开复位。
- 单纯髌骨脱位患者常表现为膝关节 20°~30° 屈曲以及髌骨外侧移位。

要点提示

- 髌骨脱位易复发，特别髌骨解剖异常的患者。

推荐脱读

▷ Ganti L, Hanna A. Lateral knee dislocation. NEJM. 2019；381：205. https：//doi.org/10.1056/NEJMicm1904635.

▷ Martinez D, Sweatman K, Thompson EC. Popliteal artery injury associated with knee dislocations. Am Surg. 2001；67：165 – 7.

▷ Peskun CJ, Levy BA, Fanelli GC, et al. Diagnosis and management of knee dislocations. Phys Sportsmed. 2010；38：101 – 11.

▷ Rihn JA, Groff YJ, Harner CD, Cha PS. The acutely dislocated knee: evaluation and management. J Am Acad Orthop Surg. 2004；12：334 – 46.

第114章

踝关节脱位复位术

Katrina John，Jeffrey Kile，Amish Aghera，and Jessica Houck

踝关节脱位。踝关节是由胫腓骨下端的内外踝和距骨组成。根据距骨相对于胫骨下关节面的位置关系来分类，脱位可以是后方、前方、上方、侧方的。

适应证

- 踝关节脱位。

禁忌证

- 相对禁忌证
  - 没有急性神经血管损伤证据的开放性脱位，最好在手术室进行处置，以避免进一步污染。

K. John
Department of Emergency Medicine, Eisenhower Medical Center, Rancho Mirage, CA, USA

J. Kile
Emergency Department, Sharp Coronado Hospital, Coronado, CA, USA

A. Aghera
Department of Emergency Medicine, Maimonides Medical Center, New York, NY, USA

J. Houck (✉)
University of Kentucky, Lexington, KY, USA
e-mail: essica@houcknation.com

材料和药物

- 静脉镇静和镇痛药物。
- 局部麻醉药物用于局部和关节腔内麻醉。
- 夹板材料。
  - 夹板材料（石膏玻璃或玻璃纤维）。
  - 弹性织物。
  - 棉垫。
  - 弹性绷带。
  - 胶带。

步骤

1. 检查受累足和踝的神经血管状况。
2. 如果没有严重神经血管损伤的证据，摄取受累踝关节的侧位平片和正位平片。
3. 一旦确定了脱位，请从下面的方法中选择一种复位方法。
4. 给予充分的静脉镇静和镇痛，以最大限度地保证成功率和减少痛苦。
5. 将患者置于担架上，小腿叠高或小腿悬吊将膝关节维持90°屈曲，将患肢置于担架边缘。

后脱位复位

1. 一只手握住足跟，纵向牵引。
2. 另一只手握住足尖并轻轻向下跖屈，同时助手在小腿中部后方进行对抗牵引（图114.1）。
3. 持续在足跟进行纵向牵引，在小腿进行对抗牵引。

4. 足背伸，同时另一个助手在小腿远端前方向下施压（图114.2）。

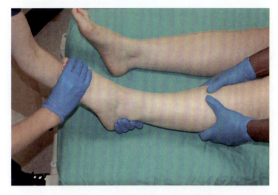

图114.1 跖屈并纵向牵引足跟

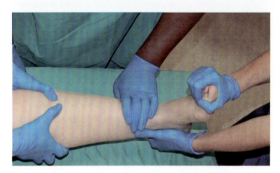

图114.2 背屈并纵向牵引足跟

5. 检查足是否恢复正常的解剖结构和有无新的撕裂伤或皮肤缺损。

6. 再次检查神经血管的功能状态。

7. 在腿后部放置Sugar-Tong夹板固定小腿，与脚呈90°。

8. 再次确认神经血管的完整性。

前脱位复位

1. 一只手握住足跟，纵向牵引。

2. 另一只手握住足尖并背伸，同时助手在小腿中部后方进行对抗牵引（图114.3）。

3. 持续在足跟进行纵向牵引，在小腿进行对抗牵引。

4. 保持脚与腿成90°，握紧脚向下推向地面，同时另一个助手在小腿远端后方向上施压（图114.4）。

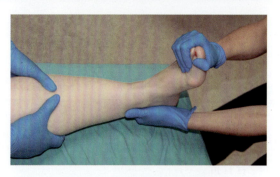

图114.3 背屈并纵向牵引足跟

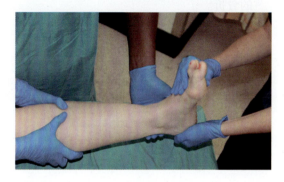

图114.4 脚向下（向地面）移动并纵向牵引足跟

5. 检查脚是否恢复正常的解剖结构和有无新的裂伤或皮肤缺损。

6. 再次检查神经血管的完整性。

7. 在腿后部放置Sugar-Tong夹板固定小腿，与脚呈90°。

8. 再次确认神经血管功能状态。

并发症

- 合并骨折。
- 神经血管损伤。
- 皮肤和软组织损伤。
- 骨筋膜室综合征。

经验分享和要点提示

经验分享

- 脚踝很少在没有骨折的情况下脱位。

要点提示

- 踝关节脱位是一种骨科急症，如果有神经血管性损伤的证据，不应因影像学检查而延迟复位。由于处置延迟而导致加重的并发症包括，并发骨折、踝关节严重畸形、皮肤严重拉伸和高张伴有皮肤水疱形成、皮肤坏死，以及可能转为复合骨折。
- 务必仔细查看平片，寻找踝关节常合并的骨折。

推荐阅读

▶ Collins DN, Temple SD. Open joint injuries: classification and treatment. Clin Orthop. 1989; 243: 48.

▶ Hamilton WC. Injuries of the ankle and foot. Emerg Med Clin North Am. 1984; 2: 361.

▶ Kelly PJ, Peterson FP. Compound dislocations of the ankle without fractures. Am J Surg. 1986; 103: 170.

▶ Simon RR, Sherman SC, Koenigsknecht SJ, Emergency orthopedics—the extremities. 5th ed. New York: McGraw – Hill; 2007. p. 264.

▶ Wedmore IS, Charette J. Emergency department evaluation and treatment of ankle and foot injuries. Emerg Med Clin North Am. 2000; 18: 85.

第 115 章

关节腔穿刺术

Jessica Houck, Shalu S. Patel, and Bobby K. Desai

关节腔穿刺术是急诊科评估关节积液的一个关键操作。滑液分析有助于区分非炎症性、炎症性和脓毒性病因。检测结果可用于指导治疗和患者的处置。

适应证

- 感染性关节炎的诊断。
- 创伤性积液的诊断。
- 炎性渗出的诊断。
- 晶体性关节炎的诊断。
- 缓解积液疼痛的治疗。

禁忌证

- 严重凝血功能障碍。
- 穿刺部位皮肤感染。
- 人工关节。
- 患有菌血症或败血症（除外诊断关节感染）。

J. Houck (✉)
University of Kentucky, Lexington, KY, USA
e-mail: jessica@houcknation.com

S. S. Patel
Department of Emergency Medicine, Florida Hospital Tampa,
Florida Hospital Carrollwood, Tampa, FL, USA

B. K. Desai
University of Central Florida, Orlando, FL, USA
UCF/HCA Ocala Health Emergency Medicine, Ocala, FL,
USA

材料和药物

- 皮肤杀菌剂：
  - 聚维酮碘。
  - 洗必泰。
- 无菌手套。
- 无菌敷料。
- 局部麻醉。
  - 1% 或 2% 利多卡因（5ml）。
  - 氯化乙酯喷雾剂。
- 针：
  - 18 号：用于膝盖。
  - 20 号：用于大多数其他关节。
  - 27 号：用于麻醉。
- 注射器：
  - 5ml：用于麻醉。
  - 30 ~ 60ml：用于抽吸。
- 无菌纱布（4 × 4）。
- 创可贴。
- 无菌集液管。
- 可考虑使用超声。

步骤

1. 在实施手术前应获得知情同意。
2. 患者取合适体位。
3. 触诊关节并识别解剖标志。
4. 用硬物按压皮肤标记注射部位：
   （a）针帽的无菌末端。

（b）笔尖缩回的圆珠笔。

5. 用杀菌剂（聚维酮碘或洗必泰）进行局部皮肤消毒，按同心圆螺旋向外展开消毒 3 遍。

6. 使用无菌敷料以无菌方式覆盖注射部位。

7. 麻醉注射部位：

    （a）利多卡因：用 27 号针向标记注射部位注射约 5ml，先打一个皮丘，然后深入皮下组织注射。注射前一定要回抽，避免血管内注射。

    （b）氯化乙酯：在注射部位喷洒约 10 ~ 15 秒。

8. 将 18 ~ 20 号针头固定在 30 ~ 60ml 注射器上（取决于关节的大小），并将其穿刺入标记注射部位的皮肤。

9. 在负压抽吸的同时将针缓慢地推进入关节间隙，直到能够轻松抽出关节液。尽可能多抽液。如果液体不容易抽吸，你可以尝试：

    （a）在关节间隙进一步重新放置导管或根据需要旋转 45°。

    （b）更换解剖入路（例如，从膝关节内侧到膝关节外侧）。

    （c）改用较小注射器连接大号针。

    （d）在尝试抽吸时，压缩对侧关节沟以"挤出"关节液体（图 115.1）。

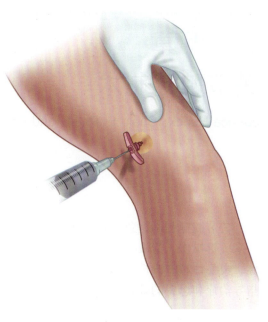

图 115.1　按压关节的另一侧以帮助抽吸

    （e）可考虑使用超声引导。

10. 一旦关节液抽吸完毕，拔出针头并用纱布按压，尽量减少出血。

11. 用创可贴或其他敷料包扎伤口。

12. 检查液体的颜色和透亮度。将滑液送到实验室（滑液分析见表 115.1）：

    （a）一般而言，实验室分析应包括：

        （i）细胞计数和分类。

        （ii）革兰染色和培养。

        （iii）晶体分析（晶体分析见表 115.2）

表 115.1　滑液分析

	正常	非炎性	炎性	脓毒性
清晰度	清澈/透明	清澈/透明	浑浊/不透明	浑浊/不透明
颜色	无色或淡黄色	黄色	黄色	黄色
白细胞	<200	<2000	>2000	>20 000[1]
中性粒细胞	<25%	<25%	>50%	>75%
培养	阴性	阴性	阴性	>50% 阳性[2]

[1] 白细胞计数 >50 000 表示脓毒性关节炎发生的可能性增加

[2] 仅在不到 25% 的淋球菌感染性关节炎和 50% ~75% 的非淋球菌感染性关节炎的滑液中革兰染色呈阳性

表 115.2 晶体分析

	晶体	双折射	形状
假性痛风	焦磷酸钙	阳性	菱形
痛风	尿酸钙	阴性	针状

手术入路

- 膝关节：有多种可接受的膝关节穿刺入路。入路可以是髌骨内侧或外侧，髌骨上方或下方。膝关节可完全伸展或部分屈曲（20°）。一些具体的方法包括：
  - 从髌骨中点（内侧或外侧）1cm 处进针，并将针向后和水平指向关节间隙。（图 115.2）

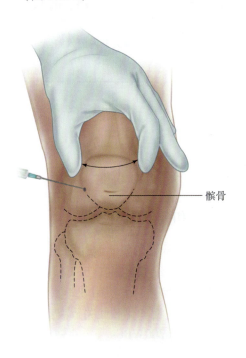

图 115.2 膝关节穿刺术

  - 髌上入路：将针插入髌骨外侧 1cm 和上方 1cm 处。引导针在一个水平平面的中间。
- 肩锁关节（AC）：将针插入肩锁关节的上表面，并将针引导至后方和略下方（图 115.3）。
- 肩部：两种常用的方法，患者都要坐直。

- 前入路：肩关节向外旋转，针插入肱骨头内侧和喙突下外侧。将针指向后方，稍向外侧穿刺（图 115.4）。
- 后入路：沿着肩胛骨脊柱触诊，直到到达肩胛骨外侧边界并确定肩峰后外侧角。将针插入此角下方 1cm 和内侧 1cm 处，将针向前和内侧倾斜至大约 3.8cm 的深度（图 115.5）。

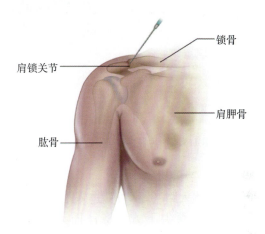

肩锁关节 ——
锁骨 ——
肱骨 ——
肩胛骨 ——

图 115.3 肩锁关节穿刺术

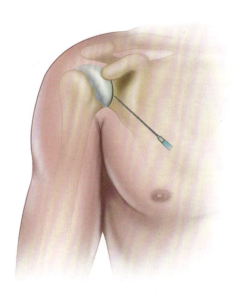

图 115.4 盂肱关节穿刺术：前入路

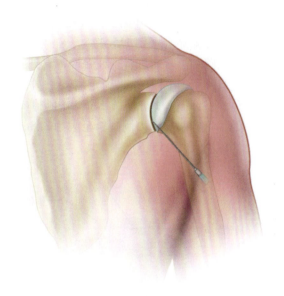

图 115.5　盂肱关节穿刺术：后入路

- 脚踝
  - 外侧入路（距下）：进入距下关节，位于外踝尖下方，将针插入内侧（图 115.6）。

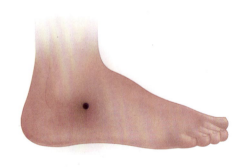

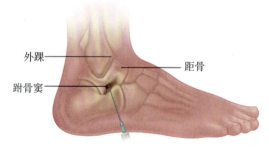

外踝

跗骨窦

距骨

图 115.6　踝关节外侧入路

- 内侧入路（胫骨）：足底屈足，触摸内踝前外侧和胫骨前韧带内侧的沟。将针插入该沟，并将针头略微向关节间隙倾斜（图 115.7）。

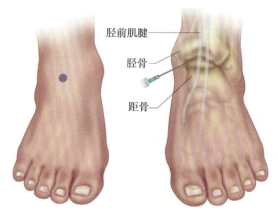

胫前肌腱

胫骨

距骨

图 115.7　踝关节内侧入路

并发症

- 诱发感染。
- 出血。
- 干抽（无法抽到液体）。

经验分享和要点提示

- 首选穿刺部位在关节的伸面上方。这样可以减少神经血管束损伤的风险。
- 在评估滑液时，可使用"2 原则"来区分正常、炎性和化脓性关节液：
  - 正常：<200WBCs。
  - 非炎性：200 ～ 2000WBCs 之间。
  - 炎性：>2000WBCs（但 <50000WBCs）。
  - 化脓性：> 20 000WBCs（> 50 000WBCs 会增加化脓性关节炎的可能性）。
- 只有化脓性关节液才需要进行革兰染色和细菌培养。
- 可考虑使用超声评估关节积液和进行操作引导。

推荐阅读

▶ Biundo JJ, Roberts N, Deodhar A. Regional musculoskeletal com – plaints. In: Stone JH, editor. A clinician's pearls and myths in rheu – matology. New York: Springer Science; 2009. p. 433 – 4.

▶ Parrillo SJ, Fisher J. Arthrocentesis. In: Roberts JR, Hedges J, editors. Clinical procedures in emergency medicine. 4th ed. Philadelphia: Saunders; 2004. p. 1042 – 57.

▶ Self WH, Wang EE, Vozenilek JA, del Castillo J, Pettineo C, Benedict L. Dynamic emergency medicine. Arthrocentesis Acad Emerg Med. 2008; 15: 298.

▶ Thomsen TW, Shen S, Shaffer RW, Setnik GS. Arthrocentesis of the knee. N Engl J Med. 2006; 354: e19.

第 116 章

关节腔内注射

Bharat Kothakota, Muhammad Waseem, and Jessica Houck

对于患有关节炎的患者，关节腔内注射类固醇药物可缓解疼痛和肿胀。通常在关节腔穿刺术和关节腔抽液后进行。此外，关节腔内注射还可用于关节复位手术的局部麻醉。

适应证

- 治疗性糖皮质激素注射用于炎性关节炎或骨关节炎。
- 关节复位前进行关节内麻醉。

禁忌证

- 蜂窝织炎。
- 菌血症。
- 骨折。

材料和药物

- 糖皮质激素（见表 116.1 药物比较）：
  - 醋酸甲泼尼松龙。
  - 曲安奈德。
  - 己曲安奈德。

B. Kothakota · M. Waseem
Department of Emergency Medicine, Lincoln Medical and
Mental Health Center, New York, NY, USA

J. Houck (⊠)
University of Kentucky, Lexington, KY, USA
e – mail：jessica@houcknation.com

- 醋酸地塞米松。
- 地塞米松钠。
- 皮肤消毒剂：
  - 聚维酮碘。
  - 洗必泰。
- 无菌手套。
- 无菌洞巾。
- 局麻：
  - 1% 或 2% 利多卡因（5ml）。
  - 氯化乙酯喷雾剂。
- 针：
  - 18 号：用于膝盖。
  - 20 号：用于大多数其他关节。
  - 25 号：用于手关节。
  - 27 号：用于麻醉。
- 注射器：
  - 5ml：用于麻醉。
  - 30 ~ 60ml：用于抽吸。
  - 10ml：用于给药。
- 止血剂。
- 无菌纱布（4 × 4）。
- 创可贴。
- 无菌集液管。
- 可考虑使用超声波。

步骤

1. 在开始治疗之前，从表 116.1 中选择类固醇药物，并将药物抽入 10ml 注射器中。

（a）建议在类固醇药物中加入几毫升利

多卡因，以降低患者注射后发热的风险。

表 116.1　糖皮质激素的选择、剂量和作用时间

	小关节[1]	中关节	大关节	作用持续时间（天）
甲基强的松龙	4～10mg	10～40mg	20～80mg	8
曲安奈德	2.5～5mg	10～20mg	20～40mg	14
己曲安奈德	2～6mg	10～20mg	10～20mg	21
醋酸地塞米松	0.8～1mg	2～4mg	2～4mg	8
地塞米松钠	0.8～1mg	2～4mg	2～4mg	6

[1] 小关节包括手指关节；大关节包括膝关节、髋关节和肩关节。其他所有关节都被认为是中等关节，曲安奈德和甲基强的松龙是最常用的关节内类固醇药物。

2. 复习第 106 章关于关节腔穿刺术的内容，完成步骤 1～9。在液体抽吸完成后进行如下步骤操作。
3. 将针头留在关节腔内，用止血钳或手指将针头和针筒分离，并取出注射器和抽吸的液体（图 116.1）。

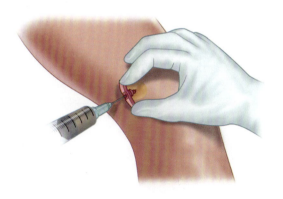

图 116.1　用止血钳或手将针头固定在关节间隙内

4. 更换充药注射器，注射药物：
   （a）如果抽吸物呈脓性，不应再注射皮质类固醇。
5. 拔出针头，用纱布按压。尽量减少出血。
6. 用创可贴或其他敷料包扎伤口。
7. 检查液体的颜色和清晰度。将滑液送到实验室进行分析：

（a）一般而言，实验室分析应包括：
   （i）细胞计数和分类。
   （ii）革兰染色和培养。
   （iii）晶体分析。
8. 注射后护理：
   （a）建议患者在注射后 1～2 天内避免剧烈活动。根据需要在注射部位冰敷。

并发症

- 注射部位发热：
  - 类固醇微晶体刺激滑膜。
  - 可能与感染混淆。
  - 注射后 48 小时内发生并缓解。
  - 用冰块和适当的镇痛剂处理。
- 医源性关节感染：
  - 如果发热症状出现较晚或发热持续时间过长，则需警惕。
  - 疼痛加剧。
  - 发热、不适、发红或注射部位周围见渗液。
  - 金黄色葡萄球菌最常见。
- 皮下组织萎缩和褪色：
  - 继发于糖皮质激素渗漏到软组织中。
- 抽出血液：

－提示创伤或出血性疾病（血友病）。
- 全身吸收。

注意事项

- 将利多卡因与糖皮质激素混合使用：
  －减轻关节间隙注射糖皮质激素造成的疼痛。
  －不太可能导致软组织萎缩和肌腱断裂。
  －麻醉后症状立即缓解提示注射恰当。
- 限制每个关节内糖皮质激素注射量：
  －骨关节炎
    · 每个关节最多注射 4 次。
    · 注射可降低关节加速退化的速度。
  －类风湿性关节炎
    · 每月限注射一次
    · 无糖皮质激素引起软骨损失的证据。

推荐阅读

▶ Aponte EM, Schraga ED. Joint reduction, shoulder disloca – tion, anterior. Available at：http：//emedicine. medscape. com/ article/109130 – overview#a08.

▶ Cianflocco AJ. Intra – articular injections of the knee：a step – by – step guide. J Fam Pract. 2011；60（Suppl）：S48 – 9. Available at：http：//www. jfponline. com/pages. asp？id = 10062.

▶ Lavelle W, Lavelle ED, Lavelle L. Intra – articular injections. Anesthesiol Clin. 2007；25：835 – 62.

▶ Molis MA, Young CC. Ankle impingement syndrome. Available at：http：//emedicine. medscape. com/article/85311 – overview.

▶ Neustadt DH. Intra – articular injections for osteoarthritis of the knee. Cleve Clin J Med. 2006；73：897 – 911.

▶ Roberts WN. Intraarticular and soft tissue injections：what agents（s）to inject and how frequently？Available at：www. uptodate. com.

▶ Roberts WN. Joint aspiration or injection in adults：techniques and indi – cations. Available at：www. uptodate. com.

第 117 章

骨筋膜室压力测量

Cherian Plamoottil

适应证

- 除临床检查之外，急性骨筋膜室综合征诊断的主要诊断工具。
- 对于出现 5P 症状（不合常理的疼痛、苍白、感觉异常、无脉搏和麻痹）的患者，应采用低阈值检查骨筋膜室压力。
- 疼痛和感觉异常是无特殊临床病史患者的最早期症状，包括创伤性和非创伤性原因所导致的封闭骨筋膜室内压力增加。

禁忌证

- 绝对禁忌证。
  - 无绝对禁忌证。
- 相对禁忌证。
  - 尽可能避开蜂窝织炎区域，以避免感染。

材料和药物

- 皮肤标记。
- 必妥碘。
- 利多卡因 1%。
- 10ml 注射器。

C. Plamoottil (✉)
Department of Emergency Medicine, University of Central Florida, UCF Lake Nona Medical Center, Orlando, FL, USA

- 18 号针头。
- 27 号针头。
- 无菌洞巾。
- 无菌手套。
- Stryker 压力监测器系统：
  - 3ml 预充盐水注射器。
  - 侧端孔针。
  - 隔膜阀。
  - Stryker 压力监测器（图 117.1）。

步骤

1. 标记针头插入区域，注意避免插入存在蜂窝织炎的任何区域。
2. 用必妥碘消毒标记的区域，并放置洞巾以保证无菌。
3. 使用利多卡因局部麻醉针头即将插入的部位，注意麻醉皮肤和皮下组织。
4. 组装 Stryker 压力监测系统（图 117.2）：
   - 将 3ml 预充盐水注射器连接到隔膜阀上。
   - 将侧端孔针连接到隔膜阀的另一侧。
   - 将针头、隔膜阀和注射器连接在一起，对位安在压力监测器的卡槽上。
   - 确保监测器的阀门能适当关闭。
   - 将压力监测器设置为 45° 角，轻轻按压柱塞，清除系统中的所有气泡。
5. 手持监测器与待测部位平行（通常针头与进入皮肤的位置垂直）进行校准，将数值归为"0"。

6. 一旦压力监测器系统校准后，您可以通过将针插入标记部位皮下约 1~3cm 的位置来检测骨筋膜室压力。

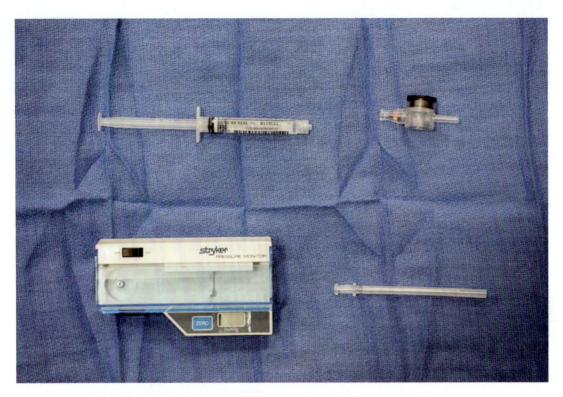

图 117.1　Stryker 压力监测系统的组成

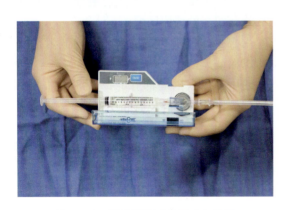

图 117.2　压力监测系统已准备使用

7. 将 0.3 ml 无菌生理盐水按下柱塞注入腔室。

8. 显示器会读出骨筋膜室的压力。

解剖结构

- 上肢：
  - 上臂：将针插入上臂中部 1/3 处。对于前臂筋膜室，针从前外侧插入；对于后臂筋膜室，针从后外侧插入：
    · 前侧：肱二头肌/肱肌/尺神经/正中神经。
    · 后侧：肱三头肌/桡神经。
  - 前臂：将针插入前臂近端和中间 1/3 之间的掌侧或背侧筋膜室：
    · 掌侧：腕/指屈肌。
    · 背侧：手腕/手指外伸肌。
    · 外侧（很少累及）：臂桡肌/桡长腕短伸肌。

- 下肢（图 117.3）：

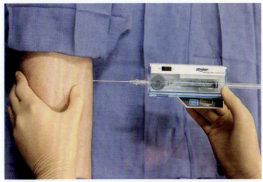

图 117.3 Stryker 压力监测系统用于测量确定下肢筋膜室压力

- 大腿：将针插入大腿中部 1/3 处进入前或后筋膜室：
  - ·前侧：股四头肌。
  - ·后侧：腘绳肌/坐骨神经。
- 小腿：将针头插入小腿近端 1/3 和中间 1/3 之间：
  - ·前侧：胫骨前肌/趾伸肌：
    - –胫骨外侧 1~3cm，深度 1cm。
  - ·腓骨：足外翻肌（腓长肌和腓短肌）和腓骨神经：
    - –腓骨后方前 1cm 处。
    - –深层：胫骨后肌/脚趾屈肌。
    - –将针插入胫骨内侧缘，对准腓骨，深 2~4cm。
  - ·后浅层：腓肠肌/比目鱼肌/腓肠神经：
    - –将针向后插入小腿近 1/3 和中 1/3 之间，远离中线。

并发症

- 由于无菌技术操作不规范或将针插入蜂窝织炎区域所导致的感染。
- 麻醉剂过量或过度注射无菌生理盐水引起的医源性压力升高。
- 不恰当的进针位导致的压力测量不准确，例如穿过肌腱或韧带。

经验分享和要点提示

- 骨筋膜室综合征是一种临床诊断。
- 正常骨筋膜室压力应始终低于 10mmHg。
- 筋膜切开术的阳性测试/适应证是压力读数 >30mmHg 或 Δ 压 <30mmHg。
- Δ 压等于舒张压和测量筋膜室压之间的差值。
- 对于筋膜室压力高于 10mmHg 且有相应临床表现的患者，应考虑入院继续进行筋膜室检查。当筋膜室压力接近 20mmHg 时，血流开始减少。当压力超过 30mmHg 时，将会发生缺血性坏死。
- 最常引起上肢骨筋膜室综合征的是前臂掌侧筋膜室，最常引起下肢骨筋膜室综合征的是小腿前筋膜室。
- 对儿童髁上骨折应高度怀疑骨筋膜室综合征的可能性。

推荐阅读

▶ Simon RR. Cook county manual of emergency procedures. Philadelphia：Wolters Kluwer Health/Lippincott Williams & Wilkins；2012. p. 370 – 2.

▶ Elliott KGB, Johnstone AJ. Diagnosing acute compartment syndrome. J Bone Joint Surg. British Volume. 2003；85 – B（5）：625 – 32. https：//doi. org/10. 1302/0301 – 620x. 85b5. 14352.

▶ Frink，Michael（04/2010）. Compartment syndrome of the lower leg and foot. Clin Orthopaed Related Res（0009 – 921X），468（4），940.

▶ Hanandeh A，Mani VR，Bauer P，Ramcharan A，Donaldson B. Identification and surgical management of upper arm and fore – arm compartment syndrome. Cureus. 2019；11（10）：e5862. Published 2019 Oct 8. https：//doi. org/10. 7759/cureus. 5862.

▶ Walls RM，et al. Chapter 42，General principles of orthopedic injuries. In：Rosen´s emergency medicine：concepts and clinical practice. 9th ed. Philadelphia：Elsevier；2018. p. 453 – 6.

第 14 篇

产科救治技术

第 118 章

胎心监测

Ilya Aleksandrovskiy, Nathaniel Lisenbee, and Joseph A. Tyndall

适应证

- 胎心率（Fetal heart rate，FHR）监测是产科重要的监测方法，胎儿的酸碱状态、循环血量，以及胎儿的氧合状态可以通过刺激脑干引发胎心的变化。在产前及分娩过程中有多种情况需要对胎心进行监护[1]。
- 产前胎心监测的指征包括：
  - 无应激试验（对胎动后的胎心变化进行监测）。
  - 宫缩应激试验（由药物诱发宫缩后，对胎心变化进行监测）。
  - 胎儿生物物理检测（Biophysical profile，BPP）（无应激试验联合超声进行综合评估）。
- 分娩过程中胎心监测的指征包括：
  - 宫缩。
  - 药物或麻醉无痛分娩。
  - 分娩过程中。

I. Aleksandrovskiy (✉)
Department of Emergency Medicine, Ocala Regional Medical Center, Ocala, FL, USA

N. Lisenbee
U. S. Air Force Medical Center Keesler, Biloxi, MI, USA

J. A. Tyndall
Department of Emergency Medicine, University of Florida Health, Gainesville, FL, USA

  - 第二产程中。
  - 包括如下情形的高危孕妇[2,3]：
    · 糖尿病、哮喘、子痫前期/子痫。
    · 多胎妊娠。
    · 胎儿生长受限。
    · 胎膜早破。
    · 未进行规律产检。

禁忌证

- 宫内胎心监测禁忌证
  - 前置胎盘。
  - 无法确认胎位时。
  - 孕妇患有活动性疱疹、活动性肝炎或感染 HIV。
- 宫外胎心监测禁忌证
  - 无。

方法

- 胎心监测的两种方法：
  - 听诊监测。
    · 听诊监测在第一产程每 15 分钟一次，第二产程每 5 分钟一次。
    · 听诊监测不能提供胎心变化及胎心加速和减速图形等信息。
  - 电子胎心监测。
    · 可以实时连续反映胎心动态变化。
    · 提供胎心变化和胎心加速与减速图

形信息。

- 可通过多普勒超声及宫内胎儿心电图完成。

两种电子胎心监测方法可靠性相同。因宫外胎心监测为无创方法，可作为首选。当多普勒超声的信号质量差或存在技术问题时需考虑应用宫内胎儿心电图进行胎心监测。

设备与步骤

电子胎心监测有多种方法[4]。较为常用的为外部多普勒超声法和宫内胎儿心电图监测法。

多普勒超声法为监测胎心的无创方法（图118.1）

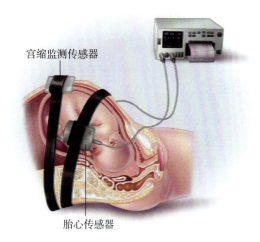

图 118.1　外部胎心监测

- 设备：
  - 电子胎心监护仪。
  - 宫缩监测传感器及绑带。
  - 胎心传感器及绑带（包括超声换能器及超声传感器）。
  - 超声耦合剂。
- 步骤：
  1. 患者取仰卧位。
  2. 对孕妇腹部进行触诊，了解胎心大致位置。
  3. 在孕妇腹部胎心位置处涂抹超声耦合剂。

4. 将超声换能器置于涂抹耦合剂处，找到胎心音。
5. 确定胎心音后将胎心传感器用绑带固定于孕妇腹部。
6. 将宫缩监测传感器固定于宫底处，监测子宫收缩。
7. 将胎心传感器和宫缩传感器与胎心监测仪连接，打印输出胎心及子宫收缩图。

宫内胎儿心电图是一种有创的监测方法，仅用于分娩期（图118.2）

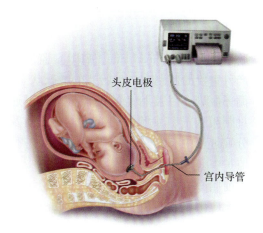

图 118.2　宫内胎儿心电图监测

- 设备：
  - 胎儿头皮电极。
  - 腿板电极。
  - 无菌阴道润滑剂。
  - 电子胎心监测仪。
- 步骤（图118.3）。
  1. 患者取膀胱截石位。
  2. 对会阴区域进行消毒。
  3. 通过双合诊确定胎头位置（注意：放置头皮电极前需要进行人工破膜）。
  4. 放置螺旋头皮电极导管至胎儿头皮，再送入电极直到与头皮相接处。
  5. 顺时针旋转控制管，调整导管和控制管之间的压力。
  6. 按压控制管夹子两侧，松开电极固定装置。

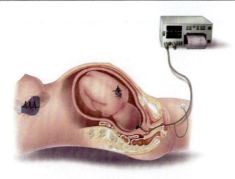

图 118.3　宫内胎儿心电图监测

7. 松开固定装置后小心向外滑动控制管和导管，抽出电极线。

8. 将腿板电极贴于孕妇股内侧以消除电干扰。

9. 将螺旋电极与有颜色标记的腿板电极相连，然后再与胎心监测仪连接。

10. 不要忘记在放置和移除电极后进行消毒。

　　两种胎心监测方法可靠性相同。因此，宫外监测法由于其无创可作为首选。但当不能获得满意的监测质量或存在技术问题时，可考虑进行宫内胎儿心电图监测。

并发症

- 宫外胎心监测：
  - 母体主动脉搏动与胎心混淆。
  - 难以定位胎心。
- 宫内胎心监测：
  - 母体或胎儿出血、胎儿感染（头皮电极位置的脓肿较常见）。
  - 子宫穿孔。
  - 自然保护屏障破坏继发胎儿感染。

参考文献

［1］ Hobel CJ. Intrapartum clinical assessment of fetal distress. Am J Obstet Gynecol. 1971；110：336 –42.

［2］ Byrd JE. Intrapartum electronic fetal heart rate monitoring（EFM）and amnioinfusion. In：Ad – vanced life support in obstetrics course sylla - bus. Kansas City：American Academy of Family Physicians；1996. p. 97 – 106.

［3］ Queenan JT, Hobbins JC, Spong CY. Protocols for high – risk pregnancies. New York：Wiley；2010. Retrieved 16 Jan 2012, from http：// lib. myilibrary. com？ID = 268955.

［4］ External and internal heart rate monitoring of the fetus. New Haven：Yale Medical Group；2012. Retrieved from http：//www. yalemedi – calgroup. org/stw/.

推荐阅读

▶ Alfirevic Z, Devane D, Gyte GM. Continuous car - diotocography（CTG）as a form of electronic fetal monitoring（EFM）for fetal assessment during la - bour. Cochrane Database Syst Rev. 2006；3：CD006066.

▶ American College of Obstetricians and Gynecolo - gists. Fetal heart rate patterns：monitoring, interpre - tation, and management. ACOG Technical Bulletin 207. Washington, DC：ACOG；1995.

▶ Cunningham FG, Leveno KJ, Bloom SL, Hauth JC, Rouse DJ, Spong CY. Chapter 18, Intrapartum as - sessment. In：Williams Obstetrics. 23e. New York：McGraw Hill；2010.

▶ Freeman RK. Problems with intrapartum fetal heart rate monitoring interpretation and patient manage - ment. Obstet Gynecol. 2002；100：813.

▶ Gomella LG, Haist SA. Chapter 13, Bedside proce - dures. In：Clinician's pocket reference. 11th e - d. Columbus：McGraw – Hill；2007.

▶ Pinas A, Chandraharan E. Continuous cardiotocogra - phy during labour：Analysis, classification and management. Best Pract Res Clin Obstet Gynae - col. 2016；30：33 – 47. https：//doi. org/ 10. 1016/j. bpobgyn. 2015. 03. 022. Epub 2015 Jun 25. PMID：26165747.

▶ Sweha A, Hacker TW, Nuovo J. Interpretation of the electronic fetal heart rate during labor. Am Fam Phy - sician. 1999；59：2487 – 500.

第 119 章

异位妊娠超声检查

L. Connor Nickels

异位妊娠是发生在子宫体腔（基底部）以外的妊娠（图 119.1）。任何有腹部或盆腔疼痛的育龄妇女应排除异位妊娠。荟萃分析显示，在急诊科使用 POCUS 诊断异位妊娠具有较高的敏感性和阴性预测值[1]。本章旨在为读者提供关于适应证、禁忌证、技术和病理图像的高质量信息。

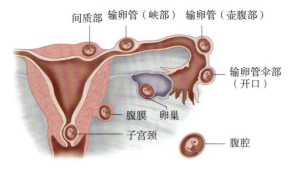

图 119.1 异位妊娠示意图：子宫体腔以外发生的妊娠

间质部　输卵管（峡部）　输卵管（壶腹部）
输卵管伞部（开口）
腹膜　卵巢
子宫颈
腹腔

E. J. Miranda
HCA Healthcare/The University of South Florida College of Medicine/Oakhill Hospital Emergency Medicine Residency Program, Nashville, TN, USA

A. Tirado (✉)
HCA Healthcare/The University of South Florida College of Medicine/Oak Hill Hospital Emergency Medicine Residency Program, Brooksville, FL, USA
e-mail: alfredo. tirado@hcahealthcare.com

L. C. Nickels
Department of Emergency Medicine, University of Florida Health Shands Hospital, Gainesville, FL, USA

适应证

- 妊娠 3 个月内有如下情况的患者：
  - 阴道出血。
  - 急性盆腔痛。
  - 低血压或休克。
  - 头晕或晕厥。
  - 妊娠试验阳性。
  - 附件包块。
  - 宫颈举痛、摇摆痛。
  - 血浆人绒毛膜促性腺激素（hCG）异常增高。
  - 无典型症状但不除外异位妊娠者。

禁忌证

- 仅看到胎芽伴有胎心搏动时。
- 患者血清 hCG 水平超过阈值但超声不能诊断宫内孕时未请妇产科会诊。

异位妊娠危险因素

- 盆腔炎性疾病（PID）。
- 既往或现在放子宫避孕装置。
- 不孕不育治疗。
- 输卵管手术史。
- 输卵管结扎术后。
- 高龄产妇。
- 异位妊娠病史。

异位妊娠的超声表现

- 在以下结构中看到妊娠囊
  - 附件区域见如下征象：
    - 卵黄囊（图 119.2 和图 119.3）。

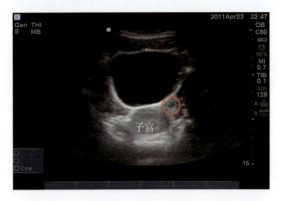

图 119.2 经腹轴位子宫超声影像，位于左侧附件区域的异位妊娠（红色圈），可见卵黄囊（影像由 L. Connor Nickels，MD，RDMS 提供）

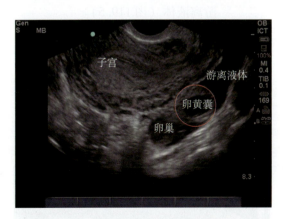

图 119.3 经阴道矢状位异位妊娠超声影像（红色圈），子宫腔内未见胎囊，胎囊包含卵黄囊位于附件后方贴近卵巢，伴有周围游离液体，考虑已经破裂（影像由 L. Connor Nickels，MD，RDMS 提供）

    - 有或没有胎心搏动的胎芽。
    - 以上两者同时出现。
  - 位于子宫颈（宫颈异位妊娠）。
  - 似乎位于子宫内，但超出宫腔边缘，且被极薄的肌层包裹（间质部异位妊娠）。

- 位于腹膜腔，在输卵管以外（腹腔异位妊娠）。
- 子宫内假性妊娠囊
  - 子宫增大或蜕膜反应（仅见单层轮廓），子宫内膜不见妊娠囊。
- 其他无法辨识的附件包块。
- 盆腔或低垂部的积液（如仰卧位或头高脚低位，右上腹的 Morison 凹陷）（图 119.4）。
  - 少量积液：积液小于子宫直肠陷凹的 1/3。
  - 中量积液：积液小于子宫直肠陷凹的 2/3。
  - 大量积液：积液大于子宫直肠陷凹的 2/3。
  - 右上腹积液：可百分之百诊断异位妊娠。
- 子宫腔内无胎囊且 hCG > 1000mIU/ml。
- 血清 hCG ≥ 阈值（如 1000 mIU/ml）且超声未见子宫内正常胎囊的早孕期患者需要在急诊室留观，直至找到病因。

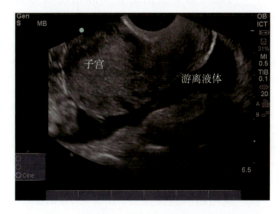

图 119.4 经阴道矢状位怀疑异位妊娠的超声影像，子宫腔内未见胎囊，子宫直肠陷凹有大量游离液体（影像由 L. Connor Nickels，MD，RDMS 提供）

  - hCG 的阈值会因参考值不同而有波动，一般在 1000 ~ 2000 mIU/ml 之间。

－本章以 >1000mIU/ml 作为血清 hCG 阈值[2,3]。

－经腹超声波的鉴别区间值通常被认为在 4000～6500IU/ml 之间。

- 卵黄囊应当作为急诊宫内妊娠诊断的首要征象，因为蜕膜反应和妊娠囊并非百分之百可见。

- 是否需要手术或内科治疗取决于整体情况。

－需要请产科医师会诊后决定。

材料和药物

- 超声诊断仪。
- 超声探头：经腹探头和经阴道探头。
- 耦合剂。
- 有经验的超声医师。
- 腔内探头罩。
- 盆腔检查器械（窥器和培养皿）。
- 心电监护仪、2 个大号静脉针。
- 实验室检查：血浆 hCG 定量、血红蛋白、血型（ABO，RH）等。

－可能还需要根据患者实际情况增加其他检查。

步骤

- 超声诊断仪调至产科模式。
- 经腹超声：
  1. 患者取仰卧位。
  2. 理想情况下需要充盈膀胱以获得理想超声影像。
  3. 应用超声曲面探头，3.5～5.0MHz。
  4. 开始以矢状位确定子宫与膀胱的位置关系，而后在这一平面对子宫进行整体检查，寻找宫内妊娠的征象。
  5. 调整影像为轴位，再次对子宫进行检查。
  6. 任何宫内妊娠影像都需要确认和测量。
     －胎囊直径。

· 胎囊平均直径超过 25mm，需考虑是否为无胚胎妊娠。

－卵黄囊直径。

· 经腹超声可以观察平均直径为 20mm 或妊娠 7 周时卵黄囊对于平均直径为 8～10mm 或妊娠 5.5 周的卵黄囊通常可以通过经阴道超声观察。

－胎芽的顶臀径。

· 如果存在胎心搏动，需要用 M 型超声进行描记并记录胎心。到第 7 周时，胚胎测量应为 5～10mm，并应显示心脏活动。

7. 尽管有时经腹观察附件会受到限制，也应尽量尝试从下腹两侧对附件进行检查。

8. 任何异常影像都需要记录：
   - 子宫（前后隐窝）及卵巢周围的游离液体（图 119.5）。
   - 盆腔影像或 FAST 检查。
   - 使宫底位于中央，子宫腔内不符合宫内妊娠或显示不清。
   - 位于子宫以外的包块或游离液体。
   - 子宫外可见卵黄囊，或者伴有或不伴有胎心搏动的胎芽。

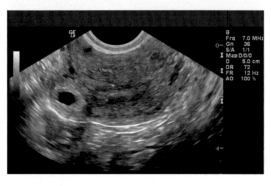

图 119.5　经阴道横切图显示子宫腔内未见胎囊，子宫及卵巢周围充满游离液体，考虑异位妊娠。（照片由 Alfredo Tirado 提供）

9. 如果经腹超声不能明确宫内妊娠，需要进一步行经阴道超声检查

- 经阴道超声：
  1. 患者取截石位。
  2. 膀胱尽量排空。
  3. 用经阴道超声探头，5～7.5MHz。
  4. 重复经腹超声的检查步骤。

- 盆腔经腹超声和经阴道超声采取相同的检查步骤是为了系统筛查以免遗漏相关征象。因此，征象可能不同，但检查结果是相同的。

- 急诊医生应将卵黄囊作为确定宫内孕的首要征象，因为蜕膜反应和胎囊并非百分之百准确。

并发症

- 出血：内出血和/或外出血。
- 如果异位妊娠发生破裂可能导致孕妇死亡。
  - 占妊娠相关死亡的 9%。
  - 是孕早期死亡的主要原因。
- 如果输卵管损伤或被手术切除会导致不孕。

经验分享和要点提示

- 经验分享
  - 腹部或骨盆有含游离液体的肿物，宫腔未见胎囊，hCG 阳性，对诊断异位妊娠具有很高的特异性（图 119.6 A&B）。
  - 子宫颈部的异位妊娠与自发流产很难鉴别。如果患者流产了，那么超声影像会很快发生改变，并且伴有阴道出血。
  - 双蜕膜征（图 119.7）会比假孕囊有更好的分辨作用，但不应该由急诊医生判定。因此，对于早期诊断，需要把卵黄囊作为确认宫内孕的征象。
  - 伴有子宫肌瘤、双角子宫和非正常位置的妊娠与宫角妊娠的表现类似。妊娠期子宫肌层最薄的肌层条纹应测量"肌层套膜"，小于 8mm 提示间质部异位妊娠。
  - 很多时候患者已经怀孕，超声影像宫内仍未见胎囊，并且伴有阴道出血，最终诊断仍不明确，这时仍可能为早期正常妊娠或异位妊娠。

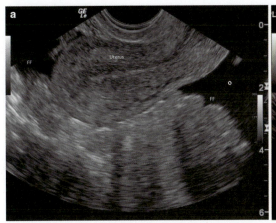
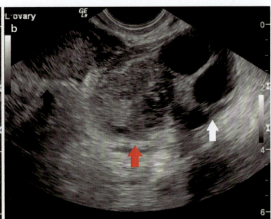

图 119.6 （a）经阴道矢状面图像显示宫腔未见胎囊，直肠子宫陷凹及子宫底周围有大量游离液体。（b）同一患者经阴道横切图左侧显示子宫（黑色箭头），左附件（白色箭头），以及异位妊娠破裂的附件肿块（红色箭头）。（照片由 Alfredo Tirado 提供）

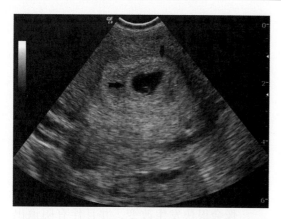

图119.7　子宫经腹横切图像显示双蜕膜征（黑色箭头）。请注意两个界限清楚的"环"的微妙存在。注意卵黄囊的存在，这高度提示了早期宫内妊娠（照片由 Alfredo Tirado 提供）

- 要点提示
  - 对非子宫切除的育龄期女性未做妊娠试验。
  - 未能识别宫外孕的敏感征象。

参考文献

[1] Ma OJ, Mateer JR, Blaivas M, editors. Emergency ultrasound. 2nd ed. New York：McGraw – Hill Professional；2007.

[2] Stein, John C, et al. "Emergency Physician Ultrasonography for Evaluating Patients at Risk for Ectopic Pregnancy：a Meta – Analysis." Ann Emerg Med, U. S. National Library of Medicine, Dec. 2010, www. ncbi. nlm. nih. gov/pubmed/ 20828874.

[3] Hahn SA, Promes SB, Brown MD. Clinical policy：Critical issues in the initial evaluation and management of patients presenting to the emergency department in early pregnancy. Ann Emerg Med. 2017；69（2）：241 – 50.

推荐阅读

▶ Gabbe SG, Niebyl JR, Galan HL, et al., editors. Obstetrics：normal and problem pregnancies. 5th ed. Philadelphia：Churchill Livingstone；2007.

▶ Marx J, Hockberger R, Walls R, editors. Rosen's emergency medicine：concepts and clinical practice. 7th ed. Philadelphia：Mosby；2010.

▶ Sanders RC, Winter T, editors. Clinical sonography：a practical guide. 4th ed. Philadelphia：Lippincott Williams & Wilkins；2007.

▶ Stead LG, Behera SR. Ectopic pregnancy. J Emerg Med. 2007；32（2）：205 – 6.

第 120 章

葡萄胎超声检查

L. Connor Nickels and Leoh Léon

概念：葡萄胎妊娠＝葡萄胎＝源于胎盘的滋养细胞组织异常生长并可转移。

- 类型
  - 完全性葡萄胎（二倍体和父源）：46，XX（更常见）或 46，XY：
    - ·无胎儿组织。
    - ·临床易识别。
    - ·完全父系来源。
  - 不完全性葡萄胎（又称部分性；三倍体）：69，XXX 或 69，XXY：
    - ·父系和母系来源。
    - ·包含胎儿组织不能存活。
    - ·临床不易识别，胎儿常在受孕几周内死亡。

适应证

- 临床表现（以下任一表现）：
  - 阴道流血（最常见）。
  - 子宫异常增大，大于孕周相应大小。
  - 伴或不伴妊娠剧吐。
  - 高血压。

L. C. Nickels
Department of Emergency Medicine, University of Florida
Health Shands Hospital, Gainesville, FL, USA

L. Léon (✉)
Department of Emergency Medicine, Osceola Regional Medical Center, Kissimmee, FL, USA
e-mail: Leoh. Leon@knights. ucf. edu

- 血清人绒毛膜促性腺激素（hCG）异常升高（高于相应孕周）。
  - 通常 > 100 000mIU/ml。

禁忌证

- 保守治疗。

材料和药物

- 超声诊断仪。
- 探头：曲面探头（腹部）和腔内探头（经阴道）。
- 耦合剂。
- 有经验的超声医师。
- 腔内探头罩。
- 盆腔检查器械（窥器和培养皿）。
- 实验室检查：血清 hCG 定量、血红蛋白、血型（ABO，Rh）等。
  - 可能还需要根据患者稳定情况和症状增加其他检查。

步骤

- 超声诊断仪调整至产科模式。
- 经腹超声检查：
  1. 患者取仰卧位。
  2. 建议充盈膀胱以获得良好的超声视窗。
  3. 应用曲面探头，3.5 ~ 5.0MHz（低

频），以矢状位探头抬向头侧扫描患者腹部，寻找位于膀胱后的子宫。在这一平面对子宫进行扫描，寻找宫内妊娠的影像。

4. 逆时针旋转探头至轴位，此时探头标记点指向患者的右侧。在这一平面再次全面扫描子宫，寻找宫内妊娠的影像。

5. 辨别和测量任何提示宫内妊娠的影像。

6. 葡萄胎的超声影像包括：

　·子宫内杂乱回声
　　－葡萄胎最常见的表现是在不均质回声中夹杂有无回声区域，如同"落雪状"一样（图 120.1）。

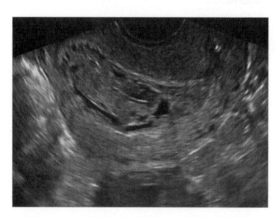

图 130.1　子宫内的"葡萄串"影像代表葡萄胎（经 Springer Science + Business Media 授权：Swisher E, Greer B, Montz FJ, Stenchever M. Chapter 14. In：Atlas of Clinical Gynecology. Vol. 4. 2002 ）

　·影像学检查很容易将葡萄胎与稽留流产或纤维瘤相混淆。异常增高的血清 hCG 水平有助于鉴别诊断。

7. 尽管有时腹部超声不理想，也应当尽量尝试从下腹两侧检查附件。

8. 任何异常影像都应记录下来。

9. 如果经腹超声不能辨别宫内妊娠，需要进一步进行经阴道超声。

● 经阴道超声：

1. 患者取截石位。

2. 膀胱尽量排空。

3. 应用腔内探头，5 ~ 7.5 MHz。

4. 重复前述腹部超声检查步骤。

5. 完成子宫的矢状位和轴位检查之后，需要对双侧附件进行检查，寻找可能的异常。

6. 任何异常均需要记录下来：

　·子宫周围（前后隐窝）和/或卵巢周围的游离液体。

　·子宫外实性或囊性包块。

　·子宫外卵黄囊或胎芽，伴或不伴胎心搏动。

　·无论是经腹还是经阴道的盆腔超声检查，步骤都是一样的，这样系统的检查可以避免漏诊。因此，异常影像可能不同，但检查结果是一样的。

　·卵黄囊应当作为急诊医师辨别宫内孕的首要征象，因为蜕膜反应和妊娠囊并非百分之百可见。

并发症

● 可能出现多种并发症，包括：

　－侵蚀性葡萄胎：表现为清宫术后葡萄胎复发，并浸润子宫肌层。

　　·需要应用彩色多普勒超声来确认是否残留有浸润组织。

　－绒毛膜癌：葡萄胎组织发展为浸润性的恶性肿瘤，可以在早期向全身转移。

　　·这种情况下，肿瘤可以表现为边缘伴有回声的囊泡。此时，需要对肝进行检查，看其内部是否伴有不均匀的回声或结合其他影像学检查（如 CT、MRI 等），以进一步确定是否发生转移。

　　·绒毛膜癌对化疗很敏感，因此早期

诊断和早期治疗很重要。

经验分享和要点提示

经验分享

- 妊娠早期 hCG 水平超过 100 000mIU/ml 应疑诊有可能为葡萄胎。如果在急诊科遇到这种情况，必须请超声科和妇产科医生会诊。
- 一旦诊断，对患者行清宫术，清除葡萄胎。
  - 血清 hCG 需要随访检测以保证其在正常水平。因为患者极可能复发侵蚀性葡萄胎，或发展为恶性绒毛膜癌。
- 可与多种情况伴随出现，如宫内和宫外孕、自发流产之后、足月妊娠等。
- β – hCG 的定性和定量结果可能出现假阴性的情况，即与"高剂量钩状效应"有关，其发生于三明治法免疫检测中使用了过多的抗原的情况。这种错误可以采取对尿液或血浆稀释后复测的方法予以纠正。

要点提示

- 如未确诊，鉴于葡萄胎可能伴随很多可以导致危及生命情况发生的情况，认真仔细地对临床表现、实验室结果、超声等进行观察，并综合考虑将有助于避免失误的发生。

参考文献

[1] Esselen KM, Goldstein DP, Horowitz N, Berkowitz RS. First – trimester ultrasound in gestational trophoblastic disease. In：Abramowicz JS, editor. First – trimester ultrasound：a comprehensive guide. Cham：Springer International Publishing；2016. p. 327 – 37.

推荐阅读

▷ Bly S, Van den Hof MC. Diagnostic imaging committee, society of obstetricians and gynaecologists of Canada. Obstetric ultrasound biological effects and safety. J Obstet Gynaecol Can. 2005；27（6）：572 – 80. English, French. https：//doi. org/10. 1016/s1701 – 2163（16）30716 – 2.

▷ Cavaliere A, Ermito S, Dinatale A, Pedata R. Management of molar pregnancy. J Prenat Med. 2009；3（1）：15 – 7.

▷ Hunter CL, Ladde J. Molar pregnancy with false negative a – hCG urine in the emergency department. West J Emerg Med. 2011；12：213 – 5.

▷ Lentz GM, Lobo RA, Gershenson DM, et al. , editors. Comprehensive gynecology. 6th ed. Philadelphia：Mosby；2012.

▷ Ma OJ, Mateer JR, Blaivas M. Emergency ultrasound. 2nd ed. New York：McGraw Hill Professional；2008.

▷ Sanders RC, Winter T, editors. Clinical sonography：a practical guide. 4th ed. Philadelphia：Lippincott Williams & Wilkins；2007.

第 121 章

先兆、完全或不完全流产超声检查

Javier Rosario

关键词

先兆流产：宫颈口闭合，无妊娠组织排出。

难免流产：宫颈口开放，无妊娠组织排出。

不完全流产：宫颈口开放，有妊娠组织排出。

完全流产：宫颈口闭合，子宫内无残留（所有妊娠组织已排出）。

稽留流产：胎儿已死亡，子宫不再增大。

受孕产物滞留：部分或不完整的妊娠组织滞留。

适应证

- 孕早期出现阴道流血，伴或不伴疼痛和/或痛性痉挛。

禁忌证

- 无。

材料和药物

- 超声诊断仪。

J. Rosario (✉)
Department of Emergency Medicine, Osceola Regional Medical Center, Kissimmee, FL, USA
e-mail: javier.rosario@ucf.edu

- 探头：曲面探头（经腹）和腔内探头（经阴道）。
- 耦合剂。
- 腔内探头罩。
- 纸巾。
- 有经验的超声医师。
- 盆腔检查器械。
- 如果出血较多需要进行心电监护和建立静脉通路。
- 实验室检查：血清人绒毛膜促性腺激素（hCG）、血红蛋白、血细胞分类、血型等。

步骤

对于盆腔超声，无论是经腹部还是经阴道，都采用相同步骤，这是因为系统检查的方式可以避免遗漏患者的阳性特征。在行经阴道超声检查前进行经腹超声是一种常用方法。

1. 患者取仰卧位。
2. 超声诊断仪调至产科模式，应用腹部或腔内探头，涂抹耦合剂。
3. 通过矢状位经腹找到位于膀胱后方的子宫。在这一平面继续检查，寻找宫内妊娠征象（胎囊、卵黄囊、胎芽、胎心搏动）。
   - 急诊医师在子宫内找到卵黄囊提示宫内孕（图 121.1）。蜕膜反应和/或妊娠囊存在对于确定宫内孕并非百分之百准确。

4. 探头转为轴位按照上述方式再次进行检查。

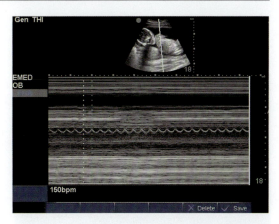

图 121.2　用 M 型模式记录胎心搏动轨迹及胎心率［经 Springer Science + Business Media 授权使用：Hanprasertpong T，Phupong V. First trimester embryonic/fetal heart rate in normal pregnant women. Archives of Gynecology and Obstetrics. 2006；274（5）］

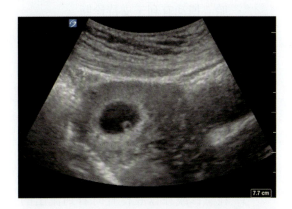

图 121.1　卵黄囊在妊娠囊中伴双蜕膜反应（经 Springer Science + Business Media 授权使用：Buja LM，Chandrasekhar C. Chapter 7：pathology of the breast and female genital tract. In：Krueger GRF，Buja LM，eds. Atlas of Anatomic Pathology with Imaging. 2013）

5. 如果经腹超声检查可以确定为宫内妊娠，则需要对如下指标进行测量，以利于病情评估。
   - 胎囊直径。
   - 卵黄囊直径或顶臀长（Crown rump length，CRL）。
   - 如果有胎心搏动需要用 M 型模式测量胎心（图 121.2）。该评估不建议使用多普勒模式。

6. 系统的检查需要探查附件，检查双侧的卵巢。

7. 应努力识别以下异常情况：
   - 子宫（前、后隐窝）或卵巢周围的游离液体。
     - 当出现异位妊娠或其他出血疾病等情况时，应进行创伤超声重点评估。
   - 宫腔内容物不是胎囊和/或不确定时，将子宫基底部调整至视图中央。

   - 子宫外的包块和积液均需引起注意。
   - 子宫外胎囊的卵黄囊或胎芽，伴或不伴胎心搏动。

8. 如果经腹超声不能明确宫内孕，或当发现上述任何其他异常时，需要用腔内探头进行经阴道超声检查。

9. 经阴道超声需要从矢状位和轴位分别确认是否为宫内妊娠，检查时需要排空膀胱。

10. 任何宫内发现都需要进行测量：
    - 同步骤 5。

11. 双侧附件需要从矢状位和轴位进行检查。

12. 任何异常都需要引起重视：
    - 同步骤 7。

13. 完全流产时显示子宫内无胎囊（图 121.3 和图 121.4）。

14. 妊娠失败的诊断证据包括：
    - 经阴道超声检查 CRL >7mm，且无胎心。
    - 平均孕囊直径 >25mm，无胚胎。

· >2 周妊娠期的胚胎测不到心率，既往超声显示妊娠囊中没有卵黄囊。

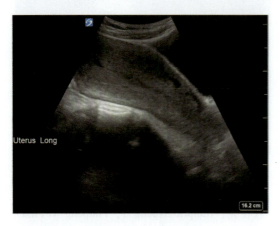

图 121.3　经阴道矢状位空子宫（图片由 L. Connor Nickels, MD, RDMS 提供）

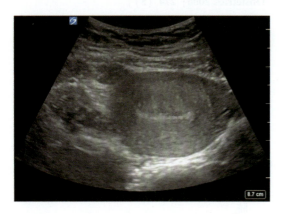

图 121.4　经阴道轴位空子宫影像（图片由 L. Connor Nickels, MD, RDMS 提供）

并发症

- 阴道流血。
- 流产。
- Rh 同型免疫反应。

经验分享和要点提示

- 经验分享
  - 先兆流产：

· 先兆流产可以没有超声影像发现。当患者孕 20 周前出现阴道流血，超声提示宫内妊娠符合孕龄，且宫颈口闭合时，可初步诊断。

· 胎心搏动有利于支持诊断。

· 胎心 <120 次/分提示可能出现胎死宫内（存活率仅 6%）。

· 在做超声检查的孕龄时期中，检查时并未发现应出现的结构（卵黄囊、胎极、胎儿心率）应警惕先兆流产。

- 完全流产：

　以下三种情况之一可以在急诊确诊：

1. 在急诊或在盆腔检查时看到流出的完整妊娠囊。

2. 以往明确并记录宫内孕，超声检查提示出现空子宫。

   · 宫内小的异常回声可能并不是妊娠残留物而是少量积血，这需要请专科医师会诊以进一步明确。

3. 以往明确宫内孕，本次妊娠试验阴性。

   · 其他情况需要对 β – hCG 进行动态定量追踪，直到其 < 2mIU/ml。

- 要点提示

  - 对定量 β – hCG 的误解可能导致把先兆流产误当作胎死宫内或流产，而这种情况多数仍能正常妊娠。

  - 对于任何类型流产，如果考虑可能存在其他诊断可能（如异位妊娠），需要请产科专科医师会诊。

  - 未进行血清 hCG 检查，以致无法鉴别其他诊断（如葡萄胎）和确定其呈现下降趋势（与之前的检查进行比较）。

  - 未对不完全流产进行随访以致无法确定治疗的有效性。如果有宫内残留，则需要进行清宫术。

推荐阅读

▶ Abramowicz J. First – Trimester Ultrasound：A Comprehensive Guide. Cham：Springer International Publishing；2016.

▶ Doubilet PM，Benson CB，Bourne T，Blaivas M. Diagnostic criteria for nonviable pregnancy early in the first trimester. N Engl J Med. 2013；369（15）：1443 – 51.

▶ Gabbe SG，Niebyl JR，Galan HL，et al.，editors. Obstetrics：normal and problem pregnancies. 5th ed. Orlando：Churchill Livingstone；2007.

第 122 章
前置胎盘超声检查

L. Connor Nickels，Giuliano De Portu

前置胎盘是指胎盘覆盖宫颈内口。它是产前出血的主要原因。可以分为 4 种类型：

- 完全型：胎盘完全覆盖宫颈内口。
- 部分型：胎盘部分覆盖宫颈内口。

- 边缘型：胎盘下缘到达宫颈内口但没有覆盖（在 3cm 以内）。
- 低置型：胎盘下缘到达子宫下段但未到达子宫颈内口（图 122.1）。

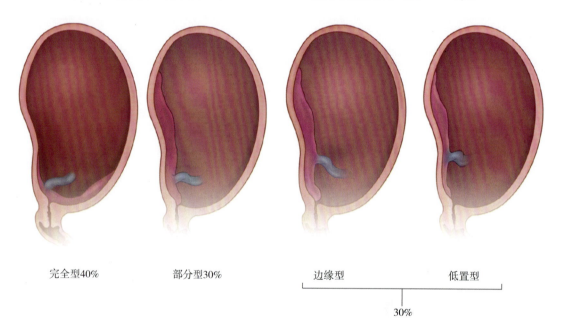

完全型40%　　部分型30%　　边缘型　　低置型

30%

图 122.1　前置胎盘的类型

L. C. Nickels (✉) · G. De Portu
Department of Emergency Medicine，University of Florida
Health Shands Hospital，Gainesville，FL，USA
e – mail：cnickels@ufl. edu

适应证

- 急诊接诊的孕中晚期患者出现无痛性阴道出血且为鲜红色，需评估是否存在前置胎盘。

禁忌证

- 绝对禁忌证：
  - 无。
- 相对禁忌证：
  - 经阴道超声检查需小心，避免诱发出血。

材料和药物

- 超声诊断仪。
- 探头：曲面探头或相控阵探头，腔内探头。
- 耦合剂。
- 腔内探头罩。
- 纸巾。
- 无菌窥器。
- 心电监护仪、静脉双通路、实验室检查。

步骤

1. 患者取仰卧位。
2. 超声仪连接腹部探头，涂抹耦合剂。
3. 经患者腹部以矢状位扫描，确定胎盘位置，确定其是否位于子宫下段（图 122.2）。

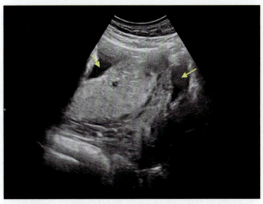

图 122.2　前置胎盘的经腹超声影像。子宫下段的肌层和胎盘间蜕膜间隙边界消失和多发胎盘内腔隙（箭头）　（已获取使用授权：Severi 等[2]）

4. 以水平位再次扫描，进一步评估胎盘位置。
5. 如果确定胎盘位于子宫下段，患者需要倾斜体位再次扫描。
6. 开始检查时患者最好充盈膀胱以获得理想的影像。当提示胎盘处于低位或覆盖子宫内口时，则需要排空膀胱再次进行扫描。
   - 过于膨胀的膀胱可以使影像上呈现为胎盘前置，这与子宫前壁被膀胱后壁压迫进而缩短胎盘与子宫内口的距离有关（图 122.3）。

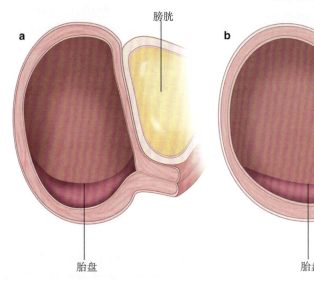

图 122.3　（a）过度膀胱充盈可造成胎盘前置的表象；（b）排空膀胱则可以更准确地显示胎盘的位置

7. 以下超声影像可以排除胎盘前置[1]：
   - 胎儿与子宫颈之间没有其他组织。
   - 胎儿与子宫颈之间仅有羊水，未显示胎盘组织。
   - 胎盘下缘距宫颈内口距离 >2cm。
   - 子宫颈内口可间接显现。
8. 如果经腹超声检查不能除外胎盘前置，则需要用腔内探头进行经阴道超声检查，这种方法对诊断前置胎盘更敏感。
9. 经阴道超声检查前需要用无菌窥阴器进行检查，评估和确定子宫颈无胎膜膨出，如果有或伴胎膜破裂则禁止行经阴道超声检查。
10. 更换腔内探头，先将耦合剂涂抹在无菌罩内，再将无菌罩套在腔内探头上，最后罩外涂抹无菌耦合剂。
11. 探头插入阴道，在确保可见子宫颈影像的情况下尽量远离子宫颈。
12. 需要从矢状位和水平位对胎盘下缘的位置进行评估。
13. 如果胎盘下缘位于子宫颈内口附近，需要对两者之间的距离进行测量。
    - 步骤 8~13 要求急诊医生熟练掌握此技术，否则需要请产科会诊共同进行本操作，以确保患者安全。

并发症

- 出血：
  - 既可能是自限性出血也可能是致命性出血。
- 孕妇死亡和/或胎儿窘迫、胎死宫内。

经验分享和要点提示

- 危险因素：
  - 经产妇。
  - 多胎妊娠。
  - 高龄产妇。
  - 前置胎盘史。
  - 吸烟。
  - 可卡因滥用。
  - 高血压。
  - 既往有剖宫产史或子宫手术史。
- 子宫收缩：可能是胎盘暂时性与子宫下段靠近。
- 当患者处于孕中晚期时，如果不具有超声检查的设备，伴有阴道出血时，也不要进行阴道检查。
- 避免阴道指诊检查的原因是其可能导致致命性出血，危及母体和胎儿生命。
- 如果患者有胎盘前置征象应尽快请产科会诊，否则会对母体和胎儿不利。
- 如果产科医生不能马上就位，可以轻轻地用窥器检查，以确定出血是否来自宫颈。如果怀疑胎盘前置或产科医生已经就位，则仅可以用经腹超声进行充分评估。

参考文献

[1] American College of Radiology. Role of imaging in second and third trimester bleeding. In：ACR Appropriateness Criteri. Reston：American College of Radiology；2001.
[2] Severi FM, Bocchi C, Vannuccini S, Petraglia F. Placenta previa. In：Malvasi A, Tinelli A, Di Renzo G, editors. Management and thera apy of late pregnancy complications. Cham, Switzerland：Springer；2017. https：//doi.org/10.1007/978 -3-319-48732-8_12.

推荐阅读

▶ Gabbe SG, Niebyl JR, Galan HL, et al., editors. Obstetrics：normal and problem pregnancies. 5th ed. Orlando：Churchill Livingstone；2007.
▶ Ma OJ, Mateer J, Blaivas M, editors. Emergency ultrasound. 2nd ed. New York：McGraw Hill Professional；2007.

▶ Marx J, Hockberger R, Walls R, editors. Rosen's emergency medicine: concepts and clinical practice. 7th ed. Philadelphia: Mosby; 2010.

▶ Sanders RC, Winter T, editors. Clinical sonography: a practical guide. 4th ed. Philadelphia: Lippincott Williams & Wilkins; 2007.

第 123 章
胎盘早剥的超声检查

Nicholas F. Fusco

胎盘早剥是胎盘在正常分娩前从子宫肌层脱离的一种情况。这种情况在怀孕第 16 周后开始增加，发病率在第 24 ~ 26 周左右达到高峰。

根据血肿位置的不同，胎盘早剥分为四种类型（图 123.1）：

1. 胎盘后
   · 血肿位于基底板后方，导致胎盘从子宫肌层隆起。
2. 边缘绒毛膜下
   · 血肿位于胎盘后，向绒毛膜延伸。
3. 胎盘前
   · 血肿位于胎盘前，在绒毛膜板上方和羊膜后方。
4. 胎盘内
   · 血肿位于胎盘内。

适应证

● 妊娠 16 周后出现腹痛或阴道痛性出血的患者。

N. F. Fusco (✉)
Department of Emergency Medicine, University of Central Florida, UCF Lake Nona Medical Center, Orlando, FL, USA

禁忌证

● 绝对禁忌证：
  – 经腹或经阴道超声检查无绝对禁忌证。
● 相对禁忌证：
  – 经腹或经阴道超声检查无相对禁忌证。

材料和药物

● 超声诊断仪。
● 超声探头：凸阵或相控阵，腔内。
● 无菌凝胶。
● 腔内探头罩。
● 毛巾。
● 心电监护仪、2 个大号静脉针。

步骤

1. 患者取仰卧位。
2. 带腹部探头和凝胶的超声仪器。
3. 理论上，在经腹评估前应膀胱充盈。
4. 开始在经腹矢状位扫描，扫查子宫，寻找胎盘和胎盘周围或内部的任何高回声或低回声区域。如果在早剥发生后不久检测到血液，则血液倾向于高回声；如果血肿已经存在很长一段时间，则血液倾向于低回声。

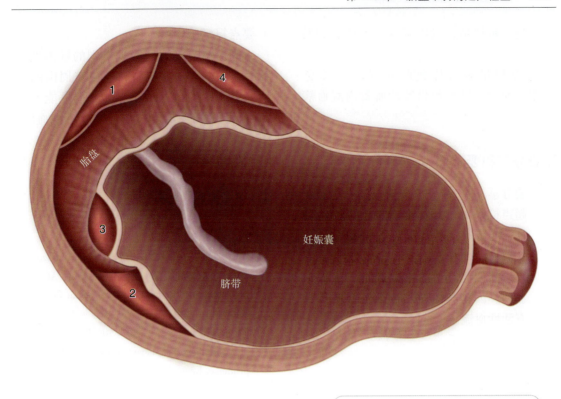

胎盘

脐带

妊娠囊

1. 胎盘后
2. 边缘绒毛膜下
3. 胎盘前
4. 胎盘内

图 123.1　根据血肿部位，胎盘早剥分为四种类型

5. 然后对患者进行横断面扫描，以进一步评估胎盘是否有异常回声（图 123.2）。

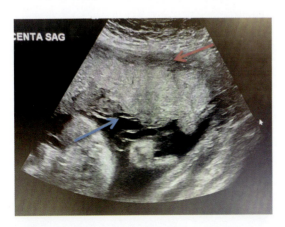

图 123.2　胎盘早剥（红色箭头）伴血肿（蓝色箭头）

6. 如果经腹部评估未发现异常，则可经阴道重复检查。

7. 应更换探头，并在腔内探头上放置一个无菌罩，罩内有凝胶，罩外有无菌凝胶。

8. 然后将探头插入阴道并在矢状面和横切面上进行扫描，以寻找胎盘内或周围的任何高回声或低回声结构。

并发症

● 由于血液的回声强度随时间变化，超声无法识别早剥是非常常见的。对于有胎盘早剥症状但超声阴性的患者，临床上需要高度怀疑。这些患者应在产科环境中进一步评估，以监测令人不放心的胎心音。

- 大面积早剥可导致胎儿宫内生长受限、死胎、早产和弥散性血管内凝血病变。

经验分享和要点提示

- 经验分享
  - 超声检查对胎盘早剥具有较高的特异性，这是评估胎盘早剥的初始成像方式。
  - 可以使用彩色血流多普勒来尝试识别血肿。因为与胎盘相比，血肿应该没有活性血流。
  - 危险因素包括：
    - ·吸烟。
    - ·创伤。
    - ·多产。
    - ·血栓形成倾向。
    - ·高血压（慢性和妊娠）。
    - ·胎膜早破。
    - ·既往胎盘早剥。
    - ·体外授精。
    - ·孕期饮酒。
    - ·孕期吸毒（可卡因等）。

- 要点提示
  - 超声检查对识别胎盘早剥的敏感性非常差。这是因为血肿往往与周围的胎盘组织均呈等回声。血液也可能通过阴道流出，超声检查可能看不到血肿，或者血肿可能太小而无法识别。
  - 子宫肌层收缩和胎盘绒毛膜血管瘤与胎盘早剥表现相似。

参考文献

[1] American College of Radiology. Role of imaging in second and third trimester bleeding. In：ACR appropriateness criteri. Reston：American College of Radiology；2001.

[2] Fadl SA, Linnau KF, Dighe MK. Placental abruption and hemor‐rhage‐review of imaging appearance. Emerg Radiol. 2019；26：87‐97. https：//doi. org/10. 1007/s10140‐018‐1638‐3.

推荐阅读

▶ https：//www. pocus101. com/obstetric‐ob‐ultrasound‐made‐easy‐step‐by‐step‐guide/Episiotomy

第 124 章

急诊阴道分娩

Umarfarook Mirza，Christopher Shields，Muhammad Waseem

适应证

- 胎儿不可避免的分娩（无时间转运）。
  - 宫颈口开全约 10cm，宫颈完全消退，约 1mm。
  - 阴道口可见先露部分（着冠）。
  - 宫缩间隔 < 2 分钟。

禁忌证

- 绝对禁忌证
  - 有急诊剖宫产指征。
  - 脐带脱垂。
  - 既往曾行经典纵切口剖宫产。
  - 前置胎盘（完全型或部分型）。
  - 臀位（足先露）。
- 相对禁忌证
  - 前置胎盘（边缘型、低置型）。
  - 臀位（单臀先露、完全臀先露、不完全臀先露）。

U. Mirza
Department of Emergency Medicine，Baylor University Medical Center, Dallas，TX，USA

C. Shields
Department of Emergency Medicine，NYC Health and Hospitals – Coney Island，Lincoln Hospital and Mental Health Center，Bronx，NY，USA

M. Waseem (✉)
Department of Emergency Medicine，Lincoln Medical and Mental Health Center，New York，NY，USA

材料和药物（图 124.1）

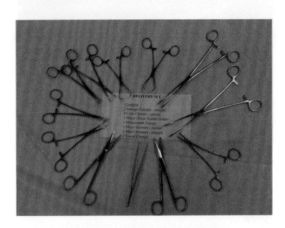

图 124.1　阴道分娩医疗器材

- 4 把止血钳。
- 1 把组织剪和 1 把线剪。
- 2 把卵圆钳。
- 2 把巾钳。
- 1 把持针器。
- 1 把鼠齿钳。
- 1 个洗耳球。
- 带可吸收缝合线的撕裂缝合包。
- 保暖的毛巾和毯子。
- 新生儿复苏设备。
- 必妥碘（聚维酮碘）。
- 脐带夹（图 124.2）。
- 新生儿恒温箱（图 124.3）。
- 专科（产科）支援。

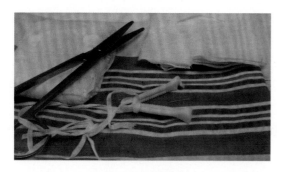

图 124.2　脐带夹

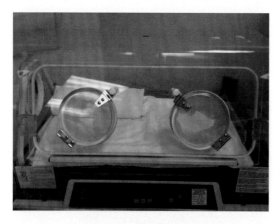

图 124.3　新生儿恒温箱

步骤

1. 通过床旁超声确定胎位（头位或臀位）。
2. 如果为臀位，按照臀位接生步骤进行接生。
3. 进行阴道检查。
4. 检查是否有脐带脱垂。
5. 检查宫颈管消退情况。
6. 检查宫口扩张情况。
7. 准备产床。
8. 产妇取截石位躺于产床。
9. 控制胎头娩出速度。
10. 检查是否有脐带绕颈（如果存在，按照脐带绕颈步骤处理）。
11. 向下牵引头部娩出前肩。
12. 检查是否有肩难产（如果存在，用 McRobert – Rubin 法进行处理；见第 126

章）。
13. 轻轻向上拉躯干娩出后肩。
14. 清理气道。
15. 在脐上方 5cm 分两处夹闭脐带，并剪断。
16. 进行 Apgar 评分，如果需要开始复苏。
17. 将新生儿置于恒温箱。
18. 于阴道口端再次夹闭脐带。
19. 应用钳子协助娩出胎盘。一只手持钳轻轻向外控制性牵拉，另一只手在耻骨联合上向上按压宫体。
20. 如果胎盘不易娩出，暂停并等待数分钟，使胎盘与子宫壁自然脱离，而后再次尝试。当有血液涌出时提示胎盘脱离。通常是胎盘可以在 5 分钟内分娩，但也可能需要 30 分钟。
21. 检查胎盘的完整性。如果胎盘缺失组织，检查是否有胎盘残留，如果确认有残留，用手取出，胎盘残留可能导致产后出血。
22. 从外部按摩宫底可以避免子宫收缩乏力，但是需要在完全娩出胎盘后进行。
23. 修复子宫颈或阴道裂伤。

并发症

- 宫内残留或子宫收缩乏力所致产后出血。
- 子宫内翻。
- 直肠或尿道损伤。
- 肩难产。
- 胎粪误吸。

经验分享和要点提示

- 在产后 1 小时内更容易出现产后出血。
- 必须知晓二次转运的注意事项。
- 可在胎盘娩出后使用催产素、甲基麦角新碱或米索前列醇，促进子宫收缩，减少产后出血。高血压患者禁用甲基麦角新碱，哮喘患者禁用米索前列醇。

- 过快娩出胎头或胎肩可能损伤母亲或新生儿。
- 胎盘尚未完全剥离时过快娩出胎盘可能导致胎盘/脐带断裂或子宫内翻。注意：胎盘脱离子宫大概需要 20 分钟的时间。

推荐阅读

▶ Liao JB, Buhimschi CS, Norwitz ER. Normal labor：mechanism and duration. Obstet Gynecol Clin N Am. 2005；32：145 – 64, vii.

▶ Norwitz ER, Robinson JN, Repke JT. Labor and delivery. In：Gabbe SG, Niebyl JR, Simpson JL, editors. Obstetrics：normal and problem pregnancies. 4th ed. Philadelphia：Saunders；2001. p. 353 – 94.

▶ Vasquez V, Desai S. Labor and delivery and their complications. In：Walls R, Hockberger R, Gausche – Hill, editors. Rosen's emergency medicine：concepts and clinical practice. 9th ed. Philadelphia：Mosby；2018.

第 125 章

会阴切开术

Samyr Elbadri, Bobby K. Desai, and Alpa Desai

适应证（相对）

- 巨大儿。
- 肩难产。
- 臀位分娩。
- 枕后位。
- 有会阴严重撕裂的风险。
- 胎心监测异常。

相对禁忌证

- 会阴异常。
- 炎性肠道疾病。
- 会阴部严重瘢痕。

材料和药物

- 碘伏或其他皮肤消毒剂。
- 无菌手套。
- 无菌毛巾。

S. Elbadri
Ocala Health, Ocala, FL, USA

B. K. Desai (✉)
University of Central Florida, Orlando, FL, USA

UCF/HCA Ocala Health Emergency Medicine, Ocala, FL, USA

A. Desai
Stony Brook University Hospital, Stony Brook, NY, USA

- 1% 或 2% 利多卡因（10ml）。
- 18 ~ 22G 穿刺针，25G 穿刺针。
- 10ml 注射器。
- 无菌纱布（10cm × 10cm）。
- 绷带剪。
- 撕裂修复套件。
- 2 – 0 或 3 – 0 可吸收线。

步骤（图 125.1）

1. 完善知情同意事项。
2. 妥善安置病人。患者取膀胱截石位，脚置于产床脚凳上，以便正确观察阴道及其周围和肛门的解剖结构。
3. 选择合适的会阴切开术的时间（在胎儿头部即将娩出的时候，施行切开），以减少对胎儿或母体组织的伤害，同时也避免母体失血过多。
4. 使用 25G 穿刺针抽取利多卡因（10ml 注射器），进行会阴麻醉。
5. 在会阴正中切开术中，将两根手指插入阴唇系带后方以保护胎儿部分不被剪刀所伤害。做一个垂直切口，从阴唇系带后方延伸，止于会阴体。
6. 在会阴斜侧切开术时，将两根手指插入阴唇系带后方以保护胎儿部分不被剪刀所伤害。在肛门括约肌外侧做一个 30° ~ 60°的切口，从阴唇系带后方延伸到肛提肌的耻骨直肠肌的最下方纤维。以 5 点或 7 点的位置为目标。

7. 接生婴儿和胎盘。检查宫颈和阴道上部，必要时在修复会阴切开术切口前进行撕裂组织的修复。评估外阴切开术的程度和范围。用拇指以滚药丸的方式进行直肠阴道检查，以评估肛门括约肌和直肠黏膜的完整性。一度撕裂只延及皮肤；二度撕裂延及肌肉层，这时通常需要缝补伤口。三度撕裂涉及肛门括约肌，四度撕裂延伸到直肠。三度和四度撕裂应该由有经验的医生来修复。

8. 外阴切开术修复的目的是用最少的缝线缝合止血。为了闭合阴道黏膜，在切口顶端上方 1 cm 处位置缝第一针，并连续缝合至黏膜 – 皮肤交界处。

9. 接下来，使用 3 ~ 5 个松散的间断缝合线重新缝合会阴肌肉组织。

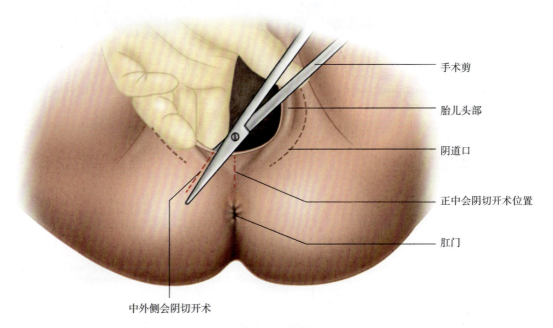

手术剪

胎儿头部

阴道口

正中会阴切开术位置

肛门

中外侧会阴切开术

图 125.1　步骤

10. 浅层的缝合应使用松散的间断缝合。或者，可以从会阴侧切口最外端处皮内开始，连续皮内缝合至阴道口（图 125.2）。

并发症

- 血肿形成。
- 感染。
- 直肠阴道瘘。
- 性交困难。
- 大便失禁。

要点和难点

- 不建议常规使用会阴切开术。
- 会阴正中切开术更容易操作和修复。与会阴中外侧切开术相比，它的失血量少，愈合快，不适感少。这是美国的首选方法。
- 会阴正中切开术的缺点是可能造成三度或四度撕裂。

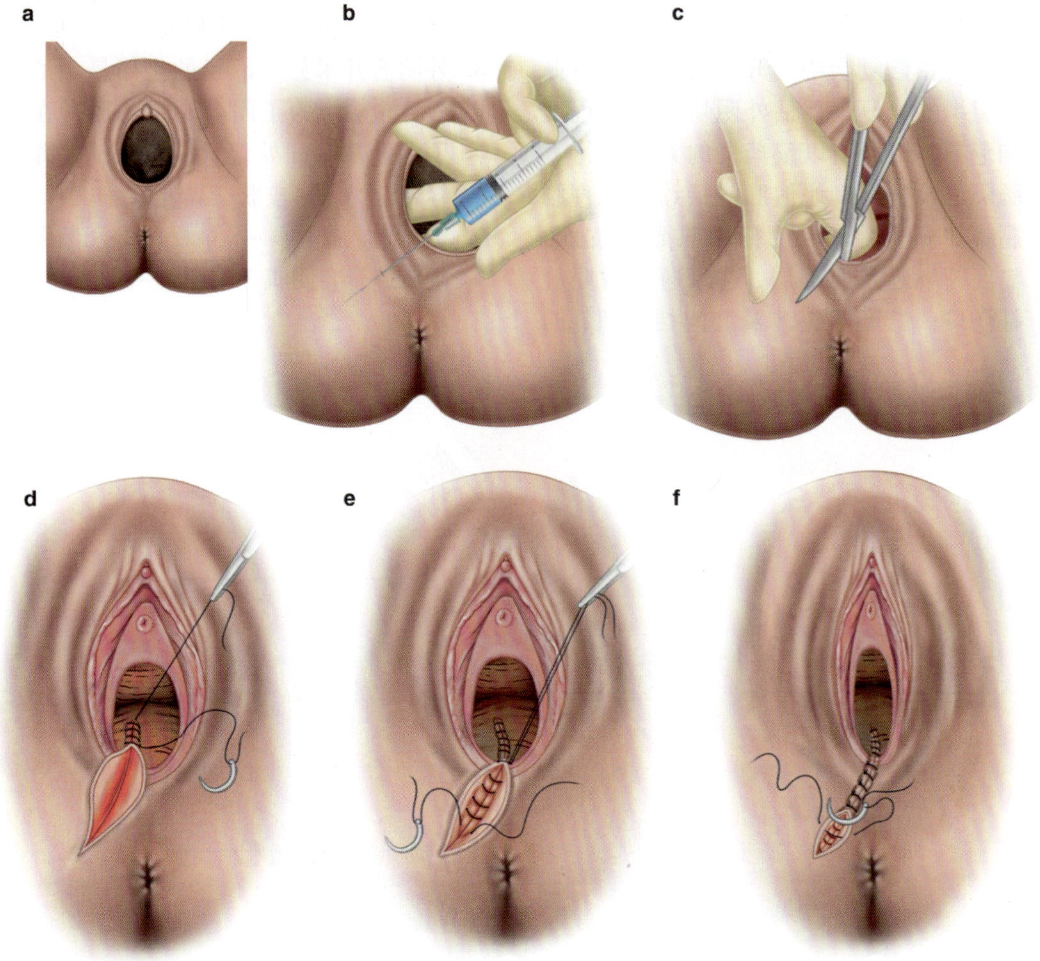

图 125.2 手术过程

推荐阅读

▶ How To Do and Repair an Episiotomy | Merck Manual Professional Version

▶ https：//www. acog. org/Clinical – Guidance – and – Publications/ Episiotomy/Episiotomy – Proce-dure – and – Repair – Techniques

▶ Merck Manuals – https：//www. youtube. com/watch？ v = 39frZ9lQ4f0 Roberts JR， Abella BS. Clinical procedures in emergency medicine. Philadelphia：Saunders/Elsevier；2010.

第 126 章

肩难产复位术

Jessica Houck

肩难产是一种产科急症，分娩过程中，在胎头娩出后，胎儿肩部（通常是前部）被卡在母体骨盆中，不能娩出。危险因素包括：巨大胎儿、产妇糖尿病、既往有肩难产或胎儿巨大史、第二产程延长、过期妊娠、多胎和肥胖。胎儿并发症包括臂丛神经损伤和锁骨骨折。母体并发症包括阴道或会阴撕裂和产后出血。

适应证

- 当轻柔牵引不足以在胎头娩出后娩出胎儿肩部时。
- 当胎儿头部成功娩出后，在两次宫缩的时候胎肩有所下降，间歇的时期又回升的现象，也被称为"龟头征"。

禁忌证

- 唯一的绝对禁忌是如果手术会危及母亲生命。
- 相对禁忌证包括任何需要进行剖腹产时的情况。

J. Houck (✉)
University of Kentucky, Lexington, KY, USA
e – mail：jessica@houcknation.com

材料和药物

- 氧气。
- 无创呼吸面罩。
- 导尿管和插管包。
- 新生儿保暖箱和急救车。
- 计时器或秒表。
- 镇痛剂。

步骤

- 一旦发现肩难产，立刻告知产妇停止自身发力推挤。
- 让护士在床边给予额外的帮助，呼叫产科、儿科和麻醉科的人员到床边咨询。
- 让护士开始计时，每 60 秒计一次时间。
- 留置外周静脉通路并进行心脏监测。
- 通过非重复呼吸面罩为产妇提供 100% 的氧气。
- 让产妇处于臀部与床尾平齐的位置。
- 让一个小组做好胎儿娩出后的新生儿抢救准备。
- 按照以下程序依次进行，直到胎儿娩出。

放置 Foley 导尿管
- 插入 Foley 导尿管，对膀胱进行减压。

McRoberts 手法（也称为极度剖腹产体位）
- 让两名助手将产妇的双腿过度屈曲并外

展贴近腹部外侧，尽可能地将双膝分开（图 126.1）。

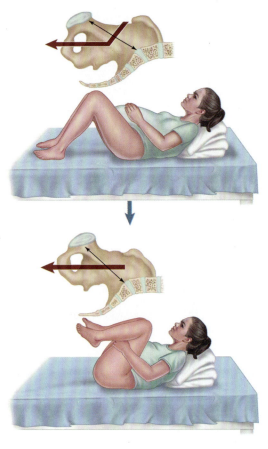

图 126.1　McRoberts 手法：产妇屈曲双腿，贴近腹部

耻骨上加压法

- 当产妇膝关节过度屈曲和外展时，让助产人员用手掌或拳头在耻骨联合上方触及胎儿前肩，向后下加压。
- 持续施压 1~2 分钟。
- 必要时助产人员需站在凳子上，这可能有助于更好地定位。

Gaskin 四足体位法

- 如果产妇可以配合的话，让其手和膝盖支撑在检查床上（四肢着地）。如果产妇处于麻醉状态或产妇的一般情况不允许

这样做，则可转换为 Ruben 手法。
- 在婴儿的头部或后肩部施加轻柔的向下牵引力。
- 另外，如果胎儿前肩更容易操作和接触，可以在前肩上施加向上的牵引力（图 126.2）。

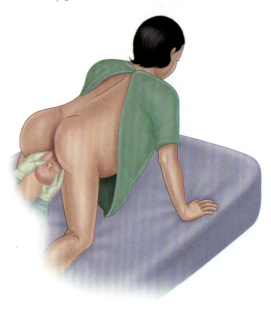

图 126.2　Gaskin 四肢着地动作

Ruben 手法（旋肩法）

- 助产者将手指放在胎儿后肩背部，尝试向胎儿面部和胸部方向旋转肩部，大约 30°（图 126.3）。

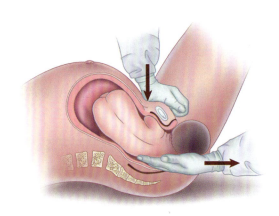

图 126.3　Ruben I 手法：从耻骨上向胎儿前肩加压

- 另外，也可使用前肩，向胎儿面部和胸部方向旋转肩部（图 126.4）。

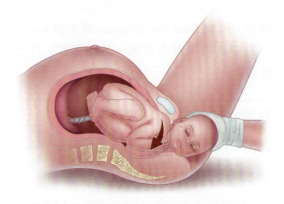

图 126.4　**Ruben Ⅱ 手法**：将压力施加在胎儿肩部最容易接触到的部位，并向胸部旋转

Woods 开瓶器操作法（Woods 旋转法）

- 从字面上即可看出，该手法是把胎儿当作开瓶器来操作，对肩前部和后部施加压力，使肩部顺时针或逆时针旋转 180°，从而使肩部娩出（图 126.5）。

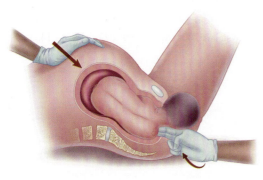

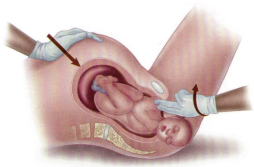

图 126.5　**Woods 开瓶器动作**：对后肩的锁骨施加压力，使前肩旋转和移位

- 在此过程中，保持 McRoberts 体位，并在耻骨上方向肩前部的旋转方向加压。

Barnum 手法

- 尝试将手插入阴道，直到可以抓到胎儿的后上肢。沿着胎儿胸前滑出胎儿手臂，以此来娩出后肩及后上肢。
- 如果不能触及后上肢，则让助产者用手在胎儿后腋窝下进行牵引，或用软导管在胎儿腋窝内绕行进行牵引。
- 如果仍不成功，可尝试开瓶器动作以重新定位后肩，并重新尝试 Barnum 手法。

断锁骨法

- 通过对胎儿锁骨的中点进行快速加压来折断胎儿的锁骨。
- 另外，可将手指放在胎儿锁骨中点的下缘，并迅速向胎儿头部施加压力。

Zovanelli 操作法

- 作为最后的手段，只有在产科和麻醉科可以立即接手的情况下，才可以进行。
- 将胎儿头部推回骨盆并进行剖腹产。

并发症

- 胎儿臂丛神经损伤。
- 胎儿缺氧，随后因脐带受压、血流不足而导致脑缺氧性损伤。
- 胎儿锁骨骨折。
- 产妇产后出血。
- 产妇会阴部裂伤。

经验分享和要点提示

- 胎儿需要在 5 分钟内娩出，以防止发生窒息或酸中毒以及继发的脑损伤。
- 产科高级生命支持课程中的 "HELPERR" 记忆法可以作为处理这种紧急情况的有用工具[3]。
  - 寻求帮助（Help）：呼叫产科、新生儿科和麻醉科。
  - 排空膀胱（Empty bladder）：导尿以增

加 AP 直径。

- 屈曲大腿（Leg flexed）：McRoberts 手法。
- 加压（Pressure）：在耻骨上方加压，使双肩周径缩小。
- 手进入阴道（Enter vagina）：Rubin 或 Woods 开瓶器手法。
- 牵后臂法（Remove posterior arm）：Barnum 手法。
- 四足体位（Roll）：Gaskin 手法。

- 在耻骨上加压的 McRoberts 手法，可协助解决 50% 的肩难产。
- 即使上述操作正确，由于肩难产比较复杂，胎儿仍有很大的发生并发症的风险。
- 应避免过度的颈部旋转和牵引，因为这些会增加上述并发症的可能性。
- 用于旋转动作上的时间不应超过 2 分钟（Ruben 手法和 Woods 开瓶器动作）。
- 如果产科和麻醉科不能立即赶到，则不应该尝试 Zavanelli 手法或剖腹产。
- Barnum 手法所导致的臂丛神经损伤的风险最高。
- 增加骨盆底部的压力（与耻骨上压力相反的作用力）不是解决肩难产的方法；它会进一步增加臂丛神经损伤、肱骨和锁骨骨折、会阴部裂伤和子宫破裂的风险。

致谢　感谢 Irina Fox Brennan 博士和 Joseph A. Tyndall 博士对本章第一版的贡献，特此致谢。

参考文献

[1] Rodis JF. Shoulder dystocia：Intrapartum diagnosis，management，and outcome. UpToDate. 2016 June 21. https：//www. uptodate. com/ contents/ shoulder – dystocia – intrapartum – diagnosis – management – and – outcomeKH ＊ 2/3D」

推荐阅读

▶ ACOG Committee on Practice Bulletins – Gynecology, The American College of Obstetrician and Gynecologists. ACOG practice bulle – tin clinical management guidelines for obstetrician – gynecologists. Number 40，November 2002. Obstet Gynecol. 2002；100：1045.

▶ Baxley EG, Gobbo RW. Shoulder dystocia. Am Fam Physician. 2004 Apr 1；69（7）：1707 – 14.

第 127 章

急诊臀位分娩

Kristin Hughes，Sapnalaxmi Amin，Anton A. Wray，Joseph A. Tyndall

臀位：胎儿臀部先于头部进入盆腔（图 127.1）。

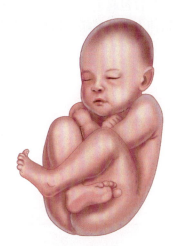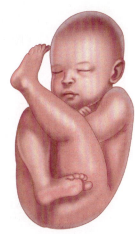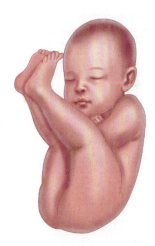

完全臀先露　　　　　　不完全臀先露　　　　　　单臀先露

图 127.1　不同臀位类型

K. Hughes（✉）
Department of Emergency Medicine，Franciscan Health，Chicago，IL，USA
e-mail：kristin@kristinhughes.com

S. Amin
Department of Family Medicine/Urgent Care，Bayside Urgent Care Center，Clearwater，FL，USA

A. A. Wray
Department of Emergency Medicine，The Brooklyn Hospital Center，New York，NY，USA

J. A. Tyndall
Department of Emergency Medicine，University of Florida Health，Gainesville，FL，USA

- 单臀先露：
  - 双髋关节屈曲、双膝关节伸直，臀部先露。
  - 最为常见。
- 不完全/完全臀先露：
  - 一侧或双侧髋关节屈曲，一侧或双侧膝关节屈曲，臀部先露。
- 足先露：
  - 一侧或双侧膝关节及双髋关节伸直，足先露。

在急诊进行臀位分娩对于急诊医师来说具有挑战性。

适应证

- 完全臀先露或单臀先露分娩不可避免时。
- 非头位妊娠。

禁忌证

- 足先露（增加脐带脱垂及后出头风险）。
- 有足够时间转运产妇至产房进行膝胸位分娩（在转运前皮下注射特布他林）。

材料和药物

- 吸氧。
- 超声检测仪。
- Piper 产钳。
- 无菌纱布及手套。
- 聚维酮碘或其他消毒溶液。
- 无菌润滑液。
- 用于剪开脐带、会阴侧切、新生儿复苏的器械（Kelly 钳、剪刀、10 号手术刀、洗耳球）。
- 急诊抢救团队。
- 儿科、产科、麻醉医师。

步骤

1. 胎儿及产妇的健康评估（生命体征、体格检查、病史）。
2. 用听诊器或多普勒超声听胎心。
   - 应当在 120~160 次/分。
3. 用床旁超声或内检明确胎先露的类型。
4. 通过无菌内检判断胎位及产程进展。避免人工破水。羊膜囊有助于扩张宫颈、润滑产道、避免脐带受压。
5. 如果为足先露：等待产科或外科医师进行急诊剖宫产术。
6. 如果为单臀、完全或不完全臀先露，当宫口开全时指导产妇用力。
7. 当胎臀下降至会阴时，如果需要增加空

间可以进行会阴切开。在此之前需要对会阴进行清洗、消毒及润滑。

8. 让产妇凭借自身的力量分娩胎儿至脐的位置，在此之前不要进行牵引。
9. 如果为单臀先露：用手抓住大腿，并在膝关节使腿部屈曲，顺着骶骨前方先轻轻牵出后腿。
10. 用同样的方法顺着骶骨再娩出前腿。
11. 如果为不完全臀先露：按照第 8 或第 9 步娩出伸直的腿部。
12. 如为完全臀先露可等胎臀自然娩出。
13. 为避免损伤并便于抓握，可以用干净治疗巾将腿/臀包起来。
14. 将食指伸入前方髂嵴，拇指放在骶骨处（图 127.2）。

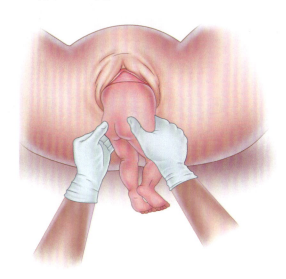

图 127.2　手握骶骨的正确姿势

15. 在产妇用力的时候轻轻牵拉直至可见胎儿腋窝和肩胛骨。
16. 如果娩出胎儿肩部存在困难，可以将躯干旋转 90°先娩出后肩，然后通过下压胎儿身体牵引娩出前肩。
17. 旋转胎儿躯干 180°便于用相同的方式娩出前臂。
18. 如果上臂不能自行娩出，可用手指勾住

肩部，在旋转躯干的同时娩出上臂（图 127.3）。

19. 用 McRoberts 姿势增加骨盆径线（图 127.4）。

20. 使胎儿与阴道保持于同一平面（用前臂支撑胎儿身体），将食指和无名指置于胎儿上颌骨，中指置于胎儿口中或颏，另一只手放于背部/枕部（图 127.5）。

  ● 避免过度抬高胎儿，防止过度牵拉和颈椎损伤，Piper 产钳可用于促进俯屈。

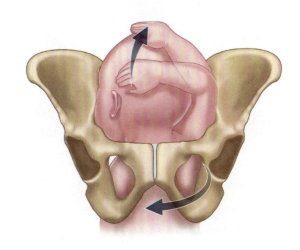

图 127.3　向产妇耻骨联合处旋转以避免胎臂上举

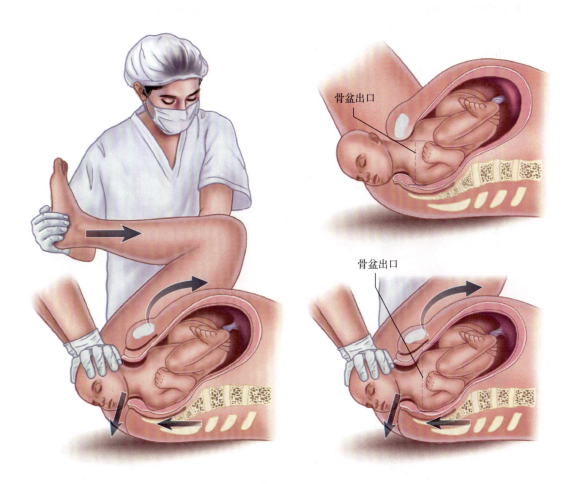

图 127.4　头位时 McRoberts 姿势

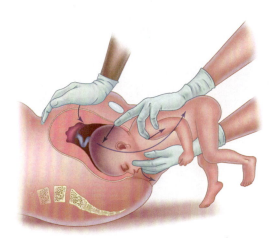

图 127.5　以俯屈位娩出胎头

21. 以俯屈位将胎头娩出。
- 如果胎儿下降时变为枕后位：一手用两指从后方勾住胎儿双肩，另一手上提胎儿足部使腹部屈曲（图 127.6）。

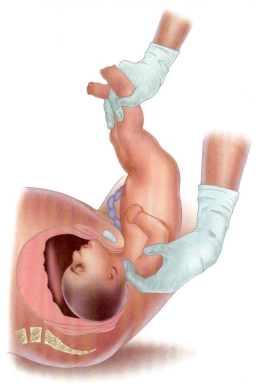

图 127.6　枕后位的正确娩出手法

- 如果胎儿颈部俯屈不良：让胎儿躯体下垂（重力＝牵引力），当在耻骨联合下方看到胎发的时候再抓住胎儿足部向上牵引（图 127.7）。
22. 钳夹和剪断脐带（收集动脉和静脉血进行 pH 值检测）。
23. 清理婴儿口腔和鼻腔，必要时进行复苏。
24. 分娩胎盘。
25. 修补裂伤及缝合会阴切开伤口。

并发症

- 脐带脱垂。
- 臂丛神经损伤（胎臂上举时）。
- 娩头困难。
- 颈椎损伤（过度牵拉时）。
- 新生儿窒息。

经验分享和要点提示

- 可通过正常子宫收缩来帮助分娩。
- 不要急于分娩或过度用力，这样可能增加胎儿和母亲损伤风险。
- 警惕胎臂上举。为了避免臂丛神经损伤，可以将胎儿向产妇耻骨联合方向旋转，让胎臂绕过头后部，以减少臂部的张力（图 127.3）。

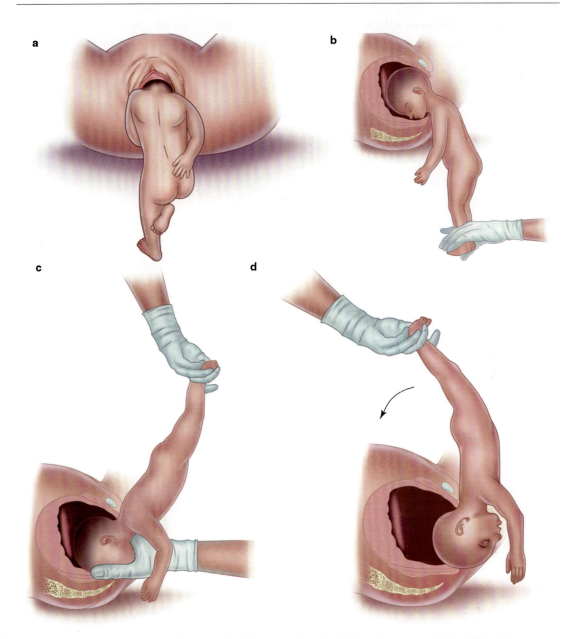

图 127.7　Burns – Marshall 法：（a）使胎体下垂，直至看到颈部胎发；（b）牵拉胎头娩出产道；（c）左手进入阴道于胎儿口部上方向下滑动，清除气道黏液；（d）牵引胎足

推荐阅读

▶ Auerbach PS. Gynecologic and obstetric emergencies. In：Wilderness medicine. 6th ed. Philadelphia：Elsevier；2012.

▶ Buckley RG，Knoop KJ. Gynecologic and obstetric conditions. In：Knoop KJ，Stack LB，Storrow AB，Thurman RJ，editors. The atlas of emergency medicine. 3rd ed. New York：McGraw Hill；2010.

▶ Cunningham FG，Leveno KJ，Bloom SL，Hauth JC，Rouse DJ，Spong CY. Breech presentation and delivery. In：Williams obstetrics. 23rd ed. New York：McGraw Hill；2010.

▶ Kish K，Collea JV. Chapter 21. Malpresentation &

cord prolapse. In: DeCherney AH, Nathan L, editors. Current diagnosis & treatment: obstetrics & gynecology. 10th ed. New York: McGraw Hill; 2007.

▶ Kotaska A, Menticoglou S, Gagnon R. Vaginal delivery of breech presentation. Int J Gynecol Obstet. 2009; 107: 169 – 76.

▶ Probst BD. Emergency childbirth. In: Roberts JR, Hedges JR, editors. Clinical procedures in emergency medicine. 5th ed. Philadelphia: Elsevier; 2010.

第 128 章

原发性产后出血的管理

Jessica Houck

产后早期出血是一种产科急症，定义为分娩后 24 小时内有症状的失血，或分娩后 24 小时内持续失血超过 1000ml。最主要的原因是由于子宫收缩乏力。其他原因包括产道创伤、胎盘残留和子宫内翻。产后失血需要早期识别和干预，以防止由于并发症而引起产妇死亡和失血性休克。

适应证

- 分娩后 24 小时内有症状的失血。
- 分娩后 24 小时内持续失血超过 1000ml。

材料和药物

- 带光源的窥阴器。
- 缝合材料和手术用托盘（镊子、止血钳、剪刀、纱布、可吸收缝线）。
- 生理盐水或乳酸林格氏液。
- 催产素（一线）。
- 甲基麦角碱、米索前列醇或 15 - 甲基前列腺素（二线）。
- 血液制品［包装的红细胞、新鲜冰冻血浆（FFP）、血小板、冷沉淀］。

J. Houck (✉)
University of Kentucky, Lexington, KY, USA
e – mail：jessica@houcknation.com

- 两根 18 号静脉穿刺器。

步骤

1. 从建立 ABCs（气道、呼吸、循环）开始。
   - 建立两条粗的外周静脉通路。
   - 获取生命体征以估计失血量。
   - 如果有失血性休克的迹象，则应静脉输血清，并开始大量输注包装的红细胞、血小板和 FFP。
   - 进行凝血功能、血常规、血型和配型（必要时交叉配血）检查。
2. 进行子宫按摩（图 128.1）。

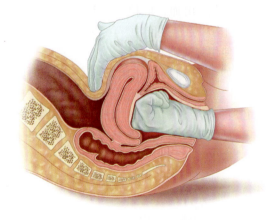

图 128.1　子宫收缩乏力的宫内按摩

- 触诊腹部，查看是否有子宫肿大。
- 将一只手放在腹部，另一只手放在阴

道口内，手动按摩子宫。

3. 同时，给予药物以增强子宫收缩。
- 一线药物是催产素。
  - 给予 10U 肌注。
  - 或者，将 20U 催产素混合在 500ml 的 NS 中。静推 250ml（10U），然后以 250ml/h（10U/h）的速度缓慢静点（静点 5 小时）。
  - 快速静脉注射催产素会导致心血管衰竭。
- 如果没有催产素或催产素无效，可以给予二线药物。
  - 甲基麦角碱

    给予 0.2mg 肌注 Q2h～Q4h。

    禁用于高血压疾病、先兆子痫或子痫、或心脑血管疾病的患者。
  - 米索前列醇

    600～1000μg，直肠给药，舌下含服，或口服，一次。

    可能引起发烧。
  - 15 - 甲基前列腺素

    给予 0.25mg 肌注 Q15～90min；最多 8 次。禁用于哮喘病人；可能引起腹泻或短暂的发热。

4. 如果持续出血，应检查产道和宫颈是否有创伤和胎盘残留物。
- 使用窥阴器和光源。
- 如果看到裂口，用可吸收的缝合线（如铬合金或 Polyglactin）修补（图 128.2）。
- 如果可以看到胎盘残留，用手或镊子取出。
  - 如果病人情况稳定，可以用超声进一步评估。
- 如果看到子宫内翻，可手动将子宫还原到解剖位置。
  - 应给予镇痛剂。
  - 可能需要用特布他林、硫酸镁、卤代全身麻醉剂，或静脉注射硝酸甘

油来使子宫放松。

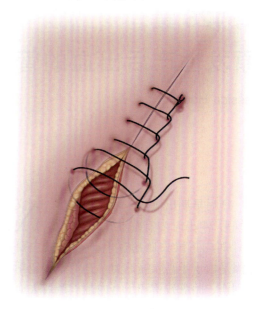

图 128.2　连续锁扣缝合：会阴裂伤的修复

5. 尽早进行产科和外科咨询。
- 在采取干预措施后患者仍有难治性出血，可能需要紧急手术干预或由介入放射科进行动脉栓塞治疗。
- 咨询应与上述程序同时进行。

经验分享和要点提示

- 未能识别出血性休克。
- 宫缩无力占产后出血原因的 90%。
- 未能在人工子宫按摩的同时给予催产素，这可能会导致延迟性再次出血。
- 撕裂伤是产后出血的第二大原因。

致谢　感谢 Megan Kwasniak，博士 Anton A. Wray 博士以及 Joseph A. Tyndall 博士对本章第一版的贡献，特此致谢。

推荐阅读

► ACOG Committee on Practice Bulletins – Obstetrics, The American College of Obstetrician and Gynecologists, ACOG Practice Bulletin Clinical Management Guidelines for Postpartum Hemorrhage; https: // www. acog. org/Clinical – Guidance – and – Publications/ Practice – Bulletins/Committee – on – Practice – Bulletins – Obstetrics/ Postpartum – Hemorrhage

► California Maternal Quality Care Collaborative, Obstetric Hemorrhage 2. 0 Toolkit; 2015 March 24. https: //www. cmqcc. org/resource/ obstetric – hemorrhage – 20 – toolkit Push – Pull Technique for Fluid Administration During Pediatric Resuscitation

第 129 章
紧急剖宫产

Jordana J. Haber，Elaine B. Josephson，Muhammad Waseem

适应证

- 孕妇心跳骤停 4 分钟内且胎儿存活（孕周 > 24 周）。

禁忌证

- 母体状态稳定。
- 孕周 < 24 周。
- 极早产儿。
- 母体缺氧超过 15 分钟。

材料和药物

- 剖宫产手术包。

J. J. Haber
Department of Emergency Medicine, University of Nevada
Las Vegas, Las Vegas, NV, USA

E. B. Josephson
Department of Emergency Medicine, Lincoln Medical and
Mental Health Center, Weill Cornell Medical College of Cor-
nell University, Bronx, NY, USA

M. Waseem (⌷)
Department of Emergency Medicine, Lincoln Medical and
Mental Health Center, New York, NY, USA

 - 10 号和 11 号手术刀、手术剪、膀胱拉钩、2 个大号拉钩、纱布、止血棉、吸引器、手术镊、直钳和弯钳。
- 皮肤消毒溶液，如聚维酮碘。
- 带线缝合针、持针器或缝合器。
- 无菌手术单。
- 无菌手套。
- 产包（见第 126 章）。
 - 洗耳球和脐带夹。
- 清洁毛毯或治疗巾。
- 新生儿复苏设备。

 在急诊进行剖宫产的情况非常少，因此可能并不常规配备剖宫产手术包。此时，可以用胸部切开包和产包来代替。如果条件仍然不允许，至少需要产包和手术刀。

步骤

1. 持续心肺复苏直至分娩完成。
2. 插入导尿管排空膀胱。
3. 用消毒液消毒皮肤，覆盖无菌手术单。
4. 尽可能请产科及新生儿科紧急会诊，但不要因此而拖延手术。
5. 用 10 号或 11 号手术刀于剑突下 4~5cm 沿腹部正中线做纵切口直至耻骨联合上方（图 129.1）。
6. 切开深度至皮下脂肪，不要超过腹直肌鞘。

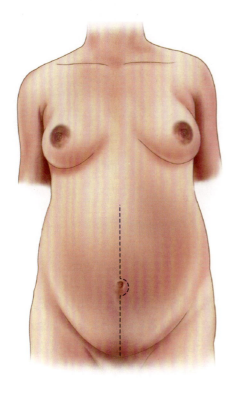

图 129.1　纵切口

7. 用有齿镊夹起腹直肌鞘，并用剪刀剪开，暴露子宫（图 129.2）。
8. 用镊子和剪刀在中线提拉切开腹膜。
9. 辨识并抬起肠管，用生理盐水纱布覆盖。
10. 用膀胱拉钩推开腹直肌鞘和膀胱，如没有也可用生理盐水纱布或治疗巾替代。
11. 在子宫中线做 2~4cm 的纵切口。
12. 切开子宫壁时，在切口处插入一手指，以保护胎儿。
13. 用钳子夹破羊膜囊，立即娩出胎儿并夹闭脐带。
14. 用一手插入胎儿头部和耻骨联合之间，轻轻向上牵拉引导胎儿头部，直到娩出（图 129.3）。
15. 立即用洗耳球清理新生儿口鼻。
16. 先后娩出肩、躯干和四肢。在新生儿脐上方 10cm 处夹第一把止血钳，距离第一把止血钳 2cm 处夹第二把止血钳，在

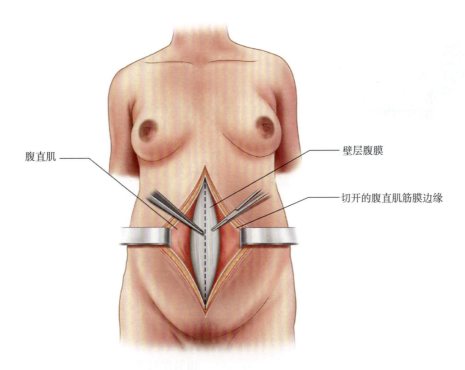

腹直肌　　　　　　　　　　　　　　　壁层腹膜

　　　　　　　　　　　　　　　　　切开的腹直肌筋膜边缘

图 129.2　暴露腹直肌鞘

两把止血钳之间用剪刀剪开。

17. 立即对新生儿开始复苏（图 129.4）。

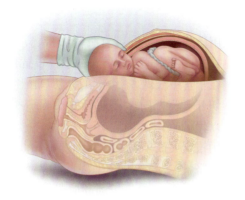

图 129.3　胎儿娩出

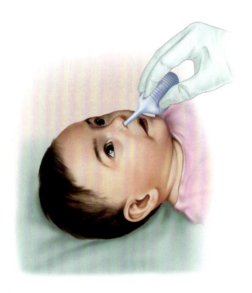

图 129.4　新生儿口鼻腔清理（复苏的一部分）

18. 如果孕妇仍然存活或恢复生命体征，准备娩出胎盘。开始用 20U/L 浓度的催产素，以 10ml/h 的速度静脉泵入。小心牵拉脐带，直至胎盘与子宫分离（图 129.5）。

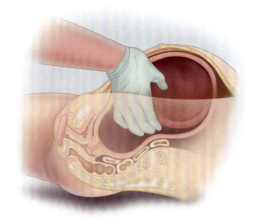

图 129.5　娩出胎盘

19. 完成分娩后，子宫需要用 2 − 0 或 1 − 0 的缝合线分两层进行缝合。如果孕妇死亡，也可以采用皮肤缝合器或皮肤连续缝合法。

并发症

- 产妇脓毒症。
- 产妇内脏损伤。
- 产妇大出血。
- 产妇死亡。
- 新生儿损伤。
- 新生儿脓毒症。

经验分享和要点提示

- 尽管很少进行紧急剖宫产，但当产妇发生心跳骤停，且孕周≥24 周时则应该考虑实施。
- 紧急剖宫产除了抢救胎儿生命以外，也有助于产妇的复苏。清空子宫后，可以改善肺的顺应性，进而改善产妇通气量。
- 紧急剖宫产手术需尽早决定。产妇心跳骤停后 4 分钟内进行才有较高的生存率。如果在母亲心脏骤停后超过 20 分钟，生存率极低。

推荐阅读

▶ Drukker L, Hants Y, Sharon E, Sela HY, Grisaru – Granovsky S. Perimortem cesarean section for maternal and fetal salvage: concise review and protocol. Acta Obstet Gynecol Scand. 2014; 93 (10): 965 – 72. https://doi. org/10. 1111/aogs. 12464. Epub 2014 Aug 27. PMID: 25060654.

▶ Jeejeebhoy FM, Zelop CM, Windrim R, Carvalho JC, Dorian P, Morrison LJ. Management of cardiac arrest in pregnancy: a systematic review. Resuscitation. 2011; 82: 801 – 19.

▶ Parry R, Asmussen T, Smith JE. Perimortem caesarean section. Emerg Med J. 2016; 33 (3): 224 – 9. https://doi. org/10. 1136/emermed – 2014 – 204466. Epub 2015 Feb 24. PMID: 25714106.

▶ Whitten M, Irvine LM. Postmortem and perimortem caesarean section: what are the indications? J R Soc Med. 2000; 93: 6 – 9.

第 15 篇

儿科急救技术

第 130 章

外周静脉置管

David N. Smith and Judith K. Lucas

适应证（见第 2 章）

- 液体复苏。
- 药物管理。
- 取血。

禁忌证

- 相对禁忌证
  - 穿刺部位损伤，可能引起体液外渗（如烧伤、开放性伤口、严重的组织水肿）。
  - 可能导致菌血症的局部感染（如蜂窝织炎）。
- 绝对禁忌证
  - 无。

材料和药物

- 手套。
- 皮肤消毒剂（异丙醇、氯己定或聚维酮碘）。

D. N. Smith
Department of Pediatric Emergency Care, Palms West Hospital, Loxahatchee, FL, USA

J. K. Lucas (✉)
Department of Emergency Medicine, University of Florida College of Medicine, University of Florida Health Shands Hospital, Gainesville, FL, USA
e-mail: judithklucas@ufl.edu

- 合适尺寸的导管［18 ~ 24 号（静脉）］（图 130.1）。

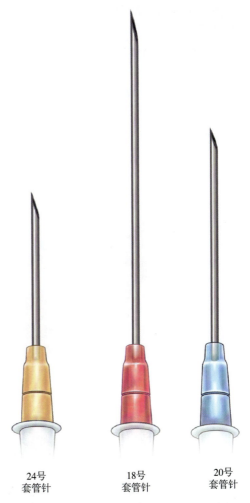

24号
套管针

18号
套管针

20号
套管针

图 130.1　24 号套管针（黄色），18 号套管针（红色），20 号套管针（蓝色）

－大龄儿童：18～20 号。

－婴幼儿：22～24 号。

- 止血带。
- 2×2 无菌纱布。
- 合适尺寸的 Tegaderm 透明敷料。
- 胶带。
- 静脉输液液体（含盐水预冲好的输液器或盐水封管液）。
- 锐器盒。

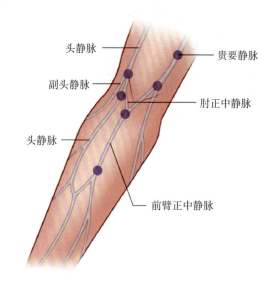

图 130.2 前臂和肘窝掌侧血管解剖

步骤

1. 让患者取舒适的体位，并暴露穿刺部位。
2. 组装穿刺装置，准备检查用手套（非乳胶类）。
3. 将止血带绑在肢体穿刺部位的上方（图 130.2）。
4. 使静脉显现并触诊静脉。
5. 使用消毒棉签，采用画同心圆的方式消毒穿刺部位。

6. 准备并检查穿刺套管针，冲洗管路，确保针芯和导管容易分离，然后将针芯重新放入导管合适的位置，将斜面对准管口。
7. 轻压皮肤以固定静脉，注意不要触碰消毒区域。
8. 将针穿过皮肤，然后减小进针的角度并穿入静脉（图 130.3）。

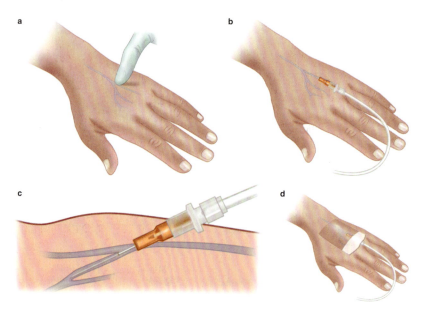

图 130.3（a－d） 应用止血带后触诊静脉，尽可能找一条直的静脉，理想状态下没有过多"结节"（如静脉瓣）

9. 导管前段管腔内可见回血。

10. 根据患者的体型和年龄，将针向前推进 1～2mm，确保导管在静脉内。

11. 保持轻压皮肤和静脉的同时，缓慢地将导管推进静脉（图130.4）。

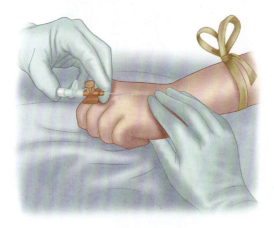

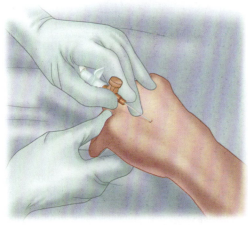

图130.4 应用止血带后，静脉扩张，轻按皮肤，穿刺，套管针尖端穿入静脉直至导管中可见回血

12. 进针的同时务必用拇指和示指固定穿刺针，以防出现进针时穿刺针穿透血管壁，导致静脉"渗漏"。

13. 当导管向前进入大约一半时，缓慢退出针芯，同时将导管继续向前推进。

14. 将一个3ml非锁口针筒与导管相连接。

15. 解开止血带。

16. 轻轻地试回血，血流应通畅。

17. 在导管通路的下半部分贴上透明封闭敷料贴（如3M抗菌透明敷料贴）或在导管上十字交叉包扎固定导管，注意不要覆盖静脉导管连接处（图130.5）。

18. 打开静脉输液管末端的盖子，将静脉输液管插入套管针尾端（在连接穿刺导管之前，输液管道必须用静脉输液液体冲洗，确保从溶液袋/瓶到套管针的整个装置内不能有气体）。

19. 打开静脉输液调速轮，并观察滴壶中液滴的形态。

20. 在穿刺导管上贴一条胶带，然后用静脉输液管做一个小的（无扭结）回路，并在第一条胶带上再贴一条胶带以固定回路（图130.6）。

21. 在第一、二条胶带的上面再贴第三条胶带。

22. 确保静脉输液管固定妥当，且液体输注正常。

23. 确保利器放入锐器盒中。

经验分享和要点提示

- 开始时应在肢体远端尝试穿刺，以后的每次尝试向近端移动。
- 婴儿可以使用超声和光照帮助定位和引导穿刺。
- 抢救中需要紧急输液和用药时，如果静脉穿刺失败，可以采用骨髓腔途径（见第132章）。
- 皮下注射利多卡因可以减轻患者痛苦，但会扰乱解剖标志。

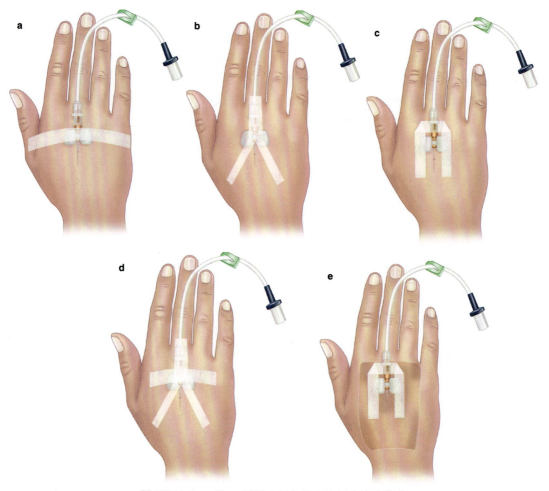

图 130.5（a－d） 采用交叉包扎方法固定输液管路

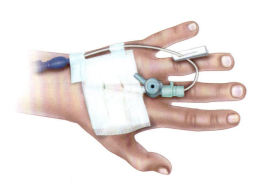

图 130.6 导管固定器成品，可以尽量少用胶带

推荐阅读

▶ Department of Emergency Medicine，University of Ottawa. Peripheral intravenous access. 2003. http：//www. med. uottawa. ca/procedures/iv

▶ Nursing Resource Administration. Medical procedure：insertion of peripheral IV line. http：//nursing－resource. com/iv－insertion

▶ Sabado JJ，Pittiruti M. Principles of ultrasound－guided venous access. UpToDate. http：//www. uptodate. com/contents/principles－of－ultrasound－guided－venous－access.

▶ Torrey SB. Vascular（venous）access for pediatric resuscitation and other pediatric emergencies. UpToDate. http：//www. uptodate. com/contents/vascular－venous－access－for－pediatric－resuscitation－and－other－pediatric－emergencies.

第 131 章

脐静脉导管穿刺（置管和拔管）

Emily Drone, Ariel E. Vera, and Judith K. Lucas

适应证

- 出生 10 天左右（7~14 天）的婴儿发生休克或呼吸循环衰竭时建立临时静脉通路。
- 出生 10 天左右（7~14 天）的婴儿需建立紧急静脉通路，而外周静脉通路难以迅速建立。
- 体重 <1000g 婴儿的首选静脉通路。

禁忌证

- 脐炎。
- 解剖性腹壁缺损（如脐膨出、腹裂）。
- 坏死性小肠结肠炎。
- 腹膜炎

E. Drone
Emergency Department, Orlando Health Arnold Palmer Hospital for Children, Orlando, FL, USA

A. E. Vera
Department of Emergency Medicine, University of Central Florida College of Medicine, UCF/HCA Emergency Medicine Residency Program of Greater Orlando, Osceola Regional Medical Center, Orlando, FL, USA

J. K. Lucas (✉)
Department of Emergency Medicine, University of Florida College of Medicine, University of Florida Health Shands Hospital, Gainesville, FL, USA
e-mail: judithklucas@ufl.edu

材料和药物

- 麻醉剂（并非必需，此操作为无痛操作）。
- 婴儿肢体约束带。
- 无菌手套、隔离衣。
- 消毒剂（碘伏或酒精棉签）。
- 消毒巾、无菌铺巾。
- 3.5F（体重 <1500g 的婴儿）或者 5F（体重 >1500g 的婴儿）脐静脉导管（1F =0.33mm）。
- 5F 鼻饲管。
- 三通阀。
- 肝素生理盐水（1U/ml）冲洗过的 10ml 注射器。
- 脐扎带或者 3-0 缝合线。
- 无齿镊。
- 小号止血钳（2 个）。
- 11 号手术刀和刀片。
- 剪刀。
- 长度标识：对于需要测量中心静脉压的小婴儿或婴儿，将脐静脉导管（UVC）置于膈上，标识出导管置入长度（图 131.1）。

步骤（置管）

1. 将婴儿放于辐射保温器下。
2. 用约束带限制患儿肢体活动。
3. 用消毒液擦洗脐部及周围的腹部。
4. 在脐部和操作区域铺无菌巾（露出婴儿

头部）。

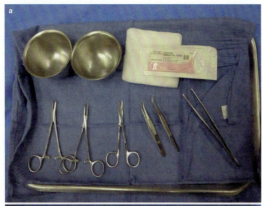

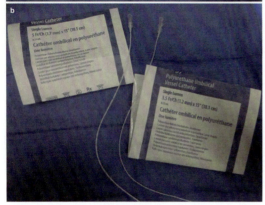

图 131.1 （a）脐静脉置管建议使用的器械。
（b）脐静脉导管（紧急情况下，可用 5F 鼻饲
管代替）

5. 用脐扎带沿脐的基底系一松散的结，或
   者用 3 - 0 缝合线沿脐皮肤做荷包缝合。
   - 用这种方法在脐静脉置管术后固定脐
     静脉导管，并且可以在导管不慎脱出
     时预防出血。
6. 在脐与皮肤交界上方大约 2cm 处，用手
   术刀片水平切开脐部。
7. 辨认脐血管。
   - 与脐动脉相比，脐静脉壁更薄，直径
     更大，看起来更松软，脐静脉典型的
     位置是在 12 点钟方向。
   - 脐动脉直径更小，壁厚，且成对出现
     （单脐动脉往往是先天畸形或先天性
     综合征），位于 4 点钟和 8 点钟方向
     （图 131.2）。

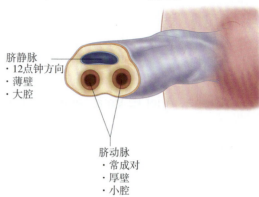

图 131.2 腹壁外大约 2cm 横断切开脐带后脐血
管解剖

8. 将三通阀与脐静脉导管（或者 5F 鼻饲
   管）连接，用肝素盐水冲洗管路，关闭
   开关。
   - 导管内一定不能有空气。
9. 将无齿镊闭合插入脐静脉腔内，打开无
   齿镊以扩张脐静脉（图 131.3）。

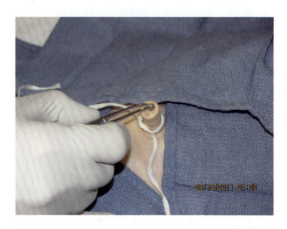

图 131.3 无菌巾覆盖脐，用脐扎带沿脐的基底
打一松散的结。一旦导管置入脐静脉，即可将
结系好、固定导管，这样可在导管不慎脱出时
起到稳定导管的作用。用无齿镊轻轻地扩张脐
静脉。将闭合的无齿镊插入脐静脉腔内数毫米，
手放松使无齿镊自然分离

10. 将脐静脉导管（或者鼻饲管）插入静脉
    腔内，并朝着右肩的方向轻轻推进（图
    131.4）。

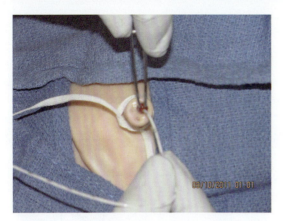

图 131.4　轻轻地插入脐静脉导管（或者 5F 鼻饲管），直至见到回血

11. 向前推进导管，直至出现血流，再继续推进 1～2cm（足月婴儿，导管进入的总深度只有 4～5cm）。
    - 注意不要强行推进导管。
    - 此时导管前端仍然低于肝水平（图 131.5）。

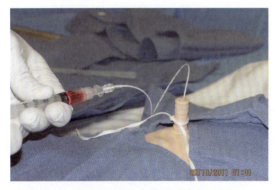

图 131.5　见到回血后将导管再向前推进 1～2cm，此时导管尖端仍然低于肝水平

12. 将脐扎带或者荷包缝合系紧。
13. 用桥形胶带粘贴固定导管（图 131.6 至图 131.8）。
14. 在紧急复苏中，首选和最安全的方法是在血液回流点放置导管后，可将导管抽出 1～2cm 轻轻转动再慢慢推入（称为"低位脐静脉置管"）。在不太紧急时，最好行腹部 X 线检查以确认位置；许多溶液对肝脏有腐蚀性，可能导致并发

症。当用 X 线确认时，导管顶端应位于右心房与下腔静脉连接点。

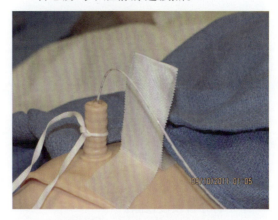

图 131.6　桥形固定导管：竖带

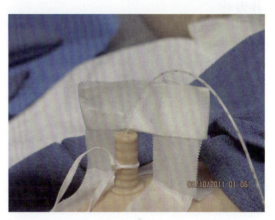

图 131.7　桥形固定导管："横带"可以在固定导管的同时避免胶带粘贴在脐残端上

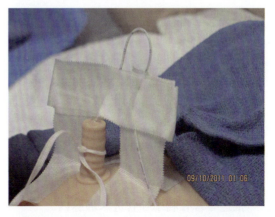

图 131.8　将导管"U 形"折叠，注意不要扭转导管，用另一条"横带"增加导管稳定性，并防止其移位

步骤（拔管）

1. 建立合适的外周静脉后尽早拔除脐静脉导管（除非估计婴儿体重＜1000g）。
2. 停止输液。
3. 确定三通阀向婴儿输入端关闭。
4. 拔管前导管中一定不要有空气（如果导管中有空气，当婴儿吸气时，胸腔内产生的负压会导致大量的空气进入中心静脉）。
5. 揭除固定的胶带。
6. 单手将导管慢慢拔除。

并发症

- 感染。
- 由于导管断开而出血（常见于使用 Luer－Lok 接口）或者血管穿孔。
- 意外穿孔导致的动脉损伤。
- 假腔。
- 导管穿入门静脉导致的肝损伤、脓肿或坏死。
- 血栓（导管尖端或门静脉系统内）。
- 空气栓塞。
- 导管插入过深可导致心律失常、心脏压塞或穿孔。

经验分享和要点提示

- 脐静脉在延伸到脐凹前，即与左肝门静脉和静脉导管交叉前，长度有 2~3cm。
- 确保无论何时计算置管长度都要包括脐残端的长度。
- 如果应用计算图的话，要计算右肩到脐的距离（图 131.9）。
- 置管位置选择在膈上时，顺时针螺旋状推进导管有利于导管进入静脉内。
- 在高位脐静脉置管时，必须要掌握肾、输尿管、膀胱解剖知识。

- 在皮肤消毒时，确保将婴儿身上的聚维酮碘擦拭干净，因为一开始会导致婴儿体温降低，而加热过的聚维酮碘非常容易刺激新生儿皮肤。

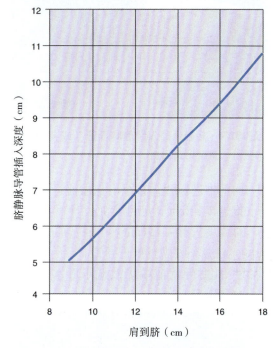

图 131.9　脐静脉导管插入深度测量图：确保插入深度要包含脐残端长度

推荐阅读

▶ Magnan JP. Umbilical vein catheterization. Medscape. http：//emedicine. medscape. com/article/80469－overview. Accessed 25 June 2019.

▶ Schlesinger AE, Braverman RM, DiPietro MA. Pictorial essay. Neonates and umbilical venous catheters：normal appearance, anomalous positions, complications, and potential aid to diagnosis. AJR Am J Roentgenol. 2003；180：1147－53. https：//doi. org/10. 2214/ajr. 180. 4. 1801147.

▶ Sudbury, Jones, Bartlett. Emergency vascular access. In：American Academy of Pediatrics. APLS：The pediatric emergency medicine resource. 5th ed. p. 741.

第 132 章
骨髓腔通路

Judith K. Lucas and Ariel E. Vera

适应证

- 心跳骤停时：尝试建立外周静脉通路失败 3 次或者超过 90 秒。
- 由于出血（创伤）、脓毒症、重度脱水或心力衰竭出现休克的患儿，不能建立血管通路。

禁忌证

- 绝对禁忌证
  - 拟行骨髓腔内（IO）通路的长骨骨折。
- 相对禁忌证
  - 之前已尝试过建立骨髓内通路的长骨。
  - 穿刺部位存在蜂窝织炎、烧伤或骨髓炎。
  - 下腔静脉损伤（首选邻近损伤部位的循环通路）。
  - 成骨不全症。

J. K. Lucas (✉)
Department of Emergency Medicine, University of Florida College of Medicine, University of Florida Health Shands Hospital, Gainesville, FL, USA
e–mail: judithklucas@ufl.edu

A. E. Vera
Department of Emergency Medicine, University of Central Florida College of Medicine, UCF/HCA Emergency Medicine Residency Program of Greater Orlando, Osceola Regional Medical Center, Orlando, FL, USA

材料和药物

- 如果患者情况稳定、时间允许，准备物品，如消毒剂和无菌巾。
- 不含肾上腺素的利多卡因：有意识的患者如果需要建立骨髓内通路，则用利多卡因麻醉皮肤至骨皮质，到达骨皮质后，给予 2～3ml 利多卡因浸润麻醉骨髓，以缓解骨髓药物注射时的疼痛。
- 骨髓穿刺针（部分样品展示）（图 132.1 至图 132.3）。

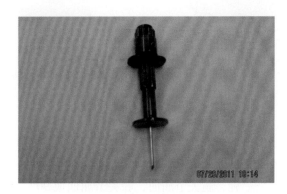

图 132.1　Jamshidi 一次性胸骨/髂骨可吸抽针头（Jamshidi，Cardinal Health Dublin，OH）

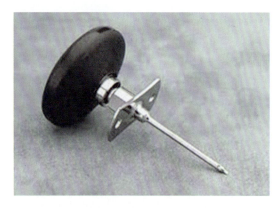

图 132.2 Cook 骨髓穿刺针（Cook Critical Care，Bloomington，IN）

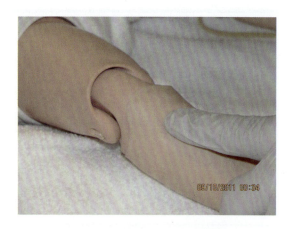

图 132.4 步骤 1. 识别胫骨粗隆

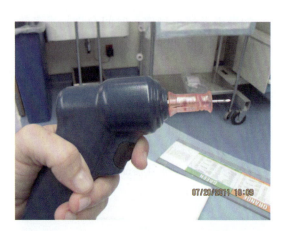

图 132.3 EZ - IO（Vida - Care，San Antonio，TX）

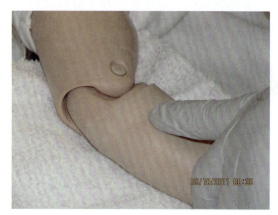

图 132.5 步骤 2. 胫骨粗隆下内侧 1～2 横指，胫骨近端表面平坦区域

步骤

- 最常用的部位：胫骨近端。
  1. 患者取仰卧位，拟穿刺的下肢稍外旋，髋关节屈曲，膝关节屈曲成 90°。
  2. 在小腿和膝关节下铺巾。
  3. 触摸胫骨粗隆（图 132.4），之后将手指移至胫骨粗隆远端 2cm（1～2 横指）、内侧 1～2cm 处（图 132.5），该区域表面平坦并且离生长板较远。
  4. 如果患者病情稳定，在穿刺部位建立一个无菌区域。
  5. 用消毒剂消毒穿刺部位。

6. 穿刺针穿过皮肤和皮下组织。
7. 一旦到达胫骨，在穿刺点邻近部位用拇指及其余四指固定胫骨。
8. 手掌握住穿刺针尾部，用力稳定地进针，同时左右旋转穿刺针。尽管完全可以垂直进针，但理想的进针角度是针头稍向尾端倾斜（约 15°），这样可以避开生长板（图 132.6）。
9. 当穿刺针穿过骨皮质进入骨髓腔时，可以感到突破感。停止进针，穿刺针应在无支撑情况下保持直立。
10. 拔出针芯（图 132.7）。

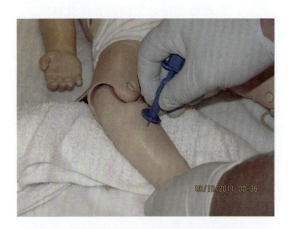

图 132.6　步骤 3. 将穿刺针稍倾斜以避开生长板

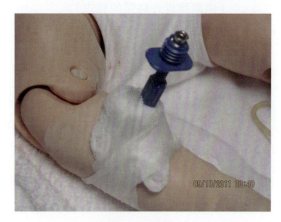

图 132.8　步骤 5. 固定骨髓内穿刺套管

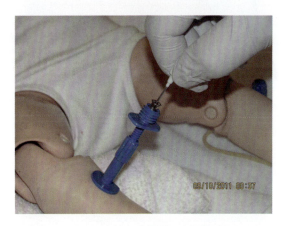

图 132.7　步骤 4. 打开骨髓穿刺针针帽，取出针芯

11. 试着抽吸骨髓/血液，如果抽不出骨髓或血液并不意味着骨髓/血液不足或穿刺部位错误，这时可以连接一个装有生理盐水的 10ml 注射器，并试着向骨髓内注射。液体遇到的阻力应该是最小的，因此应该不会出现穿刺部位周围渗液、发凉或皮下组织水肿（意味着液体进入了骨髓腔）。

12. 穿刺针置入并固定后，通过三通阀连接静脉通路。

13. 用胶带和纱布保护穿刺针（图 132.8）。

- 其他穿刺部位：
  - 胫骨远端
    · 穿刺部位在胫骨内侧（平坦区域），内踝上方 2 横指。
    · 再次使髋部外旋、外展，使膝关节屈曲成 60°（与胫骨近端方法相同）。
    · 针头朝向膝（头侧）成 10°～15°，从而避开胫骨远端生长板。
    · 其余步骤同胫骨近端穿刺针置入。
  - 股骨远端
    · 髋关节稍屈曲、外旋。
    · 充分屈曲膝关节，从而使股四头肌放松。
    · 股骨远端的穿刺点位于大腿前正中线上内、外髁近端 3 横指。
    · 骨髓穿刺垂直于骨面（因为与股骨髁不同，股骨远端没有生长板）。
    · 剩余步骤同胫骨近端穿刺针置入。
  - 肱骨近端
    · 患者取仰卧位，肩部、上臂和肘尽可能贴近身体，但不能抬离床面。肘关节屈曲 90°，前臂和手掌放于患者腹部。
    · 操作者用拇指在肱骨干前面向上滑行触诊，直至触到较大的肱骨结节

（识别肱骨外科颈的标志）。

· 穿刺点位于肱骨结节近端 1~2 横指，垂直于肱骨平面（图 132.9）。

· 其余步骤同胫骨近端穿刺针置入。

－胸骨（通常不推荐用于年龄小的患儿）。

· 需要特殊的骨髓穿刺针和装置。

· 根据穿刺途径不同而方法各异。

· 胸骨柄是理想的穿刺部位（这与胸骨体不同，胸骨体作为穿刺点会干扰心肺复苏）。

· 胸骨穿刺特异性风险包括气胸、纵隔炎和大血管损伤。

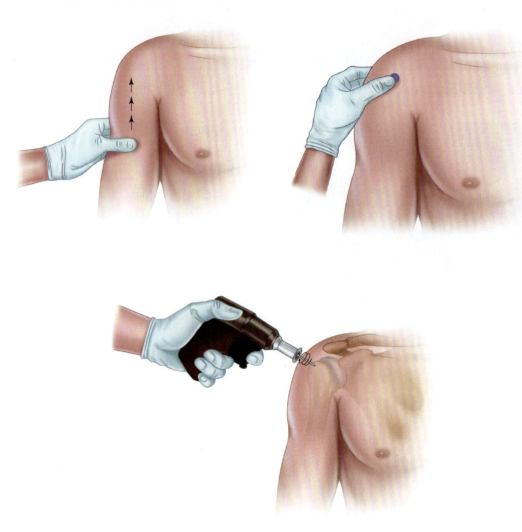

图 132.9　肱骨近端骨髓内穿刺

拆除步骤

● 对于像 EZ–IO 等电池供电的设备，将 Luer 锁定注射器连接到导管上，固定肢体，用注射器顺时针旋转导管，同时轻轻拉回。拆除后，施加压力并包扎穿刺部位。

● 对于弹簧式或手动装置，连接一个

Luer 锁注射器或安全栓，抓住肢体，稍旋转并轻柔拉出。拆除后，施加压力并包扎穿刺部位。

并发症

- 渗液
  - 由骨髓内穿刺位置错误导致，穿刺针没有完全进入骨髓腔前方或进入骨皮质后方。
  - 组织坏死。
- 如果没有发现渗液，则可能出现骨筋膜室综合征。
- 骨折和生长板损伤。
- 感染和骨髓炎在应用无菌操作时是罕见并发症。
- 脂肪栓塞极少见，并且只发生于成人患者。

经验分享和要点提示

- 穿刺过程中避免将手放在骨髓穿刺部位的下方，以免骨髓穿刺针刺伤操作者。
- 不要依靠"突破感"来判断穿刺针是否穿过骨皮质，特别是对婴儿。
- 即使骨髓针放置正确，操作者也有可能抽不出骨髓或血液。这时不要拔出骨髓针，而是缓慢推注 10ml 生理盐水。
- 骨髓穿刺所采血样可用于血气、生化、血型检查，但不能用于测定红细胞压积。
- 密切监测骨髓腔通路及肢体的状况以识别损伤表现（肿胀、红疹）。

- 由于会增加骨髓炎的风险，因此骨髓腔管路留置及使用不能超过 24 小时。
- 尽快尝试用外周或中心静脉通路替代骨髓腔通路。
- 基本上，任何可以通过静脉途径给药的药物（如肾上腺素、去甲肾上腺素、利多卡因、罗库溴铵、抗生素）或液体（如晶体液、血液）都可以通过骨髓腔通路安全给药。
- 快速液体给药的推拉式医用输液盒技术（见第 141 章），可通过骨髓腔通路安全使用。

推延阅读

▶ Bohn D. Intraosseous vascular access：from archives to the ABC. Crit Care Med. 1999；27：1053 – 4.

▶ DeCaen AR，Reis A，Bhutta A. Vascular access and drug therapy in pediatric resuscitation. Pediatr Clin N Am. 2008；55：909 – 27.

▶ Deitch K. Intraosseous infusion. In：Roberts JR，Hedges JR，editors. Clinical procedures in emergency medicine. fifth ed. Philadelphia：Saunders；2009. Chap. 25.

▶ EMS World. Intraosseous infusion：not just for kids anymore. Posted Jan. 12，2011. Updated from Mar 2005. EMSWorld. com. Cygnus Business Media Site.

▶ Halm B，Yamamoto LG. Comparing ease of intraosseous needle placement：Jamshidi versus cook. Am J Emerg Med. 1998；16：420 – 1.

▶ Perron CE. Intraosseous Infusion. UpToDate. 9 Jan 2019. www. uptodate. com/contents/intraosseous – infusion

第 133 章

儿科腰椎穿刺

Ariel E. Vera, Maritza A. Plaza – Verduin, and Judith K. Lucas

适应证

- 评估脑脊液是否存在感染、恶性病变，蛛网膜下腔出血，或脱髓鞘改变（例如，吉兰－巴雷综合征）。
- 测量颅内压。
- 治疗假性脑瘤。
- 中枢神经系统转移疾病诊断。
- 鞘内注射化疗。
- 注射造影剂脊髓成像。

禁忌证

- 颅内压增高。
- 出血倾向（血小板计数 $< 50 \times 10^9 / L$）。

A. E. Vera (✉)
Department of Emergency Medicine, University of Central Florida College of Medicine, UCF/HCA Emergency Medicine Residency Program of Greater Orlando, Osceola Regional Medical Center, Orlando, FL, USA

M. A. Plaza – Verduin
Department of Emergency Medicine, Arnold Palmer Hospital for Children, Orlando, FL, USA

J. K. Lucas
Department of Emergency Medicine, University of Florida College of Medicine, University of Florida Health Shands Hospital, Gainesville, FL, USA

- 穿刺部位周围皮肤感染。
- 脊髓创伤或脊髓受压。
- 脑疝征象。
- 患者自身可导致突发其他功能障碍的情况（如气道不通畅，潜在的呼吸问题，严重的血流动力学不稳定，癫痫持续状态）。
- 明确的脊髓畸形。

材料和药物

- 腰椎穿刺包（图 133.1）。

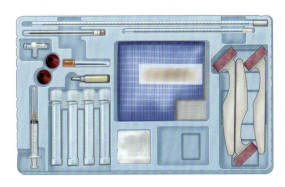

图 133.1　腰椎穿刺包

- 无菌巾。
- 碘伏棉球或托盘中倒入碘伏。
- 无菌棉球（备皮）。
- 3ml 带针头的注射器（注射利多卡因）。
- 无菌瓶（4 个）。

－带针芯的脊椎穿刺针（根据患者年龄
选择型号）。

　　·早产儿：22 号或更小，1.5 英寸。

　　·新生儿至 2 周岁：22 号，1.5 英寸。

　　·2～12 周岁：22 号，2.5 英寸。

　　·>12 周岁：20 号或 22 号，3.5 英寸

－带有三通阀的压力测定装置。

● 碘伏溶液。

● 无菌手套。

● 口罩。

● 利多卡因（1%～2%，不含肾上腺素）。

● 4% 利多卡因凝胶（LMX－4）或利多卡
因与丙胺卡因混合物（EMLA）。

　● 口服蔗糖（为新生儿）。

步骤

1. 患儿体位采取坐位或侧卧位，屈髋、屈
膝、屈颈（图 133.2，图 133.3）。

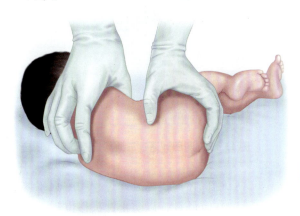
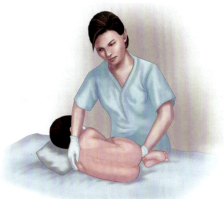

图 133.2　腰椎穿刺时身体屈曲

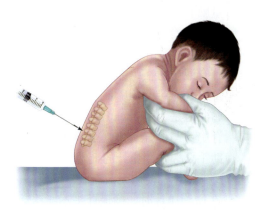

图 133.3　腰椎穿刺

● 对于婴儿或有任意程度呼吸困难的患
儿，在保持该体位过程中需要密切监
测心率、呼吸、氧饱和度。

2. 触摸髂后上棘，两侧髂后上棘连线与后
正中线交点恰好位于第 4 腰椎（图
133.4）。

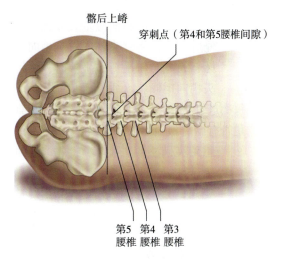

髂后上嵴

穿刺点（第4和第5腰椎间隙）

第5　第4　第3
腰椎　腰椎　腰椎

图 133.4　硬脊膜穿刺腰椎解剖示意图

3. 在后正中线上触摸第 3 和第 4 腰椎或第 4
和第 5 腰椎间隙。

4. 将 EMLA 或 LMX－4 涂在穿刺区域，等待一定的时间起效（起效时间可能长达 30 分钟）。在操作过程中口服蔗糖溶液（23% 的蔗糖）有助于减轻新生儿的疼痛。

5. 备皮：以穿刺点为圆心，用碘伏棉球画圈，范围逐渐扩大。

6. 铺无菌巾，暴露穿刺部位。
   - 为了能在整个过程中监测患儿情况，为婴儿铺无菌巾时要注意覆盖范围。

7. 再次定位椎间隙（L3 ~ L4 或 L4 ~ L5）。

8. 在选取的椎间隙用指甲或脊椎针的塑料帽按压做一小的标记。

9. 如果需要更多的麻醉剂或之前未应用麻醉凝胶，可用 25 号针在穿刺部位注射利多卡因，打一个小皮丘。

10. 在椎间隙插入脊髓针。特别是对于 3 个月以下的婴幼儿，请考虑早拔针芯技术（见 "早拔针芯技术" 部分）：
    - 在后正中线定位的棘突尾端穿刺。
    - 进针要有一定的角度，以降低脑脊液漏的可能性。
      – 侧卧位时，针的斜面应水平放置。
      – 坐位时，针的斜面应垂直放置。
      – 侧卧位时，将针头朝向脐、稍向头倾斜，并与床平行；坐位时，将针头稍向尾倾斜（垂直于皮肤）。

11. 每次进针数毫米，并不断外拔针芯检查是否有脑脊液流出。
    - 当感到突破感或进针大约 1 ~ 2cm 时停止进针。
      – 婴儿的硬脊膜不是很厚，常察觉不到突破感。每次进针后及进针约 2cm 后，不断外拔针芯检查是否有脑脊液回流，以免穿透蛛网膜下腔。
      – 在感觉到突破感后，如果再次遇到阻力，轻轻地退针，并重新找到蛛网膜下腔，同时拔出针芯检

查是否有脑脊液回流。

12. 一旦有脑脊液回流，通过三通阀连接测压计（图 133.5）。

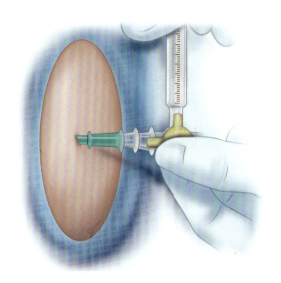

图 133.5　测压计通过三通阀连接到针头底座

- 确保在连接测压计过程中一只手要握住脊髓针，以防止针头移位。
- 当脑脊液在测压管内达最高水平后测量脑脊液压力。
- 测量脑脊液压力时，最好取侧卧位，并保持颈部和下肢伸展。
- 脑脊液压力在颈部和下肢伸展时的正常值是 5 ~ 20cmH$_2$O，在颈部和下肢屈曲时是 10 ~ 28cmH$_2$O。
- 脊髓针与测压计和三通阀相连接时，助手要握住测压计的上端。

13. 移开测压计，使用无菌瓶收集脑脊液。
    - 在撤测压计时，确保针头不要移动。
    - 继续引流脑脊液到无菌瓶中，每瓶大约 1ml。
    - 根据留取样本要求，在瓶上标记检查项目。
      – 第一瓶做革兰染色和培养。
      – 第二瓶测葡萄糖和蛋白含量。
      – 第三瓶或第四瓶做细胞计数和分类。

　　– 如果腰穿是为了评估是否存在蛛网
　　　膜下腔出血，那么第一瓶和第四瓶
　　　样本要送检做细胞计数。
　　– 剩下一瓶留做其他检查项目。
14. 重新置入针芯，并拔出脊髓针。
15. 清洁穿刺部位，避免碘伏溶液浸染。
16. 穿刺部位覆盖无菌纱布。
17. 4 岁及以上患儿应保持仰卧位，头部垫
高不高于一个枕头（为了舒适），至少
1 小时，以避免腰穿后头痛。
18. 腰椎穿刺后，给予补充生理盐水［儿
童：10 ～ 20ml/kg；成人：1L（无须按
照体重计算）］同样有助于避免术后头痛
的发生。

早拔针芯技术

- 一些研究表明，使用这种方法的成功率
更高，特别是在 3 个月以下的儿童中。
- 针芯在穿透皮肤时必须保持在针内，以
避免引起椎管内表皮样肿瘤的长期并发
症。
- 步骤
  – 初始的方法和步骤与上面的步骤 1 ～ 9
  　中的步骤相同。
  – 将针芯插入针柱，刺穿表皮和真皮层
  　（通常为 < 1 cm），然后立即拔出针芯。
  – 在没有针芯的情况下，将针穿过其他
  　皮下组织（皮下脂肪、肌肉、韧带），
  　直到看到脑脊液流动。
  – 继续执行步骤 11 ～ 17 中所述的步骤
  　（在从脊髓腔中拔出针头之前，应重新
  　插入针芯）。

并发症

- 轻症：
  – 局部疼痛。
  – 穿刺过程中短暂的感觉异常。
  – 腰穿后头痛。

- 重症：
  – 伴有神经系统体征的严重背部疼痛
  　（可能是硬膜下或硬膜外血肿）。
  – 腰椎穿刺引起的脑膜炎。
  – 脑疝。
  – 获得性表皮样瘤。
  – 邻近结构损害（椎间盘突出、腹膜后
  　脓肿、脊髓血肿）。

经验分享和要点提示

- 腰椎穿刺术的成功依赖于患儿体位正确。
  - 摆放体位的目的是拉伸黄韧带并增大
  　腰椎间隙。
  - 侧卧位时，保持肩部和髋部与床面垂
  　直，从而使脊髓平直、无弯曲。
  - 对于年长儿、可以配合的患儿、不会
  　挣扎的小婴儿和侧卧位时呼吸困难加
  　剧的患者，可以取坐位。
  - 考虑早拔针芯技术，特别是对 3 个月
  　以下的儿童。
- 年龄稍大的患儿，应用镇静剂（如咪达
唑仑）有利于操作的进行。在一些病例
中可能要常规镇静。
- 将拇指尖放于穿刺间隙上方的棘突上确
保针头定位准确。
- 在年长患儿，突破硬脊膜时阻力发生变
化，常能感到突破感，但是，在婴儿和
新生儿，可能感受不到突破感或突破感
很微弱。
  – 如果没有脑脊液回流，可进行以下尝
  　试：
  　· 确保穿刺针在正确的位置，必要时
  　　可缓慢退针。
  　· 将针头旋转 90°。
  　· 如果是婴儿，助手按摩婴儿的前囟
  　　有助于脑脊液流出。
  　· 如果腰椎穿刺始终无脑脊液流出，
  　　则将针尖退回到皮下组织重新定

位。
- 如果仍抽不出脑脊液，则拔出穿刺针，更换带有针芯的穿刺针后，在另一穿刺点重新操作。
- 如果这些步骤都完成后仍没有脑脊液，那么可能是婴儿有脱水，导致没有足够的脑脊液流出。
- 给予患者补液，稍后重新尝试。
- 尝试让婴儿处在坐位以增加脑脊液量。
- 腰椎穿刺中的损伤。
  - 如果针头在正确的椎间隙，血性脑脊液往往在脑脊液引流时被清除掉。
  - 操作不当（针头插入过深进入到硬膜外静脉丛，或者穿透蛛网膜间隙进入或紧挨椎体）。
  - 穿刺操作正确，也有可能发生损伤。
  - 如果流出液不清透并且管内有血块形成，则要换个位置重新进行腰椎穿刺。
- 尽管操作正确、体位合适，腰椎穿刺仍可能失败。
  - 超声检查可用于寻找穿刺失败的原因并增加此后的穿刺成功率。

推荐阅读

▶ Baxter AL, Fisher RG, Burke BL, Goldblatt SS, Isaacman DJ, Lawson ML. Local anesthetic and stylet styles: factors associated with resident lumbar puncture success. Pediatrics. 2006; 117: 876 – 81.

▶ Coley BD, Shiels WE, Hogan MJ. Diagnostic and interventional ultrasonography in neonatal and infant lumbar puncture. Pediatr Radiol. 2001; 31: 399 – 402.

▶ Cronan KM, Wiley JF. Lumbar puncture. In: King C, Henretig FM, editors. Textbook of pediatric emergency procedures. 2nd ed. New York: Lippincott Williams & Wilkins; 2008.

▶ Ebinger F, Kosel C, Pietz J, Rating D. Headache and backache after lumbar puncture in children and adolescents: a prospective study. Pediatrics. 2004; 113: 1588 – 92. ▶ Friedman AG, Mulhern RK, Fairclough D, Ward PM, Baker D, Mirro J, Rivera GK. Midazolam premedication for pediatric bone marrow aspiration and lumbar puncture. Med Pediatr Oncol. 1991; 19: 499 – 504.

▶ Partin WR. Emergency procedures. In: Stone CK, Humphries RL, editors. Current diagnosis & treatment: emergency medicine. 6th ed. New York: McGraw – Hill; 2007.

第 134 章

耻骨上膀胱穿刺术

Maritza A. Plaza – Verduin and Judith K. Lucas

适应证

- 收集无菌尿液进行尿液分析和尿培养（避免尿道感染）。
- 收集胃肠炎和频繁腹泻患儿的无菌尿液。
- 阴唇粘连的女性患儿或包茎的男性患儿。
- 尿潴留。

禁忌证

- 膀胱排空或者不能触及膀胱。
- 术前 1 小时内有排尿。
- 肠道或泌尿生殖道解剖异常。
- 出血倾向。
- 肠梗阻。
- 腹壁蜂窝织炎。
- 下腹部瘢痕或创伤。

M. A. Plaza – Verduin
Department of Emergency Medicine，Arnold Palmer Hospital for Children，Orlando，FL，USA

J. K. Lucas (✉)
Department of Emergency Medicine，University of Florida College of Medicine，University of Florida Health Shands Hospital，Gainesville，FL，USA
e – mail：judithklucas@ufl.edu

材料和药物

- 无菌手套。
- 1% ~2% 利多卡因、注射器、针头。
- EMLA 软膏（由利多卡因和丙胺卡因混合而成）。
- 碘伏（聚维酮碘）溶液。
- 无菌注射器，5 ~20ml。
- 22 号或 23 号无菌针头，长 1.5 英寸。
- 无菌样本容器。
- 无菌巾。
- 无菌纱布。
- 无菌敷料。
- 胶布绷带。

步骤

1. 婴儿仰卧位，双腿外展呈"蛙状"（图 134.1）。
2. 定位膀胱。
3. 在脐与耻骨联合连线中点触诊，可及饱满的膀胱。
   - 采用便携式超声设备定位膀胱并估计其大小（见后文）。
4. 定位耻骨联合及脐与耻骨联合中线间的正中线（图 134.2）。
5. 脐至尿道区域皮肤消毒。
6. 消毒区域铺巾，并暴露穿刺部位。

a

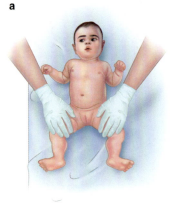

b

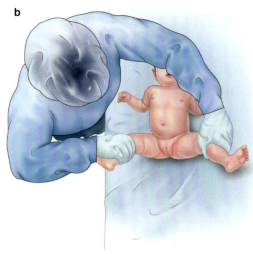

图 134.1（a，b）　"蛙状"姿势

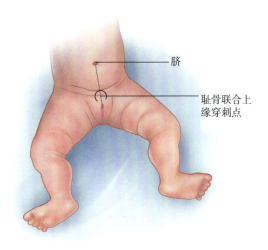

脐

耻骨联合上
缘穿刺点

图 134.2　定位标志

7. 插管部位应该在腹壁中线耻骨联合上 1 ~
2cm。
- 耻骨联合上缘往往可以用于定位穿刺
点。

8. 在穿刺部位用麻醉剂先打一个小皮丘，
或用 EMLA 软膏。
- EMLA 软膏应在消毒之前使用，并要
有一定的时间使麻醉剂起效。

9. 堵塞尿道口，避免患儿自主排尿（图
134.3）。
- 女性患儿，直接压迫尿道口。
- 男性患儿，向耻骨联合方向轻压阴茎
根部。
- 用针头穿刺皮肤（针头连接注射器），
与腹壁垂直线成 10° ~ 20°角，朝向头
侧缓慢进针。

10. 注射器呈负压进针，直至有尿液进入注
射器，避免进针深度超过 1 英寸。
- 如果穿刺不成功，慢慢退针至皮下脂
肪层，更换方向，仍保持进针角度为
10°，重新进针。
- 尝试不超过 3 次。

11. 清洁消毒区域，并贴上敷料。

并发症

- 腹膜穿孔合并或不合并肠穿孔。
- 感染。
- 血尿。

经验分享和要点提示

- 如果没有尿液：给患儿喂水，并且在 1
小时内重新尝试。
- 超声可用于确认膀胱大小或超声引导下
穿刺：
  - 使用 7.5 MHz 的便携式超声波设备的
扇形探头做浅部扫描并测量膀胱直径。
  - 测量膀胱直径：

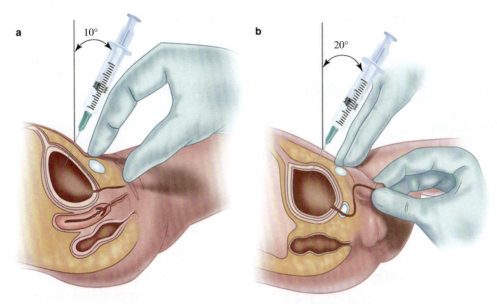

图 134. 3 （a）对于女性患儿，在直接压迫尿道、封闭尿道口后进针；（b）对于男性患儿，在施加温和的压力（挤压）封闭阴茎尿道口后进针

1. 婴儿的耻骨上涂抹约 5ml 的耦合剂。
2. 如前所述压迫尿道口。
3. 将探头轻放于耻骨上区中线处，扫描横断面，探头按需求朝向头侧和尾侧测出膀胱最大边界。
   - 膀胱在腹直肌和膀胱壁的强光反射下会出现低回声。
4. 得到膀胱最大边界时，使图像定格。
   - 测量膀胱的前后径和横径。
   - 前后径及横径应≥2cm，如果任一直径 <2cm，则考虑为排空膀胱。

－超声引导下穿刺：

1. 消毒操作区域后，将无菌包套在超声探头及连接线上。
   - 耦合剂应放在无菌包内，并排空无菌包和探头之间的空气。
2. 在耻骨联合上方的腹壁上涂耦合剂。
3. 定位膀胱并按上述方法测量其最大直径。
4. 在膀胱壁离探头最近部位的正中线上插入针头。
5. 其余步骤同前所述。

推荐阅读

► Kozer E, Rosenbloom E, Goldman D, Lavy G, Rosenfeld N, Goldman M. Pain in infants who are younger than 2 months during suprapubic aspiration and transurethral bladder catheterization: a randomized, controlled study. Pediatrics. 2006; 118: e51 –6.

► Leong Y, Tang KW. Bladder aspiration for diagnosis of urinary tract infection in infants and young children. J Singapore Paediatr Soc. 1976; 18: 43 –7.

► Loiselle JM. Ultrasound – assisted suprapubic bladder aspiration. In: King C, Henretig FM, editors. Textbook of pediatric emergency procedures. 2nd ed. New York: Lippincott Williams & Wilkins; 2008.

► Pollack CV, Pollack ES, Andrew ME. Suprapubic bladder aspiration versus urethral catheterization in ill infants: success, efficiency and complication rates. Ann Emerg Med. 1994; 23: 225 –30.

► Polnay L, Fraser AM, Lewis JM. Complication of suprapubic bladder aspiration. Arch Dis Child. 1975; 50: 80 –1.

第 135 章

头发/细线止血带综合征的治疗

Judith K. Lucas

适应证

- 当受累部分出现远端部分边界清楚、环周疼痛及水肿，而邻近近端部分无水肿、无红斑，需考虑此诊断（图 135.1）。

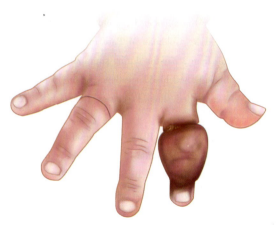

图 135.1　头发止血带综合征

J. K. Lucas（✉）
Department of Emergency Medicine, University of Florida College of Medicine, University of Florida Health Shands Hospital, Gainesville, FL, USA
e–mail: judithklucas@ufl.edu

- 对于所有的止血带综合征病例，都必须立即拆除"止血带"，且不能有延迟。
- 拆除方法取决于压迫的程度。
  - 拆解术：在轻微水肿或无水肿，可以看到嵌顿的毛发或细线的情况下，直接拆开即可。
  - 钝性分离、剪切术：轻中度水肿。
  - 切开术：严重水肿或不能看到束缚带，已嵌入上皮中。
  - 脱毛剂：适用于没有嵌入皮肤组织的轻中度水肿。

禁忌证

- 绝对禁忌证
  - 没有绝对禁忌证，止血带综合征必须立即治疗。
- 相对禁忌证
  - 取决于具体的方法，如血友病患儿要避免皮肤切开；明确对脱毛膏过敏的患儿应避免使用脱毛剂。

材料和药物

- 拆解术：
  - 无齿尖嘴钳或小号止血钳。
- 钝性分离及剪切术：
  - 可选的消毒溶液。
  - 1% 利多卡因（不含肾上腺素）局部或

区域麻醉。

　– 11 号手术刀片或虹膜剪。

　– 钝头钳或金属耳刮匙。

- 切开术：
　– 选择合适的消毒溶液。
　– 1% 利多卡因（不含肾上腺素）局部或区域麻醉。
　– 11 号手术刀片。
　– 无齿尖嘴钳或小号止血钳。

- 脱毛术：
　– 市售脱毛膏。

步骤

- 拆解术（图 135.2）。

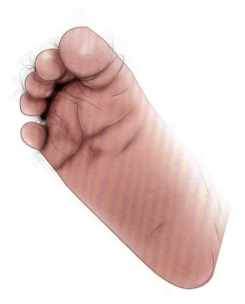

图 135.2　应用拆解术的典型案例。水肿程度较轻并且毛发容易辨认

1. 尽可能暴露病变部位。
2. 牵拉皮肤，使毛发"止血带"及其基底部充分暴露。
3. 仔细观察辨认头发或细线的游离端。如果没有找到游离端，可以确定一个集束或打结的区域，从一股线开始将结打开，同时用镊子或止血钳将基底

部固定。
4. 轻轻缓慢地将毛发拆开。
5. 由于毛发、细线在拆解过程中可能会断开，所以可能需要多次尝试。有时候会有多根毛发缠绕在一起。

- 钝性分离、剪切术（图 135.3，图 135.4）。

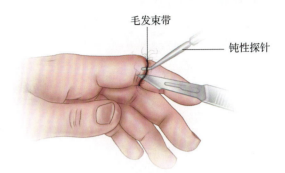

毛发束带

钝性探针

图 135.3　钝性分离、剪切术。当解剖刀片放于探针旁边，并在"止血带"下来回滑动时，刀片锐面要远离皮肤

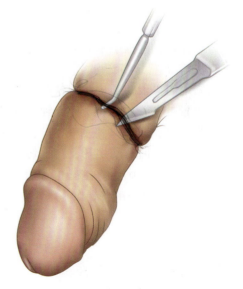

图 135.4　钝性分离、剪切术

1. 轻轻地牵拉皮肤使手术区域充分暴露，并使止血带所致的凹痕尽可能变浅。
2. 将钝头探针或者金属耳刮匙轻轻地放

于皮肤和止血带之间，在止血带下方从近端向远端滑动。

3. 用解剖刀片沿探针边缘滑动切断止血带。解剖刀片钝面贴近皮肤，可以避免意外割伤皮肤。

4. 一旦发现止血带游离端，残留的止血带即可通过拆解的方法移除。

- 切开术（图 135.5）。

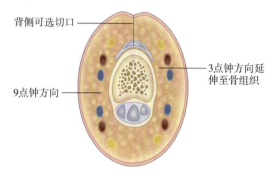

图 135.5　手指切开术

1. 使用神经阻滞剂麻醉止血带近端手指组织。

2. 即使不在手术室也要尽可能地按消毒程序操作，消毒手术区域，并按标准方法铺巾。

3. 沿划定的界限切开皮肤，这些界限包括束带处 3 点钟方向、9 点钟方向或背侧正中部位（12 点钟方向），解剖刀片由近端向远端切开，向下切至骨组织（图 135.6）。在这些位置切开可以避开邻近部位的神经血管束。

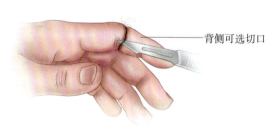

图 135.6　优先选择 12 点钟方向切口

- 阴茎重度止血带综合征切开术。

1. 背侧神经阻滞后开始手术（图 135.7）。

2. 消毒手术区域，并按标准方法铺巾（尽管不在手术室内也尽可能按消毒程序操作）。

3. 在 4 点钟或 8 点钟方向行纵向切开，以避开位于背侧的神经血管组织。

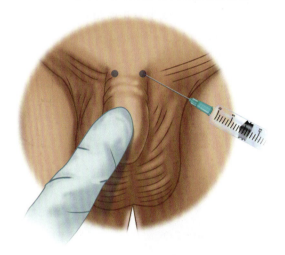

图 135.7　背侧神经阻滞

4. 切口应与止血带垂直，为了避免贯穿深筋膜，切口要浅。在原有切口位置上需要重复切割，以保证彻底切断止血带。通过这种方式可减轻缩窄，并保证阴茎海绵体和尿道海绵体的完整性（图 135.8）。

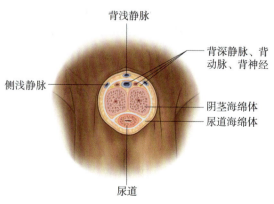

图 135.8　阴茎束带示意图

5. 一旦止血带所在的组织层被切开，抓住毛发或线的游离端，将残留的毛发或丝线通过拆解的方法移除。

- 脱毛术。
  1. 脱毛术只针对毛发所致的止血带综合征，对丝线造成的止血带综合征无效。
  2. 用棉签将脱毛膏直接涂在毛发束带上，这样可以避免对周围组织的潜在刺激。
  3. 无论用什么品牌的脱毛膏，都要按说明书要求保留一段时间（一般约 10 分钟）。
  4. 保留适当时间后，用肥皂和清水将脱毛膏冲洗掉。

并发症

- 止血带远端组织坏死。
- 长时间缺血导致神经血管损伤。
- 切开术可能会伤及肌腱、手指的神经血管束或阴茎海绵体。术后要确认功能状况。
- 感染，尤其是切开术后。

经验分享和要点提示

- 必须清除所有的止血带。
- 无论使用何种方法，最简单的仍是在打结或线束丛集的区域找到止血带游离端。
- 实施切开术时，要保持切口在受累处纵向平面上，并且与止血带垂直。这可能会导致伸肌腱出现纵向切口，但不会因横切而影响其功能。
- 不要在开放性伤口上使用脱毛剂，因为它可能会引起疼痛。直接切开更好。

- 务必进行 24 小时随访，但如果止血带已经存在很长一段时间了，皮肤颜色和血流的恢复可能需要几天时间。
- 止血带拆除前后均必须记录神经血管状态。
- 严重组织水肿或解剖结构异常时考虑实施手术。
- 有报道称有人使用止血带虐待儿童。因此，对不会说话的孩子要考虑此种可能性。
- 如果有皮肤损害，可考虑局部抗生素治疗。
- 脱毛膏对无机材料止血带是无效的。

推荐阅读

▷ Bothner J. Hair entrapment removal techniques. UpToDate. Accessed 30 Nov 2010.

▷ Hoppa E. Hair tourniquet and other narrow constricting bands：clinical manifestations，diagnosis，and treatment. UpToDate. Accessed 26 June 2019. https：//www. uptodate. com/contents/hair－tourniquet－and－other－narrow－constricting－bands－clinical－manifestations－diagnosis－and－treatment#H18433820

▷ Klusmann A. Tourniquet syndrome—accident or abuse? Eur J Pediatr. 2004；163：495－8.

▷ Lundquist ST, Stack LB. Genitourinary emergencies：diseases of the foreskin，penis，and urethra. Emerg Med Clin North Am. 2001；19：529－46.

▷ Muncy D. Hair tourniquet removal. Medscape. Available at：https：//emedicine. medscape. com/article/1348969－overview. Accessed 26 June 2019.

▷ Peleg D，Steiner A. The Gomco circumcision：common problems and solutions. Am Fam Physician. 1998；58：891－8.

第 136 章

Broselow 条带尺的应用

Judith K. Lucas

适应证

- 儿科复苏时决定仪器设备的尺寸和药物剂量，不必花费时间计算。

禁忌证

- 早产儿或新生儿，在充分伸展其身体后，脚后跟仍未落在白色区域（相当于体重 3kg、4kg、5kg）。
- 儿童的身高超过绿色区域远端（相当于体重 36kg）。

材料

- 儿科急救 Broselow 条带尺（Armstrong Medical Industries，Wilshire，IL）（图 136.1，图 136.2）。

步骤

- 将婴儿或儿童仰卧放置于床上（图 136.3）。

J. K. Lucas (✉)
Department of Emergency Medicine, University of Florida College of Medicine, University of Florida Health Shands Hospital, Gainesville, FL, USA
e-mail: judithklucas@ufl.edu

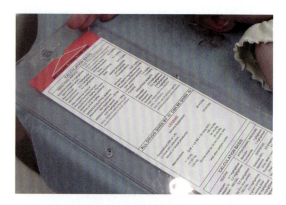

图136.1 Broselow 条带尺，近端（置于患儿头部）

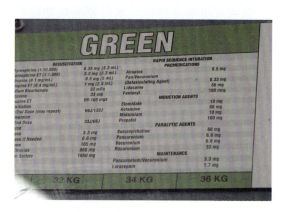

图 136.2 Broselow 条带尺，远端（该条带尺至多可用于 36kg 儿童）

- 将儿科急救 Broselow 条带尺在患儿旁边充分展开，红色带置于患儿头顶水平（图 136.4）。
- 将患儿身体充分伸展，特别是髋关节和膝关节处，同时使踝关节屈曲、脚趾向上，用脚跟所在条形带上位置的颜色定位脚底（图 136.5）。

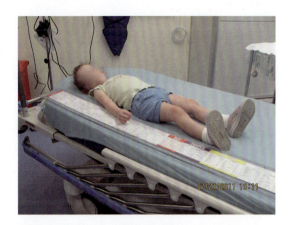

图 136.3　儿童与条带尺的摆放

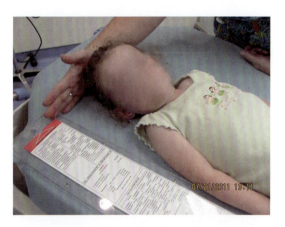

图 136.4　儿童头顶部位条带尺的摆放

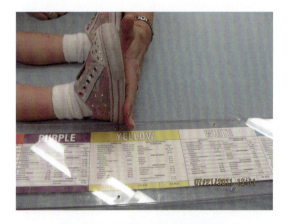

图 136.5　儿童足跟条状尺的摆放

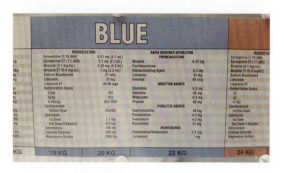

图 136.6　条形带前面。条形带底部标有体重，及复苏和 RSI 用药

- 条带上的颜色对应患儿的体重。
- 条形带上沿底部标注体重的一侧有标有复苏药物剂量、快速诱导插管型号（RSI）和麻醉药物剂量（图 136.6）。
- 条形带的背面，顶部标有控制癫痫发作、药物过量、提升颅内压和补液的适当剂量。底部标注有与该患儿体重相对应的如气管插管、鼻饲管、胸管等仪器设备的适用型号（图 136.7）。

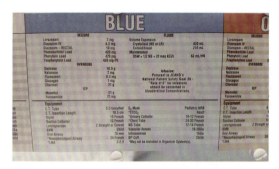

图 136.7　条带尺的背面，标注有初测值，设备尺寸及重要的治疗措施

经验分享和要点提示

- 确保患儿头顶部在红线上，患儿的身体充分伸展。婴儿习惯平卧时屈膝、屈髋。
- 踝关节屈曲、脚趾垂直向上时再根据足跟位置确定适当的颜色区间。
- 要注意那些与其他孩子身高相同而体重偏重的孩子。

推荐阅读

▶ Luten R. Error and time delay in pediatric trauma resuscitation: addressing the problem with color – coded resuscitation aids. Surg Clin North Am. 2002; 82: 303 – 14, vi.

▶ Luten R, Broselow J. Standardization of product concentration in emergency dosing: a response to Fineberg and Arendt. Ann Emerg Med. 2008; 52: 477 – 8.

▶ Rosenberg M, Greenberger S, Rawal A, Latimer – Pierson J, Thundiyil J. Comparison of Broselow tape measurements versus estimations of pediatric weights. Am J Emerg Med. 2011; 29: 482 – 8.

第 137 章
桡骨小头半脱位（牵拉肘）复位

Judith K. Lucas

定义

- 通常发生于 6 个月至青春期，但更易出现在 1~3 岁儿童。
- 当肘关节伸直，前臂旋前位忽然受到纵向力牵拉时，桡骨小头半脱位。
- 通常发生在父母或者看护者抓握孩子远离危险的手行走时突然拖拽孩子的情况（图 137.1）。

临床诊断

- 牵拉损伤史。
- 患儿表现为手臂内收，肘关节保持轻度屈曲和前旋（图 137.1）。
- 患儿可能诉肘或手腕疼痛，但两处均不会有软组织肿胀和触痛。
- 肘关节可能会屈曲或者伸展，但前臂不能后旋。
- 如果患者表现出典型的手臂牵拉且肢体没有直接创伤，则不需要 X 线检查。

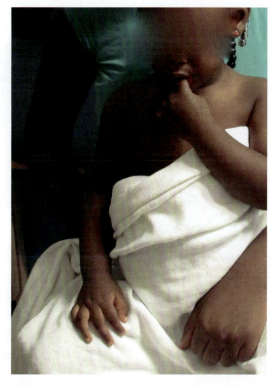

图 137.1 患儿会保持前臂前旋，肘屈曲。当问及患儿哪里痛时，她常会指向她的手腕和肘。上肢一般无软组织肿胀

适应证

- 有桡骨小头半脱位的临床表现。

禁忌证

- 绝对禁忌证

J. K. Lucas (✉)
Department of Emergency Medicine, University of Florida College of Medicine, University of Florida Health Shands Hospital, Gainesville, FL, USA
e-mail: judithklucas@ufl.edu

　　　－有肘或者前臂骨折的影像学证据。

　　　－肘、前臂或腕肿胀或者疼痛。

●　相对禁忌证

　　　－牵拉损伤病史不明确。

材料和药物

●　无。

步骤

方法一：过度旋前法（优先选择）　（图

137.2）

1. 告知患儿的监护人，复位时幼儿会稍有不适。

2. 幼儿面向操作者坐于父母/保姆/助手膝上，父母/保姆/助手握住患儿的上臂并贴紧患儿背部。

3. 操作者握住患儿的肘部，使肘部大概成90°，并用拇指抵在桡骨小头外侧（这样做可触诊到复位时"嘎嗒"或"咔哒"）。

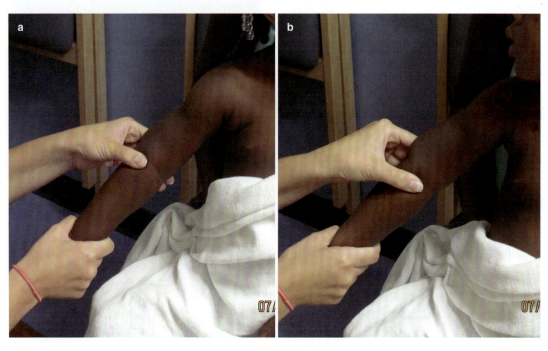

图137.2　旋前：（a）操作者左手握住患儿的桡骨小头和肱骨内髁，以此来评估半脱位的复位情况；（b）操作者右手轻柔而稳定地握住患儿腕部，使其前臂旋前。实施这种手法复位时，操作者应该可以感觉到弹跳感

4. 操作者紧握患儿的腕部，快速使前臂过度旋前。感觉到或听到"咔哒"声标志着复位成功，但也有可能征象不明显。

5. 复位后幼儿可能会哭一会儿，医师应该离开5~10分钟，并嘱家长或照护者让患儿简单活动，不要把注意力放在患肢上。

6. 大约10分钟后回来，并重新评估患儿，此时患肢功能应该已经完全恢复。

方法二：旋后法　（图137.3）

1. 前3步同方法一。

2. 操作者紧握住患儿的腕部，并支撑其前臂完全后旋，然后使患儿肘部屈曲，手贴近其肩部。

3. 第5、6步同方法一。

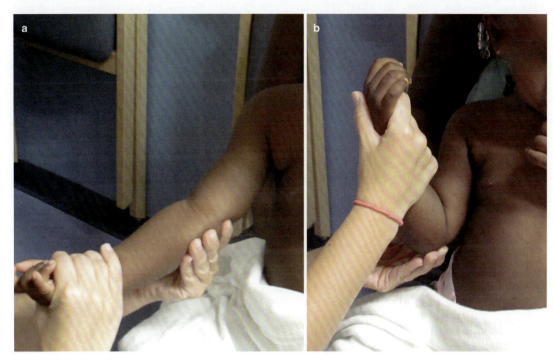

图 137.3　旋后法：（a）操作者左手位置同前旋法；（b）操作者握住患儿腕部，使其前臂后旋，并使肘关节充分屈曲。两种手法复位中，操作者都应该可以感受到弹跳感

复位后评估

- 如果患儿的上肢功能完全恢复，则不需要进一步干预。
- 如果 20 ~ 30 分钟后患儿的前臂仍不能后旋，可考虑再次手法复位。
- 如果 30 分钟和/或再次手法复位后，患儿上肢功能仍未完全恢复，则应考虑进行 X 线检查。
- X 线检查无异常发现但幼儿仍然拒绝使用患肢，应在 24 小时内再次评估。

经验分享和要点提示

- 复位后，很少需要镇痛药物。如果有需要，继续使用布洛芬，因为它有抗炎作用。
- 考虑使用分散患儿注意力的技巧，比如在握住/固定孩子未受影响的手臂时提供玩具或手机，因为孩子一开始知道要对患侧手臂进行复位，他可能会不配合。
- 如果在复位后的 15 分钟内没有发现改善，应考虑损伤为骨折性的，要进行肘部和前臂影像学诊断。
- 如果损伤和复位之间有明显的延迟（超过 12 小时）或复发脱位，可考虑在骨科随访时放置长臂后夹板。
- 桡骨小头半脱位时间越长，患儿患肢功能完全恢复所需要的时间就越长。

推荐阅读

▶ Krul M，van der Wouden JC，Koes BW，Schellevis FG，van Suijlekom – Smit LW. Nursemaid's elbow：its diagnostic clues and preferredmeans of reduction. J Fam Pract. 2010；59：e5 – 7.

▶ Krul M，van der Wouden JC，van Suijledom – Smit LW，Koes BW. Manipulative interventions for reducing pulled elbow in young children. Cochrane

Database Syst Rev. 2009; 4: CD007759. https://doi. org/10. 1002/14651858. CD007759. pub2.

▶ Macias CG, Bothner J, Wiebe R. A comparison of supination/fl exion to hyperpronation in the reduction of radial head subluxations. Pediatrics. 1998; 102: e10 – 8.

▶ Quan L, Marcuse EK. The epidemiology and treatment of radial head subluxation. Am J Dis Child. 1985; 139: 1194 – 7.

▶ Switzer JA, Ellis T, Swiontkowski MF. Wilderness orthopaedics. In: Auerbach PS, editor. Wilderness medicine. 5th ed. Philadelphia: Elsevier; 2007. p. 573.

第 138 章

推拉式医用输液盒在小儿复苏中的应用

Ariel E. Vera, Emily Drone, and Judith K. Lucas

适应证

- 快速液体复苏是治疗大多数类型儿童休克的主要方法。实现快速的输液速度并不总是那么容易。推拉式医用输液盒是一种由单人操作来提供快速输液的简单方法。
- 适应证包括任何需要输液速率大于静脉泵、快速输液装置或压力袋可达到的情况。
- 在小儿休克期间，可能需要在 5 分钟内达到 20ml/kg 的输液速度。

禁忌证

- 绝对禁忌证
  - 无。

A. E. Vera (✉)
Department of Emergency Medicine, University of Central Florida College of Medicine, UCF/HCA Emergency Medicine Residency Program of Greater Orlando, Osceola Regional Medical Center, Orlando, FL, USA

E. Drone
Emergency Department, Orlando Health Arnold Palmer Hospital for Children, Orlando, FL, USA

J. K. Lucas
Department of Emergency Medicine, University of Florida College of Medicine, University of Florida Health Shands Hospital, Gainesville, FL, USA

- 相对禁忌证
  - 小口径静脉通路，该技术可能会损伤静脉通路。
  - 快速输液可能导致心血管功能衰竭。

材料（图 138.1）

- 静脉输液管道。
- 三通旋塞阀。
- 伸缩管。
- 20ml 注射器。
- 静脉输液。

步骤

1. 开通静脉（IV）或骨髓腔（IO）通路，实现快速液体给药。外周大口径静脉阻力小于中央静脉，因此可以实现更高的流速。
2. 在静脉输液器的末端安装一个三通阀。
3. 将延长管连接到三通阀上。
4. 将 20ml 注射器连接到三通阀剩余的开口。
5. 用生理盐水注入延长管，以清除导管内的空气。
6. 将延长管连接到患者的 IV/IO 通路。
7. 关闭流向病人的阀门，打开注射器方向的阀门（图 138.2）。
8. 用注射器抽取 20ml（或所需量）生理盐水。

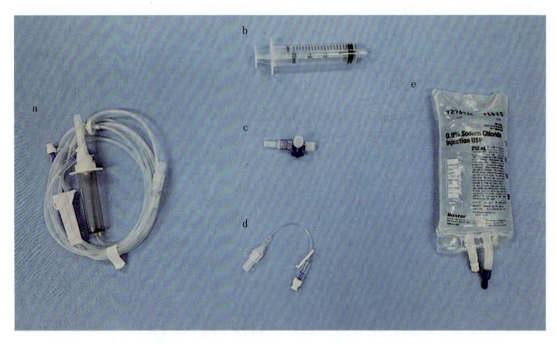

图 138.1　（a）静脉管道。（b）20ml 注射器。（c）三通阀。（d）延长管。（e）静滴液体

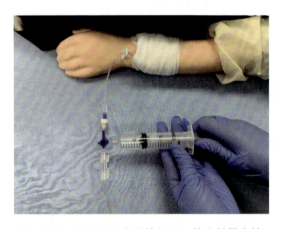

图 138.2　关闭患儿方向的阀门，从注射器中抽取液体

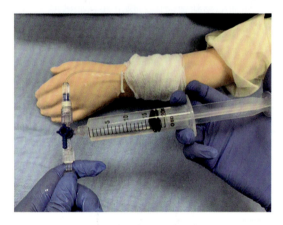

图 138.3　关闭静脉输液袋方向的阀门，并向患儿方向快速推注液体

9. 将静脉输液袋方向的阀门关闭，并开通病人方向的阀门（图 138.3）。

10. 将液体推入患儿体内。

11. 关闭患儿方向阀门，打开静脉输液袋方向的阀门，重复循环，直到达到所需的液体总量。

经验分享和要点提示

- 经验分享
  - 可以使用任何口径的注射器，但使用 20ml 的注射器可以简化过程，因为大多数涉及儿童复苏的病例推荐的初始容积是 20ml/kg。通过使用 20ml 注射器，患儿以公斤（kg）为单位的体重等于所需的推拉循环次数。

- 与更大的注射器相比，使用 20ml 注射器手部更不容易疲劳。

● 要点提示

- 在快速输注期间警惕发生静脉注射空气的风险，因为它可能导致肺部空气栓塞。

- 如果抽吸过程错误，抽出了血液，静脉导管的完整性可能会受到损害。

推荐阅读

▶ Cole ET, Harvey G, Foster G, Thabane L, Parker MJ. Study proto – col for a randomised controlled trial comparing the efficiency of two provider – endorsed manual paediatric fluid resuscitation tech – niques. BMJ Open. 2013；3：pii：e002754. https：//doi. org/10. 1136/ bmjopen – 2013 – 002754.

▶ Oliveira CF, Nogueira de Sá FR, Oliveira DS, Gottschald AF, Moura JD, Shibata AR, et al. Time – and fluid – sensitive resuscitation for hemodynamic support of children in septic shock；barriers to the implementation of the American College of Critical Care Medicine/ Pediatric Advanced Life Support Guidelines in a pediatric intensive care unit in a developing world. Pediatr Emerg Care. 2008；24：810 – 5. https：//doi. org/10. 1097/PEC. 0b013e31818e9f3a.

▶ Toshniwal G, Ahmed Z, Sengstock D. Simulated fluid resuscitation for toddlers and young children：effect of syringe size and hand fatigue. Paediatr Anaesth. 2015；25：288 – 93. https：//doi. org/10. 1111/ pan. 12573.